見てできる臨床ケア図鑑

周産期
ビジュアルナーシング

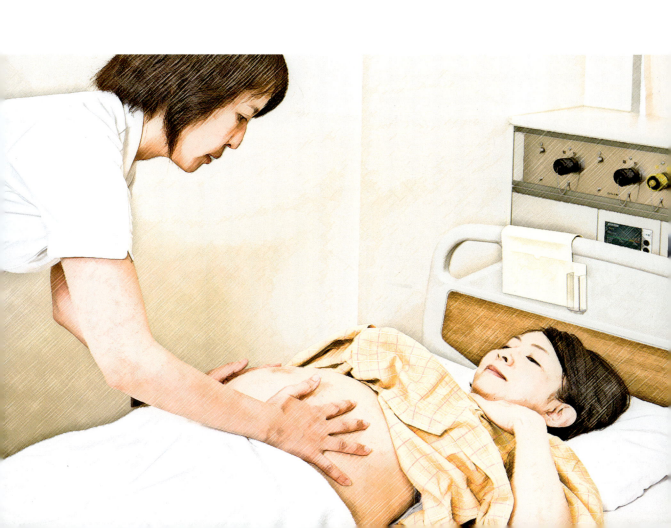

監修

久具　宏司　　東京都立墨東病院産婦人科部長

編集

畑田みゆき　　東京都立墨東病院看護部長

<執筆者（執筆順）>

久具　宏司　　前掲

中沢恵美子※　　東京都立墨東病院看護部 主任

小関　直美※　　東京都立墨東病院看護部 副看護師長

境　　好枝　　東京都立墨東病院看護部 主任

石川　祐香※　　東京都立墨東病院看護部 副看護師長

斎藤　りさ※　　東京都立墨東病院看護部 副看護師長

源田　容子※　　東京都立墨東病院看護部 主任

清水　協子※　　東京都立墨東病院看護部 主任

兼子　基子※　　東京都立墨東病院看護部 副看護師長

内海加奈子※　　東京都立墨東病院看護部 副看護師長

浦島あゆみ※　　東京都立墨東病院看護部 副看護師長,
　　　　　　　　新生児集中ケア認定看護師

武田　雅子※　　東京都立墨東病院看護部 看護師長

磐佐　友子※　　東京都立墨東病院看護部 主任

宮坂寿美子※　　東京都立墨東病院看護部 主任

酒巻　和子※　　東京都立墨東病院看護部 主任

渕上　幸子※　　東京都立墨東病院看護部 看護師長

本荘谷利子　　東京都立墨東病院 栄養科長

畑田みゆき　　前掲

永澤佳代子※　　東京都立墨東病院看護部 看護師長

三浦　優美　　東京都立墨東病院看護部 副看護師長

兵藤　博信　　東京都立墨東病院産婦人科 部長

※はアドバンス助産師

は じ め に

　本書は，周産期看護に携わる助産師，看護師に必要な知識と技術が習得できること，また母子とその家族に寄り添った，より安全で安心できるケアの提供に繋がることを念頭に内容を構成しました．

　日々の臨床の中で助産師らが培った，とくに妊産褥婦の方々やご家族の方々に「笑顔になっていただけたこと」や「喜んでいただけたこと」をはじめとして，「書籍などにはないが先輩から教わったこと」，「注意深く行っていること」などを，自分達の経験知を踏まえてまとめています．

　本書は周産期看護に必要な業務全体にわたる手引書として，最低限知っておきたい知識を網羅的に以下のように収載しています．

　　第1章：周産期に必要な知識として，女性の骨盤内臓器，妊娠の成立

　　第2章：妊娠の確定診断法，妊娠時期の診断，妊娠経過の診断

　　第3章：妊娠時のマイナートラブルに対する保健指導・対処法

　　第4章：妊娠期のケアでは，妊婦健診の実際，各期に応じた外来指導，助産師外来

　　第5章：妊娠の異常では，流産，妊娠高血圧症候群をはじめとして，その原因，診断，治療，ケアの
　　　　　　注意点

　　第6章：合併症妊娠では，糖尿病をはじめとする主な疾患と治療，ケアの注意点

　　第7章と第8章：分娩の機序，分娩介助，緊急時の対応，分娩異常のケアについて，速やかな対応が
　　　　　　できるように治療・管理，ケアの注意点

　　第9章と第10章：産褥，産褥の異常として，産褥の身体的変化，社会・心理的変化，母乳育児支援，
　　　　　　産後の指導，子宮復古不全などのケアなど

　　第11章：産前・産後の栄養についての具体的な栄養管理

　　第12章：助産業務管理では，情報管理，医療安全対策，災害対策，助産師のキャリア開発・支援

　　第13と第14章：新生児の看護として出生直後から退院時までのケア，新生児の異常では，新生児仮死，
　　　　　　低出生体重児，NICUからの退院支援など

　　第15章：遺伝相談では，出生前診断，遺伝カウンセリングなど

　　第16章：不妊治療とケア

　各章とも写真や図表，イラストを用いて，わかりやすい解説を心掛けました．また，保健指導や対処法，ケアの注意点を紙面の許す限り簡潔に掲載していますので，臨床の現場で活用していただければ幸いです．

　最後に，本書を制作するにあたり，何度も来院いただき，内容に細部まで気を配り，わかりやすく理解できるように粘り強く編集作業を進めてくださいました学研メディカル秀潤社の黒田周作さんをはじめとする編集スタッフの方々に深く感謝申し上げます．

2017年11月吉日　筆者を代表して

畑田 みゆき

CONTENTS 目次

第1章
周産期の理解に必要な知識

女性の骨盤内臓器 久具宏司 …… 8

妊娠の成立 久具宏司 …… 15

第2章
妊娠期の助産診断

妊娠の確定診断法 中沢恵美子 …… 19

妊娠時期の診断 中沢恵美子 …… 24

妊娠経過の診断

妊娠期の解剖学的および生理学的変化
小関直美 …… 27

胎児心拍数モニタリングテスト
中沢恵美子 …… 35

BPS 中沢恵美子 …… 39

羊水検査 中沢恵美子 ……40

出生前診断 中沢恵美子 …… 42

妊娠期の心理的特徴と変化
小関直美 …… 43

第3章
妊娠時のマイナートラブル

つわり 境 好枝, 石川祐香 …… 47

胃もたれ・胸焼け
境 好枝, 石川祐香 …… 50

便秘 境 好枝, 石川祐香 …… 52

頻尿 境 好枝, 石川祐香 …… 55

腰・背部痛 境 好枝, 石川祐香 …… 57

帯下 境 好枝, 石川祐香 …… 59

浮腫 境 好枝, 石川祐香 …… 61

静脈瘤 境 好枝, 石川祐香 …… 64

腓腹筋けいれん（こむら返り）
境 好枝, 石川祐香 …… 66

鼻・歯肉からの出血
境 好枝, 石川祐香 …… 68

息切れ 境 好枝, 石川祐香 …… 70

色素沈着 境 好枝, 石川祐香 …… 72

毛髪トラブル 境 好枝, 石川祐香 …… 73

妊娠線・瘙痒感 境 好枝, 石川祐香 …… 74

痔核 境 好枝, 石川祐香 …… 75

第4章
妊娠期のケア

健康診査 斎藤りさ …… 76

外来指導 斎藤りさ …… 80

助産師外来 斎藤りさ …… 86

第5章
妊娠の異常

流産　源田容子 …… 88

早産・切迫早産　源田容子 …… 91

異所性妊娠　源田容子 …… 94

過期妊娠　源田容子 …… 96

妊娠悪阻(つわり)　源田容子 …… 98

妊娠貧血　源田容子 …… 101

妊娠高血圧症候群　源田容子 …… 103

子癇　源田容子 …… 107

HELLP症候群　源田容子 …… 109

常位胎盤早期剝離　清水協子 …… 111

前置胎盤　清水協子 …… 113

羊水異常(羊水過多症, 羊水過少症)
清水協子 …… 115

多胎妊娠　清水協子 …… 118

子宮内胎児発育遅延　清水協子 …… 120

子宮内胎児死亡・中期中絶
清水協子 …… 122

血液型不適合妊娠　清水協子 …… 124

第6章
合併症妊娠

耐糖能異常合併妊娠　兼子基子 …… 126

心疾患　兼子基子 …… 129

腎・泌尿器疾患　兼子基子 …… 134

呼吸器疾患(気管支喘息合併妊娠)
兼子基子 …… 136

消化器疾患　内海加奈子 …… 139

甲状腺疾患　内海加奈子 …… 143

自己免疫疾患　浦島あゆみ …… 146

血液疾患　浦島あゆみ …… 150

婦人科疾患　武田雅子 …… 153

精神疾患　石川祐香 …… 155

母子感染症　武田雅子 …… 157

社会的ハイリスク妊娠
石川祐香 …… 165

第7章
正常分娩

分娩の3要素　磐佐友子 …… 169

胎児心拍数モニタリング
宮坂寿美子 …… 173

陣痛室でのケア　宮坂寿美子 …… 176

分娩室でのケア　宮坂寿美子 …… 178

産痛　宮坂寿美子 …… 180

産婦の心理・社会的変化
宮坂寿美子 …… 183

分娩介助　宮坂寿美子, 斎藤りさ …… 185

緊急時の対応
陣痛誘発　宮坂寿美子 …… 192
急速逐娩　宮坂寿美子 …… 195
帝王切開術　源田容子 …… 197
救急搬送　源田容子 …… 200

第8章
分娩の異常とケア

陣痛異常　磐佐友子 …… 204

産道の異常　磐佐友子 …… 207

胎位異常，回旋異常
磐佐友子 …… 210

胎児の付属物の異常
磐佐友子 …… 214

胎児機能不全　磐佐友子 …… 219

分娩時の損傷　斎藤りさ …… 222

子宮内反症　斎藤りさ …… 228

弛緩出血　斎藤りさ …… 230

癒着胎盤　斎藤りさ …… 234

産科ショック・出血　斎藤りさ …… 236

産科DIC　清水協子 …… 242

羊水塞栓症　斎藤りさ …… 245

第9章
産褥

産褥期の身体的変化
酒巻和子 …… 248

産褥期の社会・心理的変化
酒巻和子 …… 251

産褥期の褥婦のアセスメント
酒巻和子 …… 255

母乳育児支援　酒巻和子 …… 258

産後の指導　酒巻和子 …… 263

社会的ハイリスク産褥婦の支援
酒巻和子 …… 275

第10章
産褥の異常

子宮復古不全，子宮内感染，その他の感染
酒巻和子 …… 278

表在性血栓静脈症，深部静脈血栓症
酒巻和子 …… 282

産褥精神障害　酒巻和子 …… 285

精神疾患合併妊産褥婦のケア
渕上幸子 …… 289

第11章
産前・産後の栄養

妊娠期の栄養管理　本荘谷利子 …… 292

妊娠期の問題点と栄養管理
本荘谷利子 …… 298

産褥期・授乳期の栄養管理
本荘谷利子 …… 305

第12章
助産業務管理

情報管理　清水協子 …… 306

医療安全対策
助産における医療安全
磐佐友子 …… 311

産科病棟の感染管理
源田容子，畑田みゆき …… 312

災害対策　永澤佳代子 …… 317

母性に関する主な法的措置
永澤佳代子 …… 320

助産師のキャリア開発・支援
斎藤りさ …… 324

第13章
新生児の看護

出生直後のケア 　三浦優美 …… 329

出生後から退院時までのケア
三浦優美 …… 335

第14章
新生児の異常

新生児仮死 　浦島あゆみ …… 344

分娩外傷 　浦島あゆみ …… 348

低出生体重児 　浦島あゆみ …… 351

高ビリルビン血症 　内海加奈子 …… 355

新生児出血性疾患 　内海加奈子 …… 359

NICUからの退院支援
石川祐香 …… 362

第15章
遺伝相談

出生前診断とは 　兵藤博信 …… 366

出生前診断の実際 　兵藤博信 …… 369

遺伝カウンセリングとは
兵藤博信 …… 375

第16章
不妊治療とケア

不妊の原因 　久具宏司 …… 378

不妊検査 　久具宏司 …… 382

不妊治療 　久具宏司 …… 385

Index …… 391

編集担当：黒田周作
編集協力：ボンソワール書房，石川奈々子，鈴木優子，酒井悦子
表紙・本文デザイン：川上範子
本文DTP：ボンソワール書房，
　　　　　学研メディカル秀潤社制作室，梶田庸介，乙村龍彦
本文イラスト：日本グラフィックス，西脇けい子，青木　隆
写真撮影：亀井宏昭写真事務所
撮影協力：東京都立墨東病院

第1章 周産期の理解に必要な知識

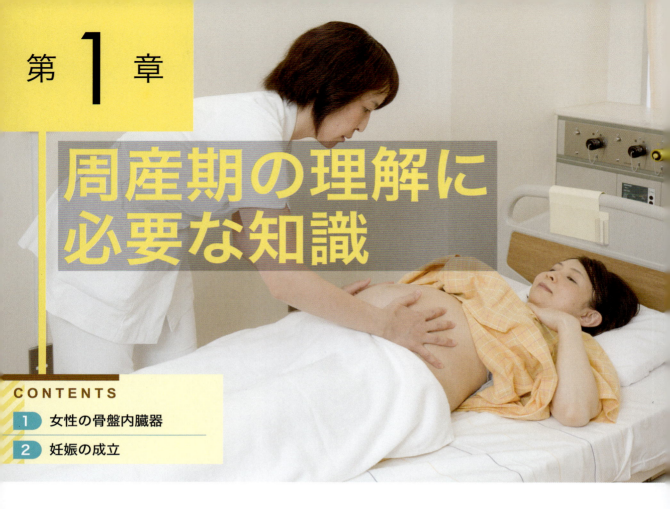

CONTENTS
1. 女性の骨盤内臓器
2. 妊娠の成立

1 女性の骨盤内臓器

　妊娠，分娩について適切に状態を把握し，対処するためには，女性の骨盤内臓器の解剖を正確に理解しておくことが基本となる．

1 子宮

　妊娠中の胎児環境の主たる場は子宮である．子宮は膀胱の後方，直腸の前方に位置し，非妊時は前後に扁平な西洋梨の形をした平滑筋からなる器官である（図1-1）．
　発生学的には，胎生期に左右のミュラー管が中央で癒合することによって生じる管腔状の空洞器官である．左右の卵管もミュラー管から発生する器官であり，このため卵管と子宮は組織学的にもつながっている．
　子宮は，子宮体部と子宮頸部に分けられ，移行部を子宮峡（部）という．子宮頸部の下方の部分約1cmは，膣の上方に飛び出して存在し，この部分は子宮膣部と呼ばれる．
　成人女性の非妊時の子宮の大きさは，上下の長さが約7～8cm，左右の最大幅が約4cm，前後の最大径が約3cmである．子宮体部と子宮頸部の長さの比は，思春期前には1:1であるが，初経開始後には，子宮体部がエストロゲンの影響を受けて増大するため，2:1となる．

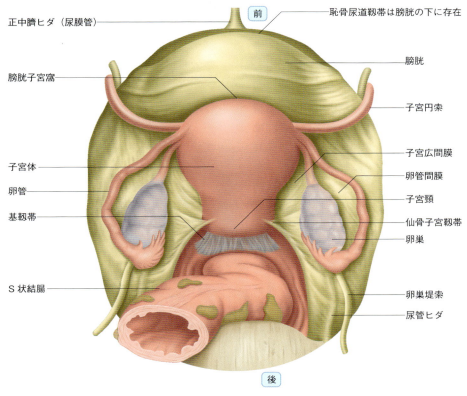

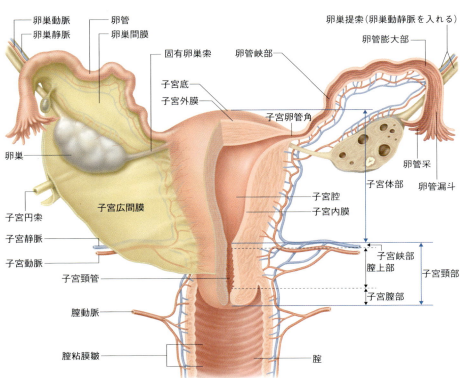

図1-1 子宮，卵管，卵巣の解剖図と骨盤内靱帯

（落合慈之監：婦人科・乳腺外科疾患ビジュアルブック第2版，p.7，学研メディカル秀潤社，2017を改変）

❶ 子宮体部の組織

子宮体部の組織は，内腔側から子宮内膜，子宮筋層，子宮漿膜（子宮外膜）である（図1-2）．

子宮内膜

子宮内膜は，エストロゲンの作用により増殖し，受精卵の着床が可能な状態となる．排卵後に形成される黄体から分泌されるプロゲステロンの作用により，子宮内膜は分泌期の組織像を呈し，受精卵の着床に適した状態となる．受精卵の着床が起こらずに妊娠が成立しない場合には，黄体が退縮するため，プロゲステロン，エストロゲンともに分泌量が減り，増殖した子宮内膜は剥離して同時に出血を伴う．これが月経であり，その機序はホルモンの消退により発生する消退出血である．

受精卵が子宮内膜に着床すると，着床部位の子宮内膜は脱落膜へと変化し，やがて胎盤を形成する．子宮内膜は，卵管内膜へと連続している．受精卵が卵管内膜に着床すると卵管妊娠となり，異所性妊娠の最も多いタイプである．

子宮筋層

子宮筋層は，子宮壁の大部分を占める平滑筋層である．縦走，斜走，輪状など種々の走行をとっており，筋線維の一部は卵管や，子宮を支持する靱帯に連結している．

子宮漿膜

子宮漿膜は子宮外膜とも呼ばれ，解剖学的には，腹膜と連続し子宮を保護する臓側腹膜である．子宮の前面では膀胱子宮窩の位置で翻転して膀胱底部を覆い，そのまま前腹壁の壁側腹膜へと連続する．

子宮の後面では子宮漿膜は直腸子宮窩の位置で翻転して直腸を覆う臓側腹膜へと連続する．直腸子宮窩の別名を，ダグラス窩というが，腹腔内で最も低い位置であることから，血液，腹水などの物質が溜まりやすい部分である．この位置は，膣内の後膣円蓋から膣壁と腹膜だけで隔てられている場所なので，検査などのために膣壁から穿刺することがあり，それをダグラス窩穿刺と呼んでいる．

❷ 子宮を支持する組織

子宮は多くの腹膜性，靱帯性，線維性，および線維筋性の組織によって支持されている．

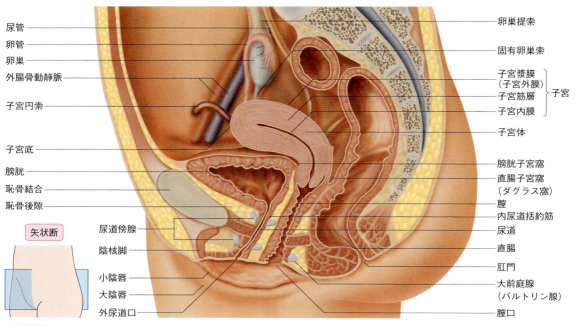

図1-2 女性生殖器の位置

（落合慈之監：婦人科・乳腺外科疾患ビジュアルブック第2版, p.3, 学研メディカル秀潤社, 2017）

子宮広間膜（子宮広靭帯）

上述の子宮漿膜はそれ自体が腹膜であるが，子宮の前後の2枚の漿膜は子宮の両側で合わさって間膜となり，子宮広間膜と呼ばれる．子宮広間膜は，骨盤壁に連続し，子宮を支持している．子宮広間膜は，子宮広靭帯と呼ばれることもある．

子宮円索（子宮円靭帯）

子宮前面の卵管起始部のやや前方から側方に向かって延びる子宮円索は，鼠径管を通り外鼠径輪を出て鼠径部に扇状に広がり，子宮を前方から支持する働きを有する．子宮円索は，臨床上は子宮円靭帯とも呼ばれる．

基靭帯

子宮体下部から子宮頸部にかけては，さまざまな組織が前後左右から子宮の位置を保持している．このうち最も強力な支持装置が基靭帯であり，両側子宮頸部および膣壁から骨盤側方へ向かって延びる靭帯が，骨盤壁に強力に支持している．

基靭帯の中には，子宮静脈，リンパ管，神経線維が走行しており，子宮動脈は基靭帯上縁を走行する．

膀胱子宮靭帯

膀胱子宮靭帯は，子宮頸部前面の両側から膀胱後面を経て，恥骨後面に付着する．膀胱子宮靭帯の走行する間を尿管，膀胱動静脈，リンパ管が通過する．

仙骨子宮靭帯

仙骨子宮靭帯は内子宮口の高さで子宮後壁から発し，直腸を両側から挟んで仙骨に広がり，子宮を後側から支持している．

❸ 子宮への血液供給

子宮への血液は，主として左右の子宮動脈によって供給される．子宮動脈は子宮傍結合組織内を通り，子宮頸部の側方で子宮広間膜の尿管の上を交差して子宮頸部側面を上行した後に内子宮口の高さで子宮頸部に入って，上行枝と下行枝に分岐する．

2 卵管

卵管は，子宮底の両側角から左右の卵巣付近まで延びる左右1対の管状の臓器である．全長は7～12cmで，卵管内の管腔は，子宮側は卵管子宮口を経て子宮腔内に開口し，卵巣側は腹腔内に開口している（図1-1）．

卵巣から排卵した卵子が，卵管内で上行してきた精子と出会って受精が成立した受精卵は，卵管内で細胞分裂を繰り返しながら子宮腔内へと進んでいく．このように，自然の妊娠における卵子と精子の受精の場として，卵管はきわめて重要である．

卵管は子宮同様にミュラー管から発生する臓器であり，組織学的に内側から，卵管内膜，筋層，卵管外膜からなっている．

❶ 卵管采

卵管の遠位端は卵管采という外膜の欠如した部分であり，卵管口は腹腔内に直接開口している．排卵時には卵管采は卵巣を取り囲むように運動して，卵管内に卵子を取り込む．

卵管采の近位側は卵管膨大部と呼ばれる太い部分，さらにその近位側は卵管峡部であり，峡部では内腔は狭い．卵管峡部を経て子宮の卵管角に接続するが，外膜が子宮外膜に移行した後も，内部の管腔は子宮筋層を貫いて子宮内の卵管子宮口まで走行している．この子宮壁内を通る卵管を卵管間質部という．

❷ 異所性妊娠

異所性妊娠が起こる臓器で最も多いのは卵管であり，なかでも膨大部の妊娠が最多であるが，卵管間質部の妊娠もまれにみられる．卵管間質部の妊娠は，子宮外膜よりは内側の子宮に妊娠しているといえるが，妊娠成立の場としては異所である．一般に広く使われる「子宮外妊娠」という言葉を学術用語として使用しない理由は，卵管間質部妊娠という異常妊娠が存在するためである．

3 卵巣

　卵巣は女性における性腺であり，生殖細胞である卵子を生成し，排卵へと導くとともに，エストロゲンおよびプロゲステロンを分泌する内分泌器官としても重要な臓器である．卵巣は，骨盤腹腔内の両外側の子宮の両側の対称の位置に存在し，長径2.5〜4cmの楕円形で灰白色を呈している．小児期には成熟期に比してやや小さく，また，閉経以降は徐々に萎縮する．

　卵巣を支持し血管も走行している卵巣提索および固有卵巣索は腹膜に覆われているが，卵巣自体は腹膜に覆われず，腹腔内にいわば剝き出しの状態である．

❶ 卵巣を支持する組織

　卵巣提索と固有卵巣索は，卵巣の位置をある程度固定する支持の機能があるだけでなく，子宮広間膜とともに子宮の支持にも役立っている．臨床上は，卵巣提索を骨盤漏斗靱帯，固有卵巣索を卵巣固有靱帯と呼ぶことがある．

❷ 卵巣への血液供給

　卵巣への血管は，卵巣動脈が主である．卵巣動脈は腎動脈分岐直下の大動脈から分岐して卵巣提索内を走行して卵巣へ向かうが，腎動脈から分岐する場合もある．卵巣静脈の走行もほぼ卵巣動脈の走行と同じである．ほかに，子宮動脈の卵巣枝からの血液の供給もある．

❸ 排卵の仕組み (図1-3)

　卵巣において最も重要な現象は，卵子の排出，すなわち排卵であろう．卵子は1つずつ原始卵

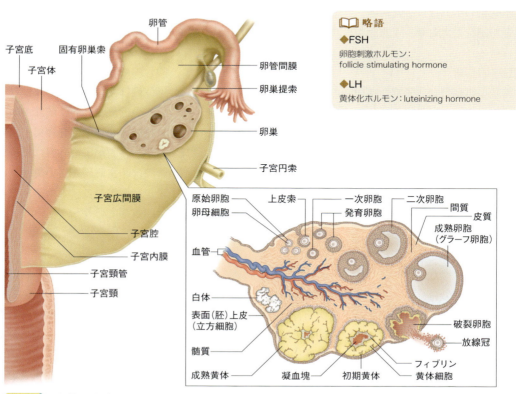

略語
◆FSH
卵胞刺激ホルモン: follicle stimulating hormone
◆LH
黄体化ホルモン: luteinizing hormone

図1-3　卵管と卵巣

(落合慈之監：婦人科・乳腺外科疾患ビジュアルブック第2版, p.8, 学研メディカル秀潤社, 2017)

胞に入った状態で，胎生期に卵巣で作られる．卵巣における卵子の数は急速に増え，出生前の胎生5～6か月ごろに約700万と，最多となる．しかし，その後は減少に転じ，出生の時期には200万となり，その後も減少を続け，思春期には20～30万である．

思春期を迎えると，視床下部下垂体系の機能の成熟により，ゴナドトロピン〔卵胞刺激ホルモン(FSH)，黄体化ホルモン(LH)〕のパルス状分泌が始まり，卵胞の発育，および排卵がみられるようになる．卵胞の発育および排卵が適切に行われるためには，卵巣から分泌されるエストロゲンとそれによる視床下部へのフィードバック作用が機能することが必要である．

排卵が終わった卵胞は黄体へと変化し，プロゲステロンを分泌するようになる．受精卵が子宮内膜に着床し，成立した妊娠を維持していくためには，プロゲステロンが十分に分泌されていることが必要である．

4 膣・外陰

① 膣

膣は，外陰と子宮を結ぶ長さ約7.5cmの粘膜に覆われた筋膜性の管であり，性交の場であるとともに，分娩時の産道である(図1-4)．

膣の長軸は子宮の長軸と約60°の角度で前方に屈曲している．子宮からみた膣のこの屈曲のために，産道は彎曲した仙骨に沿うことになり，分娩時の児のスムーズな産道の通過につながる．

子宮頸管は膣内に突出しており，子宮膣部と呼ばれる．このために子宮膣部の周囲の膣は，子宮膣部を取り囲むような円蓋を形成する．前方の円蓋は前膣円蓋，後方の円蓋は，後膣円蓋である．後膣円蓋は腹腔の最下部のダグラス窩に接しており，後膣円蓋から穿刺することにより，容易に腹腔に達し腹水などを採取することができる．この穿刺をダグラス窩穿刺と呼び，

腹腔内の出血の有無を知ることができるため，以前は異所性妊娠の診断に用いられた．前膣壁は尿道および膀胱に，後膣壁は，直腸に，それぞれ薄い隔壁を挟んで接している．

膣上部と膣下部

膣は，上部1/3が，卵管や子宮と同じ胎生期のミュラー管から発生し，下部2/3は，尿生殖洞と皮膚の陥凹で作られる．したがって，血管，リンパ系の走行も，上部は子宮頸部と同様であ

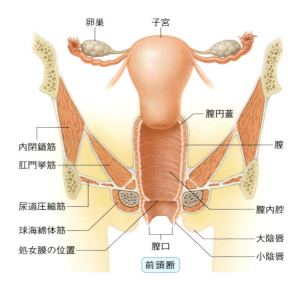

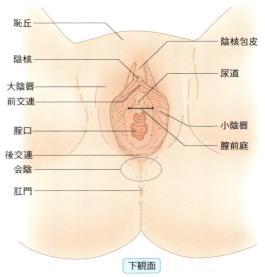

図1-4　膣，外陰の構造

(落合慈之監：婦人科・乳腺外科疾患ビジュアルブック第2版，p.4, 学研メディカル秀潤社，2017を改変)

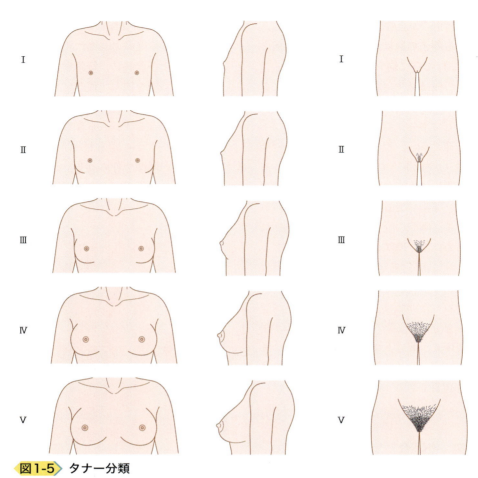

図1-5 タナー分類

(Marshall WA, et al：Variations in pattern of pubertal changes in girls. Arch Dis Child, 44（235）：291, 1969)

り，下部は外陰と類似する．

膣上部と膣下部の境界部が発生段階で開通しないと，中隔を形成し，みせかけの無月経（潜伏月経）の原因となる．また，アンドロゲン不応症候群などの子宮を欠損する症候群では，膣の上部も子宮同様欠損するが，膣の下部は形成され盲端になる．

❷ 外陰

卵巣，卵管，子宮，膣を内性器と呼ぶのに対し，外陰は外性器と呼ばれる．

左右の大陰唇と左右の小陰唇の間に膣が開口し，開口部（膣口）に処女膜を有する．膣口の前方に尿道口が開口し，その前方に陰核がある．

尿道口から膣口の部分は平らな粘膜であり，膣前庭という．左右の小陰唇は恥骨側の前方と肛門側の後方で左右から癒合しており，それぞれ，前交連，後交連という．後交連と肛門の間が会陰である．小陰唇と処女膜の周囲に，スキーン腺やバルトリン腺が開口しており，どちらも細菌感染により膿瘍を形成することがある．

外陰から恥骨周辺および肛門周囲には，思春期以降発毛が見られ，乳房の発育とともに発毛の程度により，第二次性徴の出現を診断することができる．第二次性徴の目安となる乳房，および陰毛の発毛状態を分類したものを，タナー分類という（図1-5）．

2 妊娠の成立

1 女性の性周期

思春期を迎えた女性には初経が発来し，周期的な月経がみられるようになる．思春期には月経は必ずしも周期的ではないが，徐々に周期が確立していく．性成熟期には周期日数が25〜38日の場合に，正常な月経周期とみなされる．

性機能が正常であれば，次の月経開始日の約14日前ごろに排卵が起こることになる．排卵を境に，その前を卵胞期，後の約14日間を黄体期という．これは，卵巣における卵胞発育の時期と排卵後の黄体形成から命名されたものである（図2-1）．

❶ 卵胞期

卵胞期には，下垂体の卵胞刺激ホルモン（FSH）分泌が上昇し，卵胞発育とエストロゲン分泌が促進される．エストロゲンは，月経により剝脱した子宮内膜を再生させ増殖させる作用をもち，子宮内膜は徐々に肥厚する．卵巣内のいくつかの卵胞はFSHの作用により徐々に大きさを増し，ごく一部が胞状卵胞の状態から排卵直前のグラーフ卵胞（直径約20mm）へと発育する．

血中エストロゲンがある濃度に達すると，通常のエストロゲンによるネガティブフィードバックではなく，この時期特有のポジティブフィードバックが起こり，黄体化ホルモン（LH）の急上昇が引き起こされる．これがLHサージであり，このLHサージによりグラーフ卵胞の破裂が起こり，卵胞液とともに卵子の排卵が起こる．

❷ 黄体期

排卵した卵子は卵管采から卵管内に取り込まれ，子宮方向へと移動する．精子との受精は通常，卵管膨大部で起こり，受精卵はさらに子宮腔内へ向けて移動を続ける．精子が受精能を有しているのは通常72時間といわれている．

受精後約5日で受精卵は子宮内に達し，6〜7日目に子宮内膜に着床する．卵管から子宮腔内への移動中に受精卵は2細胞，4細胞，8細胞と分割を続け，桑実胚から胞胚へと進んだ頃に子宮内に達し，胞胚を包んでいる透明帯から脱出する孵化（ハッチング）が起こる．その後，胞胚が子宮内膜に接着し，子宮内膜に進入していく過程を着床と呼ぶ．着床が起こった部位の子宮内膜は，脱落膜へと変化する．

排卵が終わった卵胞は黄体へと変化し，プロゲステロンを分泌するようになる．胞胚が子宮内膜に着床するためには，卵胞期のエストロゲン作用により十分に増殖した子宮内膜が，排卵後に分泌されるプロゲステロンの作用により分泌期の組織像を呈していなければならない．黄体は通常約14日で退縮へと進み，プロゲステロン分泌も下降し，月経開始となるが，着床が成立すれば，黄体は存続し，プロゲステロン分泌は継続して，妊娠維持の方向へと進む．

❸ 受精卵の分化

桑実胚の段階まで進んだ受精卵は，周囲を取り巻く外細胞塊と中心部に位置する細胞群の内細胞塊に分化する．胎芽自身となり，やがて胎児へと発育するのは，内細胞塊であり，外細胞塊はその後，栄養膜細胞（トロホブラスト）となり，やがては胎盤へと分化する．

外細胞塊

着床の後，栄養膜細胞は細胞性栄養膜細胞になり，その一部は癒合し細胞境界の不明瞭な合胞体栄養膜細胞へと分化する．胚の子宮内膜への浸潤が進むと，胚の表面全体が子宮内膜由来の脱落膜に覆われるようになり，合胞体栄養膜細胞は胚の全周に増殖する．この合胞体栄養膜

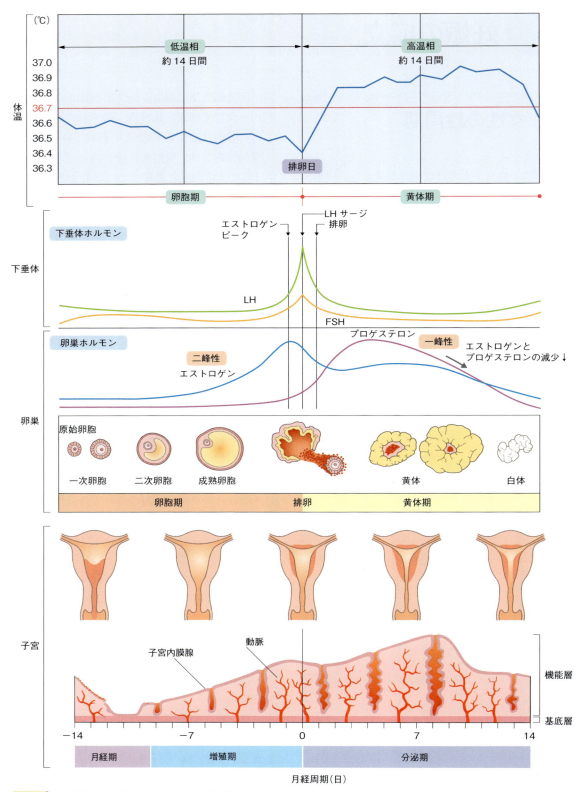

図2-1 女性の性周期における調節機構

（落合慈之：監：婦人科・乳腺外科疾患ビジュアルブック第2版，p.79，学研メディカル秀潤社，2017）

表2-1 外胚葉，中胚葉，内胚葉から誘導される組織

外胚葉	中胚葉	内胚葉
中枢神経	生殖腺と導管	消化管
末梢神経系	心臓，血管，リンパ管	気道上皮
感覚上皮（眼，耳，鼻）	血球	膀胱，尿道上皮
表皮（毛，爪を含む）	横紋筋，平滑筋	甲状腺，副甲状腺
乳腺，下垂体，皮脂腺	骨，軟骨，結合組織	扁桃，胸腺
歯牙のエナメル質	腎臓，脾臓，副腎皮質	鼓室，気管上皮

細胞に細胞性栄養膜細胞から多数の突起が延びることにより，複雑な絨毛が生じる．絨毛をもつ栄養膜を絨毛膜といい，そのうちの胎芽に近い側は発達分化して，胎盤を形成していく．このようにして胎盤が作られていく．

内細胞塊

胎芽となる内細胞塊は，着床後，2層性胚盤へと変化し，外側の栄養膜細胞に接する細胞層と内側の多面体の細胞層に分化する．外側の層が原始外胚葉で，内側の層が原始内胚葉である．さらには中胚葉が分化し，外胚葉，中胚葉，内胚葉がそろって，胎児の器官形成期へと進んでいく．それぞれの胚葉から誘導される組織は，**表2-1**のとおりである．

受精後4〜8週の器官形成期が終わると，各器官は成長と組織の成熟がみられるようになり，胎児としての形を整えていく．

📖 **略語**

◆**FSH**
卵胞刺激ホルモン：
follicle stimulating hormone

◆**LH**
黄体化ホルモン：luteinizing hormone

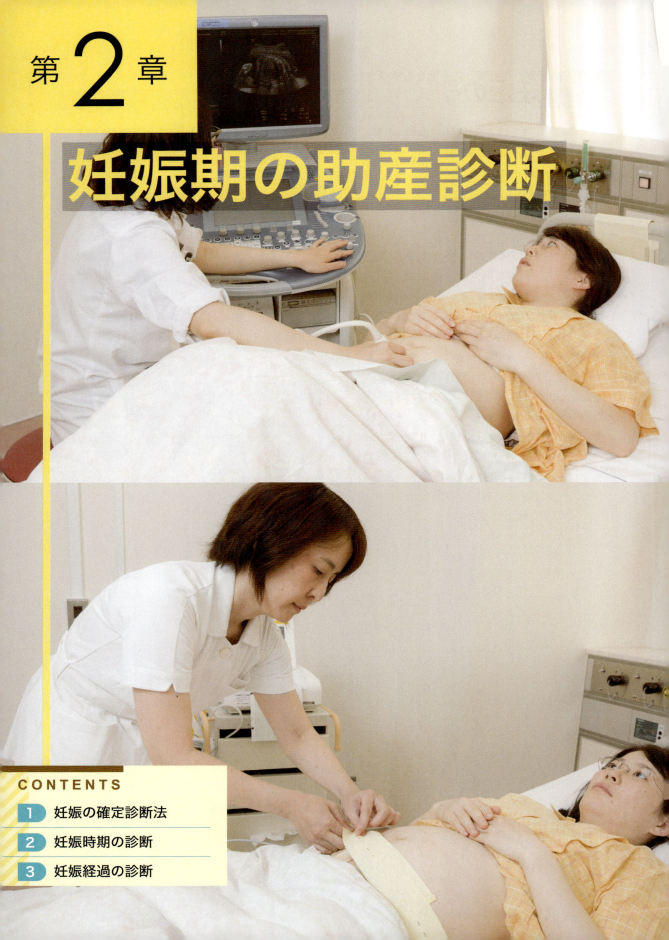

第2章 妊娠期の助産診断

CONTENTS
1. 妊娠の確定診断法
2. 妊娠時期の診断
3. 妊娠経過の診断

1 妊娠の確定診断法

1 問診による診察

❶ 目的
妊娠を確定診断するために必要な情報を得る．

❷ 方法
外来初診時に受診者が問診票を記載する．
不明な点については問診の際に，聞き取りながら情報を得ていく（図1-1）．

❸ 必要物品
- 問診票（図1-2）．
- 筆記用具．

❹ 実施前の確認
問診票の記載内容，特に受診理由や受診者の背景など概要を確認しておく．

❺ 問診の主な項目
妊娠の確定診断に必要な項目
- 受診理由．
- 最終月経日，先行月経日，持続日数，経血量，規則的か否か．
- 妊娠成立方法，不妊治療後妊娠の場合はその方法について．
- 基礎体温測定の有無，測定している場合は高温相が持続しているか．
- 市販の妊娠検査薬で自己検査をしている場合は陽性反応を示したか．
- 自覚症状の有無（吐き気，腹痛，出血や帯下，倦怠感などの有無や程度），時期など．
- 基礎疾患の有無や，社会的背景など妊娠継続は可能であるか．

一般的項目
連絡先，職業，身長，体重，家族構成，妊娠歴，現病歴，既往歴など．

❻ 看護上の留意点
- プライバシーが保てる診察室・個室などで行う．
- 問診票は各施設のルールに基づいて紛失のないよう個人情報の管理を確実に行う．
- 初診時は，妊娠の確定診断に必要な項目のみとし，妊婦管理上必要な項目は次回検診時な

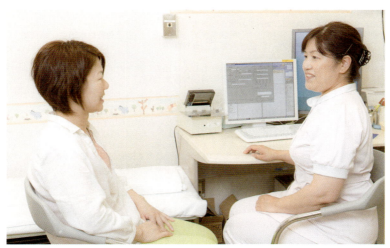

図1-1 問診の様子

問診表（見本）　　　　　名前＿＿＿＿＿＿＿＿

記入日＿＿＿年＿＿＿月＿＿＿日

以下の下線部には数値を，当てはまる項目は□にチェックをお願い致します．

1. 年齢＿＿＿＿歳　身長＿＿＿＿＿cm　妊娠前の体重＿＿＿＿＿kg
2. 月経について　最終月経開始日は？＿＿＿＿月＿＿＿＿日に開始　周期は：□順　□不順
3. 現在の婚姻関係について　□初婚（＿＿＿＿歳時）　□（　　　）回めの結婚（＿＿＿＿歳時）
   □入籍予定　□入籍予定なし
4. 薬剤アレルギー，喫煙，飲酒についてお聞きします．
   薬のアレルギー：□なし　□あり（薬品名：　　　　　　　　　　）
   たばこ：□吸わない　□妊娠前吸っていた　□現在吸っている（＿＿＿＿本／日）　□家族・同居人が吸っている
   飲酒：□しない　□妊娠前はあった　□現在飲酒している（＿＿＿＿合／日）
5. 喘息がありますか？　□なし　□あり（最終発作は＿＿＿＿歳）
6. 現在服用している，または過去に処方されて服用していた薬，サプリメントなど栄養機能食品はありますか？
   □なし　□あり（睡眠剤　抗不安薬　向精神薬　そのほか具体的な内容：　　　　　　　　　　　　　　）
7. 過去に手術（美容形成や乳房形成を含む）または放射線治療などを受けたことがありますか？
   □なし　□あり（　　　　　　　　　　　　　　　　　　　　　　　　　　　　　　　　　　　　　）
8. 子宮頸がん検診を受けたことがありますか？
   □あり（最後に受けたのは＿＿＿＿年＿＿＿＿月）　□なし
9. 子宮頸部円錐切除術についてお聞きします．
   □受けたことがない　□受けたことがある（受けたのは＿＿＿＿年＿＿＿＿月）
10. 乳がん検診を受けたことがありますか？
    □あり（最後に受けたのは＿＿＿＿年＿＿＿＿月）　□なし
11. 過去に輸血を受けたことがありますか？
    □なし　□あり（理由：　　　　　　　　　　　　　　　　　　　　　　　　　　　　　　　　　）
12. 過去3か月以内に以下のことはありましたか？（ありの場合チェック）
    □発熱　□発疹　□首のリンパ節の腫れ　□風疹患者との接触　□小児との接触が多い職場での就労
13. 海外渡航についてお聞きします．
    □過去3か月以内に自分が行った（場所：　　　　　　）　□過去3か月以内に同居家族が行った（場所：　　　　　　）
    □パートナーが海外に行くことがある
14. ワクチンのある病気や発疹の出る病気についてお聞きします．
    麻しん（はしか）：□かかった　□ワクチンを受けた　□不明　　風しん：□かかった　□ワクチンを受けた　□不明
    水痘（水ぼうそう）：□かかった　□ワクチンを受けた　□不明
    流行性耳下腺炎（おたふく）：□かかった　□ワクチンを受けた　□不明
    性器ヘルペス：□おぼえがない　□かかったことがある　□時々出る
15. 過去の妊娠や分娩についてお聞きします．
    □今回が初めての妊娠
    □過去に妊娠したことがある（当てはまる場合すべてにチェック）
    　□人工流産（＿＿＿＿回）　□自然流産（＿＿＿＿回）
    　□異所性（子宮外）妊娠（＿＿＿＿回）
    　□経腟分娩（＿＿＿＿回：うち吸引分娩＿＿＿＿回　鉗子分娩＿＿＿＿回）
    　□帝王切開分娩（＿＿＿＿回）
    　□早産　□妊娠高血圧症候群　□常位胎盤早期剝離　□ヘルプ症候群　□分娩時大量出血　□その他
16. 過去に分娩した児についてお聞きします．（当てはまる場合すべてにチェック）
    □出生体重2,500g未満　□出生体重3,500g以上　□肩甲難産　□死産　□新生児死亡
    □B群溶連菌（GBS）感染症　□新生児仮死
    □その他児についていわれたことがあれば（　　　　　　　　　　　　　　　　　　　　　　　）
17. 今回の妊娠成立までの経過についてお聞きします．
    □自然妊娠　□不妊症治療妊娠（不妊治療内容：　　　　　　　　　　　　）　□その他（　　　　　　）
18. 今までに指摘されたことのある産婦人科疾患についてお聞きします．
    □子宮筋腫　□子宮内膜症　□子宮腺筋症　□子宮奇形　□卵巣腫瘍　□乳腺疾患（良性または悪性）
    □その他（病名：　　　　　　　　　　　　　　　　　　　　　　　　　　　　　　　　　　　　）
19. 今までに指摘されたことのある病気についてお聞きします．
    □高血圧　□糖尿病　□腎疾患　□心疾患　□甲状腺疾患　□肝炎　□自己免疫性疾患　□脳梗塞　□脳内出血
    □てんかん　□精神疾患　□血液疾患　□悪性腫瘍　□血栓症
    □その他（病名：　　　　　　　　　　　　　　　　　　　　　　　　　　　　　　　　　　　　）
20. ご自分の両親あるいは兄弟姉妹に，以下の病気を現在もしくは過去に持った方がいますか？
    □高血圧　□糖尿病　□静脈血栓塞栓症　□その他の遺伝性疾患（病名：　　　　　　　　　　　　）
21. 妊娠がわかった時の気持ちはいかがでしたか？
    □嬉しかった　□困った　□複雑な気持ち　□不安
22. 今までにカウンセラーや心療内科・精神科などに自分のことを相談したことはありますか？
    □なし　□あり（その内容：　　　　　　　　　）　□これから相談したい（その内容：　　　　　　）
23. 妊娠・出産その後の育児・授乳において不安や心配がありますか？まわりに相談できる人はいますか？
    □なし　□あり（　　　　　　　　　　　）　相談できる人が　□いる　□いない
24. 妊娠・出産，育児などで困ったことが起きた時に貴方のことを行政の支援機関にお知らせしてもよいですか？
    □かまわない，必要があればそうしてほしい　□それは困る，しないでほしい

図1-2 問診票の見本

（日本産科婦人科学会，日本産婦人科医会編：産婦人科診療ガイドライン—産科編2017．p.6，日本産科婦人科学会，2017）

ど妊娠継続が確実になったころに改めて行う．
・その他，訴えをよく傾聴し状況を把握する．

2 免疫学的妊娠反応による診察

❶ 目的
試薬を用いて尿中のヒト絨毛性ゴナドトロピン（hCG）を免疫学的に検出する検査方法により妊娠を診断する．

❷ 必要物品（図1-3）
・採尿用コップ．
・検査用キット．

❸ 方法
医療機関により検査科が行う場合と，外来で看護師などが行う場合がある．
①採尿用コップに受診者氏名を記入する．
②受診者に目的と採尿方法を説明する．
③受診者は採尿用コップに採尿する．
④採尿した尿を検査キット内にスポイド（専用の）で滴下し，規定時間待つ．
⑤陽性反応を確認する．
⑥検査結果を医師から説明する．

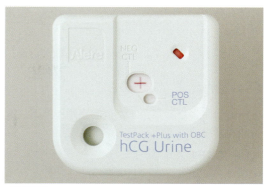

図1-4 検査陽性（＋の表示が出る）

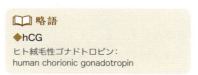

📖 略語
◆hCG
ヒト絨毛性ゴナドトロピン：
human chorionic gonadotropin

❹ 看護上の留意点
・予定月経の開始前後（妊娠3〜4週以降）で判定が可能になることが多い．図1-4に検査陽性を示す．
・安全で正確な検査であるが，子宮外妊娠やhCG産生腫瘍，絨毛性疾患など，正常妊娠以外でもhCGが存在すれば陽性を示すことから，超音波検査による診断が必要である．

3 超音波検査：種々の方法とその見方

❶ 目的
胎児心拍動，正常な部位に妊娠しているか，単胎か多胎か，重大な構造異常（major anomaly）はないかなどを確認し，妊娠の確定診断を行う．
確定診断の他に以下の目的でも行われる．
・胎囊，胎芽，胎児のサイズを測定することにより妊娠週数や分娩予定日を算出．
・子宮形態異常，子宮筋腫，卵巣嚢腫などの母体に関する異常の確認．
・妊娠中期以降において胎児発育の評価，胎児・胎児付属器の異常，羊水量の確認など．

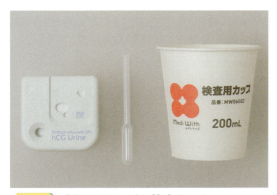

図1-3 採尿用コップと検査キット

- 頸管無力症，切迫流・早産，前置胎盤，臍帯下垂などの診断．
- 超音波ドプラ法による胎児・胎盤の血流評価．

❷ 必要物品

- 内診台および診察台または診察用ベッド．
- 超音波機器．
- 経腟プローブカバー．
- プローブ用ゼリー．
- 温タオル・バスタオルなど．

❸ 実施準備

① 超音波機器の電源を入れる．
② 経腟法の場合は経腟プローブの先端にゼリーを塗布し，プローブカバーをつけておく．その際，プローブとカバーの間に空気が入らないよう注意する．
③ 診察台の作動状況を確認する．

❹ 方法

プローブを当てる部位により経腟法(図1-5)と経腹法(図1-6)に分けられる．両者の特徴を表1-1に示す．経腟法や，妊娠初期に行う超音波検査，生殖器や胎児の診断は主に医師が行う．

経腟法
① 受診者に検査方法を説明し，あらかじめ排尿を済ませてもらう．
② 下着を外し内診台に上がるよう説明する．
③ 内診台を診察しやすい高さに調整する．
④ 医師が経腟プローブを膣から挿入し検査する．痛みを訴える場合は，軽く口呼吸をさせる．
⑤ まず周波数の低い周波数(5MHz)で広い範囲を確認し，次にそれ以上の周波数で細かい部位を観察していく．
⑥ 超音波画像を確認しながら医師から受診者に説明する．

経腹法
① 診察台に臥床し腹部全体を露出する．
② 経腹プローブにあたためたプローブ用ゼリーを塗布し腹部に当てて検査する．ゼリーは多めに使用すると画像がみやすい．
③ 超音波画像を確認しながら医師から患者に説明する．
④ 検査終了後に，塗布した腹部のゼリーを温タオルで拭き取る．

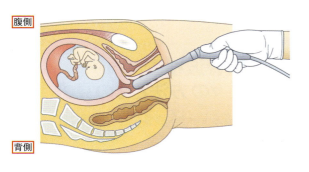

図1-5 経腟法による超音波検査

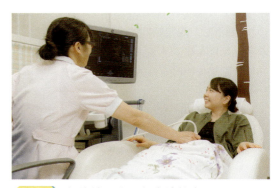

図1-6 経腹法による超音波検査

表1-1 経腟法と経腹法

	経腟法	経腹法
主な目的	・妊娠初期の胎芽・胎児の観察 ・子宮形態異常・子宮筋腫・卵巣嚢腫などの確認 ・切迫流・早産・前置胎盤・臍帯下垂などの診断	・妊娠初期の胎芽や付属物の観察 ・妊娠中期以降の胎児や付属物の観察 ・羊水量の確認
方法	経腟プローブを膣から挿入する	腹部に経腹プローブを当てる
時期	主に妊娠初期から中期	主に妊娠中期以降
特徴	近くにあるものはよく見えるが，遠くは見えない	遠位まで広範囲の画像を得ることができる

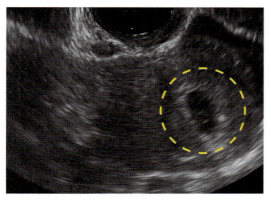

図1-7 胎嚢の超音波画像

子宮の中に白く縁どられたような胎嚢がみられ，その中には，整った円の形をした卵黄嚢がみられる．

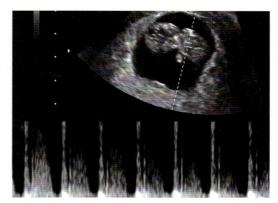

図1-8 超音波による胎児心拍の確認

胎児の心臓付近のドップラー信号で，心拍が記録できるが，通常の診療では，画面で胎児の心臓の拍動を目視するだけでよい．

❺ 特徴・確認方法

　子宮内に胎嚢を確認できるのは妊娠4週ころからであり，妊娠反応が陽性で胎嚢が確認できない場合は，数日～1週間程度様子を見て再度受診後に診断する（図1-7）．

　妊娠5週以降で胎嚢が確認できない場合は，流産や異所性妊娠を念頭におく．

　胎児心拍を確認できるのは，妊娠5～7週である（図1-8）．

　頭部や体幹などの胎児形態がはっきりしてくるのは妊娠7週以降となる．

❻ ケアの注意点

- 診察中はプライバシーに留意し，露出を最小限にするよう掛け物でカバーする．
- 診察台から超音波画像が見えるように配慮する．
- 内診台の操作時や診察の際は声かけを行い，不安を与えないよう注意する．
- 妊娠初期に経腹法を行う場合は，排尿せずに尿をためていたほうが胎児が見やすいため膀胱に尿をためてもらう．
- 妊婦とその家族は超音波によって胎児と対面することを楽しみにしている場合が多い．超音波画面をみながら，たとえば「児はまだ小さいですが心拍はしっかりしています」と声を掛けるなど，胎児の様子を説明すると喜ばれる．

略語

◆NT
頭部透明帯：nuchal translucency

◆DNA
デオキシリボ核酸：deoxyribonucleic acid

引用・参考文献

1
1) 日本産科婦人科学会，日本産婦人科医会編：産婦人科診療ガイドライン-産科編2017，p6，日本産科婦人科学会，2017
2) 医療情報科学研究所編：病気がみえる vol.10 産科，第2版，p.46，メディックメディア，2009
3) 医療情報科学研究所編：病気がみえる vol.10 産科，第3版，メディックメディア，2013

2
1) 医療情報科学研究所編：病気がみえる vol.10 産科，第2版，p.22，47，メディックメディア，2009
2) 医療情報科学研究所編：病気がみえる vol.10 産科，第3版，メディックメディア，2013

3
1) 医療情報科学研究所編：病気がみえる vol.10 産科，第2版，p.46-52，メディックメディア，2009
2) 梁　栄治：助産師と研修医のための産科超音波検査，第1版，p.9-32，診断と治療社，2010
3) 浅井麻紀：超音波胎児形態異常スクリーニング，第1版［馬場一憲，ほか編］，p6，文光堂，2016
4) 岡村州博：これならわかる産科学，第2版，p.34，35，南山堂，2010
5) 医療情報科学研究所編：病気がみえる vol.10 産科，第3版，メディックメディア，2013

2 妊娠時期の診断

1 分娩予定日，妊娠週数

❶ 目的

最終月経，基礎体温，超音波検査，双合診などから妊娠時期を診断し，妊娠週数や分娩予定日を算出することで流・早産，胎児発育不全，過期妊娠などの正確な診断を行う．

❷ 方法

①問診（図2-1）で，最終月経，基礎体温などの情報から予定日を算出する．最終月経が始まった日を0日とし，妊娠期間である7日×40週＝280日を加えた日を分娩予定日として計算する．基礎体温をつけている場合は，体温が陥落した日を排卵日とし，266日を加えた日を予定日として算出する（図2-2）．
②妊娠初期における超音波胎児計測所見から分娩予定日を推測する（表2-1，2-2，図2-3）．
③双合診で子宮の大きさを確認する（図2-4）．
④最終月経（基礎体温）から算出した週数より，妊娠初期における超音波所見（双合診）で得た胎児の大きさから推定される週数が1週間分以上小さい場合は，分娩予定日の修正を行う．

図2-1 問診

	最終月経が始まった日		妊娠期間 7日×40週
分娩予定日 ＝	0日	＋	280日

● 基礎体温をつけている場合

	体温が陥落した日		
分娩予定日 ＝	排卵日	＋	266日

図2-2 分娩予定日の算出法

図2-3 CRLとBPD

図2-4 双合診

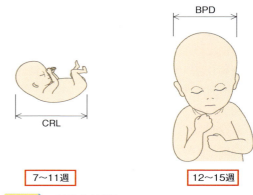

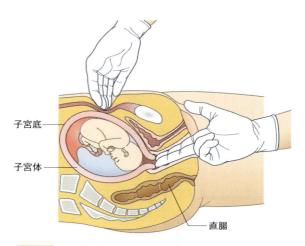

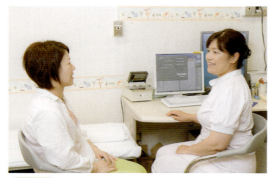

❸ 必要物品

- 超音波機器.
- 計算機.

❹ 実施準備

問診終了後，診察や超音波検査を行う旨を伝え，診察台に案内する.

❺ ケアの注意点

- 最終月経から算出する方法は，月経開始日から14日後に排卵し受精したことを前提としているため，排卵の遅れ，記憶違い，あるいは不正出血によるものなど不確実なことがある.

表2-1 CRL値に対応する妊娠日数（日本超音波医学会）

CRL（mm）	Gestational Age		
	10%ile	50%ile	90%ile
13	7w+3	8w+0	9w+0
14	7w+4	8w+1	9w+1
15	7w+5	8w+2	9w+1
16	7w+6	8w+3	9w+2
17	8w+0	8w+4	9w+3
18	8w+1	8w+5	9w+4
19	8w+2	8w+6	9w+5
20	8w+3	9w+0	9w+6
21	8w+4	9w+1	10w+0
22	8w+4	9w+2	10w+1
23	8w+5	9w+2	10w+1
24	8w+6	9w+3	10w+2
25	9w+0	9w+4	10w+3
26	9w+1	9w+5	10W+4
27	9w+2	9w+6	10w+5
28	9w+2	10w+0	10w+5
29	9w+3	10w+0	10w+6
30	9w+4	10w+1	11w+0
31	9w+5	10w+2	11w+0
32	9w+6	10w+3	11w+1
33	9w+6	10w+3	11w+2
34	10w+0	10w+4	11w+2
35	10w+1	10w+5	11w+3
36	10w+1	10w+5	11w+3
37	10w+2	10w+6	11w+4
38	10w+3	11w+0	11w+5
39	10w+3	11w+0	11w+5
40	10w+4	11w+1	11w+6
41	10w+5	11w+2	11w+6
42	10w+5	11w+2	12w+0
43	10w+6	11w+3	12w+0

（日本超音波医学会用語診断基準委員会：超音波胎児計測の標準化と日本人の基準値．超音波医学30（3）：J419, 2003）

表2-2 BPD値に対応する妊娠日数（日本超音波医学会）

BPD (mm)	Gestational Age Mean	SD	BPD (mm)	Gestational Age Mean	SD
13	10W+1	4	52	21W+6	1W+0
14	10W+3	4	53	22W+1	1W+1
15	10W+5	4	54	22W+3	1W+1
16	11W+0	4	55	22W+5	1W+1
17	11W+2	4	56	23W+1	1W+1
18	11W+4	4	57	23W+3	1W+1
19	11W+6	4	58	23W+5	1W+1
20	12W+1	4	59	24W+1	1W+1
21	12W+3	4	60	24W+3	1W+2
22	12W+6	4	61	24W+5	1W+2
23	13W+1	5	62	25W+1	1W+2
24	13W+3	5	63	25W+3	1W+2
25	13W+5	5	64	25W+5	1W+2
26	14W+0	5	65	26W+1	1W+3
27	14W+2	5	66	26W+3	1W+3
28	14W+4	5	67	26W+6	1W+3
29	14W+6	5	68	27W+2	1W+3
30	15W+1	5	69	27W+4	1W+3
31	15W+3	5	70	28W+0	1W+3
32	15W+5	5	71	28W+3	1W+3
33	16W+0	5	72	28W+5	1W+4
34	16W+2	5	73	29W+1	1W+4
35	16W+4	5	74	29W+4	1W+4
36	16W+6	5	75	30W+0	1W+4
37	17W+1	6	76	30W+3	1W+4
38	17W+4	6	77	30W+6	1W+5
39	17W+6	6	78	31W+2	1W+5
40	18W+1	6	79	31W+5	1W+5
41	18W+3	6	80	32W+1	1W+5
42	18W+5	6	81	32W+5	1W+5
43	19W+0	6	82	33W+1	1W+6
44	19W+2	6	83	33W+5	1W+6
45	19W+4	6	84	34W+2	1W+6
46	20W+0	1W+0	85	34W+6	1W+6
47	20W+2	1W+0	86	35W+3	2W+0
48	20W+4	1W+0	87	36W+0	2W+0
49	20W+6	1W+0	88	36W+5	2W+0
50	21W+1	1W+0	89	37W+4	2W+0
51	21W+3	1W+0	90	38W+3	2W+1

（日本超音波医学会用語診断基準委員会：超音波胎児計測の標準化と日本人の基準値．超音波医学30（3）：J426，2003）

- 超音波胎児計測基準値は人種差などによりばらつきがあるため日本人を対象とした計測では，日本超音波医学会の基準値を参考に用いる．
- 妊娠7〜11週までは，頭殿長（CRL）に個体差があまり認められないことから，CRLを基準に妊娠週数を算出し分娩予定日の修正が行われる（表2-1）．
- 妊娠12週以降は，CRLの個体差が大きくなるため児頭大横径（BPD）で推定する（表2-2）．
- 妊娠週数を修正する場合は，1週間以上間隔をあけて2回以上測定したうえで行う．

引用・参考文献

1) 日本産科婦人科学会ほか：産婦人科診療ガイドラインー産科編 2014, p.42-45, 日本産科婦人科学会，2014
2) 医療情報科学研究所編：病気がみえる vol.10 産科，第2版，p.46-52, メディックメディア，2009
3) 梁　栄治：助産師と研修医のための産科超音波検査，第1版，p.16-20, 診断と治療社，2010
4) 医療情報科学研究所編：病気がみえる vol.10 産科，第3版，メディックメディア，2013

📖 略語

◆CRL
頭殿長：crown rump length

◆BPD
児頭大横径：biparietal diameter

3 妊娠経過の診断

1 妊娠期の解剖学的および生理学的変化

妊娠により，母体の全身にはさまざまな変化が現れる．

❶ 体温

妊娠が成立すると妊娠黄体から大量に黄体ホルモンが産出され，基礎体温の高温相が2週間以上持続する（図3-1）．

その後，妊娠4～5か月から下降し，妊娠6～7か月以降の体温は低温相を示す．

❷ 体重

体重の増加，体型の変化は妊娠によって最も顕著に表れる（図3-2）．

その内訳として
①胎児（3,000～3,500g）
②胎盤（500～600g）
③羊水（700～800g）
④子宮（500～1,000g）
⑤乳房の増大（500～1,000g）
⑥母体の循環血液量，体液量の増加（1,700～2,500g）
⑦皮下脂肪の貯蔵（3,000～3,500g）
などがある．

妊娠全期間を通して，約8～10kgの増加が理想的で，特に妊娠後期では，1週間に500g以内

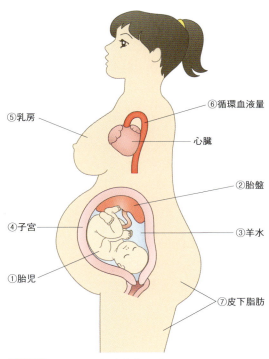

図3-2　妊婦の体型変化の内訳

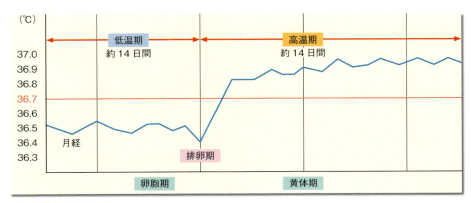

図3-1　基礎体温

の増加に抑えることが好ましい.

BMI 28を超えるような肥満妊婦においては,体重を現状維持に抑えるような注意が必要である.

③ 子宮

子宮体部

非妊娠時の子宮は西洋梨状で鶏卵大である(図3-3).

妊娠初期(6〜12週)の子宮体部は妊娠卵の着床した部位に一致して特に膨大し,子宮の形状が不同になる(図3-4).これをピスカチェック(Piskacek)徴候という.

妊娠12週には手拳大(約7cm×5cm,50g前後)となり,妊娠末期には長さが30cm前後,重量は1kg程度(図3-5)となる.

子宮峡部

非妊娠時の子宮峡部は1cm未満(図3-3のピンク色部分)で頸部と一体になっているが,妊娠が進むにつれて延長し,末期には7〜10cm(図3-5のピンク色部分)となる.

子宮頸部

子宮頸部はステロイドホルモンの作用で血管が増加し結合組織の変化で柔らかくなり,リビド着色と呼ばれる暗紫色を呈する.

④ 腟,外陰部

血管の増加,筋組織の肥大,結合組織の軟化による腟粘膜の変化がみられ,分娩時の腟粘膜伸展,産道形成が可能となる.

外陰部は皮脂腺や汗腺の働きが活発になり湿潤しやすくなる.

⑤ 乳房

妊娠8週ころよりエストロゲン,プロゲステロンの影響で乳腺の発育が促進され,脂肪蓄積により妊娠末期には非妊娠時の数倍の重さとなるが,個人差も大きい.

妊娠8週ころより乳頭,乳輪の拡大,色素沈着が起こる.

乳輪内の皮脂腺が肥大しモントゴメリー(Montgomery)腺と呼ばれる小結節が隆起する(図3-6).

ヒトが下等動物であったころの名残で副乳を有することがある(図3-7).副乳のあるミルクライン上に,しばしば,色素沈着,腫脹,疼痛をきたすことがある.

⑥ 循環器

循環血液量と心臓の変化

妊娠中は母体自体の体重が増加し,胎児への血液確保循環血漿量と,循環赤血球量がともに

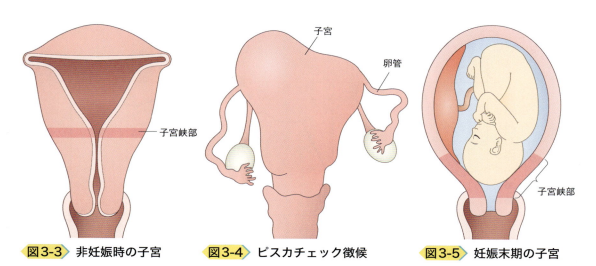

図3-3 非妊娠時の子宮　　図3-4 ピスカチェック徴候　　図3-5 妊娠末期の子宮

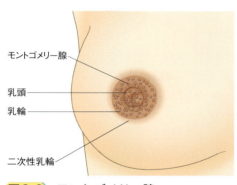

図3-6 ▶ モントゴメリー腺

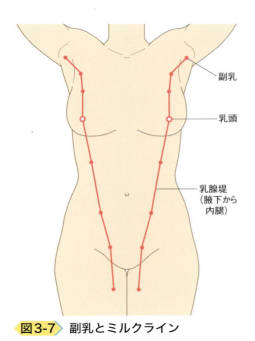

図3-7 ▶ 副乳とミルクライン

増加し，循環血液量が約40%増加する．そのため心拍出量が増え，心臓への負担がかかりやすくなり，左心室肥大傾向となる．

赤血球やたんぱくも増加するが，血漿量の増加がそれを上回るため，ヘマトクリット値が低下し，血液が希釈された状態となる（図3-8）．

循環血液量の増加は，妊娠子宮により増大する血液需要に対応し，分娩時の出血に備える意味がある．

血液凝固因子の多くは増加するが，特にフィブリノゲンの増加は著しく，分娩時止血の役割を果たす．その一方で血液の粘度を上昇させ，静脈血栓のリスクが高くなる．しかし，先に述べた血液の希釈で血液粘度の異常上昇は抑えられる．

子宮の増大により横隔膜が挙上され，心臓を押し上げることで心尖部が左外方転移となることがある．これにより心雑音が聴取されることがある．

血圧の変化

プロゲステロン上昇の影響を受けて，血管の平滑筋が弛緩し末梢血管抵抗が減少するため，血圧は不変，もしくは低下傾向となる．

❼ 呼吸器

妊娠後期では子宮増大に伴い横隔膜が挙上され，胸郭は横に広がる．胸式呼吸となり呼吸数も，やや増加傾向となる（図3-9）．

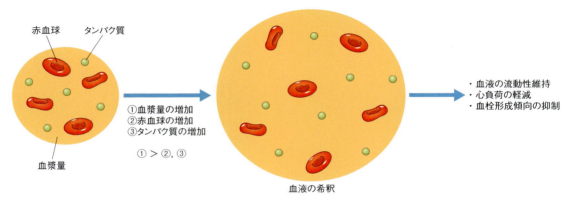

図3-8 ▶ 循環血液量増加と希釈

（林　隆：妊娠経過に伴う母体の変化．目で見る妊娠と出産［馬場一憲編］．p.111，文光堂，2013を参考に作成）

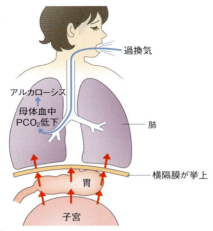

図3-9 妊娠時呼吸器の変化

（荒木　勤：最新産科学正常編改訂第21版．p.2-9, 97, 文光堂, 2002をもとに作成）

肺実質の体積が減少し機能的残気量は減少，それを補うために1回換気量は増加，多呼吸からアルカローシスに傾くが臨床的に問題となることは少ない．

プロゲステロンの影響で呼吸中枢が刺激され，分時換気量が増加し，胎児への酸素供給を保つ．

❽ 消化器

妊娠初期よりプロゲステロンの影響で消化管の蠕動運動が抑制され，便秘になりやすい．

妊娠経過が進むにつれて，子宮増大による胃，腸が圧迫されることが加わり，さらに便秘傾向が増す（図3-10）．また，便秘と子宮増大による静脈圧迫のため，痔核が生じやすくなる．

噴門部の括約筋がゆるみ胃酸の逆流によって，胸やけを起こしやすい．

❾ 腎，泌尿器

妊娠に伴う循環血液量の増加，心拍出量の増加により腎血流量（RPF）は50〜80%，糸球体濾過率（GFR）は50%増加し，尿量も増加する．

循環血漿量の増加によって血液は希釈されるため，血清クレアチニン値（Cr），血中尿素窒素（BUN），血清尿酸値（UA）は非妊娠時と比較し低くなる．

RPF，GFRの増加により尿も増加するため尿細管で再吸収できなかった糖が検出されることがあり，妊娠尿糖または腎性糖尿と呼ばれる．

プロゲステロンの影響で膀胱壁，尿管の緊張低下を起こし尿の停留を招きやすい．また，尿管が拡張され，膀胱から尿管への逆流が起きやすくなるため，尿路感染症を起こしやすい．

膀胱は妊娠子宮に圧迫され，頻尿となりやすい．妊娠後期には，膀胱内圧が上昇し尿失禁を起こすこともある（図3-11）．

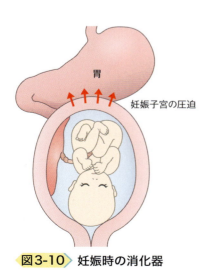

図3-10 妊娠時の消化器

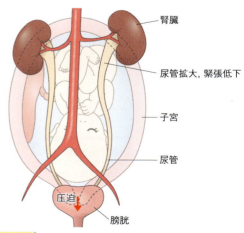

図3-11 妊娠時の泌尿器系の変化

（林　隆：妊娠経過に伴う母体の変化．目で見る妊娠と出産［馬場一憲編］．p.113, 文光堂, 2013を参照して作成）

⓾ 代謝

基礎代謝

　胎児の存在により酸素消費量は20%増加し，その結果基礎代謝率は8〜15%亢進する．

糖・たんぱく・脂質代謝の生理的変化

1. 糖代謝

　非妊娠時と比較し，空腹時血糖が低く，食後の血糖値は高い傾向がある．

　インスリン分泌は非妊娠時より増加しているが，組織においてインスリン抵抗性がみられる．

　母体の組織ではグルコースの取り込みが抑制され，胎児へのグルコース供給を促し，胎児に効率的に栄養供給できる仕組みとなっている．しかし，相対的にはインスリン不足の状態であり，妊娠中には糖尿病の悪化や，妊娠糖尿病の出現に注意が必要である．

2. たんぱく質代謝

　食事中のたんぱく質から得られた窒素は妊娠の進行に伴い母体内への蓄積量が増加する．

　たんぱく質の約半分は胎児や胎盤の発育に利用され，残りは母体の乳房や子宮，血液に蓄積され，分娩時の出血や，子宮復古，授乳に利用される．

3. 脂質代謝

　妊娠30週までに約4kgの脂肪が，腹壁，背部，大腿部などに蓄積される．

　脂肪摂取の増加，グルコースから脂質への転換が増加し，血液中の総コレステロール，中性脂肪は増加する．

⓫ 内分泌（表3-1，図3-12）

下垂体前葉ホルモン

　受精後，下垂体前葉は卵巣を通じ，受精卵の育成に作用する．その後胎盤が形成されると，下垂体前葉の支配を受けず，胎盤が卵巣の機能を果たす．

下垂体後葉ホルモン

　下垂体後葉の後葉ホルモン産生神経細胞の軸索末端よりオキシトシンが分泌される．

　オキシトシンは，産科的には，子宮筋の収縮や授乳時の射乳反射を起こす作用がある．

プロゲステロン

　妊娠初期（10〜12週）は，妊娠黄体から分泌されるが，胎盤が完成すると，胎盤から主に産生されるようになる．

　妊娠経過とともに増加し，妊娠28〜35週にピークとなり，その後減少していく．

　受精卵の着床と妊娠維持に重要で，子宮筋収縮を抑制し平滑筋の緊張低下，炎症の抑制，子宮頸管の熟化予防などの作用がある．

エストロゲン

　プロゲステロンと同様，妊娠初期から分泌され，その後胎盤由来で産生される．

　エストロゲンは，主に乳房，性器に変化をもたらす．

　皮膚に色素沈着を起こし，子宮筋の肥大，増殖，子宮内膜の血管増殖，乳房発育を促し，関

表3-1　下垂体前葉から分泌されるホルモンの種類とその作用

ホルモン	作用
卵胞刺激ホルモン（FHS）	少量のLHとの協力作用により，卵巣の中の卵胞や黄体からのエストロゲン分泌を促進する
黄体刺激ホルモン（LH）	卵巣の中にある卵胞が変化した黄体に作用して，黄体からのプロゲステロンの分泌を促進する
プロラクチン（PRL）	乳腺発育促進作用および乳腺における乳汁分泌促進作用がある．その分泌量は非妊娠時の10倍とも言われている
甲状腺刺激ホルモン（TSH）	妊娠中，hCG（ヒト絨毛性ゴナドトロピン）はTSHと構造が類似しているため，hCGが分泌される結果，TSHの分泌自体は抑制される．しかしながら，TSHはhCGとともに甲状腺ホルモン（T_3，T_4）の分泌を促し，甲状腺機能の亢進をもたらす

（五十嵐ゆかり：妊娠期の身体的特徴．アセスメントスキルを習得し質の高い周産期ケアを追求する母性看護学Ⅱ－周産期各論－［有森直子編］，p.9，医歯薬出版，2015）

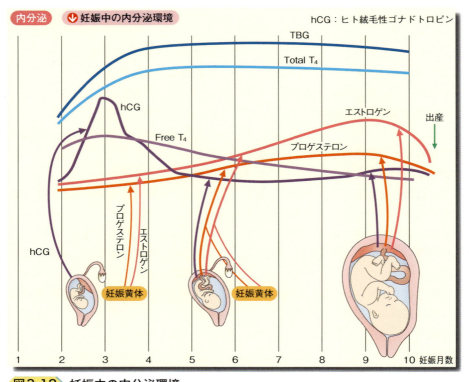

図3-12 妊娠中の内分泌環境
（林 隆：妊娠経過に伴う母体の変化．目でみる妊娠と出産[馬場一憲編]，p.111，文光堂，2013）

節，靱帯の結合組織を弛緩させ，分娩に備える作用があり，妊娠後期まで分泌量は増加する．

エストロゲンにはエストロン(E_1)，エストラジオール(E_2)，エストリオール(E_3)などがありE_3は胎盤と胎児の副腎から産生され，妊娠後期に著明に増加する．子宮筋の肥大，増殖と子宮内膜の腺，血管の増殖を促す．

なお，大量のエストロゲンとプロゲステロンは下垂体からの黄体ホルモン(LH)，卵胞刺激ホルモン(FSH)の分泌を抑制する．LH，FSHの分泌が低下することにより，排卵が抑制されて，妊娠中は次の妊娠が起こらないようになる．

ヒト絨毛性ゴナドトロピン(hCG)

妊娠10週ころまで増加し，黄体機能をサポートし妊娠初期の妊娠維持に重要である．その後漸減し，分娩後2週間ほどで消失する．

プロラクチン

プロラクチンは，乳腺の発育，乳汁分泌を担うホルモンであり，妊娠によって分泌が亢進する．

エストロゲン，プロゲステロンは乳腺発育に関してはプロラクチンと共同で促進させるが，乳汁分泌に関してはプロラクチンに対して抑制的に作用する．このため，妊娠中はプロラクチン分泌が亢進しても乳汁分泌は起こらない．

分娩後，胎盤娩出してから，エストロゲン，プロゲステロンの血中濃度が一気に低下し，乳汁分泌が開始される．

甲状腺

妊婦では甲状腺はわずかに腫大する．

hCGによる甲状腺刺激により，一過性の甲状腺機能亢進症がみられる．

⑫ 皮膚

静脈瘤

全体的に皮下脂肪は増加し，腹壁，乳房，殿部，大腿で著しい．

増大した子宮の圧迫で静脈血の還流が妨げら

れ，下肢の浮腫，下肢や外陰部の静脈怒張，ときに静脈瘤がみられる．

浮腫
下肢静脈血の還流不全，エストロゲン，プロゲステロン増量により下肢，腹部に浮腫が起こりやすい．

妊娠線（図3-13）
妊娠後期になると，下腹部を中心に乳房，殿部，大腿に妊娠線が出現することがある．

皮下組織での脂肪の増加や，増大する子宮による腹壁伸展により，皮膚の弾性線維が切断され，皮膚にできるひび割れ状の線である．

新しい線は光沢のある暗赤色で周囲の皮膚面より低い．

妊娠が終了すると退色し白色調となるが，生涯消えないで残る．

妊娠性色素沈着
妊娠期は乳頭，乳輪，外陰，腹壁正中線などに著明な色素沈着を認めることがある．分娩後は次第に退色し消失することが多い．

⓭ 筋骨格
頭骨，恥骨結合，仙骨関節および肋骨では骨新生および骨髄内血管の増殖が起こる．このため，骨の全長はわずかに延長する．

妊娠後半になると増大した子宮の重量が前方にかかり，重心が前方に移動するため，図3-14のような無意識に肩を後ろに引き，頸を伸ばす姿勢をとって，重心のバランスを取ろうとする．

⓮ 胎児の発育

胎芽期と胎児期
妊娠10週未満を胎芽期と呼び，期間形成期でヒトとしての特徴がまだ備わっていない時期である．

妊娠10週以降はヒトとしての特徴が現れ始め，胎児と呼ぶ．

在胎期間に応じた胎児の発育
胎児の発育は，一定ではなく，図3-15のように妊娠20週過ぎまでは比較的緩徐で母体の外見的な変化も目立たないが，それ以降は急速に進行する．

妊娠38週以降は，再び緩徐となり，妊娠40週ころには，身長50cm，体重3,000g程度に成長する．

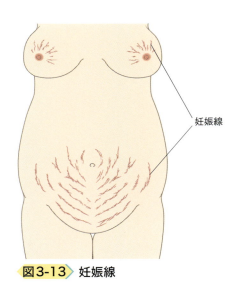

図3-13 妊娠線

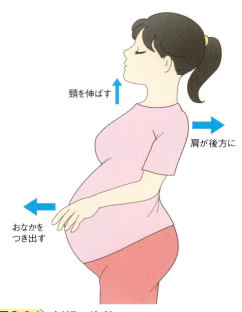

図3-14 妊婦の姿勢

（五十嵐ゆかり：妊娠に伴う全身の変化：アセスメントスキルを習得し室の高い周産期ケアを追求する母性看護学Ⅱ－周産期各論－[有森直子編]．p.12，医歯薬出版，2015を参照して作成）

妊娠週数	4	8	12	16	20
胎児の発育	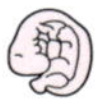	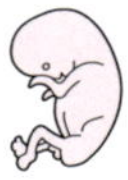	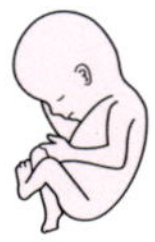	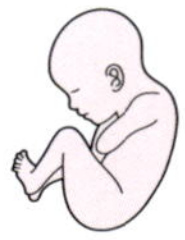	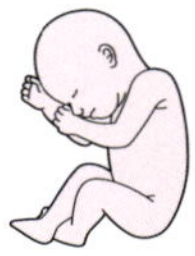
身長 (cm)	0.4〜1.0	2〜3	7〜9	16	25
体重 (g)		4	20	120	250〜400
GS (cm)	1.0	3.4	6.6		
CRL (cm)		1.5	5.3	9.5	17
BPD (cm)			2.1	3.5	4.8
FFL (cm)				1.9	3.0
子宮の変化	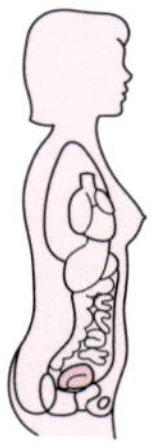	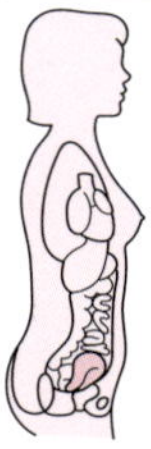	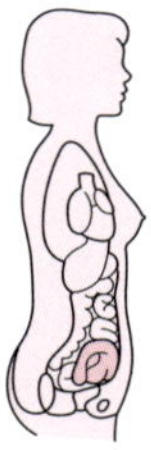	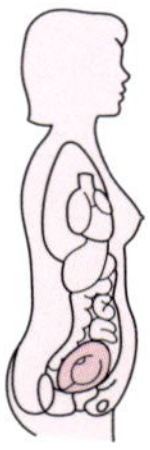	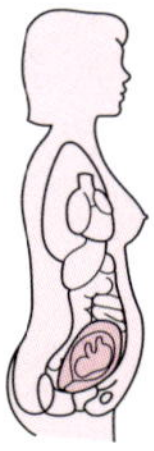
子宮の大きさ	鶏卵大球形	鵞卵大	手掌大	新生児頭大	小児頭大
子宮底長 (cm)				12(7〜16)	18(16〜20)
子宮底の高さ			恥骨結合上縁	恥骨結合上縁と臍の中間	臍下2〜3横指

図3-15 胎児の発育と子宮の大きさの変化

（河野洋子：妊娠経過の把握，新看護観察のキーポイントシリーズ母性Ⅰ［前原澄子編］，p.66，中央法規出版，2011より改変）

📖 略語
◆BMI
体格指数：body mass index

◆RPF
腎血流量：renal plasma flow

◆GFR
糸球体濾過率：glomerular filtration rate

◆Cr
血清クレアチニン値：creatinine

◆BUN
血中尿素窒素：blood urea nitrogen

◆UA
血清尿酸値：uric acid

📖 略語
◆FHS
卵胞刺激ホルモン：follicle-stimulating hormone

◆LH
黄体刺激ホルモン：luteinizing hormone

◆PRL
プロラクチン：prolactin

◆TSH
甲状腺刺激ホルモン：thyroid-stimulating hormone

◆hCG
ヒト絨毛性ゴナドトロピン：
human chorionic gonadotropi

妊娠週数	24	28	32	36	40
胎児の発育	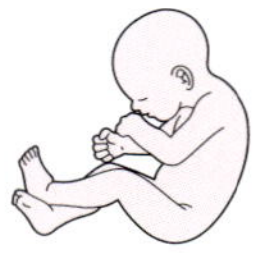	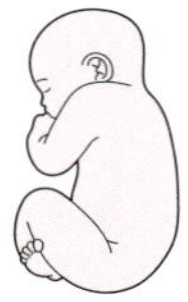	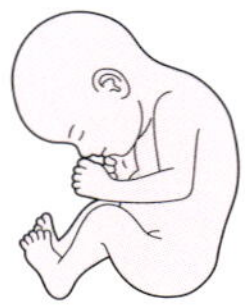	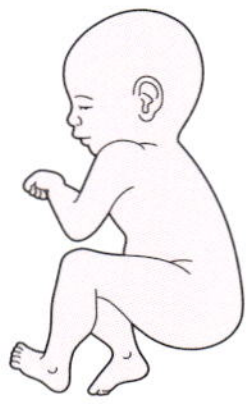	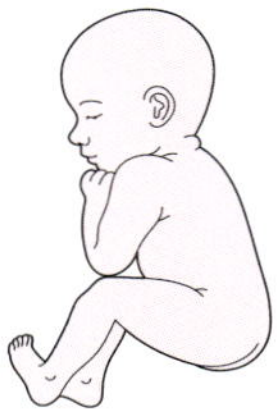
身長 (cm)	30	35	40	45	50
体重 (g)	600～800	1,100～1,400	1,700～2,100	2,300～2,800	2,900～3500
GS (cm)					
CRL (cm)	23	27	31	35	40
BPD (cm)	6.0	7.1	8.0	8.8	9.2
FFL (cm)	4.0	4.8	5.6	6.3	6.9
子宮の変化	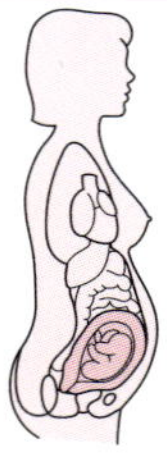	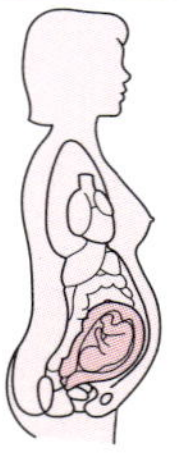	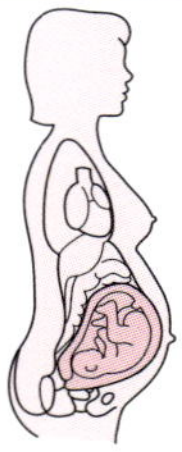	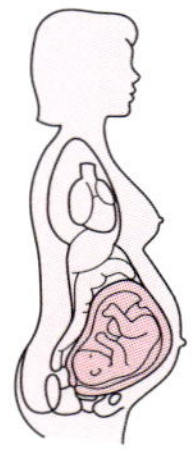	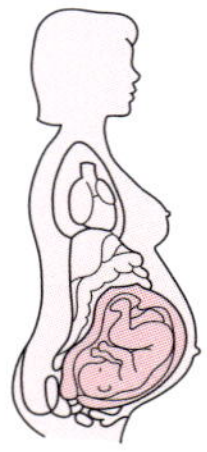
子宮の大きさ	成人頭大				
子宮底長 (cm)	20 (18～23)	23 (20～25)	26 (24～29)	30 (28～32)	33 (31～35)
子宮底の高さ	臍高	臍上 2～3 横指	臍と剣状突起の中間	剣状突起下 2～3 横指	臍と剣状突起の中間

図3-15 続き

2 胎児心拍モニタリングテスト

❶ 目的

胎児心拍，および母体の子宮活動を同時かつ連続的に記録することにより，胎児状態が良好（well-being）であることを確認するとともに，胎児機能不全の有無，程度を推測する．

一般的に陣痛開始前のモニタリングをノンストレステスト（NST）と呼び，胎児へストレス（子宮収縮）を与えない状態で胎児心拍をモニタリングする方法である．

臨床では，胎児の状態や子宮収縮を評価するため，切迫流産，切迫早産，妊娠高血圧症候群（PIH），胎児発育不全（FGR），双胎管理などで入院中の妊婦に対し，毎日，あるいは定期的に実施される．

❷ 必要物品

- 胎児心拍モニター（分娩監視装置）．
- モニター記録用紙．
- 固定用ベルト．
- ティッシュペーパー．
- プローブ用ゼリー．

❸ 準備

①必要物品，および胎児心拍モニターの作動状況を確認し，妊婦のベッドサイドに設置する（図3-16）．
②機器の時刻設定が正しいこと，紙送り速度が3cm/分であることを確認する．

❹ 方法

①妊婦に検査の必要性，方法，所要時間を説明する．
②排尿を済ませ，診察用ベッドに臥床するよう説明する．
③仰臥位低血圧症候群を予防するため，上半身を15〜30°挙上したセミファーラー位をとる（図3-17）．
④レオポルド触診法で胎児の位置を確認する

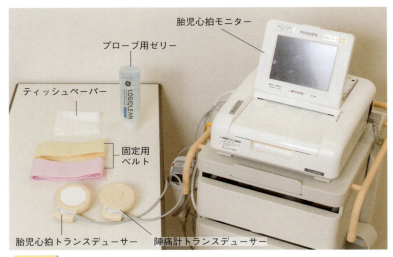

図3-16　必要物品

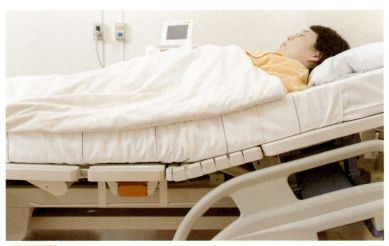

図3-17　セミファーラー位

(図3-18).
⑤母体腹壁に胎児心拍トランスデューサーと陣痛計トランスデューサーをベルト(2本異なる色)で固定する(図3-19).
※双胎の場合は,胎児心拍トランスデューサーは2個準備する.
⑥妊娠20週以降で胎動を感知できる妊婦に対しては,マーカーボタンを渡し,胎動を感知したらボタンを押してもらうよう説明する(図3-20).
⑦子宮収縮がないことを確認し,子宮収縮波形を0(ゼロ)に調整する(ベースライン).
⑧モニター用紙に妊婦氏名・日時などを記載し,通常40分間モニタリングする(施設によって異なる)(図3-21).
⑨得られたモニター波形を判読し,胎児状態を評価する.

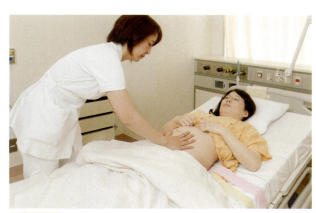

図3-18 胎児の位置を確認

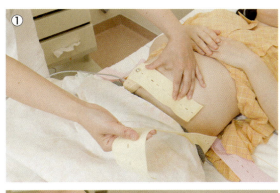
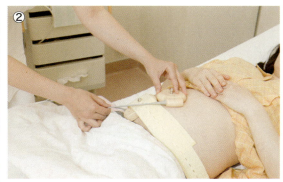
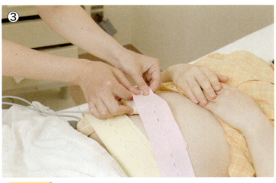
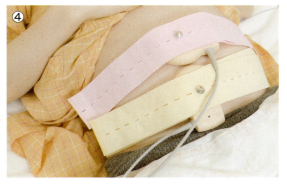

図3-19 トランスデューサーの固定法

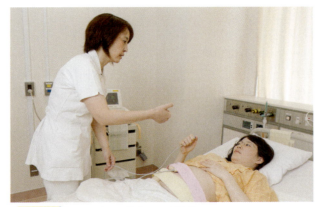

図3-20 マーカーボタンの説明

❺ NST判読のポイント

連続した胎児心拍数変化，子宮収縮の有無と程度，そして心拍数変化と子宮収縮の関係をみる．

妊婦管理目的で行うNSTでは，異常を認めた場合はモニタリングを継続し，速やかに医師に報告する．

妊娠週数や妊婦の状況により判断が異なることもあるため，日ごろのモニター所見などの情報を得ておく必要がある．

異常を認めない場合は，回診時など病棟の基準にそって医師に報告する．一般的な判断基準を以下の表3-2に示す．

胎児心拍数図に異常がある状態をnon-reassuring（安心できない状況）と呼ぶ．心拍数図に，①頻発する遅発一過性徐脈（子宮収縮の50%以上に出現），②高度変動一過性徐脈，③頻発する遷延一過性徐脈，④持続する徐脈，⑤サイナソイダルパターン（胎児心拍数基線が正弦波様に規則的になったパターン）がある場合を胎児機能不全（NRFS）という．

❻ 観察のポイント・ケアの注意点

・胎児心拍数，子宮収縮ともに可能な限りきれいな波形になるよう装着する．
・胎児心拍モニターを装着中の妊婦に気分不快などの症状がみられた場合は，体位変換を行うか，できる限り短時間で終了する．

❼ その他

ドップラーによる胎児心拍の検出は妊娠12週ころより可能になるが，連続して心拍を検出することは困難であること，上記の判断基準に

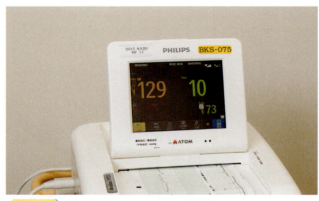

図3-21 胎児心拍モニタリング画面

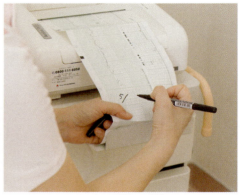

モニター用紙への記入

表3-2 NSTの判断基準

判読基準5項目	回診時に報告	速やかに医師に報告
胎児心拍数基線 （5bpmごとに表す）	110〜160bpm （妊娠20週台ではやや頻脈）	110bpm未満の徐脈 160bpmを超える頻脈
胎児心拍数基線細変動 （心拍数の細かい変動）	6〜25bpmの細変動中等度 26bpm以上の細変動増加 （妊娠20週台ではやや減少）	細変動消失 5bpm以下の細変動減少
一過性頻脈 （15秒以上15bpm以上，32週未満 では10秒以上10bpm以上の心拍数 増加）	一過性頻脈が40分に2回以上あるか，腹部刺激や体位変換を加えると2回以上出現する （妊娠20週台ではやや減少）	刺激を加えても一過性頻脈が40分に2回以上みられない
一過性徐脈（2分未満の心拍数減少）	一過性徐脈がみられない	何らかの一過性徐脈がみられる
子宮収縮	全くみられないか，不規則でわずかな子宮収縮のみ	間欠的な子宮収縮

・モニター開始後，約10分ごとに波形はきれいに取れているか確認する．腹緊など，本人の訴えと波形が違う場合は，腹緊時にマーカーボタンを押してもらうのもよい．
・胎児心拍モニターは，あくまでも外側部のため，体格によっては胎児心音や腹緊・陣痛が取りにくい．そのような場合は，妊婦の体位を工夫したりトランスジューサーの角度を調節する．

> **略語**
> ◆NST
> ノンストレステスト：non-stress test
> ◆PIH
> 妊娠高血圧症候群：pregnancy induced hypertension
> ◆FGR
> 胎児発育不全：fetal growth restriction
> ◆NRFS
> 胎児機能不全：non-reassuring fetal status

該当しないことなどから，妊娠週数によっては子宮収縮のみをモニタリングすることがある．

3 BPS

❶ 目的

BPS（バイオフィジカル・プロファイリング・スコア）は，NSTがnon-reassuring（安心できない状況）であった場合の胎児の健常性の二次評価として用いられる（前項「胎児心拍モニタリングテスト」を参照）．

❷ 必要物品

・超音波機器．
・胎児心拍モニター（分娩監視装置）．

❸ 準備

「超音波による二次的評価」と「胎児心拍モニタリング」が必要である旨を医師から妊婦に説明する．

❹ 方法

妊娠24週以降から評価可能であり，超音波検査を用いた胎児の「呼吸様運動」「胎動」「筋緊張」，「羊水量の観察」と，「NST」を加えた5つのパラメーターから胎児状態を評価する（表3-3）．

これらの項目は胎児の低酸素症に反応して変化するため，BPS合計点数が低いほど胎児状態はよくないと判断する．

それぞれ2点ずつで10点満点とし，8点以上で羊水量が正常であれば問題なしと評価されるが，施設により判断が異なる（表3-4）．

表3-3 BPSの判定項目

	観察項目		正常（2点）	異常（0点）
超音波検査	呼吸様運動	30分間に30秒以上続く運動	1回以上	0回
	胎動	30分間に身体の大きな動き	3回以上	2回以下
	筋緊張	30分間に手足の動き	1回以上	0回
	羊水量	羊水ポケット	2cm以上	2cm未満
NST		20〜40分間中に15 bpm以上の一過性頻脈	2回以上	2回未満

表3-4 BPSの評価基準

得点	管理方法	
10点	経過観察　1週間ごとに検査	
8点（羊水量正常）	経過観察　1週間ごとに検査	
8点（羊水量減少）	36週以降は分娩 36週未満は24時間以内に再検査	
6点（羊水量正常）	36週以降で頸管成熟であれば経過観察 36週未満は24時間以内に再検査し8点以上は経過観察　6点以下は分娩	
6点（羊水量減少）	分娩	
4点	同日に再検査　8点以上は経過観察 6点以下は分娩	
0〜2点	分娩	

4 羊水検査

> 📖 **略語**
> ◆BPS
> バイオフィジカル・プロファイリング・スコア：
> biophysical profiling score

❶ 目的

　羊水検査は羊水穿刺による侵襲的な確定診断法である．

　遺伝病の診断，子宮内感染の診断，胎児奇形の診断，胎児成熟度の判定，羊水分析（胎児溶血性疾患の判断）などに用いられる．

　妊娠14〜15週以降では羊水中に浮遊した胎児脱落細胞を採取し，染色体異常，代謝異常や遺伝子異常の診断に用いる．

　羊水中のαフェトプロテインによる無脳児，二分脊髄などのスクリーニングに，ビリルビン様物質の測定により血液型不適合妊娠における胎児貧血重症度判定に用いられることもある．

　妊娠22週以降では羊水中の成分などを測定し，子宮内感染や胎児の肺成熟度，胎児のwell-being評価，分娩時期の決定などを行う．

　実施にあたっては妊婦および夫（パートナー）などにも検査の特性，得られた情報の診断評価，さらには遺伝的診断意義などについて検査前によく説明し，患者が適応や意義を理解し，適切な遺伝カウンセリングを行ったうえで，インフォームドコンセントを得て実施することが重要である．

❷ 必要物品（図3-22）

- 超音波検査装置．
- 胎児心拍モニター．
- 滅菌プローブカバー．
- プローブ用ゼリー．
- 穿刺部消毒液．
- 穴あき布．
- 滅菌手袋．
- 羊水穿刺用針．

- 局所麻酔薬．
- 注射器．
- 注射針．
- 消毒用綿球．
- 羊水吸引用シリンジ．
- 専用検体容器．
- 清拭タオル．
- 絆創膏．

❸ 準備

遺伝学的検査の確定診断としての羊水検査の場合，日本医学会のガイドラインおよび日本産科婦人科学会の見解を遵守し，妊婦および夫（パートナー）などにも検査の特性，得られる情報の診断的評価，さらに，遺伝医学的診断意義等について検査前によく説明し，適切な遺伝カウンセリングを行ったうえで，自律的な同意を得て実施する．

① 事前に検査内容を確認し，検査ラベルや羊水染色体検査用採取容器を用意する．
② 上記の説明が十分にされ，同意書への必要事項が記入されたことを確認する．
③ 妊婦に検査の所要時間，方法などを説明する．
④ 排尿を済ませ，診察用ベッドに臥床するよう説明する．
⑤ 超音波機器の電源を入れ必要物品を準備しておく．

❹ 方法

① 医師が超音波を実施後に，穿刺部位を消毒して清潔野を作る．
② 超音波のプローブカバー等をセッティングする．
③ 医師が超音波で胎児・胎盤の位置を確認しながら，腹壁から穿刺し羊水を注射器で20mL程度吸引する（図3-23）．
④ 血液の混入がないことを確認し，専用検体容器に採取した羊水を入れ検査科に提出する．
⑤ 穿刺部をガーゼで止血し絆創膏を貼付し，温タオルで腹部を清拭する．
⑥ 胎児心拍モニターで児心音を聴取し，腹緊（お腹の張り）の有無を確認する．
⑦ 胎児心拍良好で，腹緊や性器出血もなく流産徴候がないことが確認されたら，検査後約2週間で離床する．

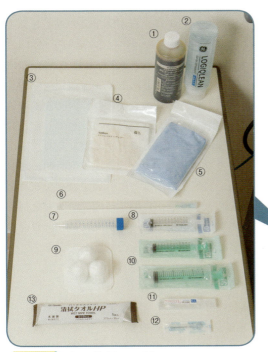
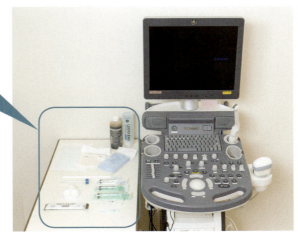

図3-22 必要物品の一例
①穿刺部消毒薬，②プローブ用ゼリー，③穴あき布，④滅菌手袋，⑤滅菌プローブカバー，⑥羊水穿刺用針，⑦専用検体容器，⑧注射器，⑨消毒用綿球，⑩羊水吸引用シリンジ，⑪局所麻酔薬，⑫注射針，⑬清拭タオル

❺ 実施前後の観察・ケア

- 実施前は，胎児心音，腹部膨満・下腹痛の有無，性器出血，バイタルサインを確認する．
- 検査中は適宜，妊婦に声をかけ，痛みや不快症状の有無などを確認する．
- 実施後は，腹部膨満・下腹痛の有無，性器出血，穿刺部出血の有無，バイタルサインおよび一般状態，胎児心音などを確認する．
- 羊水穿刺により胎児の損傷・子宮内感染・子宮収縮・性器出血・破水などをきたし，流・早産を引き起こす可能性があるため，それらの症状に注意して観察を行う．
- 検査中は，妊婦の緊張を和らげるような声かけを行い，できる限りリラックスして検査が受けられるようにする．
- 抗菌薬や子宮収縮薬の投与指示，児心音聴取やモニタリング指示の有無を確認し実施する．

❻ 検査の限界とリスク

- 母体年齢に関係なく，先天性疾患は常に3〜5％存在し，その原因の多くは染色体異常とは無関係である．「羊水検査ですべての先天性異常がわかるわけではない」ことを妊婦および夫（パートナー）などが理解できることが重要となる．
- 侵襲的な検査であり，切迫流産，出血，破水，流産などのリスクを伴う．

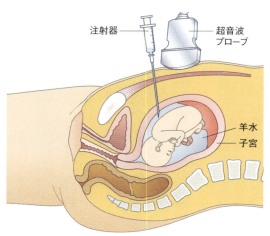

図3-23 ▶ 羊水検査

- 検査結果によっては，妊婦は妊娠継続の可否の決断を迫られる．人工妊娠中絶は入院管理が必須であり，死産届の対象となる．

5 出生前診断

❶ 目的

　出生前診断の目的は，胎児の染色体異常，遺伝疾患，先天代謝異常，感染症，奇形などの異常を妊婦とパートナーの意志により出生前に診断することで自己決定を支えることである．

　出生前診断によって新生児科・小児外科との連携を図り，出生前治療，あるいは出生後の治療や処置に備える．

　出生前に行われる遺伝学的検査および診断には，胎児の生命にかかわる社会的および倫理的に留意すべき多くの課題が含まれており，遺伝子の変化に基づく疾患・病態や遺伝型を人の多様性として理解し，その多様性と独自性を尊重する姿勢で臨むことが重要である．

　実施にあたっては，日本医学会のガイドラインおよび日本産科婦人科学会の見解を遵守し，妊婦および夫（パートナー）などにも検査の特性，得られる情報の診断的評価，遺伝医学的診断意義などについて検査前によく説明し，適切な遺伝カウンセリングを行ったうえで，自律的な同意を得て実施することが重要である．

　遺伝カウンセリングとは，出生前診断，遺伝子診断，遺伝子治療などについて豊富な知識をもつ専門家が，遺伝に関する問題や不安を抱えている女性やパートナーの相談にのり，自己決定できるよう情報提供を行うことを指す．

❷ 非侵襲性検査の方法

母体血の分析

1. トリプルマーカー検査

　αフェトプロテイン，ヒト絨毛性ゴナドトロピン（hCG），エストリオール（E_3）の3つを調べる方法である．

αフェトプロテインは，胎児の神経管欠損で上昇し，ダウン症で低下する．

ヒト絨毛性ゴナドトロピン(hCG)は，ダウン症で高くなる．

エストリオール(E_3)は，ダウン症で低くなる．

2. クワトロテスト

トリプルマーカーの3つに，インヒビンを加えた4つを調べる方法であり，いずれも妊娠15〜20週に実施される．

確定診断ではないことや，偽陽性のケースも多いため検査前後の十分な説明が必要である．

画像診断

超音波診断により，妊娠10〜14週に頸部透明帯(NT)という胎児頸部から背部にかけての浮腫状透明帯の肥厚を認めた場合，ダウン症などの染色体異常のリスクが高い．

胎児形態異常や心臓・腎臓機能の異常，血流異常などを診断する．

通常超音波検査，胎児染色体異常スクリーニング，胎児形態異常スクリーニングを分けて考え実施する．

❸ 侵襲性検査の方法

侵襲性検査の種類

1. 絨毛採取

絨毛は胎児と同一遺伝子であることから胎盤の一部である絨毛を採取し，胎児診断に用いる．

子宮頸管から穿刺を行う方法と腹部から穿刺する方法がある．母体細胞混入の可能性に注意を要する．

2. 胎児血・胎児組織の採取

妊娠20週以降に，臍帯を穿刺し胎児血を採取し検査することで胎児の血液疾患や酵素異常などを診断する．

3. 染色体分析（細胞遺伝学的診断法）

羊水中に浮遊した胎児由来細胞である羊水細胞を培養し，ダウン症や18トリソミーなどの染色体数異常・染色体構造異常を診断する．

4. 分子遺伝学的診断法（遺伝子診断, DNA診断）

胎児組織中の細胞からDNAを取り出し分析する方法であり，筋ジストロフィー，血友病な

どを診断する．

侵襲性検査の対象

- 夫婦いずれかが染色体異常を保因している．
- 染色体異常児を出産した既往がある妊婦．
- 遺伝病の家族歴があり，遺伝相談でリスクが高いと判定されている．
- 妊娠中に感染症に罹患している場合．
- 妊娠初期に超音波検査で，胎児に染色体異常を疑うような特徴的所見がみつかった妊婦．
- 母体血清マーカー検査で高値の結果であり，羊水検査を強く希望する妊婦．
- 高年齢妊婦．

ただし，胎児の罹患確率が出生前診断の危険率より高いことが前提である．上記対象にかかわらず，不安を持ち，相談を希望される妊婦やパートナーに対して，異常の確率，診断の副作用やリスクなどの情報提供を行うとともに必要に応じて遺伝相談を行う．

また，説明や診断を受けない自由もあることを念頭におき対応する必要がある．

❹ ケアの注意点

- 胎児に異常を有する可能性，検査の限界，母体や胎児への影響，診断後の対応などについて検査前に十分説明し，同意を得ることが必須である．また，必要時は遺伝相談を行うことも肝腎である．
- 診断後は，産科医師・新生児科医師・助産師・看護師・遺伝学検査の専門家・遺伝相談のできる専門家・ソーシャルワーカーなど，他職種で構成された医療チームの連携による治療やケア，そして精神的サポートが重要である．

6 妊娠期の心理的特徴と変化

妊娠に伴うさまざまな変化は，身体のみならず，心理的側面にもおおいに影響を及ぼす．

妊婦の心理は妊娠の進行，内分泌の変化によ

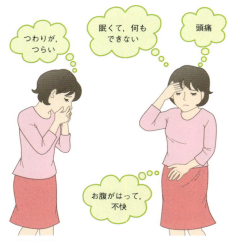

図3-24　妊娠初期の心理状態

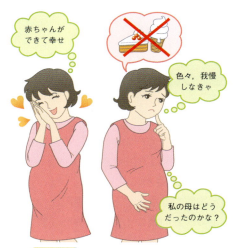

図3-25　妊娠中期の妊婦の心理

り，特徴的な変化がみられやすい．

❶ 妊娠初期（妊娠15週ころまで）(図3-24)

　内分泌環境の変化が著しく，その適応がときに困難となりやすい．
①気分の変動：気分が高揚したり，落ち込んだり，涙もろくなるといった状態が起こりやすい．
②アンビバレント（両価的）な感情：「幸せだが，不快な症状がつらい」「うれしいけれど，まだ夫と2人だけの生活を楽しみたかった」など，両価的な感情を持ちやすい．
③不快な身体症状による心理状態：妊娠の初期に起こりやすい眠気，つわり症状，便秘，頭痛等，不快な身体症状によって精神的にもつらくなりやすい．
④不安：妊娠している実感，胎児の存在感が希薄であるため，漠然とした気持ち，流産の不安などを持ちやすい．
⑤うつ状態：胎児の健康や妊娠継続への不安，悩み，出産後の将来への不安などから気分が落ち込み，うつ状態になることがある．

❷ 妊娠中期（妊娠16〜27週ころ）(図3-25)

　身体が内分泌の変化に適応するとともに妊婦自身が妊娠の現実に適応していく時期となる．
①自己陶酔感：プロゲステロンの影響で，気持ちよさ，陶酔感などが生じやすい．

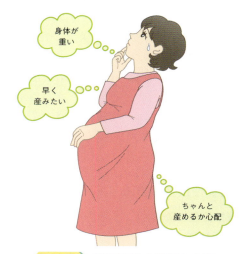

図3-26　妊娠後期の妊婦の心理

②内向性と消極性：過去を振り返ったり，自分自身の内面を見つめたりするようになる．妊娠によって制限や我慢を強いられることに対して，疑問を感じることもある．
③受容的傾向：母親になる実感がわき，幸福感を持つ．

❸ 妊娠後期（妊娠28週以降）(図3-26)

　妊娠末期になってくると，腹部は増大し，動作は緩慢になりやすく，外出などを敬遠しがちとなる．分娩を予期する時期である．
①ボディイメージの変化：腹部の増大が顕著となるため，パートナーがどう感じているか，女らしさがなくなるのではといった不安を抱

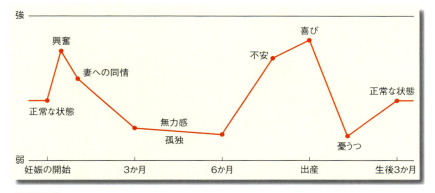

図3-27 妊娠末期のパートナーの心理的変化
（Robinson BE et al: The developing father-emerging roles in contemporary society. p.27, Guilford Press, 1986）

きやすい．
②内向性の助長：腹部の増大により動きが緩慢になり，下肢や腰部への負担，頻尿，不眠から気持ちが内向的になりやすい．
③分娩への関心，不安：身体的な負担感から，早く産みたい，妊娠を終了したいという気持ちになったり，子どもに早く会いたいといった気持ちが強くなってくる．逆に，妊娠を終わらせたくないといった感情も同時に持つことがある．また，分娩への不安が，恐怖心につながることもある．

❹ 妊婦の情緒的変化のパートナーへの影響

パートナーは，妊婦のイライラや涙もろさなど，気分の変調の激しさに混乱しやすくなる．

多くは，図3-27のように，興奮や驚きとともに妊娠を受け止め，身体的不快感に苦しむ姿に同情したり，心配したりするようになる．

その後，妊婦を気遣う半面，面倒くささや自分への関心の薄さ，何もできない無力感などを持ちやすい．

出産が近づくと，早く子どもに会いたい気持ちや，分娩への不安も高まってくる．

引用・参考文献

1
1) 馬場一憲編：目で見る妊娠と出産，p.108-123，文光堂，2013
2) 荒木 勤：最新産科学正常編，改訂第21版，p.93-109，文光堂，2002
3) 森 恵美ほか：系統看護学講座－専門分野Ⅱ－母性看護学各論－母性看護学[2]，p.50-55，85-86，医学書院，2009
4) 百枝幹雄：母性看護学Ⅱ－周産期各論[有森直子編]，p.7-15，医歯薬出版，2016

2
1) 日本産科婦人科学会ほか：産婦人科診療ガイドライン－産科編2014，p.245-250，日本産科婦人科学会，2014
2) 中井章人：CTGテキスト，第1版，p.2，11-24，メジカルビュー社，2016
3) 医療情報科学研究所編：病気がみえる vol.10 産科，第2版，p.54，55，60，メディックメディア，2009
4) 医療情報科学研究所編：病気がみえる vol.10 産科，第3版，メディックメディア，2013

3
1) 中井章人：CTGテキスト，第1版，p.22，23，メジカルビュー社，2016
2) 医療情報科学研究所編：病気がみえる vol.10 産科，第2版，p.62，63，メディックメディア，2009
3) 医療情報科学研究所編：病気がみえる vol.10 産科，第3版，メディックメディア，2013

4
1) 森 恵美：系統看護学講座専門分野Ⅱ母性看護学2，第11版，p.2-13，医学書院，2009
2) 医療情報科学研究所編：病気がみえる vol.10 産科，第2版，p.34，46，49，52，60-67，メディックメディア，2009
3) 福島明宗：026 羊水検査と検査前カウンセリング，周産期医学必修知識，第8版，周産期医学46増刊：83-84，2016
4) 日本医学会編：医療における遺伝学的検査・診断に関するガイドライン，2011
5) 日本産科婦人科学会編：出生前に行われる検査および診断に関する見解，2011
6) 医療情報科学研究所編：病気がみえる vol.10 産科，第3版，メディックメディア，2013

5
1) 森 恵美：系統看護学講座専門分野Ⅱ母性看護学2，第11版，p.2-10，医学書院，2009
2) 浅井麻紀：超音波胎児形態異常スクリーニング，第1版（馬場一憲ほか編），p.2-10，文光堂，2016
3) 医療情報科学研究所編：病気がみえる vol.10 産科，第2版，p.64-67，メディックメディア，2009
4) 室月 淳ほか：妊娠初期超音波と新出生前診断，第1版，p.2，3，メジカルビュー社，2014
5) 医療情報科学研究所編：病気がみえる vol.10 産科，第3版，メディックメディア，2013

6
1) 馬場一憲編：目で見る妊娠と出産，p.116-120，文光堂，2013
2) 森 恵美ほか：系統看護学講座－専門分野Ⅱ－母性看護学各論－母性看護学[2]，p.56-60，医学書院，2009
3) 五十嵐ゆかり：母性看護学Ⅱ－周産期各論－[有森直子編]，p.16-18，医歯薬出版，2016

第3章 妊娠時のマイナートラブル

CONTENTS

1. つわり
2. 胃もたれ・胸焼け
3. 便秘
4. 頻尿
5. 腰・背部痛
6. 帯下
7. 浮腫
8. 静脈瘤
9. 腓腹筋けいれん（こむら返り）
10. 鼻・歯肉からの出血
11. 息切れ
12. 色素沈着
13. 毛髪トラブル
14. 妊娠線・瘙痒感
15. 痔核

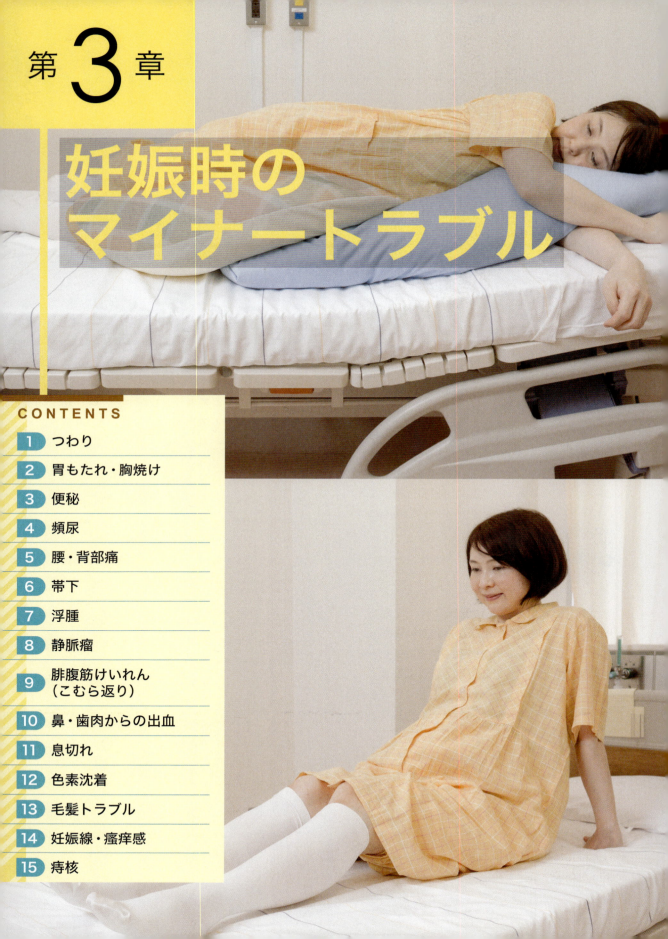

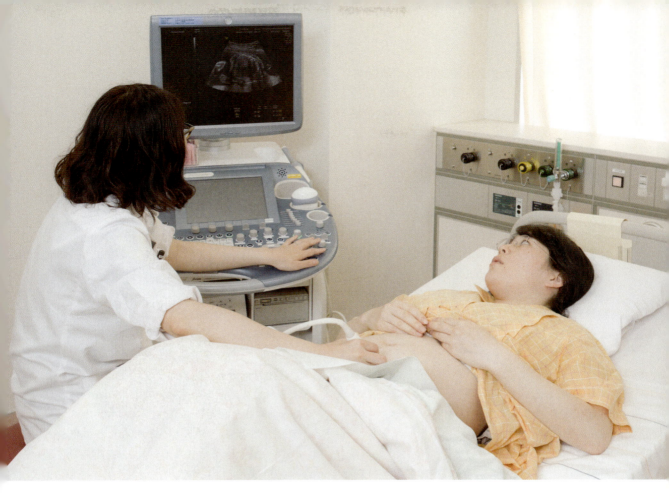

1 つわり

　つわりとは妊娠初期に現れる不快症状であり，悪心，嘔吐，食欲不振などの消化器症状を中心とした症候のほか，体重減少が現れる．
　つわりの重症型を妊娠悪阻という（p.98妊娠悪阻参照）．

1 つわりの時期

　つわりは，早い人は妊娠5～6週目から始まり，8～12週ころがピークで妊娠12～16週ごろに自然に消退することが多い．全妊婦の50～80％が経験する．

2 原因

　つわりを生じる直接的な原因は不明だが，妊娠に伴う内分泌的要因，妊娠による身体的要因，精神的要因，アレルギー性要因，代謝性要因などの要因が関与していると考えられている．

❶ 内分泌的要因

　妊娠の成立とともにヒト絨毛性ゴナドトロピン（hCG）が急激に増加し，甲状腺ホルモン分泌亢進，エストロゲン・プロゲステロン分泌亢進が生じる．

妊娠に伴う大きな内分泌的変化に身体が適応できない，あるいはエストロゲン・プロゲステロン分泌亢進が第4脳室底にある嘔吐中枢を刺激することにより悪心・嘔吐が生じる，また，プロゲステロン分泌亢進による消化管の蠕動運動低下も関与していると考えられている．

❷ 身体的要因

妊娠初期の身体はまだ受精卵を異物として認識してしまうため，一種のアレルギー反応としてつわりが生じるとも考えられる．

妊娠により急激に身体状態が変化するため精神状態が追いつかず，自律神経が乱れることによってつわりが起こるとも考えられている．

❸ 精神的要因

妊娠や分娩に対する不安や，夫婦や家族間の問題など心理的・社会的ストレスが大きいと発症・増悪しやすいと言われている．

3 症状

悪心(吐き気)，嘔吐，食欲不振，唾液量の増加，全身倦怠感(だるさ)，頭痛，眠気，嗜好の変化があげられる(図1-1)．主に消化器系を中心とした症状は多彩で，個人差も認められる．

とくに早朝の空腹時に症状が多いことから，morning sicknessとも言われる．

4 保健指導・対処法

❶ 食事を工夫する

つわりで食事が十分に摂取できなくても，この時期の胎児はまだ小さく，母体が備えている栄養で成長できる．食べられるものだけ食べることが大切で，栄養価を気にしないで食べたいものを食べたいときに食べるように指導する．

水分も，白湯や水ではなく酸味があるハイビスカスやローズヒップのハーブティーなどが口当たりもよく，飲みやすい．なお，冷たいほうが嘔気・嘔吐を誘発しにくい．

朝起きたとき，すぐにつまめるように軽食(クッキー・バナナ・ロールパンなど)を用意しておく(図1-2)．

外出時は空腹を避け，糖質補給を心がける．また，湯気はつわり症状を誘発しやすいと言われるため，アドバイスするとよい．

❷ 気分転換を図る

気を紛らわせる方法をみつけて積極的に動いたほうがよい(図1-3)．

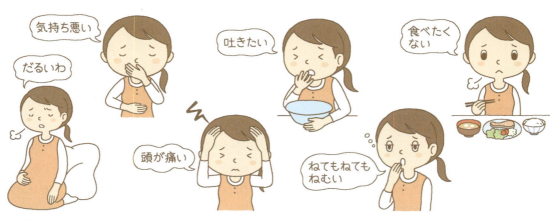

図1-1 つわりの症状

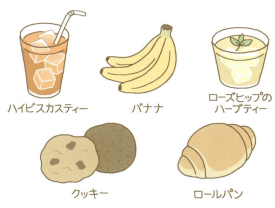

図1-2 食事の工夫

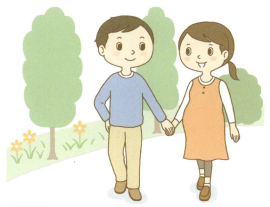

図1-3 気分転換

パートナーや友人と外出を楽しむ，仕事に夢中になる，夢中になる趣味を見つけるなど，その妊婦に合う気分転換を見つける．

❸ 精神的負担を軽減する

妊婦の心理的，社会的環境により症状が悪化する場合もあるため，妊婦の精神面に目を向ける必要がある．パートナーからの精神的なサポートや家事のサポートが大切である．

家事や仕事で無理をしないなど精神的な負担を減らす．

妊娠の初期は胎動も感じられず，症状もつらく，妊娠が継続できているか，妊婦は不安を感じるときがある．しかし，つわりは妊娠していなければ生じないため，つわりがあるということは妊娠継続できていることだ，と説明すると安心する場合が多い．

❹ 漢方薬を用いる

つわりによいと言われている漢方薬は，小半夏加茯苓湯，半夏厚朴湯，半夏瀉心湯などで，胃腸の調子を整えたり，吐き気を緩和させたり，気持ちを落ち着かせる効果があると言われている．漢方薬は水で溶かして冷やすと飲みやすくなる．

5 ケアの注意点・受診のタイミング

- つわりが長く続いたり，症状の悪化がみられたりしたときは，妊娠悪阻の可能性があるため，診察を受ける必要がある．
- 下記のような症状があれば妊婦健診を待たずに受診するよう勧める．

①1日中吐いている．
②水分摂取の減少．
③4kg以上の体重減少．
④尿量の減少．
⑤ふらふらして日常生活ができない．

引用・参考文献

1) AMOMAよみもの：つわりのピークはいつ？その原因と対処法, 2015
https://www.amoma.jp/column/maternity/trouble/25026.htmlより2017年1月20日検索
2) こそだてハック：妊娠初期のつわりの症状は？妊娠5週目でも気持ち悪いもの？, 2016
https://192abc.com/13790より2017年1月20日検索
3) こそだてハック：つわりのピークはいつ？平均時期は？, 2017
https://192abc.com/13792より2017年1月20日検索
4) 藤田八千代ほか：臨床助産婦必携−生命と文化をふまえた支援−, 第1版, p.67, 86, 医学書院, 1999
5) 医療情報科学研究所編：病気がみえる Vol.10 産科, 第2版, p.76, メディックメディア, 2009
6) 医療情報科学研究所編：病気がみえる Vol.10 産科, 第3版, メディックメディア, 2013
7) 我部山キヨ子編：臨床助産師必携 −生命と文化をふまえた支援, 第2版, 医学書院, 2010

📖 略語

◆hCG
ヒト絨毛性ゴナドトロピン：
human chorionic gonadotropin

2 胃もたれ・胸焼け

　胃もたれや胸やけは，つわりと同時期に生じ，吐き気を伴うことも多いため，つわりの一種として考えられる．ただ，吐き気が治まった後も胃もたれが続くことがある．妊娠中の女性の約85％は経験すると言われている．

1 原因

❶ プロゲステロンの分泌増加

　妊娠により分泌が増加するプロゲステロン（黄体ホルモン）（図2-1）は，子宮収縮を防ぐが，子宮収縮を抑える作用が筋肉の収縮自体を抑えるため，子宮近くの消化器官の筋肉の収縮も弱める．

　胃部平滑筋の緊張低下により，胃噴門部括約筋が弛緩され，胃酸や胃内容物が食道に逆流して，胃食道逆流症を生じ，胃もたれや胸やけが起こる．

　消化に時間がかかるため胃酸の分泌量が増加して，胃もたれや胸やけを起こしやすくなる．

❷ 胃部の挙上と圧迫（図2-2）

　妊娠によって増大する子宮が周辺の臓器を圧迫して，胃部の挙上・圧迫により胃酸が逆流し，逆流した胃酸が食道に炎症を起こす．

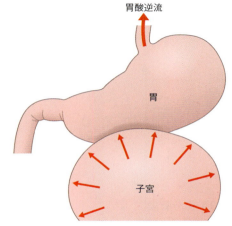

図2-2 妊娠による子宮増大による胃部の圧迫

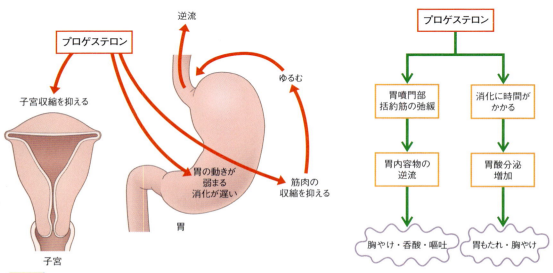

図2-1 プロゲステロンの分泌増加による胃食道逆流のメカニズム

2 症状

胸骨後部を胃部から咽頭にかけて灼熱感を感じる．

3 保健指導・対処法

❶ 食事を工夫する

食事内容は油の多いもの，消化不良を起こしやすいもの，香辛料などの刺激物は避け，1回の食事摂取量を少なくし食事回数を増やす分食とする．

空腹になると吐き気をもよおす「食べつわり」は，空腹時や寝起きに胃もたれ・胸やけを起こしやすいため，すぐに食べられるクラッカーなどの菓子を持ち歩いたり，枕元に置いたりするなどして，空腹とならないよう注意する．

❷ 楽な姿勢をとる

前にかがんだり，横になったりすると胃酸が逆流するため，就寝時は胃部を圧迫する体位を避け，頭を高くすると逆流を予防できる．クッションや抱き枕などで楽な姿勢を保持する．

食後は特に胃酸の分泌量が増えるため，食べたあとはすぐに寝転んだりせず，ソファーや座椅子，クッションなどで体を起こした状態で休む．

❸ 服薬に注意する

妊娠初期は胎児の重要な器官が形成される時期である．薬の服用による影響の可能性を考慮し，胃もたれや胸やけがひどいときは自己判断せず医師に相談する．

4 ケアの注意点・受診のタイミング

- 胃食道逆流症を起こすと胸やけや嘔吐，曖気（げっぷ），胸部の不快感を引き起こす．食後に前かがみになったり，横になったりしたときに不快感が現れるときは胃酸が逆流している可能性があるため，何日も続くときは診察を受ける必要がある．
- 妊娠後期の胃もたれ・胸やけは，妊娠高血圧症候群やHELLP症候群(p.109参照)などの疾患の可能性もあるため，医師の診察が必要である．

引用・参考文献

1) 藤田八千代：臨床助産婦必携－生命と文化をふまえた支援－, p.86, 医学書院，1999
2) こそだてハック：妊娠初期の胃もたれ・胸やけがきつい…これって，つわり？解消法は？
https://192abc.com/24447より2017年1月20日検索
3) こそだてハック：妊娠後期は胃もたれ・胸やけが起きやすいの？解消方法は？
https://192abc.com/28418より2017年1月20日検索
4) ヘルスケア大学：【医師監修】妊婦の胸やけを緩和する方法
http://www.skincare-univ.com/article/012784/より2017年1月20日検索
5) 我部山キヨ子編：臨床助産師必携 ―生命と文化をふまえた支援, 第2版, 医学書院，2010

📖 略語

◆HELLP症候群

HELLP syndrome：
hemolytic anemia/elevated liver enzymes/low platelet count syndrome

3 便秘

もともと女性は男性に比べて便秘になりやすいが，妊娠すると今までは便秘がなかった人でも便秘になることがある．

1 原因

❶ ホルモンバランスの変化

妊娠するとプロゲステロンの分泌が亢進する．プロゲステロンは子宮の収縮を抑制する作用があり，その影響で腸周囲の筋肉の運動機能まで低下させ，消化管の蠕動運動も低下させるため，便秘を引き起こす(弛緩性便秘)．

❷ 子宮の増大(図3-1)

胎児が大きくなるにつれ，子宮が腸を圧迫して，便がスムーズに進まなくなって便秘になる(直腸性便秘)．

胎児が大きくなればなるほど圧迫が強くなるため，妊娠週数が進むにつれてひどくなるケースが多い．

子宮からの圧迫によって脳からの指令が鈍くなり，便秘になる場合もある．

❸ つわりによる食生活の変化

妊娠初期はつわりのために食事が食べられなかったり，食事の嗜好が変化したりする．その結果，排便をスムーズにしてくれる食物繊維や水分が不足して便が硬くなり，便秘になりやすい．

❹ 疲労やストレス

腸は自律神経と深く関係しており，ストレスを感じると腸の動きが鈍くなってしまう．

妊娠初期は，体調や生活の変化で疲れやすく，ストレスも感じる．身体的・精神的に過度なストレスがかかると身体の各機能を調整している自律神経が乱れ，腸の動きにも悪影響を与え，便秘になりやすい．

❺ 運動不足

適度な運動には腸の活発な動きを促す働きがあるため，運動量が減ると便秘になりやすい．

妊娠中は身体を動かすことが億劫になり，妊娠初期はあまり運動もできないため，日常的に

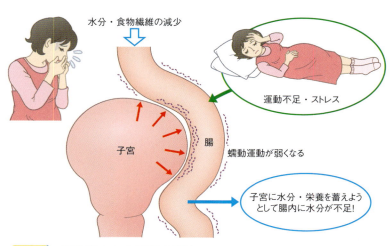

図3-1 子宮増大による腸の圧迫

運動不足になってしまう．妊娠後期になって腹部が大きくなるとさらに運動量が減るため注意が必要である．

2 ケアの注意点・保健指導(図3-2)

❶ 水分をとる

妊娠中は水分の排出が鈍くなるため，積極的に摂取することが大切である．朝の目覚めに1杯，水(牛乳)を飲むようにすることは効果的である．

起きてすぐに水を飲むことは，睡眠中に消費した水分不足が解消できるだけでなく，胃腸が刺激されて動きが活発になり，排便が促される作用もある．

❷ 食物繊維をとる

食物繊維は排便を促す作用があるため，積極的に食物繊維を摂取するとよい．

食物繊維には水溶性食物繊維と不溶性食物繊維の2種類があり，それぞれ役割が異なるため，バランスよく摂取するのがよい(図3-3)．

水溶性食物繊維

水溶性食物繊維は胃や腸で吸収されず，硬くなった便をやわらかくし，腸内環境を整える．主に昆布などの海藻類，納豆，にんじん，おくら，エシャロット，アボカド，いちじく，洋ナシ，キウイ，パパイヤ，プルーンなどに多く含まれる．

不溶性食物繊維

不溶性食物繊維は腸内で水分を取り込み数十倍に膨らみ，腸壁を刺激して腸の動きを活発にする．

いんげん豆，あずき，えんどう豆，大豆，おからなどの豆類，とうもろこしや大麦，ライ麦などの穀類，こんにゃく，切干大根に多く含まれる．

❸ 適度に運動する

便秘は運動不足な人に多い傾向がある．妊娠中に運動に制限がない場合は，無理のない範囲で，ウォーキングや散歩，ストレッチなどをするとよい．

マタニティエアロビクスやマタニティスイミングなど，妊婦に特化したプログラムを楽しむこともよい．

週に2〜3回程度体を動かす習慣をつけると効果が出てくる．

❹ 毎朝トイレに行く習慣をつける

毎日決まった時間にトイレに座る習慣をつくる．

トイレに行くと自然と体が反応して便意が促

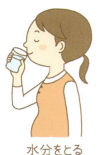
水分をとる

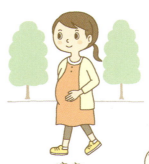
牛乳を飲む

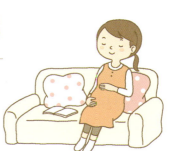
適度に運動する　寝る前のリラックス時間を作る

図3-2 便秘予防の保健指導

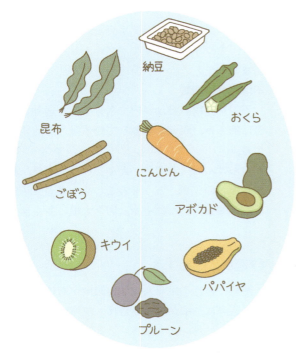
水溶性食物繊維の多い食品

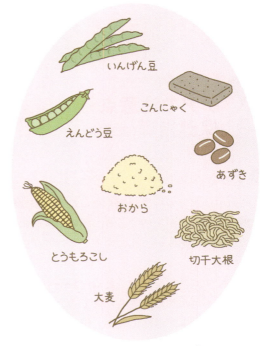
不溶性食物繊維の多い食品

図3-3 食物繊維の多い食品

されるようになる場合もある．
　トイレに行く時間は便意をもよおしやすい朝食のあとがよい．

❺ 乳酸菌を摂取する

　乳酸菌は腸の働きを整える作用がある．
　乳酸菌を摂取するには，ヨーグルトやチーズなどの乳製品，納豆，味噌，漬物，キムチなどの発酵食品にも多く含まれているため，食べやすいものを選ぶとよい．

❻ 睡眠をとる

　寝る前のリラックスした時間は，副交感神経が優位になるため腸の働きが活発になる．

❼ 手の便秘のつぼを押す

　つぼ刺激による便秘解消の効果には賛否両論があるかもしれないが，便秘に悩む妊婦とのコミュニケーションの導入として有効である．
　妊婦の両手を持って「神門」と呼ばれる部位（図3-4）を軽く押すと，妊婦の笑顔がみられることが多い．
　保健指導をする際は，こちらからのアドバイス・意見を述べるだけに終始せず，コミュニケーションの確立も大切である．

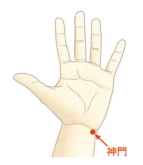
図3-4 便秘のつぼ（神門）

引用・参考文献

1) 藤田八千代ほか：臨床助産婦必携―生命と文化をふまえた支援―，第1版，p.92-93，医学書院，1999
2) こそだてハック：妊婦の便秘解消法！妊娠初期はなりやすい？妊娠中に効果的な対策は？
https://192abc.com/10530より2017年1月20日検索
3) AMOMA：妊婦さんのお悩み―便秘の原因と解消法
https://www.amoma.jp/column/maternity/trouble/19367.htmlより2017年1月20日検索
4) 赤ちゃんの部屋：「妊娠中の便秘」原因は？対策は？
http://www.babys-room.net/1396.htmlより2017年1月20日検索
5) 我部山キヨ子編：臨床助産師必携 ―生命と文化をふまえた支援，第2版，医学書院，2010

4 頻尿

頻尿とは，排尿回数や尿意が頻回にある状態をいう．1日当たりの尿回数の定義はないが，日本泌尿器科学会は，目安として8回以上は頻尿の可能性があるとしている．

妊娠により頻尿や残尿感が強くなることがあり，妊娠に伴う体調変化の1つである．

1 原因(図4-1)

❶ 膀胱の圧迫

膀胱は子宮の前側に位置しており，妊娠初期(妊娠10〜15週ころ)は骨盤内にある．

胎児の成長とともに子宮が増大することで，隣接している膀胱や尿路が圧迫され，機械的・生理的な影響により頻尿となる．

妊娠初期の頻尿は一般的に妊娠4か月ころまで続き，子宮が大きくなって腹部の上方に上がってくる妊娠中期には収まってくる．

妊娠36週以降になると胎児は子宮の下方に降りてくるため尿道や腸を圧迫し，85%の妊婦が頻尿を体験する．

❷ プロゲステロンの影響

妊娠を継続するために必要なプロゲステロンは平滑筋を緩める働きがあり，子宮や膀胱を弛緩させ，頻尿や尿漏れが生じる．

❸ 腎機能の活発化

妊娠に伴う血流量の増加によって，腎機能が活性化し，糸球体濾過率や腎血漿流量も亢進するため，尿が排出されやすくなり，尿量が増加する．

2 保健指導・対処法

❶ 排尿を我慢しない

排尿を我慢したり，途中で排尿をやめたり，残尿にならないように指導する．

排尿時痛・尿量の減少・尿閉・尿混濁・発熱などの症状がないか観察する．

❷ カフェインを控える

コーヒーや紅茶に含まれるカフェインには利尿作用があるので，飲みすぎに注意する．

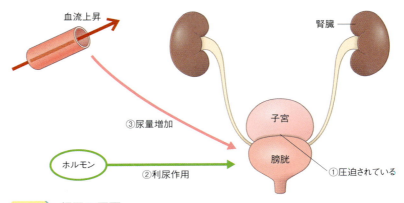

図4-1 頻尿の原因

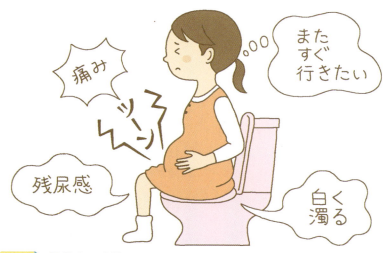

図4-2 膀胱炎の症状

❸ 就寝前の水分摂取を控える

就寝前の飲食は，夜間のトイレに行く回数が増える可能性がある．水分の多い果物や野菜の摂取に注意する．

❹ 身体が冷えないようにする

身体の冷えが強いとき頻尿の症状が強くなる．冷房を使う際には設定温度に注意する．

室内の冷えが強いときは，ひざ掛けや腹巻を使うなどして対策を行う．

身体を締めつける服は血流の流れを妨げる．そのため身体の冷えを引き起こしやすいので，締めつけない服を着るようにする．

3 ケアの注意点・受診のタイミング

- 泌尿器系疾患の既往歴のある妊婦は再発しやすいため注意する．
- 妊娠初期の頻尿は膀胱炎を引き起こすことがあるため，残尿感に注意する．
- 妊娠中は，ホルモンバランスや自律神経の乱れで免疫機能が低下しており，膀胱炎になりやすい．頻尿になり，トイレに行くのを我慢していると，膀胱炎になることがある．
- 以下の症状が現れたら，膀胱炎を起こしている可能性がある(図4-2)．
  ① トイレに行った後に残尿感がある．
  ② トイレに行ったすぐ後に，またトイレに行きたくなる．
  ③ 排尿時にヒリヒリやツーンとした痛みがある．
  ④ 尿に白い濁りがある．
- 異常な間隔で起こる尿意は他の疾患も考えられる．5分ごとに尿意があるような頻尿であれば，他の疾患が原因の場合が考えられる．
- 膀胱炎や尿路結石などの疾患も考えられるため医師の診断を必要とする場合がある．
- 尿検査試験紙で，亜硝酸塩が陽性の場合は尿路感染症が疑われる．頻尿の症状が出た場合は亜硝酸塩の項目を注意して見る．

引用・参考文献

1) 藤田八千代ほか：臨床助産婦必携－生命と文化をふまえた支援－，第1版，p.86-87，医学書院，1999
2) こそだてハック：妊娠初期は頻尿になりやすい？妊娠中に残尿感が強いときの対策は？
https://192abc.com/19282 より2017年1月20日検索
3) COCOMAGA：妊娠初期症状にみられる「頻尿」の原因や改善策と膀胱炎との違い
http://cocomammy.com/pregnancy/frequent-urination/ より2017年1月20日検索
5) 我部山キヨ子編：臨床助産師必携 －生命と文化をふまえた支援，第2版，医学書院，2010

5 腰・背部痛

妊娠期中の訴えでは，腰痛が最も多い．

腰痛はさまざまな原因で生じるが，大きく分けて，①妊娠期に分泌されるホルモン分泌の影響による腰背部や骨盤周囲の靭帯の緩み，②子宮の増大により重心が前方に移動することでの関節への負荷が挙げられる．

1 原因

❶ 女性ホルモン「リラキシン」の影響

妊娠3か月ころになると卵巣ホルモンの1種であるリラキシンが分泌される．

リラキシンは，関節や靭帯を緩める働きを持ち，出産に向け胎児が産道を通過しやすいように骨盤の靭帯を弛緩させる一方で，骨盤の接合部である恥骨結合や体重を支えている仙腸関節も緩ませる．緩んだ骨盤を支えるため，腰回りの筋肉，靭帯，関節に大きな負荷がかかり，腰痛を引き起こしやすい状態となる（図5-1）．

❷ 姿勢の変化

腹部増大により，重心が前方に移動することで，骨盤や腰椎が前傾になり，それを脊柱起立筋で後方に支えバランスを取ろうとするため，背中が張った状態が腰・背部痛の原因となる（図5-2，3）．

2 症状

腰部と殿部から大腿部にかけての痛みの訴えが多い．

歩くと痛い，寝るのもつらい，寝返りをうつこともできないなどの症状がある．

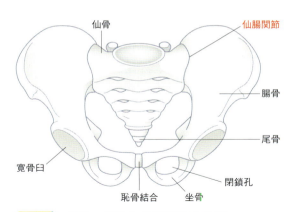

図5-1 骨盤の構造と仙腸関節の位置

仙腸関節痛は約20％の妊婦に起こる．

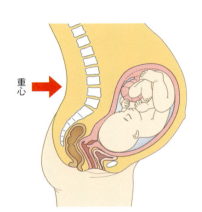

図5-2 重心の前方移動による影響

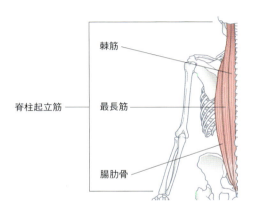

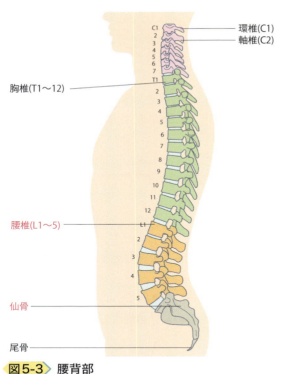

図5-3 腰背部

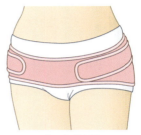

前から見た図

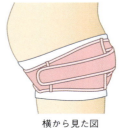

横から見た図　　後から見た図

図5-4 骨盤ベルト

イズなどで背筋を強化し，骨盤周囲の靭帯の緩みを防ぐ．
- 硬めの布団やマットレスで寝る．

❷ 緩和法

- 妊娠帯や妊娠用のベルトやガードルで，骨盤の緩みを予防し，骨盤を固定する．
- 骨盤ベルトは，仙骨と恥骨結合，大転子の3点を結ぶラインを巻くようにする(図5-4)．
- ドラッグストアなどで販売しているゴムベルト・柔道のヒモ・長めのさらしなどで代用できる．
- 腰痛を軽減するマッサージを行う．
- 温罨法を行う：腰や腹，背筋などにじんわりとあてる．やけどに注意する．
- 安楽な体位をとるようにする．抱き枕やクッションなどを使用してシムス位や腹臥位をとる．

引用・参考文献

1) 福井トシ子：新版　助産師業務要覧　第2版Ⅱ　実践編，p.102-103，日本看護協会出版会，2012
2) こそだてハック：妊婦の腰痛に効くストレッチ！腰が痛いときの対策は？
https://192abc.com/33889 より2017年1月20日検索
3) AMOMA：助産師が教える！妊娠中の腰痛－原因と対策－
https://www.amoma.jp/column/maternity/trouble/17286.html より2017年1月20日検索
4) NAVER：なにかと大変！妊娠中の腰痛まとめ
https://matome.naver.jp/odai/2136271934383878001 より2017年1月20日検索

3 ケアの注意点・保健指導

❶ 予防法

- 身体を冷やさないように，日ごろから半身浴を行うなど身体を温める．
- 夏でもシャワーだけで済ませず，湯船につかるようにする．
- 妊婦用ハーブティーなどを飲んで普段から身体を内部から温かくする．
- 靴は，平面の靴底よりも2～3cmのヒールがあるものがよい．あまり平たい靴は，大きな腹部とのバランスを保つため重心が後ろになるからである．
- 重いものを持ち上げるときや上の子どもを抱っこするときは，片膝を床に着けるなどして持ち上げる．
- 長時間の歩行や同一体位を避ける．
- マタニティスイミングやマタニティエクササ

6 帯下

帯下とは，膣内の粘液や膣壁の細胞の一部などが膣外に流出したものをいう．

生理的な帯下は，自浄作用と受精のサポートの役割を持つ．排卵期，妊娠中には，女性ホルモンの上昇から分泌量は増加する．

病的な帯下は，腫瘍，感染，炎症などによるもので，原因により臭気や色調が変化する．

1 妊娠による帯下の変化

帯下は月経周期とともにエストロゲンの作用によって量と性状が変化する（図6-1）．

❶ 卵胞期（生理直後から排卵まで）

エストロゲンの分泌量が増加し，帯下量は徐々に増加する．帯下はサラサラした状態で，色は少し白っぽい．排卵が近づくとさらにエストロゲン分泌量が増加し，帯下の量も増え，糸をひくような粘りが出てくる．

❷ 黄体期（排卵後から月経前まで）

排卵後エストロゲンは減少し，帯下は徐々にサラサラした状態に変化していく．色も透明から白濁した色に変化する．

排卵後減少するエストロゲンは，着床した場合は分泌し続けるため，排卵前後に近い帯下の状態が維持されサラサラになる．

妊娠初期の帯下が茶色から赤色に変化したり，ピンクや鮮血が混じる，下腹部痛を伴うなどの症状があるときは，異常な出血や流産の可能性があるため医師の診察が必要である．

帯下の分泌状況は個人差があるため，必ず起こる現象ではない．

2 帯下の異常

帯下は，妊娠によって変化をもたらすが，疾患によっても変化があるため注意が必要である（表6-1）．

病的な帯下の原因には，感染や腫瘍，炎症がある．

❶ カンジダ膣症

チーズ状，酒粕状のような少し固形状になっ

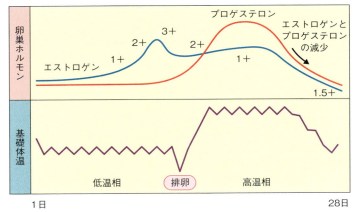

図6-1 ホルモンの変化と基礎体温の変化
数字は帯下の量を示す．

表6-1 病的帯下の性状と原因

帯下の性状	原因	病的帯下の誘因
漿液性帯下	炎症, 妊娠中の破水	細菌性膣症, 子宮がん, 前期破水
ヨーグルト様帯下	生理的＋粘稠性の高い分泌物	カンジダ膣症
黄色帯下	増加した白血球と細菌	淋病, 子宮頸管炎, 子宮内膜症, 膣トリコモナス症(浅黄色泡沫状)
赤色帯下 褐色帯下	血液の混入	子宮がん, 子宮頸管ポリープ, 子宮筋腫, 切迫流産, 切迫早産, 子宮膣部びらん

た帯下で, 粥状のとろりとした形状の場合もある. 以下の特徴がある.

- 白色でにおいは強くない.
- 外陰部に瘙痒感を伴う.

❷ 膣トリコモナス症

細かい泡のような形状(泡沫状)の帯下で, 以下の特徴がある.

- 黄色や緑がかった色, 血液が混じった場合, 赤やピンク色になることもある.
- 普段と違う強いにおいがある.
- 妊娠中に発症すると, 早産や流産の原因となる可能性がある.

❸ 細菌性膣症

水っぽいさらさらした帯下で, 特徴は以下のとおりである.

- 色は白色からクリーム色, 黄緑色
- 魚が腐ったような強いにおい(アミン臭).
- 普段は膣内pHは酸性に保たれているが, 抵抗力の低下などで自浄作用が弱まると, 細菌が増殖し発症する.
- 妊娠中に発症すると, 早産の可能性が高くなる.

3 ケアの注意点・保健指導

- 入浴・シャワー浴・外陰部洗浄などで, 外陰部の清潔を保つようにする.

- カンジダ膣炎の場合, 石けんによる陰部の洗浄により症状が悪化することがある. 陰部は温湯のみで洗うことをすすめる. 石けんで洗う場合は, カンジダ膣炎になりにくい商品もあるので紹介する.
- カンジダ膣炎のある女性は湯船を利用していない場合がある. そのような場合は, シャワーだけでなく, 湯船の利用を試すよう説明する.
- カンジダ膣炎になると膣〜会陰にかけて皮膚がただれたようになる. この部分がただれると分娩のときに深い裂傷の原因になることがある. カンジダ膣炎になりにくい石けんの購入, 洗浄方法をアドバイスし, 分娩期までには完治できるようにする.
- 帯下の多いときは, ナプキンやパンティーライナーを利用してもよいが, 陰部のかぶれを増悪させることもあるため, 自分に合った商品を探すようにアドバイスする.
- 通気性のよい木綿製の清潔な下着を身に着けるようにする.
- 帯下の状態が「いつもと違う」と感じたら, メモなどをとり健診時に相談するように指導する.

引用・参考文献

1) ヘルスケア大学：妊娠中のオリモノの色・量・臭いが示す身体のサイン
http://www.skincare-univ.com/article/009874/より2017年1月20日検索
2) こそだてハック：妊娠超初期のおりものは生理前とどう違う？排卵後の着床で変化する？
https://192abc.com/11709より2017年1月20日検索
3) ニンアカ：妊婦のおりもの(妊娠超初期, 初期, 中期, 後期)で知っておきたいこと
https://ninsin-akachan.com/orimono/より2017年1月20日検索
4) 藤田八千代ほか：臨床助産婦必携－生命と文化をふまえた支援－, 第1版, p85, 医学書院, 1999
5) 我部山キヨ子編：臨床助産師必携 －生命と文化をふまえた支援, 第2版, 医学書院, 2010

7 浮腫

浮腫とは身体の皮下組織に過剰な水分が貯留した状態である．

妊娠中は，ホルモンの変化や腹部増大などの体の変化などで浮腫になりやすく，妊婦の30％はむくむと言われている．また，妊娠性高血圧症との関連もあるため，観察や対処が必要である．

1 原因

❶ 血液中の血漿増加

妊娠すると，体内の血液は12週くらいから増加し，34週目に入ると通常より40〜50％増加，循環血漿も増加する．

水分の増加により，血流がよくなり血栓を予防するとともに胎盤の循環も良好となる．しかし，体内の水分が増加するため浮腫になりやすい．

❷ ホルモンの影響

エストロゲンの増加により末梢血管透過性が亢進し，さらに腎臓でのナトリウムや水分の再吸収が増加するため，血液中の水分を管外へ透過する毛細血管壁の浸透圧が高くなり，組織内に水分が貯留し，浮腫が起こる．

❸ 腹部増大

胎児・胎盤・羊水での腹部増大は骨盤内で血管などを圧迫するため，静脈還流が減少し下肢の静脈圧が高くなり浮腫になりやすくなる．

2 症状

脛骨前面や足首の浮腫，下肢の倦怠感や違和感・疲労感がある(図7-1)．

3 むくみやすい傾向の妊婦

- 立ち仕事やデスクワークの妊婦．
- 冷え症．
- 運動不足．
- 35歳以上の高齢の妊婦．
- 腎機能が低下している場合や家族に高血圧の人がいる場合．
- 足を締め付ける靴の着用．

4 保健指導・対処法

❶ 下肢の挙上

就寝時や休息時に，20cm程度(負担に感じな

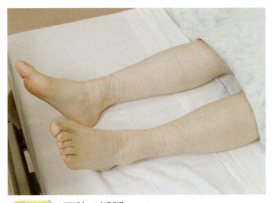

図7-1　下肢の浮腫

い程度でもよい)高くなるように下肢の下にクッションなどを置く(図7-2).陣痛クッションや骨盤クッションを活用してもよい.

仰臥位で,両上下肢を天井に向かってあげ,上下に10秒くらい動かすことも効果的である.

❷ 下半身を冷やさない

冬期はもちろん,夏期の冷房での下半身の冷えに注意する.靴下やレッグウォーマーなどで保温をする.

足先の冷えにはフットバスが効果的である.

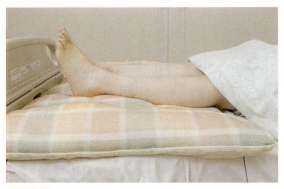

図7-2 下肢の挙上

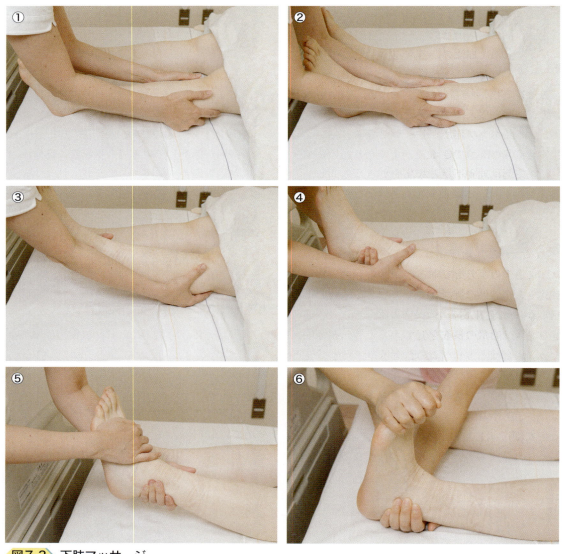

図7-3 下肢マッサージ

フットバス後は，指の間の水分も拭き取り，靴下をはく（濡れたままでは，水分を蒸発させようとし足の体温が奪われ冷えを助長する）．

❸ 下肢のマッサージをする

下肢のマッサージで血液循環をよくする（図7-3）．しかし，腹部が大きくなってくるとセルフマッサージは困難なため，パートナーや家族に行ってもらう．他者からのマッサージにより，コミュニケーションも図ることができる．

手のひらから前腕全体を使ってマッサージする．特にマッサージオイルなどは不要であるが，本人の好みを確認して使用するのもよい．

❹ ウォーキングをする

歩くことは，血流の改善が期待できる．ただし，体調をみながら，余裕をもって歩くことが大切である．

膝を伸ばして，踵から着地するよう意識することで，筋ポンプ作用がしっかり働き，足の浮腫やだるさを解消できる．

妊娠後期は運動不足となりやすいため，短い時間でもウォーキングが効果的である．

❺ 塩分を控え，野菜・果物を適量摂取する

水とナトリウム貯留が浮腫の原因であるので，食事中の塩分をできるだけ控え，余分なナトリウムを体外に排泄してくれるカリウムを摂取する．野菜・果物の不足がないかを確認し，不足の場合は適量の摂取を促す．適正量を満たしている場合は，カリウムの含有量を多く含むものを摂取する．

なおカリウムは青菜，納豆，昆布，芋類のほか，バナナやリンゴといったフルーツに多く含まれる（図7-4）．

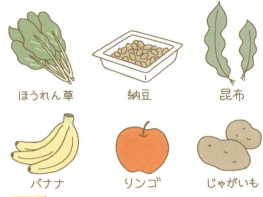

図7-4 カリウムの多い食品

5 ケアの注意点・受診のタイミング

- むくみは，妊婦自身で観察が可能である．血圧が高い傾向にある妊婦には，自己モニタリングの1つとして，むくみの観察方法を指導する．
- 妊娠するとむくみやすくなるが，危険な徴候として現れていることもある．以下の症状がみられたら，妊婦健診を待たずに受診するよう勧める．
  ①体重増加が著しい：妊娠時期により目安を提示する（1週間に500g以上）．
  ②朝からむくんでいる．
  ③妊娠28週以前の浮腫．
  ④全身にむくみを感じる．
  ⑤排尿回数が減った気がし，むくみがでてきた．

引用・参考文献

1) 藤田八千代ほか：臨床助産婦必携－生命と文化をふまえた支援－，p.87, 医学書院，1999
2) こそだてハック：妊婦のむくみ解消法！妊娠後期に足がむくみやすい原因は？
https://192abc.com/10075 より2017年1月20日検索
3) 妊娠の基礎知識／妊娠中のケア：妊娠中の浮腫（むくみ）の原因とおすすめ解消法
https://allabout.co.jp/gm/gc/403989/ より2017年1月20日検索
4) スキンケア大学：妊娠中のむくみ…赤ちゃんへの影響は？
http://www.skincare-univ.com/article/000178/ より2017年1月20日検索
5) 我部山キヨ子編：臨床助産師必携 －生命と文化をふまえた支援，第2版，医学書院，2010

8 静脈瘤

　静脈瘤とは，静脈の弁不全で血液が逆流したことにより，血管拡張を起こし瘤状になった状態をいう．

　静脈瘤はあらゆる静脈に起こりうるが，妊娠中は特に下半身に起こりやすい．下肢にできるものを下肢静脈瘤（図8-1），肛門付近にできるものを陰部静脈瘤という．下肢静脈瘤は妊婦の20〜30%にみられる．

1 原因

❶ 血液量の増加と血管拡張

　妊娠中は胎児に酸素や栄養を供給するために血管拡張し血液量が増加する．

　妊娠によって分泌量が増えるプロゲステロンの影響で静脈壁の緊張が低下し，静脈弁の働きが鈍り，静脈血の還流が不十分となる．

❷ 子宮の拡大による周辺血管の圧迫

　妊娠すると腹部の大静脈が，拡大した子宮に圧迫されて静脈圧が上昇し，下半身の血液が大静脈に環流せず，静脈瘤が発症する．その多くは妊娠中期以降で起こる．

2 症状

　静脈瘤は，表在血管が怒張し，皮膚が浮き出て瘤やゴム風船のようにふくらむ症状を示す．妊婦が足に違和感を訴えるときは静脈瘤を疑ってよい．

　下肢のむくみ，倦怠感，緊満感，熱感，疼痛，腓腹筋けいれん（こむら返り），瘙痒感などの症状がある．

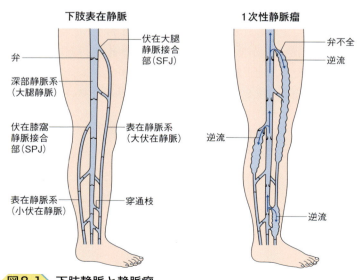

図8-1　下肢静脈と静脈瘤

3 保健指導・予防

妊娠中の静脈瘤の予防には，下肢の血行を改善させることが有効である．

❶ 衣服に配慮する

- 身体を締め付ける服は着ない．
- 下半身の血行改善のために弾性ストッキング（図8-2）やソックスをはく．
- レッグウォーマーを着用する．

❷ 血行をよくする (図8-3)

- 長時間立っている，または座りっぱなしなど同じ姿勢を取らない．
- 散歩やエクササイズなどの軽い運動で血行をよくする．

- 足を高めに上げて寝る．
- 体を冷やさない．冷たい飲食物は避ける．
- 体温をあげる生姜などを食べる．
- 毎日風呂の湯船につかる．

4 ケアの注意点・受診のタイミング

- 静脈瘤自体は危険性は少ない．しかし血栓が深部静脈にできる深部静脈血栓症やさらに血栓が肺静脈につまる肺塞栓症を発症するリスクがある．
- 深部静脈血栓症が起こると疼痛や浮腫を生じる．深部静脈血栓症の症状（疼痛，静脈に沿った圧痛，もしくは圧迫感，浮腫，紅斑など）を疑ったら，妊婦健診を待たずに速やかに受診を勧める．

引用・参考文献

1) 藤田八千代ほか：臨床助産婦必携－生命と文化をふまえた支援－．第1版，p.91，医学書院，1999
2) AMOMA：助産師に聞いた！妊娠中の静脈瘤，原因・治療法・予防法
https://www.amoma.jp/column/maternity/trouble/28407.htmlより2017年1月20日検索
3) こそだてハック：妊婦は静脈瘤になりやすい？妊娠中の血栓を予防する方法はある？
https://192abc.com/27753より2017年1月20日検索
4) ミナカラ：妊娠中にできやすい「下肢静脈瘤（かしじょうみゃくりゅう）」の原因，症状，予防法を知ろう
https://minacolor.com/articles/show/1011より2017年1月20日検索
5) 我部山キヨ子編：臨床助産師必携 －生命と文化をふまえた支援，第2版，医学書院，2010

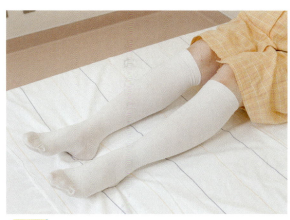

図8-2 弾性ストッキング

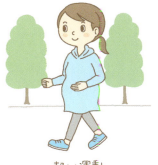
軽い運動

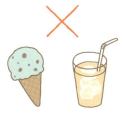
冷たい飲食物は避ける

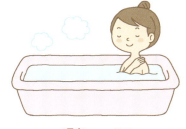
湯船につかる

図8-3 静脈瘤のある妊婦への保健指導

9 腓腹筋けいれん（こむら返り）

ふくらはぎにある腓腹筋がけいれんして起こることから，こむら（腓）返りと呼ばれ，足の筋肉が硬く収縮し，激痛が生じる．妊娠期は非妊娠期より症状の起こる頻度が高い．

1 原因

❶ 骨盤のゆるみ（歪み）（図9-1）

成長した胎児によって骨盤が内側から押し広げられて生じる骨盤のゆるみや，大きくなった腹部を支えるために歩き方や背筋の筋肉の伸ばし方が変化するため骨盤のゆるみ（歪み）が生じる．骨盤のゆるみによって，足の筋肉が引き伸ばされ，腓腹筋は元に戻ろうと急激に収縮し，こむら返りが起こる．

❷ 体重の増加（血行障害）

体重の増加により足への負担が増大し，筋肉に疲労が蓄積し，さらに腹部の増大により，鼠径部の血管が圧迫されて下肢への循環不全になることでこむら返りが起こる．

❸ ミネラル不足（図9-2）

神経伝達を助けるカルシウムや神経・筋肉の興奮性を調整するマグネシウムなどのミネラルが不足すると，神経・筋肉が興奮しやすくなり，異常収縮を起こす．

妊娠中は母体よりも胎児のほうに優先的に栄養が送られるためミネラル不足になり，こむら返りが起こる．

2 保健指導・予防

❶ 骨盤を締める

骨盤のゆるみ・歪みを骨盤ベルトによって矯正する．骨盤ベルトは，骨盤を正しい位置に戻すことができるため，骨盤を締めるには効果的である．

腹部が張りやすい妊婦は，医師に相談して使用する．

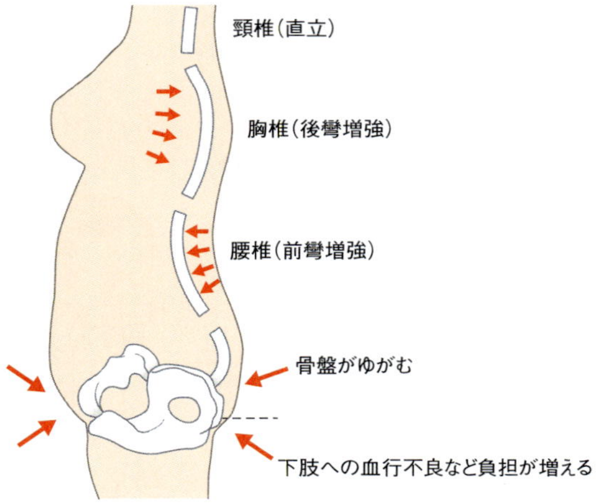

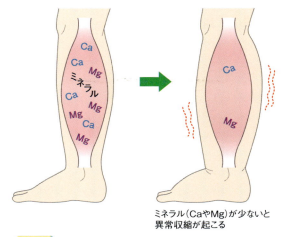

図9-1 骨盤のゆるみ

図9-2 ミネラル不足

❷ 血行を改善する

ウォーキングやストレッチなど軽い運動を継続することで，全身の血行がよくなる．

長時間の歩行や立位を避け，歩行や階段昇降時には足の裏全体を使って移動するようにすることで下肢の負担を少なくする．

体を動かす際は脱水症状にならないように水分を補給し，運動中に腹部の張りを感じたら中断する．

入浴で血行を促し，下肢のうっ滞を改善する．

❸ 食生活を工夫する

カルシウム・マグネシウムが不足しないよう食材を工夫して補給する．

カルシウムは乳製品，魚介類，葉物の野菜などに多く含まれ，マグネシウムは豆製品，海藻類，佃煮に多く含まれる．

ジュースや甘い菓子などをとり過ぎると血中カルシウムが低下しやすく，肉類を多くとり過ぎるとリン酸が増加しやすい．

3 足がつったときの対処法

こむら返りを治すには，収縮した腓腹筋を反対に伸展させる．

腓腹筋を伸展するには，足の母趾をつかみ，前下腿に引き上げる方法，タオルを足の裏にかけて伸ばす方法（図9-3），壁に足の裏先をつけて上半身を起こすようにして伸ばす方法がある（図9-4）．

こむら返りは前触れなく起こるので，いつでも対応できるように対処法をアドバイスする．

引用・参考文献

1) 藤田八千代ほか：臨床助産婦必携－生命と文化をふまえた支援－，第1版，p.91，医学書院，1999
2) こそだてハック：妊婦の足がつる！妊娠中のこむら返りの原因は？妊娠後期は注意！https://192abc.com/24778 より2017年1月20日検索
3) こむら返りの原因と，妊婦にお勧めの4つの予防法！これでもう足はつらない!! http://話題の情報.com/post-1418/より2017年1月20日検索
4) 我部山キヨ子編：臨床助産師必携 －生命と文化をふまえた支援，第2版，医学書院，2010

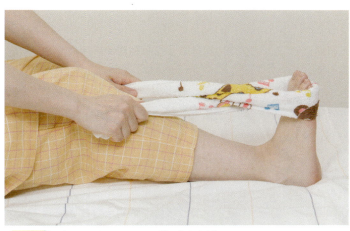

図9-3 タオルをつかって伸ばす方法

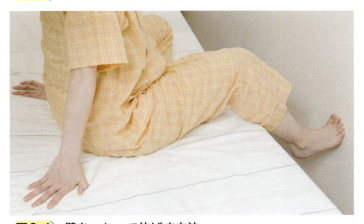

図9-4 壁をつかって伸ばす方法

10 鼻・歯肉からの出血

　妊娠すると鼻や歯肉からの出血を起こしやすくなる．特に妊娠前に鼻出血の経験のない妊婦は，不安になると考えられる．妊婦が鼻出血する理由と対処法を知ることが必要である．
　鼻出血は，静脈が集まるキーゼルバッハ部位が好発部位（鼻中隔の前下端部の粘膜の部位）で，この部分の血管が切れて出血する（図10-1）．

1 原因

❶ ホルモンのバランスの変化

　妊娠によりエストロゲンとプロゲステロンの分泌量が増加し，歯齦（歯肉）や鼻粘膜への血流量が増加し毛細血管が充血し，周辺粘膜が腫れる．
　そのため易刺激で鼻出血や歯肉出血が起こる．

❷ 血液量の増加

　妊娠すると胎児へ酸素と栄養を送るため，体内の血液量が増加し，血管の負荷が非妊娠時と比べて高くなる．
　血液量の増加に比して相対的に血小板の量は減少する．このため凝固作用が低下し，鼻出血や歯肉出血を起こす．

❸ 高血圧

　高血圧になると鼻腔後方の動脈（蝶口蓋動脈など）血管壁が動脈硬化により出血しやすい状態になっている．
　出血量が多い，長時間止血しないなどの症状がある場合は，高血圧症などの動脈性出血の可能性があるので速やかな受診を勧める．

2 症状

　歯肉辺縁部および鼻粘膜から出血する．

3 保健指導・対処法

❶ 一般的な鼻血（単純性鼻出血）の場合

　適切な対処は圧迫止血である．
　圧迫止血の方法は，ややうつむき加減で前かがみになり，親指と人差し指で左右から鼻中隔部位（キーゼルバッハ部位）をつまんで圧迫する

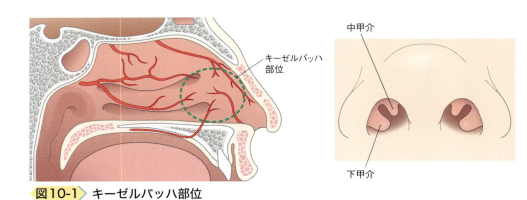

図10-1　キーゼルバッハ部位

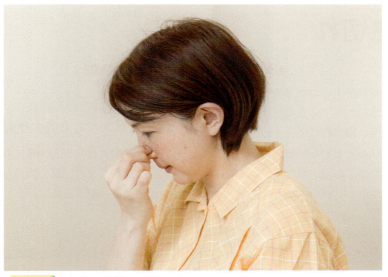

図10-2 鼻中隔部位の圧迫止血

(図10-2).

5〜10分ほど圧迫し続けて血が固まるのを待つ.

なお後頭部や首をたたく,鼻の穴にティッシュを詰める,顔を上にする,足より頭を低くするという行為は無効である.

❷ 動脈性出血の場合

圧迫止血をしても止まらない,20分以上止まらないなどの場合は,動脈性鼻出血の可能性がある.速やかに受診を勧める.

❸ 歯肉出血の場合

口腔内の衛生に注意する.

栄養バランスを整え,ビタミンなどを十分に摂取する.

4 危険な出血との見分け方

- 動脈性鼻出血や鼻の異常・全身性の疾患に伴う鼻出血は,医師の診察が必要である.以下のような場合は,速やかに受診を勧める.
  ①20分以上出血が止まらない.
  ②めまいがするほど多量の出血がある.
  ③頭痛を伴う出血.
  ④多量な出血を数時間おきに繰り返す.

引用・参考文献

1) 藤田八千代ほか:臨床助産婦必携－生命と文化をふまえた支援－, p.86, 医学書院, 1999
2) イクシル:妊娠中の頻繁な鼻血と歯茎からの出血….免疫力の低下が原因なの?
  http://ixil.info/archives/1512 より2017年1月20日検索
3) 妊婦妊娠生活応援サイト:妊婦は鼻血が出やすいのはなぜ?原因や止め方今後の対策は?
  http://ninpy.com/archives/1194 より2017年1月20日検索
4) こそだてハック:妊婦は鼻血が出やすい?妊娠中の鼻血の止め方は?止まらないときは?
  https://192abc.com/24844 より2017年1月20日検索
5) 我部山キヨ子編:臨床助産師必携 －生命と文化をふまえた支援, 第2版, 医学書院, 2010

11 息切れ

　息切れとは，呼吸をするのに努力を必要としたり，不快感を感じたりする自覚症状である．
　子宮の増大に伴い横隔膜は引き上げられ，呼吸運動は妨げられる．しかし妊婦の酸素必要量は増加しているため，意識的な呼吸欲求が起こり，息切れが起こる．

1 原因

❶ ホルモンのバランスの変化

　プロゲステロンの増加により，自律神経が乱れ呼吸中枢に作用して過呼吸となり，動悸や換気亢進を起こす．

❷ 血液量の増加

　妊娠すると胎児へ送る血液が必要になるため，体内の血液量が増加し，赤血球が増加する．しかし血液量の増加により相対的に赤血球の濃度が薄まることで貧血になり，息切れが起こりやすくなる．

❸ 子宮増大による周辺組織の圧排

　妊娠後期には胎児が大きくなり，子宮が横隔膜や肺を押し上げ，また血管を圧迫して，息切れが起こる(図11-1)．

❹ その他

　妊婦貧血や仰臥位低血圧症候群でも動悸や息切れが起こる．また，心臓の動きの低下により，全身に酸素を含んだ血液が十分に供給されず，呼吸数を増加させる．

2 症状

　妊娠初期には，プロゲステロンの増加の影響が大きく，息切れや動悸が起こりやすい．
　妊娠中期には，子宮の増大により周囲の臓器が圧迫され，息切れが起こる．

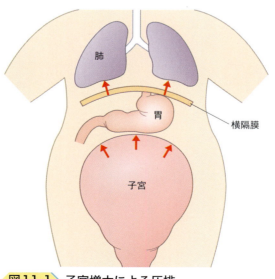

図11-1　子宮増大による圧排

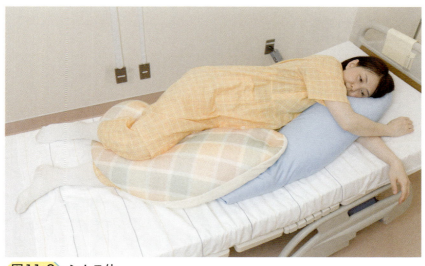
図11-2 シムス位

妊娠後期には，さらに子宮が大きくなり，横隔膜や肺を押し上げて呼吸がしづらくなる．体重増加により心臓への負担も増し，息切れや動悸が起こる．

3 保健指導・対処法

息切れを感じた場合は，休息をとる．
休息時や睡眠時はシムス位など楽な体位をとる．左側を下にして横になると，子宮から心臓への血流がよくなり，心臓への負担が軽減される（図11-2）．
足を高くして休むと，心臓に戻る血液がスムーズに流れるため負担の軽減につながる．
貧血防止のため，鉄分の多い貝類・ほうれん草・小松菜・豆製品・魚などを摂取する．

4 ケアの注意点・受診のタイミング

- 症状が突然に始まったり，いつまでも症状が軽減しない場合は心不全や周産期心筋症などが考えられるため受診を勧める．

引用・参考文献
1) 藤田八千代ほか：臨床助産婦必携－生命と文化をふまえた支援－，p.84，医学書院，1999
2) こそだてハック：妊婦は動悸・息切れしやすいの？妊娠初期はホルモンが原因？
https://192abc.com/19115 より2017年1月20日検索
3) 我部山キヨ子編：臨床助産師必携 －生命と文化をふまえた支援，第2版，医学書院，2010

12 色素沈着

妊娠するとメラニン色素が増加し，色素沈着が起こりやすくなる．妊娠によって生じる色素沈着を妊娠性色素沈着という．

1 原因

妊娠により増加したエストロゲン，プロゲステロンがメラニン色素を生成するメラノサイトという色素細胞を刺激し，メラニン色素が増加して色素沈着が起こりやすくなる．

2 症状

妊娠4週くらいから増加する，メラニン色素によるしみ状あるいは斑紋状の色素沈着で，色は暗褐色である．

経産婦に多く，顔面のほか乳輪，乳頭，腹壁中央線，外陰などにも現れる．

3 保健指導・対処法

妊娠によるホルモン変化が原因のため，確実な予防方法はなく，体質による個人差もある．

出産後は，ホルモンの分泌が元に戻ることにより数か月で自然に改善する場合が多い．

対処法として，帽子や日傘などで日よけをする．紫外線はメラニンを生成させるため日差しは避ける（図12-1）．

妊娠により，肌全体が乾燥しやすく表面のバリア機能が低下するため，UVケアと保湿を心がける．

食生活では，ビタミンCが含まれている果物や野菜を摂取する．

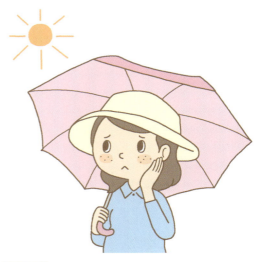

図12-1 紫外線を避ける

引用・参考文献

1) 藤田八千代ほか：臨床助産婦必携－生命と文化をふまえた支援－，p.95，医学書院，1999
2) スキンケア大学：妊娠中に起こるさまざまな肌トラブル
http://www.skincare-univ.com/article/000018/ より2017年1月20日検索
3) 我部山キヨ子編：臨床助産師必携 －生命と文化をふまえた支援，第2版，医学書院，2010

13 毛髪トラブル

妊娠すると髪質に変化が現れることがある．髪の毛がパサつく，ハリやコシがなくなる，抜けやすくなるなどがあげられる(図13-1)．

1 原因

妊娠による内分泌系の変化，胎児に優先的に栄養分が吸収されることによる母体頭髪の栄養不足などが考えられている．

2 症状

脱毛症状が多いが，毛深くなる場合もある．

3 保健指導・対処法

産後にホルモンバランスが安定してくると自然に回復することを説明し，不安を軽減する．
　産後は自分のための時間を確保することが難しく，髪の手入れが思うように行えないことも多いが，産後に備えて，毎日の毛髪ケアが大切である．
　シャンプーには，低刺激のアミノ酸系のシャンプーの使用も選択肢としてもよい．シャンプー後は，濡れたままにしないなど気を付ける．
　毛髪の発達のため，ビタミンやミネラルを多く含む海藻類や，良質の植物性タンパク質である大豆などを積極的に摂ることもよい．
　毛が抜けて頭髪が減り悩むこともある．妊娠に伴う脱毛症状は妊娠期だけで，その後もとのように戻ることを伝えると安心する．

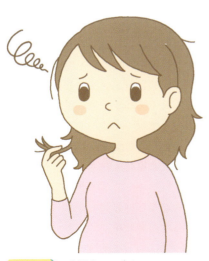

図13-1　毛髪トラブル

引用・参考文献

1) 藤田八千代ほか：臨床助産婦必携－生命と文化をふまえた支援－, p.95, 医学書院, 1999
2) ヘルスケア大学：[医師監修]産後に起きる髪の毛のトラブルと正しいケア方法
www.skincare-univ.com/article/006442 より2017年1月20日検索
3) 我部山キヨ子編：臨床助産師必携 －生命と文化をふまえた支援, 第2版, 医学書院, 2010

14 妊娠線・瘙痒感

妊娠による急激な腹部の突出や乳房の発育で，短期間の伸展に皮膚組織の成長が追いつかず妊娠線が発生する．瘙痒感を伴うことがある．

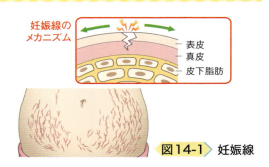

図14-1 妊娠線

1 原因

❶ 皮膚の急激な伸展

皮膚は表皮，真皮，皮下組織からなり，表皮が伸びやすいのに比べて真皮や皮下組織は伸びにくい．妊娠に伴う急激な腹部の伸展により真皮が裂けて，赤紫色の線状斑が現れる．これが妊娠線で，瘙痒感を伴うことがある(図14-1)．

❷ ステロイドホルモンの分泌

ホルモンの分泌が活発になるため，タンパク質分解が亢進し，皮膚が正常に再生されず皮膚の萎縮が起こり，肌のハリや弾力が失われ，より亀裂が生じやすくなる．

❸ 皮膚の乾燥

紫外線や冷房，暖房などの影響により皮膚内の水分が流出し，表皮が乾燥することにより瘙痒感を伴う．

2 症状

腹部や胸部，大腿部の皮膚にとくに発生しやすいが全身に現れることもある．妊婦の30％にみられ，妊娠16〜28週から現れることが多く，小柄で腹部が大きい妊婦や多胎，経産婦に多い．

初期は赤紫色で時間の経過とともに白っぽくなる．妊娠線は目立たなくはなるが，消失はしない．

3 保健指導・対処法

- 急激な体重増加は，腹部の急激な増大を招くので，体重増加は8〜10kgに抑え，急に増加しないように体重をコントロールする．
- バランスのよい食事を心がけ，食べ過ぎない．
- 衣類は吸湿性の高い綿製品にし，肌を清潔に保持する．保湿ケアを行い，肌に潤いを与え，柔らかい状態にしておく．専用クリームや保湿クリームを塗布し，マッサージを行う．
- 妊娠線のケアは，できてしまってからでは遅い．子宮が大きくなる前から行う．妊娠16週から出現する場合もあるため，妊娠がわかった時点から始めても早すぎることはない．
- 腹部や胸部など妊娠線好発部位のみ保湿効果の高い石けんを使用し，クリーム塗布は好発部位限局ではなく広範囲に塗るのがよい．皮膚乾燥が妊娠線を引き起こすため，常に保湿を心がけるようにすることで，双胎の妊娠でも妊娠線を防ぐことができる場合がある．
- 腹帯やマタニティ用ガードルで腹部を支えることで，皮膚が伸び過ぎるのを抑える．

引用・参考文献

1) 藤田八千代ほか：臨床助産婦必携—生命と文化をふまえた支援—, p.87, 95, 医学書院, 1999
2) クックパッドベビー　妊娠線のできるしくみと予防時期, 予防方法 https://cookpad-baby.jp/knowledge/pregnancy/122 より2017年1月20日検索
3) 育ラボ　これでもう大丈夫！妊娠線のメカニズム＆予防法8原則 https://iku-labo.jp/premama/4465/ より2017年1月20日検索
4) 我部山キヨ子編：臨床助産師必携　—生命と文化をふまえた支援, 第2版, 医学書院, 2010

15 痔核

女性の痔疾患は痔核が最も多く、ほかに裂肛、痔瘻がある．痔核は一般的にいぼ痔と呼ばれ、いぼのように血管の一部がしこりになり、出血により初めて気づく人が多い．

痔核は、発生部位が肛門の歯状線より内側に発生したものを内痔核、歯状線の外側の肛門上皮に存在する外痔核に分けられる．

妊娠により悪化がみられる痔核は主に内痔核である（図15-1）．

1 原因

❶ うっ血

妊娠や分娩時の静脈血のうっ血は外痔核を誘発する．

子宮の増大や便秘などにより、肛門や直腸周囲が圧迫され、血行障害により、うっ血し痔核を生じる．

❷ 便秘

便秘傾向になると、硬便の排便時に無理に押し出そうとするため、肛門に圧力がかかり痔核を生じる．

2 症状

出血・疼痛・腫脹が主な症状である．

排便時の疼痛により便意と排便のコントロールが難しく、便秘症状を悪化させる．

3 保健指導・対処法

- 適度な運動で血行を良くする．
- 長時間の立位や坐位は避け、骨盤内のうっ血を防ぐ．
- 便秘を防ぐため、食物繊維の多い豆類やキノコ、野菜、果物や水分を摂取する．
- 保温に努め、肛門部周囲の血行を促進する．
- 肛門周囲の清潔を保持する．
- 脱肛時はワセリンやオイルなどをガーゼで肛門に塗り、慎重にもとにもどす．

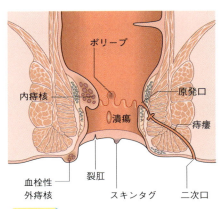

図15-1 痔核の種類

引用・参考文献
1) 藤田八千代ほか：臨床助産婦必携－生命と文化をふまえた支援－．p.93．医学書院，1999
2) こそだてハック：妊婦は痔になりやすい？妊娠中のいぼ痔・切れ痔に薬は使える？
https://192abc.com/18583 より2017年1月20日検索
3) 我部山キヨ子編：臨床助産師必携 －生命と文化をふまえた支援，第2版．医学書院，2010

第4章 妊娠期のケア

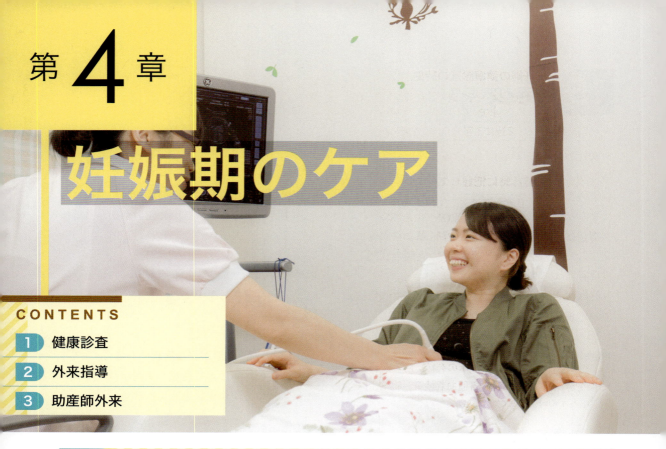

CONTENTS
1. 健康診査
2. 外来指導
3. 助産師外来

1 健康診査

1 問診，外診，内診

❶ 目的
妊婦の健康診査は，その時点の母子の健康状態を正しく評価することを目的としている．

❷ 対象
妊娠期にある女性（妊婦）とその胎児である．

❸ 方法
初診時には，医師が①妊娠の診断，②妊娠週数の診断，③合併症・リスク因子の発見を行う．
妊娠経過中は医師と助産師で協同し，①妊娠経過の診断，②妊娠合併症や産科異常の発見と診断，③胎児の健康状態の把握を行う（表1-1, 2）．

❹ 妊婦健診

健診項目
- 体重・子宮底長・腹囲・血圧の測定．
- 尿検査（たんぱく半定量・糖）．
- 胎児心拍確認．
- 浮腫の評価．
- 保健指導．

必要物品
- 超音波検査装置．
- プローブ用ゼリー．
- メジャー．
- 腟鏡．
- 血圧計．
- 体重計．
- 尿試験紙．
- 手袋．
- 処置用シーツ．

表1-1 正常妊婦の健康診査の時期と回数

妊娠23週まで	妊娠24〜35週まで	妊娠36週以降
4週に1回	2週に1回	1週間に1回

表1-2 妊婦健診時に把握しておくべき主な内容

問診		氏名，連絡先，主訴，年齢，職業，家族構成，既往歴，月経歴，既往妊娠分娩歴，今回の妊娠経過，生活習慣，生活環境，バースプランなど
外診	視診	乳房の大きさや形，乳頭の大きさや形，乳輪の大きさや着色，妊娠線の有無と部位，発疹の有無と部位，浮腫の有無と部位，静脈瘤の有無と部位，手術痕の状態，腟分泌物の量と性状，痔核の有無と程度，運動障害の有無，妊婦の表情など
	触診	乳頭の硬さ，乳頭の進展性，浮腫の程度，子宮底の位置，子宮収縮の有無，胎動，胎児の数，胎位，胎向，胎勢，胎児下降部位，胎児の骨盤内陥入の程度，羊水量など
	聴診	胎児心音など
	計測診	体重，身長，血圧，体温，子宮底長，腹囲，胎児推定体重，羊水量など
内診		子宮頸部の硬さ，子宮頸部の長さ，子宮口の開大，子宮口の位置，胎児の下降度，処女膜痕の硬さ，破水の有無，腟分泌物の性状，会陰の進展性など
臨床検査		尿検査，各種血液検査，腟培養検査，子宮頸部細胞診，超音波検査など

*赤字は，レオポルド触診法でわかる内容

- ディスポタオル．

準備

室温調節を行う（室内を温める）．

妊婦に直接触ることもあるため，健診者は自身の手を温めておく．

妊婦の妊娠週数を確認する．

妊婦健診の実際

①妊婦はトイレで排尿を済ませ，尿検査検体を提出する．健診者が尿検査結果を確認する．

②妊婦の体重を測定する．

③妊婦に笑顔で挨拶する．妊婦健診を行う旨を説明し，妊婦は診察台に横になる．

④妊婦の腹部を露出し，レオポルド触診法を行う（図1-1）．

⑤レオポルド触診法に続けて，子宮底長と腹囲の測定を行う（図1-2〜4）．施設によっては超音波検査を実施する（図1-5）ことによって，子宮底長と腹囲の測定を省略することがある．子宮底は，平均値より小さいと胎児の体格が小さいことや，羊水が少ないと分娩が進行し，児頭が骨盤内に進行していることが考えられる．逆に大きい場合は，子宮筋腫の存在，胎児の体格が大きい，羊水が多い，肥満による誤測定，子宮底部上にのった胃部まで測定してしまったなどがある．

⑥妊婦の下肢に浮腫がないか確認する（図1-6）．

⑦必要時，医師によって超音波検査を行う．超音波検査では多量の検査用ゼリーを使用するため，衣服に検査用ゼリーが付着しないように撥水性のあるシートを衣服に挟む．検査終了後，腹部を清拭する．

⑧必要時，医師または助産師も分娩に向けた子宮頸部の評価をする場合は内診をする．

⑨実施した診察・検査，計測した内容をカルテと母子健康手帳に記入し，妊婦に健診結果を説明する．

⑩必要時，別室で助産師による保健指導や問診などを行う．

引用・参考文献

1) 日本看護協会監：新版 助産師業務要覧[1基礎編]，第2版[福井トシ子編]，日本看護協会出版会，2012
2) 日本産科婦人科学会，日本産婦人科医会：産婦人科診療ガイドライン—産科編2014
http://www.jsog.or.jp/activity/pdf/g_sanka_2014.pdfより2017年1月28日検索
3) 日本助産師会：助産業務ガイドライン2014，
http://www.midwife.or.jp/pdf/guideline/guideline.pdfより2017年1月28日検索

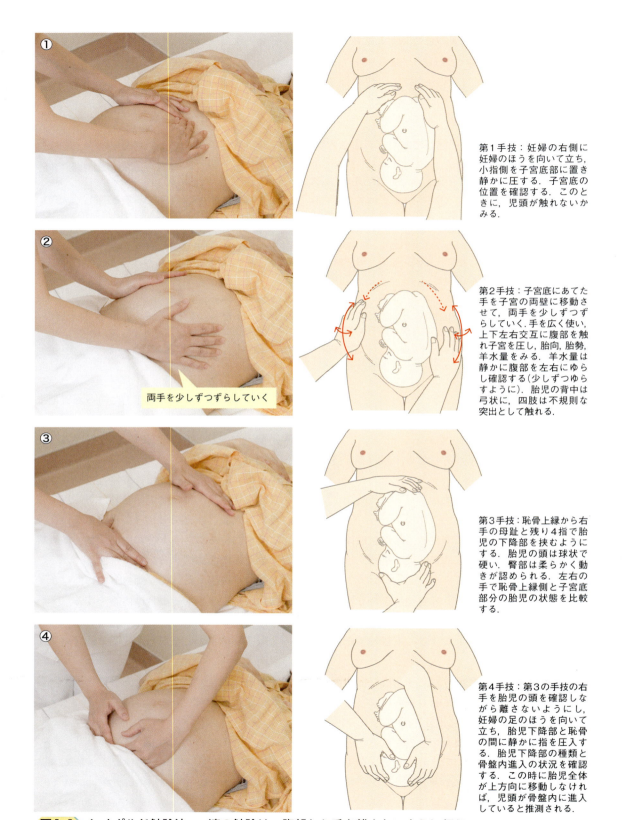

図1-1 レオポルド触診法：一連の触診は，腹部から手を離さないように行う

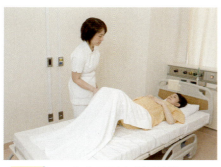
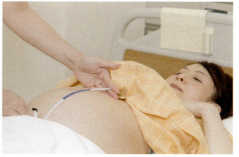

図1-2　子宮底長測定（今井法）
①妊婦はベッドに横になり膝を立てる．②メジャーを人差し指と中指の間に挟み，恥骨上縁から子宮底までの長さを測定する．

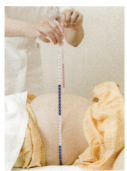
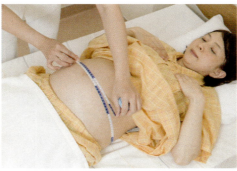

図1-3　腹囲測定
①子宮底測定時に立てた膝のまま，腰をうかせて腹部にメジャーをまく．その後，足をのばす．②臍上または腹部の最大周囲を計測する．③ベッドとメジャーが垂直になるようにして計測する．

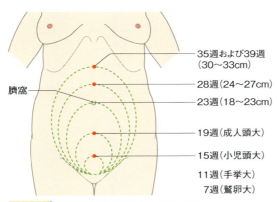

図1-4　妊娠経過週数と子宮底長

臍窩
35週および39週（30〜33cm）
28週（24〜27cm）
23週（18〜23cm）
19週（成人頭大）
15週（小児頭大）
11週（手挙大）
7週（鵞卵大）

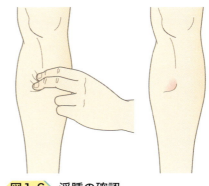

図1-6　浮腫の確認
脛部分を軽く圧迫し，凹みの有無を確認する．

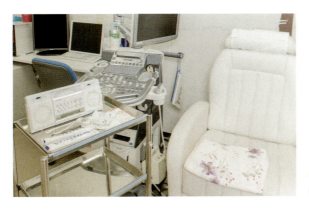

図1-5　超音波検査の準備
音楽があるとリラックスできる．

第4章　妊娠期のケア

2 外来指導

1 個別指導（初期，中期，後期）

❶ 目的

妊娠によって起こる心身や環境の変化に対して，妊婦が正しい知識を持ち，疾病の予防，健康が保持増進されるように助言する．

❷ 保健相談の項目

施設によってその時期は異なるが，主に初診および妊娠初期，中期，後期に行われる（表2-1）.

❸ 方法

保健相談は妊婦を個室に案内し行う.

保健相談を担当する者は，笑顔で挨拶と自己紹介をし，相手がリラックスして，話しやすい雰囲気づくりをする.

保健指導側が一方的に話すのではなく，妊婦や家族の意見を引き出しながら行うと効果があがると言われる.

❹ 初診時および妊娠初期の指導

初産婦の場合，妊婦健診がどのように行われるのか知らない場合が多い．妊婦健康診査は，その時点での母子の健康状態を評価するために必要であり，妊娠週数によって妊婦健康診査の間隔が定められていることを説明する.

合併症や流産の徴候がある場合は，定められた間隔より短い間隔で受診する必要があることをあらかじめ説明しておく.

母子健康手帳

氏名，分娩予定日などを記入（他妊婦との間違い防止，緊急に他病院受診時に経過を伝えられる）し，妊娠期間中は外出の際に持ち歩く.

表2-1 保健相談の例

初診および妊娠初期：妊娠確認後から妊娠22週くらいまで	
妊婦健康診査の必要性	体調不良時の対応について
妊婦健康診査時に行われる検査	栄養指導について
妊娠に伴う母体の変化(妊娠初期)	母乳育児について
妊娠週数と胎児発育	バースプランについて
妊娠週数に合わせた活動	出産準備教室について
母子健康手帳の活用方法	産科医療保障制度について
妊娠カレンダーについて	など
妊娠中期：妊娠23週から33週くらいまで	
妊娠に伴う母体の変化(妊娠中期)	安産体操
妊娠週数と胎児発育	栄養指導と乳房ケアについて
妊娠週数に合わせた活動	分娩に必要な物品の紹介
マイナートラブルについて	新生児用品について
早産予防	入院中の生活について
妊娠高血圧症候群の予防	バースプランの確認　など
妊娠後期：妊娠34週から37週くらいまで	
妊娠に伴う母体の変化(妊娠後期)	分娩経過について
妊娠週数と胎児発育	母乳育児と母児同室について
妊娠週数に合わせた活動	入院中のサポート体制の確認
マイナートラブルについて	乳房ケアの確認
分娩の徴候と入院時期	バースプランの確認　など

妊娠カレンダー

妊婦自身が妊娠何週何日であるのかわかるものである（表2-2）.

受診時や，分娩に関した集団指導を受講のとき，マタニティ用品や新生児用品を購入の時期等確認・活用する.

妊婦自身の妊娠週数に合わせた体調管理をするときにも活用できるよう使用方法を説明する.

妊娠カレンダーはインターネットでも簡単にダウンロードが可能であるが，病院で作成したフォーマットに妊婦自身で書き込んでもらうこともよい.

体調管理

体調不良時の受診方法を説明する. 妊娠初期でも，下腹痛や出血がある場合がある.

発熱や下痢など，妊娠以外の異常時の対処方法を説明する.

母乳育児

母乳育児に関して妊娠初期から説明する. 母乳育児は母子の愛着形成や児にとっては，免疫力が付き不要な感染から身を守るなど有益なことが多い.

分娩直後の授乳や頻回な授乳行動など，分娩後すぐの説明で戸惑うことがないよう，あらかじめ知識を蓄えておくことは，母乳育児を成功させるために大切である.

バースプラン

自らの妊娠分娩をイメージし具体化し，主体的に分娩・育児に取り組んでいくための1つの方法である.

自らの妊娠分娩のイメージを持ちにくい妊婦もいるため，具体的に例を挙げて書き方を説明する. 例えば妊娠期であれば「赤ちゃんの性別は知らせないでほしい」「妊婦健診中にわかったことはすべて教えてほしい」や，分娩期であれば「陣痛発作時は夫と一緒に呼吸法をしたい」などといったことを挙げてみせる（図2-1）.

❺ 妊娠中期の指導

妊娠中期は，大きくなっていく胎児や子宮の影響によって，切迫早産や妊娠高血圧症候群な

表2-2　妊娠カレンダー

	0	1	2	3	4	5	6		0	1	2	3	4	5	6
5週	1/1	1/2	1/3	1/4	1/5	1/6	1/7	23週	5/7	5/8	5/9	5/10	5/11	5/12	5/13
6週	1/8	1/9	1/10	1/11	1/12	1/13	1/14	24週	5/14	5/15	5/16	5/17	5/18	5/19	5/20
7週	1/15	1/16	1/17	1/18	1/19	1/20	1/21	25週	5/21	5/22	5/23	5/24	5/25	5/26	5/27
8週	1/22	1/23	1/24	1/25	1/26	1/27	1/28	26週	5/28	5/29	5/30	5/31	6/1	6/2	6/3
9週	1/29	1/30	1/31	2/1	2/2	2/3	2/4	27週	6/4	6/5	6/6	6/7	6/8	6/9	6/10
10週	2/5	2/6	2/7	2/8	2/9	2/10	2/11	28週	6/11	6/12	6/13	6/14	6/15	6/16	6/17
11週	2/12	2/13	2/14	2/15	2/16	2/17	2/18	29週	6/18	6/19	6/20	6/21	6/22	6/23	6/24
12週	2/19	2/20	2/21	2/22	2/23	2/24	2/25	30週	6/25	6/26	6/27	6/28	6/29	6/30	7/1
13週	2/26	2/27	2/28	3/1	3/2	3/3	3/4	31週	7/2	7/3	7/4	7/5	7/6	7/7	7/8
14週	3/5	3/6	3/7	3/8	3/9	3/10	3/11	32週	7/9	7/10	7/11	7/12	7/13	7/14	7/15
15週	3/12	3/13	3/14	3/15	3/16	3/17	3/18	33週	7/16	7/17	7/18	7/19	7/20	7/21	7/22
16週	3/19	3/20	3/21	3/22	3/23	3/24	3/25	34週	7/23	7/24	7/25	7/26	7/27	7/28	7/29
17週	3/26	3/27	3/28	3/29	3/30	3/31	4/1	35週	7/30	7/31	8/1	8/2	8/3	8/4	8/5
18週	4/2	4/3	4/4	4/5	4/6	4/7	4/8	36週	8/6	8/7	8/8	8/9	8/10	8/11	8/12
19週	4/9	4/10	4/11	4/12	4/13	4/14	4/15	37週	8/13	8/14	8/15	8/16	8/17	8/18	8/19
20週	4/16	4/17	4/18	4/19	4/20	4/21	4/22	38週	8/20	8/21	8/22	8/23	8/24	8/25	8/26
21週	4/23	4/24	4/25	4/26	4/27	4/28	4/29	39週	8/27	8/28	8/29	8/30	8/31	9/1	9/2
22週	4/30	5/1	5/2	5/3	5/4	5/5	5/6	40週	9/3						

見方：例えば1/17は妊娠7週2日となる. 40週0日（予定日）は9/3となる

どを発症する妊婦が出てくる．

食事
悪阻のある妊娠初期は，食べられるものを摂取するような指導をする場合が多いが，中期以降は食事内容のバランスを考え，塩分やカロリーの摂りすぎに注意するように説明する（産前・産後の栄養の頁も参照）．

腹部症状
下腹痛や腹部の張り感が気になる場合は，強さや頻度を確認し，安静方法などを妊婦と一緒に考えていく．

仕事を持っている場合や乳幼児を育児中の場合，妊婦は安静にすることが難しい．妊婦の生活状況を聞き，一緒に考えることが望ましい．

準備用品
妊娠中期は分娩や新生児用品などを準備するのに最適な時期である．必要物品を説明し，準備していくことを勧める．

バースプラン
記入状況を確認し，未記入の場合は書き方がわからないのか，妊娠・分娩に対してイメージが持ちにくいのか判断する．

書き方がわからなければ，一緒に書くのもよい．

妊娠・分娩に対してイメージが持ちにくいようであれば，分娩のDVDの視聴や出産準備教室への参加を勧め，入院中の様子などを説明して，イメージが持てるように努める．

バースプランが少しでも記入されていたら，記載内容に対して，質問しながら会話を進める．

❻ 妊娠後期の指導
入院の時期は，妊婦が最も気になるところである．

受診方法
陣痛発来の場合は，発作が10分おきになったときが一般的である．

破水時はすぐに連絡し，入院する準備をして病院へ向かうよう説明する．

出血時は量によって助産師や医師と相談して入院する場合が多い．

その他，入眠時以外で胎動が感じられないときにも来院し，入院の必要性を判断する場合がある．

分娩所要時間は初産婦で約12〜16時間，経産婦で約6〜8時間程度かかるため，陣痛発来し入院しても，すぐには分娩にならないことを

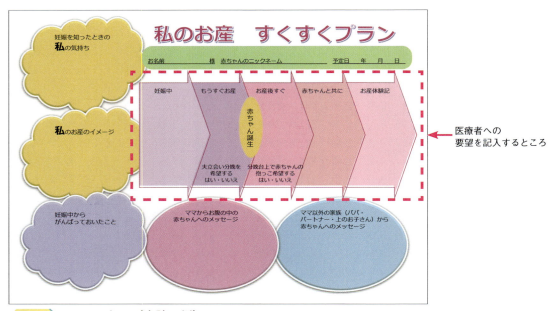

図2-1　バースプラン（当院の例）
まず，妊婦にとって理想とする分娩，育児について記入してもらう．それに対して家族・医療者に協力してほしいことを要望として伝えられるように提出してもらう．

説明する.

例えば「10時に陣痛が来たら，順調にいって何時に分娩になるでしょう？」と妊婦に質問するなどすれば，入院してもすぐに分娩にならないイメージが付きやすい．これによって，入院してもすぐに分娩にならない焦り感から，産婦を守ることになる．

入院準備

入院の際には家族のサポートは欠かせない．病院の連絡先などは，家族にも携帯電話で登録しておくよう説明する．

入院時にタクシーを利用する予定の場合，妊娠分娩サポートサービスのあるタクシー会社を紹介する．妊娠分娩サポートのあるタクシー会社に登録すると，毎回の妊婦健診はもちろん分娩入院時にも，簡単な説明だけで目的の病院まで乗車することができる．緊急時にはタクシー運転手から病院に連絡があるなど，便利な点もある．

乳房ケア

妊娠37週までは乳頭部分の清潔を保つだけでよい．

妊娠37週以降は乳頭部分の清潔の他に，マッサージ方法を説明する（図2-2）．それによって腹部緊満感が出現する場合があるが，妊娠満期になっているため心配はいらない旨説明する．

妊婦から，「どれくらいの時間マッサージするといいですか」という質問があった場合には，「乳頭が丸くなり，乳輪とともにやわらかくなる程度」とアドバイスをする．

体調管理

分娩時は怒責をかけたりするため，体力が必要である．妊娠37週までは早産予防のために安静を指示される妊婦もいるが，妊娠37週以降は積極的に体を動かし，体力づくりを勧める．散歩やストレッチなどを励行する．

2 集団指導（出産準備教室）

❶ 目的

妊婦とそのパートナーが妊娠・出産について知識を持ち，心身の準備ができるように支援する．

パートナーが妊婦への理解を深める機会とする．

❷ 出産準備教室の運営

表2-3は出産準備教室の例である．

❸ 事前準備

必要物品
- マイク．
- DVDプレイヤー．
- DVDプロジェクター．

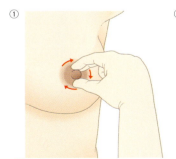
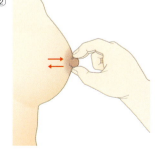

図2-2　妊娠中の乳頭ケア
①親指，示指，中指の指腹を用いる．乳頭から乳輪全体をつまみ，横方向にもみつつ指の腹を乳頭の先端に進めていく．②①と同じように乳頭から乳輪全体をつまみ，縦方向にもみつつ乳頭の先端に指を進めていく．③乳頭が丸い形状となり，乳頭・乳輪がやわらかくなる程度実施するとよい．

表2-3　出産準備教室の例

参加者	妊娠30週以降の初産婦とそのパートナー，妊婦一人での参加
参加人数	妊婦20人
開催日	毎月1回土曜日（午前・午後各100分）午前・午後いずれかに参加
予約方法	完全予約制　外来での保健指導時に予約する
講師	分娩部助産師2名　内1名はアドバンス助産師

表2-4　タイムスケジュールの例

項目	所要時間	内容	備考
①参加者の確認 ②DVD上映 　妊娠中の過ごし方 ③入院時必要物品の 　展示		①参加者の母子健康手帳に参加証明のスタンプを押す ②ネームプレートに参加者の氏名・予定日を記入 ③妊娠中の過ごし方のDVDを出産準備教室開始まで上映 ④入院が初めての人が多いため，入院時に必要な荷物を 　展示し，確認する機会とする	開始までの待合 時間
オリエンテーション 自己紹介	10分	①トイレの場所，気分不快時の対応について等の説明 ②出産準備教室の流れについて説明 ③講師と参加者の自己紹介	
DVD上映 分娩の経過	15分	実際の分娩の映像の視聴と解説	気分不快等の訴 えに注意
助産師からの話	15分	陣痛室や分娩室での過ごし方について説明	
休息 　①質問タイム 　②妊婦体験 　③抱っこ体験 　④会場づくり	20分	①個別の相談を受ける ②希望者に妊婦体験キットを使い，パートナーが妊婦体 　験を行い，感想を聞く ③新生児人形を妊婦とパートナーで抱っこする ④次の補助動作の練習に向けて会場づくりをする	妊婦体験キット は約7kgあるた め，着用時担当 者が介助する
補助動作の練習	20分	①ヨガマットにペアで座る ②陣痛時の腰部マッサージ方法などを演習する	
院内見学	20分	入院時の手続き場所，陣痛室，分娩室，褥室，新生児室， NICU/GCUを説明しながら案内する	

- 母体と胎児位置断面図.
- ヨガマット.
- 赤ちゃん人形.
- クッション.
- バスタオル.
- 会場案内板.
- ネームプレート.
- 文房具.
- 妊婦体験キットなど.

タイムスケジュール

午前中のタイムスケジュールを例として表2-4に示す.

出産準備教室開始までの待合時間や休息時間に，妊娠中の過ごし方のビデオなどを流し，リラックスして参加できるようにする．例を図2-3に示す.

❹ 運営の実際

担当者の役割

情報提供だけでなく，参加者の交流ができるように配慮する．最近では妊婦やパートナーの参加型出産準備教室が推奨されている.

現在の出産準備教室が講義形式であっても，質問を取り入れたり，参加者同士で話し合う時間を設けたりすることで，妊婦とパートナーからの意見や気持ちが発信できる工夫をすることが大切である.

開催の日程

最近では仕事をしながら妊娠・出産をする女性が増えている．今後も世間の情勢から，その傾向に変わりはないだろう．土曜日の開催は，パートナーが参加しやすいだけでなく，仕事をもつ妊婦にとっても仕事の調整がつき，参加しやすい.

参加者への配慮

パートナーがいなくても出産を望む人や入籍せずに出産する人など，家族の形態は多様化している.

人によっては仕事が忙しく，出産準備教室にパートナーと参加できないこともある．また心の病気等で，他の人とのかかわりを持つことがストレスになる人もいる．その人たちが遠慮し，出産準備教室に参加しにくい雰囲気を出さないように運営する.

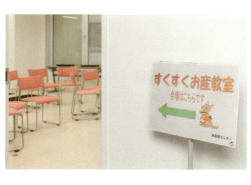
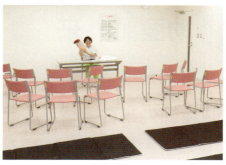

会場の様子

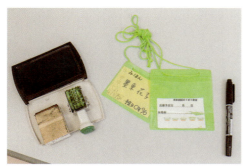

参加証明のスタンプとネームプレート

図2-3 会場づくり
補助動作の練習はヨガマットを使用．出産準備教室に参加したら，母子健康手帳へスタンプを押す．

誰でも平等に参加でき，参加中も寂しい思いをしないように配慮する．

パートナーへの配慮

パートナーは妊婦に誘われて消極的に参加している態度を示すことがある．一般的にパートナーである男性は視聴覚教材によった情報提供に興味を示すため，DVD上映などは有用である．しかし，DVD上映だけでは，イメージが持ちにくい．

実際の陣痛発来や破水時の様子について，パートナーの理解度を確認しながら話し，ときどき質問を交える．

妊婦は外来指導でも入院の時期などの説明を受けているが，パートナーは出産準備教室で初めて知る人も少なくない．説明はパートナーにも十分理解できるように言葉を選び説明する．

妊婦体験キットでは足元が見えない実感や動作がしにくい感想を持ち，場が和む（図2-4）．

当初，仏頂面だったパートナーも妊婦体験の姿を写真に撮られたりすると，笑顔になる．このように，少しずつでも笑顔が増える教室の運営を心がける．

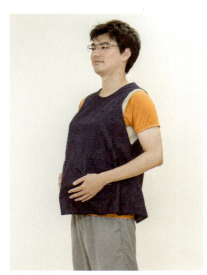

図2-4 妊婦体験キット

引用・参考文献

1
1) 日本助産師会：助産所開業マニュアル 2013年度版，日本助産師会出版，2013

2
1) 鈴木俊治ほか編著：決定版！場面別　超早わかり助産ケア技術，メディカ出版，2015
2) 馬目裕子ほか：出産準備教室をはじめよう．ペリネイタルケア 2005年夏季増刊：182-188，2005

3 助産師外来

1 助産師外来の実際

　助産師外来とは，保健師助産師看護師法で定められている助産師の業務に則って，分娩を目的に外来受診する母子に対して，助産師の主体的なケアを提供できるシステムである．

❶ 目的

　リスクの低い（ローリスク）妊娠に対し，助産師が深く関与し，保健指導を中心とした妊婦健診を提供することによって，妊婦とその家族の妊娠分娩産褥期への満足を高める．

❷ 必要物品（図3-1）

- 超音波検査装置．
- プローブ用ゼリー．
- メジャー．
- 血圧計．
- 体重計．
- 処置用シーツ．
- 手袋．
- ディスポタオル．
- 助産師外来医師報告用紙．
- CDプレイヤーとリラックスできるCD．

❸ 準備

①妊婦に助産師と医師から事前に助産師外来について説明を行い，妊婦が同意していることを確認する．
②妊婦に事前に助産師外来の予約を取るよう説明する．
③助産師は前回の妊婦健診記録を確認する．

❹ 妊婦健診：妊娠経過の評価

　助産師外来における妊婦健診では，妊婦が正

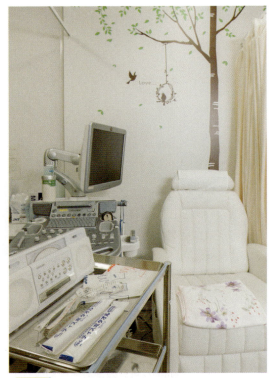

図3-1　助産師外来室と必要物品

常な経過であるかを確認していく．医師に相談すべき母体の状況があった場合，速やかに相談することを心がける．

①子宮底長の計測を行い，正常範囲で経過しているか確認する．腹囲は前回の計測結果と比較し，大きな増減の変化がないかをみる(p.79参照)．
②ドップラーまたは超音波検査装置によって，胎児心音を確認し110～160bpmの範囲か確認する．
③超音波検査装置では，胎児の推定体重・胎位・胎向・羊水量を確認し，正常範囲であるか評価する(図3-2)．
④妊婦とその家族が超音波画像で胎児をみることは，妊娠中に胎児との関係性を作り上げるのに有効であるとされるため，その時間を設ける．

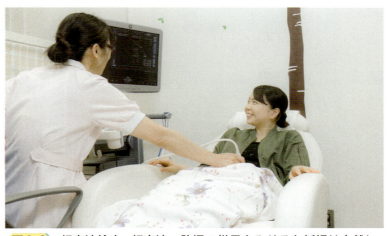

図3-2 超音波検査：超音波で胎児の様子をみせると妊婦は自然に笑顔になる

⑤切迫早産妊婦の早期発見のため，頻回の子宮収縮の有無として，1時間あたり4回以上の収縮異常の自覚がないか，問診と触診によって観察する．

⑥妊娠30週以降は代表的疾患群（糖尿病ケトアシドーシス，常位胎盤早期剝離，HELLP症候群等）による症状である，喉の渇き，全身倦怠感，食欲不振，悪心・嘔吐の有無，前回健診時からの体重減少を確認する．

⑦妊娠高血圧症候群の発見のため，収縮期血圧≧140mmHgあるいは拡張期血圧≧90mmHg，1週間あたりの体重増加≦0.8kg，妊娠たんぱく尿≧1＋，浮腫を確認する．

⑧分娩開始時期の評価目的に，内診による子宮口開大を確認する．レオポルド触診法によって（p.78参照），胎位・胎向・胎勢・胎児下降部の位置・胎児の骨盤内陥入の程度を把握する．妊娠37週以降は，子宮収縮を評価し，胎児心拍数により胎児に切迫する危険な徴候をいち早く発見する．

❺ 保健指導と計測結果の説明

保健指導

保健指導は毎回実施し，問診・計測・外診・内診等の結果をふまえて行う．

助産師側から一方的な情報提供をするのではなく，妊婦と話し合いながら行う．

たとえば，体重のコントロールは，目標の体重値を妊婦と話し合い設定する．その中で，実施可能な方法を妊婦自身に挙げてもらうと，体重コントロールが成功しやすい．

計測結果の説明

外計測の子宮底や腹囲の大きさは，前回と比較し大きくなっていることを伝えると，妊婦は胎児の成長を感じられる．

超音波検査で得られた胎児の推定体重は，妊婦がわかりやすい大きさに置きかえる．500gくらいの推定体重であれば，ペットボトル入りの飲料水やマヨネーズなどに相当する．

妊婦はこれから迎える分娩や育児に伴う生活環境の変化から，不安を抱いていることが多い．妊婦の話を傾聴し，共感することによって，助産師と妊婦との信頼関係を構築することが大切である．そのため，妊婦健診中も含めて保健指導中は，笑顔で対応し，明るい場づくりを心がけ，妊婦の満足度が高まるように配慮する．

参考文献

1) 日本看護協会監：新版 助産師業務要覧[1基礎編]，第2版［福井トシ子編］，日本看護協会出版会，2012
2) 日本助産師会：助産業務ガイドライン2014
http://www.midwife.or.jp/pdf/guideline/guideline.pdfより2017年1月28日検索
3) 日本産科婦人科学会ほか：産婦人科診療ガイドライン―産科編2017，日本産科婦人科学会，2017
4) 三澤寿美ほか：発達課題に関する研究（第2報）―妊娠期にあるはじめて子どもをもつ女性の気持ちに影響を及ぼす要因―．山形保健医療研究 7：9-21，2004
http://ci.nii.ac.jp/els/110001147356.pdf?id=ART0001365865より2017年11月1日検索

第5章 妊娠の異常

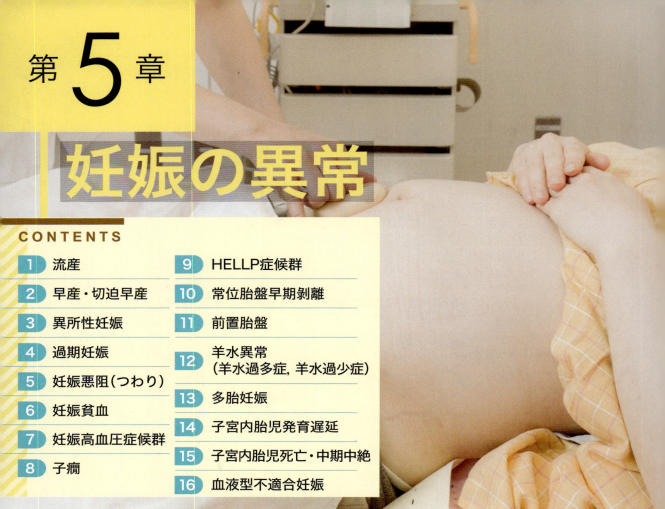

CONTENTS
1. 流産
2. 早産・切迫早産
3. 異所性妊娠
4. 過期妊娠
5. 妊娠悪阻（つわり）
6. 妊娠貧血
7. 妊娠高血圧症候群
8. 子癇
9. HELLP症候群
10. 常位胎盤早期剥離
11. 前置胎盤
12. 羊水異常（羊水過多症，羊水過少症）
13. 多胎妊娠
14. 子宮内胎児発育遅延
15. 子宮内胎児死亡・中期中絶
16. 血液型不適合妊娠

1 流産

流産とは，妊娠22週未満の妊娠中絶すべてをいう．自然に妊娠が中断される自然流産と人工的に妊娠が中断される人工流産（人工妊娠中絶）がある．

妊娠12週未満を早期流産，妊娠12週以降を後期流産という．

1 疫学

全妊娠の約8〜15％が結果的に流産になり，ほとんどが，妊娠12週未満の早期流産で，後期流産は全流産の6〜9％程度である[1]．母体年齢が35歳以上から流産率が上昇し，40歳以上ではさらに高くなる．

2 原因

早期流産の約50〜70％は，受精卵の染色体異常が原因のことが多く（胎児側因子），動物としての自然淘汰ととらえることもあり，避けることが難しい場合が多い．

後期流産は，感染，頸管無力症，自己免疫疾患（抗リン脂質交抗体），絨毛膜羊膜炎，子宮奇形などの原因があるが（主に母体側因子），原因

表 1-1 流産の臨床的分類

1	稽留流産	胎芽または，胎児が子宮内で死亡しているが，出血，腹痛などの症状がない状態
2	進行流産	下腹痛があり，出血している．子宮頸管が開大して，子宮内容物の排出が開始している状態
3	化学的流産	妊娠検査薬では，陽性反応があるが，超音波断層法で妊娠が確認される前に流産した状態
4	習慣性流産	3回以上の連続した自然流産を繰り返す場合
5	感染流産	性器感染に伴った流産．子宮内感染に関連している場合
6	敗血症流産	感染流産を放置し敗血症へと進行した場合
7	遷延流産	胎芽あるいは，胎児が死亡し，出血などの症状があったが長期間，子宮内に停留している場合

表 1-2 流産の子宮内容の状態にみる分類

| 1 | 完全流産 | 流産の際に子宮内容物が，完全に排出された状態．下腹痛，出血は，治まっていく |
| 2 | 不全流産 | 子宮内容物の排出が始まっているが，一部が子宮内に残存している状態．下腹痛，出血は持続している |

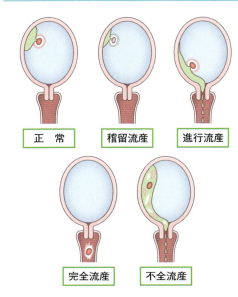

図1-1 流産の分類シェーマ

の検索を実施することが重要である．表1-1, 2のように分類される（シェーマを図1-1に示す）．

3 症状

稽留流産と化学的流産を除き，子宮出血と下腹痛が主訴である．

4 治療

❶ 稽留流産・不全流産

妊娠12週未満の場合は，子宮内容除去術が原則である．患者が希望した場合は，超音波断層法検査で，子宮内容の完全な排出を確認し，妊娠反応の陰性をみることで，経過観察する場合もある．

妊娠12週以降の場合は，流産処置や外科的処置の場合が多い．

❷ 進行流産

不全流産の治療と管理と同様である．

❸ 化学的流産

子宮内容除去術は行わず，妊娠反応の陰性を確認する．

❹ 習慣性流産

流産の処置は経過観察，外科的処置などになるが，その原因検索をしてそれに対する治療が必要である．

❺ 感染流産

敗血症流産や流産後の子宮内膜炎への進展を防ぐため，速やかに子宮内容除去術を行う．

❻ 完全流産

完全流産と診断されればそのまま経過観察し，異所性妊娠などに注意し，妊娠反応の陰性を確認する．

5 ケアの注意点

❶ 早期流産

- 早期流産は，回避することは不可能と考えられている．安静治療についても有効性は確認できていない．
- 胎児側の原因が多いが，妊婦は，「自分の不注意だった」と自分を責めてしまうことが多いため，心情に寄り添っていくことが大切である．
- 妊婦が入院する場合は，まわりに妊婦や新生児のいる褥婦と同室にならない配慮が必要である．

❷ 後期流産

- 後期流産は，頸管無力症，自己免疫疾患（抗リン脂質交抗体）など妊婦が原因のことがあるが，原因の検索を実施することが重要である．

6 切迫流産

❶ 診断

妊娠22週未満で胎芽（妊娠8週未満で胎児になる前の状態）または，胎児とその付属物がまったく排出されておらず，子宮収縮，性器出血，子宮口の開大，頸管長の短縮，胎胞の腟内脱出のいずれかを認めた場合，小量でも性器出血がある場合に，子宮口の開大や下腹痛の有無にかかわらず，切迫流産と診断される．

妊娠の継続が期待される場合，流産にいたる場合，その他の性器出血をきたす場合が含まれる．

❷ 治療

妊娠12週未満では切迫流産に対する効果的な薬剤はないので，症状が軽度であれば経過観察を行う．胎児の心拍が確認できれば予後は良好である．絨毛膜下血腫を伴う切迫流産においては，安静が有効である可能性が指摘されている[2]．

❸ ケア

- 妊婦は，流産するのか，正常妊娠に移行できるのか，不安や戸惑いを感じているためその都度，訴えを傾聴しながら説明を行う．
- 可能なかぎりリラックスできる環境を提供し，妊婦や夫・家族の不安を傾聴する．
- 安静にしていくことが望ましい．症状によりシャワーや入浴をしないほうがよい場合もあるため，説明する．安静にしていても症状が進行する場合もある旨を説明する．
- アルコールや，タバコ，コーヒー，香辛料や刺激物の過剰摂取は控える．
- 定期健診を受け，出血や下腹痛などがあったら，かかりつけの産科に連絡するように連絡方法を説明する．

引用・参考文献

1) 井坂恵一：腹腔鏡下子宮外妊娠手術．医学のあゆみ179(9)：671-673，1996
2) 周産期医学編集委員会：周産期医学必修知識 第7版．周産期医学41増刊：215-217，2011
3) 日本産科婦人科学会編：産婦人科用語集・用語解説集，改訂第3版，日本産科婦人科学会，2013
4) 日本産科婦人科学会ほか：産婦人科診療ガイドライン−産科編2014，日本産科婦人科学会，2014
5) 砥石和子編：ハイリスク妊娠のマタニティケアプラン．ペリネイタルケア2014年夏季増刊，2014
6) 中田雅彦編著：イラストでハイリスク妊娠がわかる本．ペリネイタルケア2015年新春増刊，2015

2 早産・切迫早産

妊娠22週0日〜36週6日の分娩を早産という．

切迫早産とは，早産の時期（妊娠22週0日〜36週6日）に子宮収縮が規則的に頻回（10分に1回以上）に起こり，子宮収縮，子宮口の開大，子宮頸管の短縮などのビショップスコアが進行し，早産の可能性が考えられる状態のことをいう．

1 原因

早産の危険因子を表2-1に示す．早産の既往，円錐切除例で早産率が高く，喫煙，低栄養，長時間労働，重労働も早産と関係している．

2 疫学

切迫早産は，2014年の厚生労働省人口動態調査では全妊娠の5.7%といわれている．

表2-1 早産の危険因子

社会的因子	人種，若年，高齢妊娠，社会的・経済的に低い立場，低教育
現病歴	細菌性腟症，頸管短縮，多胎，前期破水，頸管無力症，妊娠初期の出血，短い妊娠間隔，前置胎盤，常位胎盤早期剥離，貧血，羊水過多，抗リン脂質抗体症候群
既往歴	円錐切除，後期流産，死産，早産の既往，習慣性流産，複数回の中絶，子宮頸部子宮奇形，糖尿病，高血圧
生活・環境因子	喫煙，低栄養，低身長，貧困，薬物の濫用，家庭内暴力
精神的因子	うつ病，不安，慢性的な精神ストレス
職業に関する因子	長時間勤務，休息がとれない状態
その他	歯周病

（加藤大樹：早産・切迫早産．ハイリスク妊娠のマタニティケアプラン[砥石和子編]．ペリネイタルケア2014年夏季増刊：62，2014を改変）
（橋本一昌：早産・PORM．産科合併症[村田雄二編]．p58-85，メディカ出版，2006）

3 症状

切迫早産に特徴的な症状はなく，正常妊娠でもみられる以下の症状である．
- 子宮収縮の自覚，月経痛のような下腹部痛，背部痛，腟分泌物の増加，恥骨部痛，血性帯下，性器出血．

4 検査・診断

❶ 内診，腟鏡診
- 子宮口の開大，頸管長短絡（図2-1）．
- 破水の有無，子宮出血の有無．
- 出血，帯下の性状観察．

❷ NST（ノンストレステスト）
子宮収縮を外側計で測定し，胎内感染では胎児頻脈が認められる．

❸ 腟培養検査
妊婦の約35%に細菌性腟症がある[1]．腟培養検査で感染の有無の判定，菌の同定を行う．

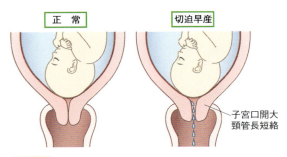

図2-1 早産の子宮口の状態

❹ 経腟超音波所見

子宮頸管長の測定，頸管腺の有無，ファンネリングの状態(funneling：内子宮口の開大と胎胞の侵入型)を得る．

妊娠35週以前で頸管長25mm以下では早産のリスクは高い．

ファンネリングは，U字型に侵入した場合がV字型侵入より早産率があがる．

❺ その他の早産指標

羊水中の顆粒球エステラーゼ：頸管粘液中に顆粒球エステラーゼが1.6μg/mL以上であれば，早産のリスクがあると考えられる．

癌胎児性フィブロネクチン：腟分泌液中から採取し，卵膜の炎症をみる．妊娠22週目以降で陽性であれば，早産のリスクが考えられる．

WBC，CRP：WBCおよびCRP値の上昇の所見は，早産のリスクが考えられる．

❻ 診断

切迫早産と診断された場合，入院の必要性の有無をトコライシス・インデックス(Tocolysis index)を用いて行う(表2-2)．

5 治療

❶ 早産の予防的治療

細菌性腟炎の予防には妊娠20週までに抗菌薬を投与すると，早産の危険性が減少する．また，子宮収縮を抑制するプロゲステロンの投与を行う．早産既往妊婦に対しては子宮頸管縫縮術を行うことがある．

❷ 早産の発症後の治療

子宮収縮抑制薬として，リトドリン塩酸塩やマグネシウム硫酸塩を投与する．また抗菌薬の投与や抗炎症作用のあるウリナスチン腟洗浄・腟錠の投与を行う．また，妊娠34週までに妊婦で早産のリスクが高い場合は，副腎皮質ステロイドの投与も考慮される．

6 ケアの注意点

❶ 安静

外来

- 妊婦の生活背景を考慮して，具体的なアドバイスを実施する．
- 経産婦の場合は，抱っこなど腹圧をかける行動につながることを説明する．

入院

- 安静入院時のスケジュール(例)を示す(図2-2)．
- 医師の指示により安静度を設定する．
- 起き上がりの動作は，腹圧がかかる動作の軽減を図るために，ベッドコントローラーを使用する．

❷ 清潔

- 安静度に応じた清潔の保持に努める．
- 入院後はシャワーや入浴の制限や，行動の制限からストレスを抱えることが多い．部分浴や洗髪の介助を行う．
- 外陰部の清潔の保持に努める．

❸ 面会

- 面会については，家族が面会できるように病室などに配慮する．

表2-2 早産指数(Tocolysis index)

	0	1	2	3	4
子宮収縮	無	不規則	規則的		
破水	無	−	高位	−	低位
出血	無	点状	出血		
子宮口開大	無	1cm	2cm	3cm	≧4cm

2点までは自宅療養，3点以上は入院対象，5点以上は早産に至る可能性が高い．

(Baumgarten, 1973)

<1日のスケジュール>

時間	内容
6:00	起床　赤ちゃんの心音を聞きます ＊必要時NSTを行います
7:30	朝食
8:30	NSTを行います ＊回診後に体を拭きます 状態に応じてシャワーができます
12:00	昼食
13:30	検温　赤ちゃんの心音を聞きます ＊必要時NSTを行います
17:00	赤ちゃんの心音を聞きます
18:00	夕食
20:00	NSTを行います
22:00	消灯

<安静度>
☆安静度は状態により変化します

食事	ベッドで寝たままで食事をします	ベッド上で座って食事ができます		
排泄	尿道留置カテーテルを挿入し，排便はベッド上で便器を使用します	尿道留置カテーテルを挿入し，排便は車椅子でトイレを使用します	ベッドの横でポータブル便器を使用します	歩いてトイレを使用できます
洗面	ベッドで寝たまま行います	ベッド上で座って行えます		洗面所で行えます
清潔	タオルで体を拭きます			シャワーができます

＊洗髪(　　　　　)曜日　＊足浴(　　　　　　)曜日
＊シーツ交換(　　　　　)曜日

図2-2 スケジュール・安静の例

略語
◆NST
ノンストレステスト：
non-stress test

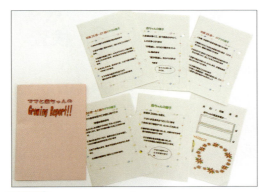

図2-3 Growingレビュー
妊娠各期の胎児の成長を妊婦と助産師と一緒に共有する小冊子．

❹ 観察

- 出血の有無，量・性状・排出物．
- 破水の有無，量・性状・混濁・臭気．
- 下腹部痛・子宮収縮の強さおよび頻度．
- 児心音の聴取．
- 胎児心拍モニタリング．
- 排便状況．
- 検査所見：膣培養・エラスターゼ結果，血液データ，エコー所見，内診所見．

❺ 輸液

- 輸液実施時の管理．

❻ 精神的援助

- 早産児を出産してしまうかもしれないという心配・不安を生じる．緊急時の説明などに対して心理的にも追い込まれてしまう場合があるため，ゆったりとした雰囲気で傾聴する姿勢が大切である．
- 妊婦の意向に沿いながら，分娩に対する心の準備や，予期ガイダンスとして，病院のシステムなどの情報提供も行っていく．
- 1日1日の妊娠継続を確認し，パンフレットやGrowingレビューなどを活用して(図2-3)，精神的な支援を行う．

引用・参考文献
1) 周産期医学編集委員会編：周産期医学必修知識 第7版．周産期医学41増刊，221-223，2011
2) 医療情報科学研究所編：病気がみえる vol.10 産科，第3版．メディックメディア，2013
3) 日本産科婦人科学会編：産婦人科用語集・用語解説集，改訂第3版．日本産科婦人科学会，2013
4) 日本産科婦人科学会ほか：産婦人科診療ガイドライン—産科編2014．日本産科婦人科学会，2014
5) 加藤大樹：早産・切迫早産．ハイリスク妊娠のマタニティケアプラン[砥石和子編]．ペリネイタルケア2014年夏季増刊：62，2014

3 異所性妊娠

　異所性妊娠とは，受精卵が子宮体部内膜以外に着床するものをいう．異所性妊娠には，卵管妊娠，卵巣妊娠，頸管妊娠，腹膜妊娠がある（図3-1）．全妊娠の１％から２％程度の頻度に発症する．

　正常の受精は，卵管膨大部で行われる．

1 原因

　卵管，受精卵の輸送，子宮の異常で生じる．
　主な危険因子に，以下がある
①卵管形成術の既往，卵管結紮術後．
②異所性妊娠の既往．
③生殖補助医療（人工授精や体外受精，胚移植など）．
④子宮内避妊器具（IUD）の使用．
⑤骨盤内炎症性疾患の既往（クラミジア，淋病など）．
⑥高齢妊娠．
⑦喫煙など．

2 症状

- 無月経．
- 少量の性器出血．
- 急性腹症（下腹痛）．

3 検査

❶ 妊娠反応検査

　尿中hCG測定にて1,000IU/L以上となり妊娠確定した時点で子宮内に胎嚢がない．
　低値であっても否定できない場合や正常妊娠であっても2,000IU/L以上を超えて胎嚢が確認できない場合もある．

❷ 超音波検査

　妊娠5～6週以降に子宮腔内に胎嚢を確認できない．
　胎嚢が子宮体部内膜以外の領域に認められる（図3-2）．

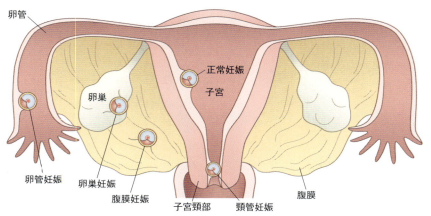

図3-1 正常妊娠と異所性妊娠

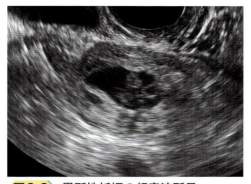

図3-2 異所性妊娠の超音波所見
卵黄嚢や胎芽まで見える胎嚢であるが，白の縁取りはやや淡く，周囲は子宮筋層でない．

❸ ダグラス窩穿刺

ダグラス窩に貯留した血液は，暗赤色流動性を示す．

4 治療

全身状態，着床部位，次回妊娠での挙児希望の有無から総合的に慎重に判定する．

手術療法として，卵管線状切開術，卵管結紮術，単純子宮全摘術などを行う．

薬物療法として，メトトレキサート（MTX）の全身または局所投与を行う．

待機療法では，全身状態が安定し，hCG値が減少傾向となる．

抗ショック療法は，卵管破裂による急性腹症を呈する場合に行われる．

5 ケアの注意点

- 保存療法を行った場合には，β-hCGが非妊時のレベルまでもどることを確認するため退院後，定期的なチェックが必要であることを説明する．
- 妊娠が終了した落胆や不安な気持ちに寄り添って傾聴する．
- 次回妊娠に対する不安や心配については，傾聴し，状況によってはカウンセリングなどを行う．
- 繰り返すリスクが高いため，妊娠を疑った時点で，早期に医療機関を受診するように説明する．

引用・参考文献

1) 日本産科婦人科学会編：産婦人科用語集・用語解説集，改訂第3版，日本産科婦人科学会，2013
2) 日本産科婦人科学会ほか：産婦人科診療ガイドライン-産科編2014，日本産科婦人科学会，2014
3) 周産期医学編集委員会編：周産期医学必修知識 第7版，周産期医学41増刊：210，2011
4) 中田雅彦編著：イラストでハイリスク妊娠がわかる本，ペリネイタルケア 2015年新春増刊，2015

📖 略語

◆**IUD**
子宮内避妊器具：intrauterine device

◆**hCG**
ヒト絨毛性ゴナドトロピン：human chorionic gonadotropin

◆**MTX**
メトトレキサート：methotrexate

第5章 妊娠の異常

4 過期妊娠

過期妊娠とは，妊娠42週を過ぎても陣痛発来せず，分娩に至らないことをいう．

1 原因

原因は，はっきりわかっていない．初産婦であること，前回妊娠時，過期産だったことなどが関係しているといわれているが，不規則な月経や排卵遅延など個々の要因による影響が強く，予測は困難である．

2 診断・治療

超音波所見を図4-1に示す．妊娠初期の胎児計測値などから，妊娠週数が正しいことを再確認する．

胎児期評価により，妊娠継続が可能な場合は，妊娠41週以降の時点で胎児well-being（胎児の状態が良好であること）を1〜2回/週程度評価する（表4-1）．

妊娠継続が困難な場合は，陣痛誘発を行う．

妊娠42週以降では，分娩誘発を考慮するとガイドラインにある．子宮頸管熟化がよい場合は，妊娠41週以降に分娩誘発を行うことをすすめる報告が多い．

頸管熟化が思わしくない場合は，子宮頸管の拡張のために子宮頸管拡張器（ラミナリア）や子宮膣内に挿入・留置するゴム嚢（メトロイリンテル）など物理的な方法を用いることもある（図4-2, 3）．

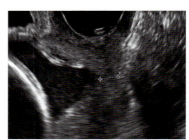

図4-1 子宮頸管長測定の超音波所見
内子宮口が開大し，子宮頸管が短縮している．上図の測定では6mm．

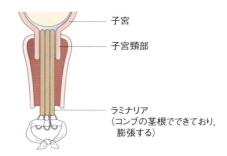

図4-2 ラミナリア

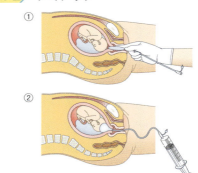

図4-3 メトロイリンテル

表4-1 過期妊娠での胎児評価法

胎児機能不全・胎盤機能不全の評価	・胎児心拍図（CTG/NST） ・OCT（オキシトシンチャレンジテスト），CST ・BPP・BPS ・modified BPS（NST＋AFI） ・臍帯血流波形分析（効果は限定的） ・胎児推定体重推移評価（効果は限定的）など
羊水過少の評価	・AFI（羊水指数） ・羊水ポケット ・modified BPS（NST＋AFI）
羊水混濁の評価	・強度混濁がある場合には胎児心拍数図を連続モニター

(松原茂樹，過期妊娠，周産期医学必修知識第7版[周産期医学編集委員会編]，周産期医学Vol.41増刊号：263, 2011を一部改変)

3 経過・リスク

❶ 胎盤の働きへの影響

過期妊娠になると胎盤機能の低下により胎児に影響を及ぼすことがある．

羊水過少では陣痛発作時に一過性の臍帯圧迫が起こり，児の迷走神経を刺激し腸管運動を活発化させることで，胎便を排出してしまう．このことから羊水の混濁が起こり，胎児の心拍異常を引き起こすことがある．胎児心拍モニタリングを行い，胎児Well-beingを評価することが重要である．

❷ 巨大児の可能性

過期妊娠で出生した児は，巨大児となることが多いため，分娩の際，胎児の頭が出たあと肩甲骨が引っかかる肩甲難産になる可能性がある．

❸ 新生児蘇生が必要となる可能性

羊水混濁が認められる場合，胎児が胎便を肺に吸い込んで起こる胎便吸引症候群を引き起こさないように口腔から胎便の吸引を行う場合もある．

4 ケアの注意点

- 分娩予定日は，あくまで目安である．予定日超過が決して妊婦の責任でないことを伝えていく．
- 予定日を過ぎたことで，焦りを感じることが多いため傾聴し，満足した分娩になるように寄り添っていく．
- 妊婦の心情を汲んだうえで，過期妊娠の危険性についての理解が得られるよう支援する．
- 誘発分娩となった場合の必要性についての理解を得られるよう支援する．
- 妊娠38週時点でビショップスコア（妊婦の内診所見を点数化したもの．p.192参照）が4点以下の場合は，過期産になるリスクが高いという報告もある．子宮頸管熟化のために妊婦への保健指導として，散歩やスクワット，乳頭マッサージ，陣痛を早める効果があるといわれる三陰交のつぼ押し（図4-4）などを勧める．

引用・参考文献

1) 医療情報科学研究所編：病気がみえる vol.10 産科，第3版，メディックメディア，2013
2) 日本産科婦人科学会編：産科婦人科用語集・用語解説集，改訂第3版，日本産科婦人科学会，2013
3) 日本産科婦人科学会ほか：産婦人科診療ガイドラインー産科編2014，日本産科婦人科学会，2014
4) 松原茂樹：過期妊娠．周産期医学必修知識第7版［周産期医学編集委員会編］，周産期医学Vol.41増刊号：263，2011
5) CRL研究会：子宮頸管熟化と分娩経過に関する調査結果，1977

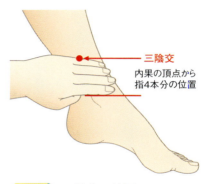

図4-4　三陰交の位置
少しへこむようにふれ，押すと痛みを感じる

📖 略語

◆CTG
胎児心拍数陣痛計：cardiotocogram

◆NST
ノンストレステスト：non-stress test

◆OCT
オキシトシンチャレンジテスト：oxytocin challenge test

◆CST
コントラクションストレステスト：contraction stress test

◆BPP
バイオフィジカル・プロファイル：biophysical profile

◆BPS
バイオフィジカル・プロファイル・スコアリング：biophysical profile scoring
モディファイド・バイオフィジカル・プロファイル・スコアリング　modified biophysical profile scoring

◆AFI
羊水指数：amniotic fluid index

5 妊娠悪阻（つわり）

妊娠4〜6週ころに出現する悪心・嘔吐などの消化器系の症状を主とした症候をつわりという.

妊娠悪阻とはつわりが重症型化したものである. 症状は妊娠8〜12週ころを頂点に, 妊娠16週ころに自然に消失することが多い.

全妊娠の0.5〜0.8%前後に発症する[1].

表5-1 妊娠悪阻と鑑別すべき疾患

消化器系疾患	胃食道逆流症, 急性胃粘膜病変, 胃がん, 膵炎など
内分泌代謝系疾患	甲状腺機能亢進症, 糖尿病性ケトアシドーシスなど
中枢神経系疾患	脳腫瘍, くも膜下出血, 髄膜炎など
その他	メニエール病, 食中毒など

(牧志 綾：妊娠悪阻. イラストでハイリスク妊娠がわかる本[中田雅彦編]. ペリネイタルケア2015年新春増刊：13, 2015を改変)

1 原因

妊娠悪阻の原因は明らかではない. 内分泌的要因や心理的・社会的要因が考えられている.

内分泌的要因として, ヒト絨毛性ゴナドトロピン(hCG)増加に伴う一過性甲状腺ホルモン分泌亢進, エストロゲン分泌やプロゲステロン亢進が第4脳室底にある嘔吐中枢を刺激することによる悪心・嘔吐, 消化管蠕動運動低下にも関与していると考えられている.

心理的・社会的要因として妊娠や分娩に対する恐怖や家庭の問題などのストレスで発症・増悪しやすいといわれている.

2 診断

妊娠悪阻と鑑別すべき疾患を**表5-1**に示す.
- 食事や水分の経口摂取が不可能で, 連日の嘔吐や5%以上の体重減少がみられる.
- 尿中ケトン体陽性(2+以上)：飢餓状態では, 糖の代わりにエネルギー源としての分解が進み, 血中にケトン体が増加し(ケトーシス), 通常は, 尿中に検出されないケトン体が陽性になる.
- 脱水：ヘマトクリット値の高値.

- 栄養代謝障害：電解質異常の有無, 肝機能, 腎機能障害の有無.
- 重度になれば脳障害をきたす.

3 合併症

主な合併症としては以下のものがある.

❶ ウェルニッケ脳症

食物の摂取不良に起因するビタミンB_1欠乏で発症する.

意識障害(せん妄), 眼球運動障害(眼振), 小脳失調(失調性歩行)の3主徴が特徴である.

❷ 出血傾向

母体のビタミンK摂取不良が胎児の頭蓋内出血に関係するとされている[2].

❸ 深部静脈血栓症

エストロゲンによる血液凝固因子の増加, 妊娠悪阻の重症化に伴う水分摂取不良による脱水, 長時間臥床などで, 静脈血栓塞栓症の発症リスクが高くなる.

4 治療(表5-2)

❶ 安静

入院管理し妊婦の心身の安静を図る．パートナーや家族の理解と精神的援助が必要となる．

時期がくれば軽快すること，胎児の発育には影響しないことを説明する．

心理的・社会的ストレス受けている妊婦には，カウンセリングの必要もある．

❷ 水分補給・カロリー補給

空腹や満腹はともに悪心・嘔吐を増悪させるため，少量で頻回の食事摂取(5〜6回/日)と水分摂取を促す．できればビタミンB_1を多く含む食品を摂取するように促す．

❸ 輸液療法

エネルギーと電解質を補うためブドウ糖液と乳酸加リンゲル液(2,000〜3,000mL/日)を補液する．深部静脈血栓症の予防にもなる．

ウェルニッケ脳症を予防するためビタミンB_1を投与する(100mg/日以上)．

悪心・嘔吐の緩和にビタミンB_6を投与する．

表5-2 妊娠悪阻の治療

1. 少量頻回の食事摂取と水分補給を促す．(A)
2. 脱水に対して充分に輸液する．(A)
3. ウェルニッケ脳症を予防するために，輸液にはビタミンB_1(Thiamine)を添加する．(A)
4. 悪心の緩和には，ビタミンB_6(Pyridoxine)を投与する．(C)
5. 悪心嘔吐のために妊婦の日常生活が著しく制限される場合，あるいは1〜4の治療によっても症状が改善されない場合には，有効性と安全性を勘案して制吐薬を選択し使用する．(C)
6. 深部静脈血栓の発症に注意する．(C)

A：(実施すること等が)強く勧められる　B：(実施すること等が)勧められる　C：(実施すること等が)考慮される(考慮の対象となるが，必ずしも実施が勧められているわけではない)
(日本産科婦人科学会，日本産婦人科医会：産婦人科診療ガイドライン−産科編2017, p124, 日本産科婦人科学会，2017)

頻回の嘔吐があればビタミンKを補充する．

ビタミンの特有のにおいで嘔吐反射が誘発される場合があるため注意する．

❹ 薬物療法

胎児の器官形成期に妊娠悪阻の発症時期は一致しているので，安易な使用は控える．ドパミン拮抗薬のメトクロプラミドと抗ヒスタミン薬のジメンヒドリナートが使用できる．

漢方薬の小半夏加茯苓湯(しょうはんげかぶくりょうとう)，半夏厚朴湯(はんげこうぼくとう)，人参湯などが使用されるが服用が難しい．

❺ 妊娠の中断

母体保護の最後の手段として人工妊娠中絶を行う場合もある．

5 ケアの注意点

❶ 安静

- 特に制限はないが，症状が悪化すれば医師と看護スタッフで検討する．

❷ 清潔

- 特に制限はないが，症状が悪化すれば，医師の指示による．
- 希望により，口腔ケアを行う．

❸ 観察

妊娠悪阻各期の観察点を表5-3に示す．

- バイタルサインのチェック．
- 経口摂取量．
- 排尿，排便．
- 体重測定．
- 尿中ケトン体．
- 吐物．
- 日常生活状況．

❹ 輸液の管理

- 内容，量，薬剤を確認する．

表5-3 妊娠悪阻各期の観察

期	特徴	観察
第1期（軽症期，神経期）	慢性的な頑固な悪心・嘔吐	便秘，腹部船状陥没，尿中アセトン・ウロビリンの有無
第2期（重症，中毒期）	嘔吐に加え，代謝異常による中毒症状が出現	頻脈，血中ナトリウム・カリウム・クロール・たんぱくの減少
第3期（重症期，脳症期）	脳神経症状が現れる	神経症状，視力障害，眼華閃発，頭痛，多発神経痛の有無，BUN，尿酸，クレアチニン，ビリルビンの上昇の有無，皮膚の状態（乾燥）

・正しい与薬．

❺ 食事指導

・経口摂取へのスムーズな移行を図る．
・悪心・嘔吐が著しいときは，絶飲食とし，観察する．
・必要に応じて栄養科に依頼し，献立内容を個別対応してもらう．
・食べたい物を少しずつ食べる．
・無理な経口摂取は，悪循環となる．冷たい物やジュース，乾燥食品など食べたいときに食べたいものを摂取するように指導する．
・何か軽いものを食べてから起床する（前夜枕もとに用意しておく）．

❻ 精神的援助

・精神的安定を図る．
・妊娠，分娩，産褥，育児などについて，正しい知識を与え，妊婦の妊娠に対する不安を除去する．
・パートナーをはじめとする家族の協力を求め

ることも大切である．家族が精神論を押しつけている場合もあり，家族への指導も行う．
・時期がくれば症状が軽快することを説明する．

引用・参考文献

1) Cunningham FG, et al: Gstrointestinal Disorders. Williams Obstetrics, 23rd ed, McGraw-Hill Companies, Inc, p.1049-1062, 2010
2) 日本産科婦人科学会編：産婦人科用語集・用語解説集, 改訂第3版, 日本産科婦人科学会, 2013
3) 日本産科婦人科学会ほか：産婦人科診療ガイドライン−産科編 2014, 日本産科婦人科学会, 2014
4) 周産期医学編集委員会編：周産期医学必修知識 第7版, 周産期医学41増刊, 2011
5) 砥石和子編：ハイリスク妊娠のマタニティケアプラン. ペリネイタルケア2014年夏季増刊, 2014
6) 中田雅彦編著：イラストでハイリスク妊娠がわかる本. ペリネイタルケア2015年新春増刊, 2015

📖 **略語**

◆hCG
ヒト絨毛性ゴナドトロピン：
human chorionic gonadotropi

6 妊娠貧血

貧血とは，血液中の赤血球量の減少や赤血球中の血色素（ヘモグロビン）濃度が低下した状態である．妊婦では妊娠前期・中期でヘモグロビン濃度11g/dL以下を貧血とされる（表6-1）．

1 原因

妊娠の有無にかかわらず女性で頻度が高いのは鉄欠乏性貧血である．妊娠中は28～36週に最も貧血が進行する．妊娠後半期には30～40％に貧血がみられるといわれ，そのうち90％が鉄欠乏貧血である．

妊娠中は母体の血液量が平常時と比べて約40％増加する．しかし赤血球は約30％程度であるため，増加した血液量に対して赤血球濃度は低下する．そのうえ胎盤の発育や胎児の成長に鉄分が消費されるため貧血が助長される．軽度貧血は，胎児への影響はほとんどないが，重症貧血(Hb6.0g/dL以下)では，流産，低出生体重児，胎児死亡等の危険性があるといわれている．

2 診断

血液検査は，妊娠中3回（妊娠8週ころ，妊娠24週ころ，妊娠36週ころ）の実施が推奨されている．

妊娠により希釈が始まるため妊娠後期では，Hb10.0g/dL（Ht30%未満）を貧血と考える．

3 症状

症状は，動悸，息切れ，呼吸困難，寒気，冷え，倦怠感，易疲労感，ふらつき，めまいなどがあげられる．

4 治療

最も多い鉄欠乏性貧血や葉酸欠乏性貧血の場合，軽度であれば，食事の改善や薬の補充を行う．

葉酸は，妊娠初期の欠乏が胎児の神経管欠損

表6-1 妊婦血算の標準値

	妊娠初期	妊娠中期	妊娠後期
WBC（/mm^3）	5,540～9,280	6,370～10,310	6,200～10,160
RBC（×10,000/mm^3）	383～453	348～410	354～422
Hb（g/dL）	11.5～13.5	10.7～12.5	10.5～12.3
Ht（%）	34.2～40.0	31.8～37.0	31.7～37.1
MCV（fL）	83.9～93.9	86.0～95.8	83.2～94.6
MCH（pg）	28.1～31.9	28.8～32.4	27.3～31.9
MCHC（%）	32.4～35.0	32.4～35.0	32.0～34.6
血小板（×10,000/μL）	18.0～29.6	19.2～29.8	17.5～30.1

（下平和久：血液検査 血算．産科の臨床検査ディクショナリー［関沢明彦編］．ペリネイタルケア2014年新春増刊：31, 2014）

や口蓋裂と関連しているといわれ，妊娠前からの適切な摂取が重要である．

鉄剤処方の際は，悪心の出現があることや便秘傾向になりやすいこと，便が黒色になることを事前に説明する．

5 ケアの注意点

① 食事バランス

- 偏食，減食，欠食せず，食事は1日3回規則正しい時間に食べるようにする．
- 毎食，主食，主菜，副菜などを組み合わせ，栄養素をバランスよくとる（農林水産省の食事バランスガイドを参照する）．
- ヘム鉄を含むたんぱく質食品を食べるようにする．

② 鉄分摂取

- 保健指導時は，妊婦に鉄分の多い食品についてたずねる．知識の状況により，妊婦に合わせた指導が行えるようにする．
- 食品に含まれる鉄分には，体内吸収率の高いヘム鉄と低い非ヘム鉄とがある．
- ヘム鉄は赤身の肉やレバー，カツオやマグロなどの赤身の魚などに多く含まれ，ヘム鉄は非ヘム鉄より5倍以上も吸収されやすく，他の食品による吸収の影響を受けにくい．
- 非ヘム鉄は穀類や豆類，野菜，海藻などに多く含まれ，非ヘム鉄の吸収率は2〜5％と低いが，良質な動物性たんぱく質やビタミンCと一緒に食べると吸収力が高まる．逆にお茶などに含まれるタンニンと一緒に摂取すると吸収率が下がる．
- 鉄分の補給には薬剤による方法もあるが，食事によっても十分に補給が可能である．
- 入院中などに提供される鉄分の含まれた飲み物やお菓子は，「薬だと思っておいしくなくても全部食べましょう」と励ますように促す．

③ その他

- 双胎妊娠の場合は胎児への栄養供給のため，貧血になりやすい．保健指導時に貧血予防の食事について必ず伝える．
- 分娩時に出血し，母乳も血液からできており，分娩・育児には血液が失われる機会が多い．貧血の改善・予防は安産への第1歩であると伝える．

引用・参考文献

1) 日本産科婦人科学会編：産婦人科用語集・用語解説集，改訂第3版，日本産科婦人科学会，2013
2) 日本産科婦人科学会ほか：産婦人科診療ガイドライン-産科編2014，日本産科婦人科学会，2014
3) 周産期医学編集委員会編：周産期医学必修知識 第7版，周産期医学41増刊，2011
4) 砥石和子編：ハイリスク妊娠のマタニティケアプラン．ペリネイタルケア2014年夏季増刊，2014
5) 中田雅彦編著：イラストでハイリスク妊娠がわかる本．ペリネイタルケア2015年新春増刊，2015
6) 農林水産省：「食事バランスガイド」について http://www.maff.go.jp/j/balance_guide/ より2017年1月28日検索
7) 下平和久：血液検査 血算．産科の臨床検査ディクショナリー［関沢明彦編］．ペリネイタルケア2014年新春増刊：31，2014

📖 略語

◆DIC
播種性血管内凝固症候群：
disseminated intravascular coagulation

◆WBC
白血球数：white blood cell

◆RBC
赤血球数：red blood cell

◆Hb
ヘモグロビン：hemoglobin

◆Ht
ヘマトクリット：hematocrit

◆MCV
平均赤血球容積：mean corpuscular volume

◆MCH
平均赤血球ヘモグロビン量：
mean corpuscular hemoglobin

◆MCHC
平均赤血球ヘモグロビン濃度：
mean corpuscular hemoglobin concentration

7 妊娠高血圧症候群

日本産科婦人科学会によれば妊娠高血圧症候群とは，妊娠20週以降産後12週までに高血圧を発症した場合としている．高血圧にタンパク尿が伴う場合は妊娠高血圧腎症という．

高血圧に加え，母体の血管障害やさまざまな臓器障害が発生する全身性の症候群であるため，母児の生命に危険を及ぼす重要な疾患である．

1 原因

現在のところ，原因は不明であるが，免疫障害を含めた何らかの胎盤形成障害に起因している可能性が示唆されている．

全妊婦の4〜8%にみられ，肥満，高齢妊娠，初産婦，家族歴がリスク因子といわれている．妊娠高血圧症候群の再発率は約10%で，全妊婦の発生率に比べ高い．

2 合併症

・高血圧．
・たんぱく尿．
・HELLP症候群．
・播種性血管内凝固症候群(DIC)．

3 症状

❶ 他覚症状

・高血圧．
・たんぱく尿．

❷ 自覚症状

・脳症状：頭重感，頭痛，めまい，不眠，不安など．
・消化器症状：嘔気，嘔吐，心窩部痛など．
・眼症状：眼華閃発，弱視，黒内障，視野縮小など．
・浮腫．

4 病型分類

妊娠高血圧症候群の分類には，発症型，発症時期，重症度による3つの分類法がある(表7-1，2，3)．

5 管理・治療

❶ 安静

刺激を避け照明をおとし，静かな環境で安静を保つ．

側臥位は子宮胎盤の血流を増し，胎児発育にもよい．

❷ 食事・体重管理

(妊娠期の問題点と栄養管理の妊娠高血圧症候群p.301を参照)

食事療法

低カロリー，低塩分，高たんぱく(低脂肪)を原則として調節する(表7-4)．

目標は1,600〜1,800kcalとし，塩分5〜7g以下，たんぱく80g程度とする．

動物性脂肪は避け，植物性脂肪を取る．

腎機能に問題がない限り，水分の激しい制限

表7-1 妊娠高血圧症候群の病型分類

妊娠高血圧腎症	・妊娠20週以降に初めて高血圧が発症し，かつたんぱく尿を伴うもので，分娩後12週までに正常に復する場合
妊娠高血圧	・妊娠20週以降に初めて高血圧が発症し，分娩後12週までに正常に復する場合
加重型妊娠高血圧腎症	・高血圧症が妊娠前あるいは，妊娠20週までに存在し，妊娠20週以降たんぱく尿を伴う場合 ・高血圧とたんぱく尿が妊娠前あるいは，妊娠20週までに存在し，妊娠20週以降，いずれか，または，両症状が増悪する場合 ・たんぱく尿のみを呈する腎疾患が，妊娠前あるいは妊娠20週までに存在し，妊娠20週以降に高血圧が発症する場合
子癇	・妊娠20週以降に初めてけいれん発作を起こし，てんかんや二次性けいれんが否定されるもの ・けいれん発作の起こった時期により，妊娠子癇，分娩子癇，産褥子癇とする

（日本産科婦人科学会周産期委員会：新しい"妊娠中毒症"（妊娠高血圧症候群）の定義・分類試案（2004）．日本産科婦人科学会雑誌56（4）：13-32，2004を改変）

表7-2 妊娠高血圧症候群の症候発症時期による病型分類

早発型	妊娠32週未満に発症するもの
遅発型	妊娠32週以降に発症するもの

（日本産科婦人科学会周産期委員会：新しい"妊娠中毒症"（妊娠高血圧症候群）の定義・分類試案（2004）．日本産科婦人科学会雑誌56（4）：13-32，2004を改変）

表7-3 妊娠高血圧症候群の症候による病型分類

軽症	①血圧がいずれかに該当する場合	・収縮期血圧が140mmHg以上で160mmHg未満 ・拡張期血圧が90mmHg以上で110mmHg未満
	②たんぱく尿	・24時間尿を用いた定量法での判定を原則とし，300mg以上/日で2g/日未満の場合
重症	①血圧がいずれかに該当する場合	・収縮期血圧が160mmHg以上の場合 ・拡張期血圧が110mmHg以上の場合
	②たんぱく尿	・2g/日以上の場合 ・随時尿を判定に用いる場合は，複数回の新鮮尿検体で連続して3+（300mg/dL）以上の陽性の場合

（日本産科婦人科学会周産期委員会：新しい"妊娠中毒症"（妊娠高血圧症候群）の定義・分類試案（2004）．日本産科婦人科学会雑誌56（4）：13-32，2004を改変）

は不要とされている．

体重評価

毎日体重を測定する．

急激な体重増は血管透過性の亢進を表す．

❸ 薬物療法

妊娠高血圧症候群が重症であり，子癇，常位胎盤早期剥離，HELLP症候群への移行の可能性，短期間での症状の悪化，その他の合併症の発現などのあるときに行われる．

降圧薬

安静，減塩でも血圧の高い重症例で投与する．

表7-4 食事管理

	カロリー	たんぱく質	脂質	炭水化物
A	1,600	65g	45g	240g
B	1,900	75g	45g	300g

○食塩調整食A
肥満または肥満傾向の高血圧，心疾患および全身浮腫による重症妊娠高血圧症候群等に適用する．
○食塩調整食B
肥満を伴わない高血圧，軽度の心疾患，上肢または下肢に浮腫をみる妊娠高血圧症候群に適用する．
（都立墨東病院栄養食せん基準を参照し作成）

子宮胎盤血流の低下をきたさないように緩徐に下げることが原則である．

定期的な血圧測定を行い，160/110mmHg以上で降圧薬を使用するが，急激な降圧は胎盤機能不全をきたす．

薬剤としては，血管拡張薬，中枢性降圧薬，β遮断薬，α遮断薬，α，β遮断薬，カルシウム拮抗薬などがある．

利尿薬

利尿薬は血液を濃縮させるため，かえって妊娠高血圧症候群に悪影響を与える可能性があるため，その使用は高度の浮腫，肺水腫，心不全などの危険があるときに限られる．

薬剤としては，ループ利尿薬，抗アルドステロン薬が用いられる．

鎮静鎮痙薬

子癇発作や不穏状態などで使用する．

薬剤としては，ジアゼパム，硫酸マグネシウムなどが使用される．

❹ 血液，生化学検査

- 週1回以上の血液検査：血算，凝固系（アンチトロンビン活性，FDP，APTT，TAT），肝機能（尿酸，クレアチニンなど）．
- 週1回以上の尿検査：蓄尿による尿たんぱく定量の測定．

❺ 分娩時期の判断[1]

根本的治療は妊娠の終了であり，以下の場合に適応となる．
①血圧が180/110mmHg前後で調節が困難．
②週に3kg以上の体重増加．
③1日5.0g以上のたんぱく尿．
④胎児well-beingの悪化．
⑤2週間以上の胎児発育停止．
⑥血小板減少があり，アンチトロンビン活性60%以下，もしくはAST，LDHの異常値出現があった場合．

6 ケアの注意点

❶ 妊婦に対して

観察

- 自覚症状の有無（頭痛，眼華閃発，嘔気，嘔吐）．
- 他覚症状．
- 諸検査の結果．
- 児の成熟度．
- 浮腫のある場合の冷感．
- 児心音聴取：必要時はモニタリング．
- 血圧測定：必要に応じ測定時間，回数を計画する．
- 体重測定：週1回，その他医師の指示により測定する．
- 腹囲，子宮底長測定：週1回．
- 水分出納．
- 尿たんぱくチェック．
- 薬剤の服薬確認：降圧薬，利尿薬，鎮静薬など．
- 食事量．

重症な合併症

- 母体への影響：常位胎盤早期剥離，DIC，子癇（表7-5），HELLP症候群．
- 胎児への影響：胎児発育不全，胎児機能不全．

ケア

- 清潔ケア：シャワー浴，洗髪は医師と看護師で協議して決める．シャワー浴不可の場合は，部分または全身の清拭を計画する．

表7-5　子癇発作の早期発見

前駆症状：頭痛，頭重感，視覚異常，上腹部痛，悪心・嘔吐
・血圧上昇が加われば，子癇発作の可能性を念頭におく． ・前駆症状のない子癇発作もあることに注意．
子癇発作：妊娠中17%，分娩中40%，産褥期43%に発症する．
・分娩進行中の頻繁な血圧測定 ・産褥期にも血液検査データを確認する．

- 刺激を避けるため，状態により暗幕または遮光カーテンを使用する．ただし，急な光の強弱変化が血圧の変動を助長することもあるため調節する．
- 疾患に関する理解度を確認しつつ，症状に合わせた行動がとれているか把握する．さまざまな制限により大きなストレスとなるため，不安の軽減に努め情報提供を行っていく．
- タブレット，スマートフォン，パソコンなども長時間の利用はさける．
- 安静入院による気晴らしに，編物，ソーイング，パズルなどをする場合は，根をつめないよう伝える．ただし，すべてを禁止することでストレスになる場合もあるため，本人と話し合いながら制限する．
- 食事は減塩，エネルギー制限食など，妊婦にとって物足りなく，常に空腹を感じ，悲しい気分になることがある．栄養士と相談しながら，分食にすることや，少量でも満足感の出る食事を考える．家族の理解を得ることも必要である．

指導
- 安静度・入院中の生活について，パンフレットなどを用いて指導する．
- 妊婦自身がハイリスク妊婦であることを理解し，身体の変化や異常徴候が意識できるように，個々の状況に合わせて具体的に指導する．

❷ 褥婦に対して

観察
- 子宮収縮，出血(その他正常褥婦に準ずる)．
- 妊娠高血圧症候群妊婦に準ずる．

ケア
- 安静度：医師の指示の範囲内で実施する．
- 妊娠高血圧症候群妊婦に準ずる．

指導
- 授乳開始，母児同室時期は医師と看護師で協議して決める．児へのケア時間を長くすることも検討する．
- 各種指導は，褥婦の状態により計画していく．

引用・参考文献

1) 日本産科婦人科学会日本産婦人科医会ガイドライン作成委員会：産婦人科診療ガイドライン産科編2008，p.95-99，日本産科婦人科学会，2008
2) 医療情報科学研究所編：病気がみえる vol.10 産科，第3版，メディックメディア，2013
3) 日本産科婦人科学会編：産婦人科用語集・用語解説集，改訂第3版，日本産科婦人科学会，2013
4) 日本産科婦人科学会ほか：産婦人科診療ガイドライン-産科編2014
http://www.jsog.or.jp/activity/pdf/gl_sanka_2014.pdf より 2017年1月28日検索
5) 周産期医学編集委員会編：周産期医学必修知識 第7版，周産期医学 41増刊：232，2011

📖 略語

◆HELLP 症候群
HELLP syndrome：
hemolytic anemia/elevated Liver enzymes/low platelet count syndrome

◆DIC
播種性血管内凝固症候群：
disseminated intravascular coagulation

◆FDP
フィブリン分解物質：
fibrinogen degradation products

◆APTT
活性トロンボプラスチン時間：
activated partial thromboplastin time

◆TAT
トロンビン-アンチトロンビン複合体：
thrombin-antithrombin complex

◆AST
アスパラギン酸アミノトランスフェラーゼ：
aspartate aminotransferase

◆LDH
乳酸脱水素酵素：
lactate dehydrogenase

8 子癇（しかん）

第5章 妊娠の異常

子癇とは，「妊娠20週以降に初めてけいれん発作を起こし，てんかんや二次性けいれんが否定されるもの」と定義されている[1].

発作の発症時期は妊娠期，分娩期，産褥期にわかれそれぞれ妊娠子癇，分娩子癇，産褥子癇と呼ぶ.

1 原因

子癇の多くは，妊娠高血圧症候群の妊婦，産褥婦に起こるが，重症のみでなく，軽症でも発症する.

主な危険因子に，以下がある.
①子癇既往妊婦.
②妊娠高血圧症候群合併妊婦（とくに10歳代の妊婦）.
③HELLP症候群.
④妊娠たんぱく尿.
⑤多胎.

2 症状

子癇発作の前駆症状として，頭痛，めまい，胃痛，悪心・嘔吐，眼華閃発，視力障害などを伴うが，まったく前駆症状なく突然に発作を起こすこともある.

子癇発作時の症状は，一般的に妊娠高血圧症候群の重症型を示すものが多い.

発作の症状は表8-1に示すように前駆症状以降4期にわけられ，チック期から強直性けいれん，間代性けいれんをへて昏睡期に至る.

分娩時は開口期に起こしやすい. また発来は突発的で睡眠中にも起こりうる. 意識障害を起こしても，その症状は残りにくい.

3 診断

CT, MRIなどによる頭部画像診断が有用である. 典型例では後頭葉に一過性の脳浮腫が認められる.

てんかん，脳梗塞，頭蓋内出血，脳腫瘍，ヒステリー発作，尿毒症などとの鑑別診断が必要である.

4 治療

❶ 救急処置

けいれん合併妊婦に対しては，救急処置を最優先し，人員を確保する.

- バイタルチェック.
- 気道確保.
- 輸液ルート確保，輸液.
- 抗けいれん薬，酸素投与，降圧薬.
- 誤嚥防止：顔を横に向ける.
- 舌損傷防止.
- ベッドからの転落防止.

❷ 発作の制御と再発予防

- 安静
- 薬物療法
  - 鎮痙薬：硫酸マグネシウム持続静注.
  - 降圧薬：ニカルジピン持続静注，ヒドララジン筋注または静注.
  - 鎮静薬：ジアゼパムなどをゆっくり静注.

表8-1 子癇の期別症状

前駆症状	頭痛・めまい・胃痛・悪心・嘔吐・眼華閃発・腱反射亢進・不眠
第Ⅰ期：チック期(誘導期)	・ 意識不明となり，瞳孔は散大し，眼球は上転する ・ 眼瞼がピクピクと小さくけいれんし続いて顔面全体にもけいれんをきたし，顔はひきつる
第Ⅱ期：強直性けいれん期	・ 腕を曲げ，こぶしを握り，足指を曲げ，全身は強直して一側に弓なりに曲がる ・ 呼吸は一時止まり，顔面は暗赤色となる．この間は約10〜20秒である
第Ⅲ期：間代性けいれん期	・ 忙しく眼瞼開閉し，下顎を上下し，口角より泡をふき，舌をかみ四肢を振り動かし，全身を振動する ・ 呼吸は完全に止まり，顔面には強いチアノーゼを現す ・ 脈は，初めは早く強いが後に弱くなる．この状態が1〜2分続くとけいれんはだんだん弱まり第Ⅳ期に入る
第Ⅳ期：昏睡期	・ けいれんは止まり昏睡に陥る ・ 重症例では覚醒することなく次の発作に移行し，死亡することもある ・ 覚醒後には発作を記憶せず，頭痛，関節痛，疲労感等を訴える

❸ 児および胎盤の娩出

　必要に応じて早期分娩をする待機療法の場合でも改善が見られなければ帝王切開術を行う．

略語

◆HELLP症候群

HELLP syndrome：
hemolytic anemia/elevated Liver enzymes/low platelet count syndrome

引用・参考文献

1) 日本産科婦人科学会ほか：産婦人科診療ガイドライン−産科編2017，日本産科婦人科学会，2017
2) 日本産科婦人科学会編：産婦人科用語集・用語解説集，改訂第3版，日本産科婦人科学会，2013
3) 周産期医学編集委員会編：周産期医学必修知識 第7版．周産期医学41増刊：246，2011
4) 矢島　聰ほか編：NEW産婦人科学改訂第2版，p.181-182，南江堂，2004

9 HELLP症候群

HELLP症候群とは，溶血(hemolysis)，肝酵素上昇(elevated liver enzyme)，血小板減少(low platelet)を3徴とする主に妊娠高血圧症候群に合併する症候群ををの頭文字をとってWeinsteinによって報告された．HELLP症候群という病名は，血液検査結果を元にした診断名である．

1 原因

HELLP症候群は，妊娠高血圧症候群に続発しやすく，妊娠末期以降の妊娠27週から37週に起こることが多い．

原因の詳細は不明であるが，上腸間動脈と肝動脈の攣縮，血小板数の減少，肝機能障害 が主な病態と考えられている．妊娠性血小板減少症患者はHELLP症候群のハイリスク患者という報告がある．単胎妊娠では，HELLP症候群発症の90%が，妊娠高血圧症候群を合併している．

多胎妊娠では，妊娠高圧症候群の有無と無関係にHELLP症候群が起こる．

急速にDICに移行するので注意が必要である．

2 症状

- 上腹部痛(悪心・嘔吐，季肋部・心窩部痛)．
- 疲労感．
- 頭痛．
- 視覚障害．
- 黄疸．
- 出血症状．
  など

3 診断

以下の上腹部症状や血液検査所見によりHELLP症候群を疑う．診断基準としてSibaiの基準を用いることがある(表9-1)[1]．

❶ 腹部症状

急性虫垂炎，急性胆嚢炎，腎，尿管結石などとの鑑別を行う．

❷ 血液検査所見

Hemolysis（溶血）

ビリルビン上昇，乳酸脱水素酵素(LDH)上昇を示す．

自己免疫性溶血性貧血，全身性エリテマトーデスなどとの鑑別診断が必要である．

Elevated liver enzyme（肝酵素上昇）

アスパラギン酸アミノトランスフェラーゼ(AST)上昇，アラニン・アミノトランスフェラーゼ(ALT)上昇，LDH上昇を示す．

急性脂肪肝，ウイルス性肝炎などとの鑑別診断が必要である．

Low platelet（血小板減少）

血小板数の低下を示す．

特発性血小板減少性紫斑病，敗血症，播種性血管内凝固症候群(DIC)，抗リン脂質抗体症候群などとの鑑別診断が必要である．

表9-1 ▶ Sibaiの基準(The Tennesse system classification)

溶血：血清間接ビリルビン値＞1.2mg/dl, 血清 LDH＞600U/L, 病的赤血球の出現
肝機能：血清AST（GOT）＞70U/l, 血清 LDH＞600U/L
血小板数減少：血小板数＜100,000/mm^3

4 治療

　HELLP症候群により，母体と胎児にさまざまな合併症が起こりうるため，早期の発見と対応が重要となる．母体の合併症としては，

- DIC.
- 常位胎盤早期剝離.
- 腎不全.
- 肺水腫.
- 肝出血など.

胎児の合併症としては，

- 胎児機能不全(胎児ジストレス).
- 胎児死亡，新生児死亡.
- 早産.
- 新生児血小板減少症.
- 新生児呼吸窮迫症候群など.
　原則的には，急速遂娩を行う.

引用・参考文献

1) Sibai BM: Diagnosis and management of the syndrome of hemolysis, elevated liver enzyme and low platelet count. Obstet Gynecol 103: 981-991, 2004
2) 日本産科婦人科学会編：産婦人科用語集・用語解説集, 改訂第3版, 日本産科婦人科学会, 2013
3) 日本産科婦人科学会ほか：産婦人科診療ガイドライン－産科編2014, 日本産科婦人科学会, 2014
4) 周産期医学編集委員会編：周産期医学必修知識 第7版. 周産期医学 41増刊：241, 2011
5) 山崎峰夫ほか：症例から学ぶ周産期医学2)妊娠中毒症(妊娠高血圧症候群) HELLP症候群. 日産婦誌57(9)：N257-260, 2005 http://www.jsog.or.jp/PDF/57/5709-257.pdf より2017年4月1日検索
6) 医療情報科学研究所編：病気がみえる　vol.10　産科, 第3版, メディックメディア, 2013

📖 略語

◆HELLP症候群
HELLP syndrome：
hemolytic anemia/elevated liver enzymes/low platelet count syndrome

◆LDH
乳酸脱水素酵素：
lactate dehydrogenase

◆AST
アスパラギン酸アミノトランスフェラーゼ：
aspartate aminotransferase

◆ALT
アラニンアミノトランスフェラーゼ：
alanine aminotransferase

◆DIC
播種性血管内凝固症候群：
disseminated intravascular coagulation

10 常位胎盤早期剥離

　常位胎盤早期剥離とは，妊娠20週から妊娠末期までの間に正常位にある胎盤が胎児娩出前に子宮壁から剥離することをいう．わが国では全分娩中の0.5～1.3%に認められ，重症例は全分娩中の0.1%である[1]．

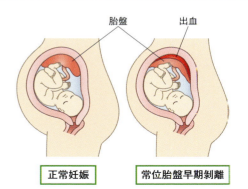

図10-1　常位胎盤早期剥離
正常位置に付着した胎盤が分娩前に剥離する．

1 病因

　直接の原因は明らかでないが，妊娠高血圧症候群などの高血圧疾患，前期破水，絨毛膜羊膜炎などの感染，機械的原因（外傷などの外力による損傷）などが関与することが多い．リスク因子には常位胎盤早期剥離既往，血栓傾向，切迫早産，前期破水，妊娠高血圧症候群，慢性高血圧，喫煙，多胎，羊水過多，高齢，多産などがある．
　胎盤剥離によって胎盤後血腫が形成され，胎盤を圧迫・剥離し，胎盤機能を障害する．また母体血管への活性化組織トロンボプラスチン様物質の流入により，母体に播種性血管内凝固症候群（DIC）を引き起こす．

2 症状

- 急激な下腹部痛，背部痛，子宮圧痛，子宮硬直（腹壁が板状に硬い）．
- 外出血．
- 血性羊水．
- 頻回な子宮収縮や持続的子宮収縮→腹部板状硬→胎児死亡→出血性ショック，DIC．
- 子宮内出血，児心音，子宮緊張度，下腹部痛などから重症度を分類する（Page分類：表10-1）．

3 診断

❶ 胎児心拍数陣痛図[1]

- 胎児心拍：基線細変動の減少・消失，遅発性一過性徐脈，遷延性徐脈，心拍動消失．胎児貧血が進むとsinusoidal patternを呈する．
- 子宮収縮曲線：さざ波様子宮収縮，持続的子宮収縮，過強陣痛が認められる．

❷ 超音波検査

胎盤後血腫，胎盤内血腫，胎盤肥厚像．

表10-1　常位胎盤早期剥離の重症度分類（Page分類）

重症度		胎盤剥離面	子宮内出血	児心音	子宮緊張度	下腹部痛	発生頻度
軽症	0度	30%以下	微量	ほぼ良好	緊張軽微	無症状	5～10%
	I度		500mL以下	時に消失	軽度緊張		10～20%
中等症	II度	30～50%	500mL以上	入院時に死亡多数	強直	あり	50～70%
重症	III度	50～100%	高度の出血	死亡	著しく強直	顕著	10～20%

（Page EW et al：Abruptio placentae, dangerous of delay in delivery. Obstet Gynecol 3：385-393を改変）

❸ 母体血液検査

フィブリノゲン値の低下，血液凝固時間の延長，凝固線溶系亢進．

4 治療

❶ 急速遂娩

胎児の救命が可能な場合

短時間で経腟分娩が可能であれば吸引，鉗子分娩を，時間がかかりそうなら帝王切開術を行う．

胎児が死亡している場合

母体の出血性ショックや時間経過によるDIC発生のリスクを避けるため全身状態の悪化に注意しながら速やかに分娩させる方法を選ぶ．

❷ 全身状態の維持，改善

経時的なバイタルサインの測定（ライフモニターの装着）と全身状態の観察を行う．
輸液，輸血を行い，出血性ショックを予防する．

❸ DICの予防と治療

産科領域のDICの約50％が早期剥離であり，早期からDICの予防と治療を行う．

5 ケアの注意点

常位胎盤早期剥離が疑われる場合は速やかに医師へ報告する．

❶ 症状の観察

- 出血の有無・量・性状．
- 分娩監視装置による子宮収縮の有無・間隔・強さの変動．
- 胎児心拍の有無・変動，胎動の有無．
- 疼痛の訴え・部位・強さ．
- 分娩進行状況．

- 全身状態，血液データなどの経時的観察．
- 超音波検査による胎盤の状態の観察．
- 分娩後:胎盤の母体面の血餅の有無,程度,範囲．

❷ 急遂分娩準備と介助

- 急遂分娩が行われる場合,準備と介助を行う．
- 経腟分娩の場合は，分娩室内には超音波装置も準備し，常に児の状態，胎盤の様子が観察できるようにしておく．
- 分娩の際は新生児科医師の立ち会いが望ましい．

❸ 出血性ショック，DICへの治療介助

- 輸液，輸血，与薬の準備，実施などを行う．

❹ 患者，家族への精神的ケア

- 強い疼痛と胎児の状態，急激な分娩への不安が非常に大きいため，頻回に声をかけ，状況をできる範囲で簡潔に説明する．
- 児の死亡や障害が残る場合(障害が予測される場合)は特に受容的態度でサポートを続ける．

❺ 記録

- 詳細は第12章「助産業務管理」1 情報管理(p.306)を参照．

❻ 保健指導

- 常位胎盤早期剥離のリスクが高い妊婦には，外来保健指導で禁煙や血圧のコントロールなどリスクを軽減するための指導を行う．
- 具体的な症状の説明と受診のタイミングについても指導を行っておく．

📖 略語

◆DIC
播種性血管内凝固症候群:
disseminated intravascular coagulation

引用・参考文献

1) 杉本充弘:異常妊娠. 日産婦誌59 (12):N707-N711, 2007
2) 日本産科婦人科学会ほか:産婦人科診療ガイドライン-産科編2014. 日本産科婦人科学会, 2014
3) 医療情報科学研究所編:病気がみえる vol.10 産科, 第3版, メディックメディア, 2013

11 前置胎盤

胎盤の付着部位には，常位胎盤（正常），低置胎盤，前置胎盤，頸管胎盤がある（図11-1）．

- 低置胎盤：胎盤が子宮下部に付着しているか胎盤下縁は子宮口に触れ得ないものをいう．
- 前置胎盤：胎盤の一部または大部分が子宮の下部に付着し，内子宮口を覆うものをいう．
- 頸管胎盤：胎盤が著しく下降して，その一部が頸管粘膜に付着するものをいうが，まれである．

前置胎盤は，内子宮口を覆う程度により次の3つに分類される．

① 全前置胎盤：胎盤が内子宮口を完全に覆っている状態．
② 一部（部分）前置胎盤：胎盤が内子宮口の一部を覆っている状態．
③ 辺縁前置胎盤：胎盤の下縁が内子宮口に達している状態．

1 病因

前置胎盤の原因は正確には解明されていないが頻度は0.2～0.5％と言われている．

リスク因子には，高齢，多産婦，子宮内膜掻爬，子宮筋腫，子宮奇形，子宮内膜炎，胎盤の形態異常，帝王切開，人工妊娠中絶，筋腫核出術などのほか，喫煙などがある．

2 症状

前置胎盤の症状は主に無痛性の出血であり経過とともに変化する．

❶ 妊娠後期

子宮下部の伸展，子宮口の開大により，子宮胎盤血管が断裂して，突発性の無痛性外出血が反復，持続するが，少量ですぐに止血することが多く，これを警告出血という．

妊娠後期になるほど，子宮口が開大しやすくなるため，出血量は増える．

❷ 分娩時（陣痛発作時）

陣痛発作時に子宮口は強く開大し，剝離面積が大きくなるため，出血量は増加する．

陣痛間欠時には剝離面積が小さくなるため，出血量は減少する．

胎盤の付着によって子宮下部が軟化，脆弱化

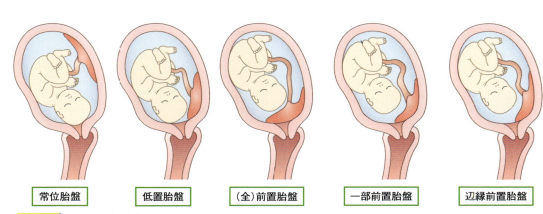

常位胎盤　低置胎盤　（全）前置胎盤　一部前置胎盤　辺縁前置胎盤

図11-1　胎盤の付着部

しているため裂傷が起こりやすくなる.

❸ 分娩後

子宮下部，頸部では収縮力が弱く弛緩出血が起きやすく，出血量が多くなりやすい.

癒着胎盤を起こしている場合は，胎盤を剝離しにくい.

既往帝王切開の創部と一致した部位に胎盤が付着する例では，高率で癒着胎盤となり，胎児娩出直後に子宮摘出を要することもある.

3　治療

❶ 前置胎盤の管理

出血を認めたものは全例入院管理が原則となる.

分娩時の出血に備えて自己血を貯血する.

❷ 治療と検査

安静に努める.

薬物療法として，子宮収縮抑制薬，止血薬が用いられる.

超音波検査により胎盤位置を確認する.

出血の増強，胎児仮死の徴候がある場合，速やかに帝王切開を行う.

止血が困難な場合，単純子宮全摘出術を行う可能性もある.

4　ケアの注意点

❶ 安静

・医師の指示による安静度が守れるよう，安静の必要性について具体的内容を説明し，理解・協力が得られるようにする.

❷ 清潔

・安静度に応じて清潔を保持する.

❸ 観察

・出血：性状，量，凝血の有無，混入物，臭気.
・腹緊の有無・程度，持続時間.
・適時，ノンストレステスト（NST）による児心音と腹緊.
・児心音の聴取.
・子宮収縮抑制薬の持続点滴の管理.
・排泄状態：便秘，下痢の有無.

❹ 病状などの説明

・病状について.
・出血時，腹緊増強時の対応について.
・子宮収縮抑制薬の副作用について.
・緊急の帝王切開時および多量出血時の輸血について.
・希望や可能であれば自己血の確保について.
・出血に対する不安，早産への不安などに対して，安静，薬物療法，十分な胎児モニタリングを行うことで，胎児の健常性が保てることを説明する.

引用・参考文献

1) 日本産科婦人科学会ほか：産婦人科診療ガイドライン－産科編 2014，日本産科婦人科学会，2014
2) 医療情報科学研究所編：病気がみえる　vol.10　産科，第3版，メディックメディア，2013

12 羊水異常(羊水過多症, 羊水過少症)

羊水の異常には，羊水が過剰な状態となる羊水過多症と過少な状態になる羊水過少症とがある(表12-1)．羊水量800mL以上を羊水過多症，100mL以下を羊水過少症という．

羊水は，妊娠前半は羊膜上皮の分泌液であり，妊娠中期以降は，羊膜上皮の分泌液に加えて胎児気管分泌液，胎児尿が含まれる．

妊娠中期以降，胎児が羊水を飲み込んで消化管から吸収され胎児循環に入る．一部は胎盤から母体へ戻り一部は尿として羊水中へ再び排出される．

1 羊水量の評価

羊水量は，超音波断層法による羊水ポケットと羊水指数から評価する(図12-1)．

❶ 羊水ポケット

羊水ポケット(AFP)は，子宮内壁と胎児部分の間の空間で，胎児や臍帯を含まずに描ける最も大きな円の直径である．そのため，円弧部分に臍帯などがあたらない範囲で計測する．測定時にはプローブを子宮壁に垂直にあてて計測する．

羊水ポケットの正常値は2～8cmで，2cm未満を羊水過少，8cm以上を羊水過多と評価する．

❷ 羊水指数

羊水指数(AFI)とは子宮腔を4等分して，別々の場所で羊水の深さをエコーで測定し，それらを足し合わせたものである．プローブは床に垂直にあてる．

正常値は5～24cmで，5cm未満を羊水過少，24cm以上を羊水過多と評価する．

❸ 最大垂直羊水ポケット

最大垂直羊水ポケット(MVP)とは，子宮内壁から胎児部や子宮後壁までの最も深い値である．子宮に対し縦断面に平行で，床に垂直にプローブをあて，臍帯などは避けて計測する．

1cm未満を羊水過少，1～2cmを境界型，8cmを超える場合を羊水過多としている．

表12-1 ▶ 羊水異常の原因・症状

	羊水過多	羊水過少
原　因	・羊水産生の亢進：糖尿病合併妊娠による胎児高血糖，多胎妊娠による胎児の多尿 ・羊水再吸収の障害：消化管通過障害，消化管閉塞，横隔膜ヘルニアなど，先天性筋緊張性ジストロフィー，染色体異常など ・特発性	・胎児の尿の減少：胎児奇形(Potter症候群*による腎無形成，腎低形成，尿路閉塞など) ・羊水の喪失：循環血漿量減少，妊娠高血圧症候群，ウイルス感染，前期破水，過期妊娠，子宮内胎児発育遅延 ・特発性
胎児の異常例	神経管欠損，多胎(羊水産生亢進)，消化管閉塞(羊水の再吸収障害)	泌尿器系の奇形(早期からの羊水過少)，IUGR(後期の羊水減少)
妊婦への影響	切迫早産や前期破水が生じやすい	子宮胎盤機能不全や予定日超過(羊水減少の原因となる)

*Potter症候群：両側の腎無形性や形成不全により羊水過少をきたし，肺低形成や四肢変形を生じる症候群．

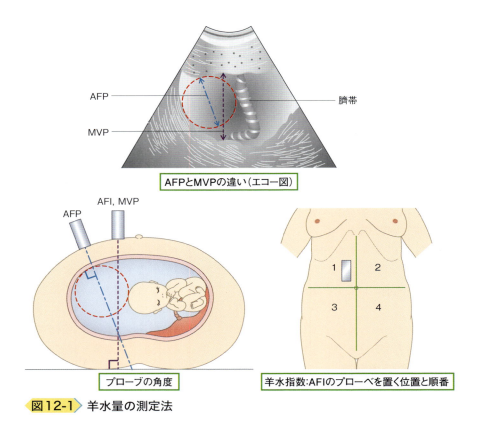

図12-1 羊水量の測定法

2 羊水過多症

❶ 症状

腹部緊満，呼吸困難，起坐呼吸，心悸亢進，頻尿，胸内苦悶，悪心・嘔吐，浮腫，機械的尿路閉塞による乏尿・尿閉，子宮底の過大，腹囲が長いなど．

❷ 治療

- 安静．
- 子宮収縮抑制薬の投与．
- 圧迫症状が強い場合には羊水穿刺．

❸ ケア

観察
- 全身の不快症状．
- 子宮底，腹囲測定．
- 破水の有無．
- 超音波検査による継時的な羊水量の変化．
- 子宮収縮の有無・間隔・強さの変動．
- 胎児心拍の変動，胎動の有無．

安楽
腹部圧迫感が強い場合は体位の工夫や安楽枕をする．

安全
子宮の増大で足元が見えにくくなることが多いため，障害物の除去や床が水滴などによってすべりやすくならないように注意する．

外出時や入院中は靴底が滑りにくい履物を使用するように指導する．

仰臥位低血圧症候群や下肢循環不全による血栓予防に努める．

増大した子宮により，食事摂取が困難な場合は，分食にするなどの工夫をする．

破水しやすいため，破水時の手当方法を説明しておく．

3 羊水過少症

❶ 症状

母体の症状

- 強い胎動, 疼痛, 胎児部分を明瞭に触知可能, 子宮底の過少.

胎児の症状

- 子宮内胎児発育遅延, 胎児機能不全, 臍帯圧迫, 肺低形成, 四肢の変形.

❷ 治療

安静にし, 妊娠高血圧症などによる原因をとりのぞく.

妊娠36週以降に羊水の過少が認められた場合には, 計画分娩も考慮する.

下部尿路閉塞では, 腎機能の廃絶や肺低形成が起こるため, 超音波ガイド下の胎児尿路・羊水腔シャント術をなるべく早く(妊娠20週以前)に実施する.

❸ ケア

観察

- 子宮底, 腹囲の観察.
- 子宮収縮の有無・間隔・強さの変動.
- 胎児心拍の変動.
- 胎動の有無.
- 破水の有無.
- 超音波検査による定期的な確認.

安静

- 安静の必要性について具体的内容を説明し, 理解・協力が得られるようにする.

精神的援助

- 胎児の状態について不安を持つので, 状況に応じて傾聴や指導を行う.

引用・参考文献

1) 日本産科婦人科学会ほか：産婦人科診療ガイドラインー産科編 2014, 日本産科婦人科学会, 2014
2) 医療情報科学研究所編：病気がみえる vol.10 産科. 第3版, メディックメディア, 2013

📖 略語

◆**AFP**
羊水ポケット：amniotic fluid pocket

◆**MVP**
最大垂直羊水ポケット：maximum vertical pocket

◆**AFI**
羊水指数：amniotic fluid index

◆**DIC**
播種性血管内凝固症候群：
disseminated intravascular coagulation

◆**IUGR**
子宮内胎児発育遅延：intrauterine growth restriction

13 多胎妊娠

多胎妊娠とは，子宮内に同時に複数の胎児が存在する状態をいう．胎児の数により胎児2人を双胎，胎児3人を三胎または品胎，胎児4人を四胎などという．

受精卵の数により，一卵性双生児と二卵性双生児に大別される．さらに卵膜のうち，絨毛膜と羊膜の数で膜性により表13-1，図13-1に分類される．

1 症状

- 妊娠週数に比して子宮が大きい．
- 胎児心音を異なった場所で聴き，異なった数の胎児心拍を認める．
- 妊娠末期は足の浮腫や，貧血，妊娠中毒症，静脈瘤が出現しやすい．
- 羊水過多となり，呼吸困難，心悸亢進などが起こることがある．
- 妊娠早期では超音波断層像で2つ以上の胎囊を認める．
- NST（ノンストレステスト）モニター上異なる2つ以上の胎児心拍波形が同時に得られる．
- レオポルド触診法で2つ以上の児頭を認める．

2 合併症

- 早産，子宮内胎児発育遅延，双胎間輸血症候群（TTTS，図13-2），胎内死亡および死胎児症候群，胎児付属物の異常．
- 妊娠高血圧症候群．

3 治療・管理

❶ 妊娠中

検診時は毎回超音波検査を行い，児の発育評

表13-1 膜性による双胎の分類

一卵性双胎	一絨毛膜一羊膜双胎（MM twin）	受精後8日以降（着床後）に分離	1〜2%
	一絨毛膜二羊膜双胎（MD twin）	受精後4〜7日（着床前）に分離	70〜75%
	二絨毛膜二羊膜双胎（DD twin）	受精後3日以内に分離	25〜30%
二卵性双胎		ほぼ100%がDD twin	

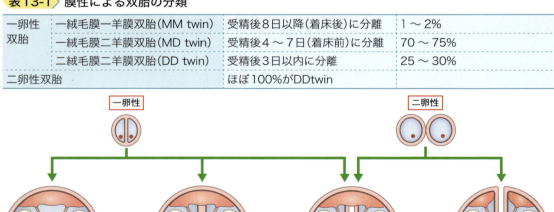

図13-1 双胎の分類

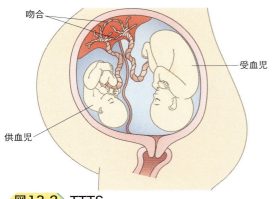

図13-2 TTTS
胎盤の吻合部血管を介して両児の間に循環血液量の不均衡が生じることによって，両児の循環不全が起こる症候群．
受血児：循環血液量は多く，高血圧，羊水過多となるため，うっ血性心不全，胎児水腫，胎児機能不全などの合併症を起こしやすい．
供血児：循環血液量が少なく，低血圧，羊水過少となるため，腎不全，子宮内胎児発育遅延（IUGR），胎児機能不全などの合併症を起こしやすい．

価，奇形の有無，付属物異常を観察する．
　NSTおよび，必要に応じて羊水検査を行う．
　子宮収縮，子宮頸管の開大度を定期的に確認する．異常があれば早産管理に基づき，管理する．

❷ 分娩時

　分娩方法は原則として帝王切開術である．
　微弱陣痛になりやすいが，胎盤の血流低下を起こしやすいため，子宮収縮薬使用は原則として避ける．
　臍帯，四肢などの脱出がある場合，すぐに帝王切開術ができるように準備する．児の蘇生術の準備を行う．
　懸鉤（双胎の両児がもつれ合って互いに引っかかっている状態）を起こす危険がある．
　分娩後の収縮不全による弛緩出血に対して，輸液ルートを確保する．

4 ケアの注意点

- 切迫早産の徴候がある場合は安静にするよう説明する．
- 胃の圧迫症状の観察と食事のとり方（分食にする，消化のよい物をとるなど）について説明する．
- 低出生体重児が生まれる可能性が高いため分娩前から育児法について説明・指導を行う．
- 単胎に比べ，育児に家族などの協力を多く必要とする場合が多い．あらかじめ援助を受けられる体制を整えておくよう説明・指導する．
- 妊娠末期における下肢の浮腫，貧血，妊娠高血圧症候群，静脈瘤の予防と管理を行う．
- 分娩後は出血が多くなることが予測されるため，子宮収縮状態，出血量，性状，バイタルサインの観察を行い，状態の変化や異常があれば速やかに医師に報告する．
- 産後の育児については褥婦の回復状態や疲労感，母乳分泌の状況を見ながら自立できるように指導，援助していく．
- 分娩後は想像以上の育児の困難さ（深刻な睡眠不足など）に困惑する．多胎の育児支援は，これらを考慮していかに育児負担を軽減させるかがポイントとなる．
- 多胎妊娠は，ハイリスク妊娠として管理入院や，帝王切開になることも多く，患者は自分の想い描いていたような妊娠生活とかけ離れた現実と向き合う．本人の話を聴き，同じような体験を持つ人との交流をすすめるのもよい．

引用・参考文献

1) 日本産科婦人科学会ほか：産婦人科診療ガイドライン－産科編 2014
http://www.jsog.or.jp/activity/pdf/gl_sanka_2014.pdfより2017年1月28日検索
2) 医療情報科学研究所編：病気がみえる vol.10 産科，第3版，メディックメディア，2013

📖 略語

◆**MM twin**
一絨毛膜一羊膜双胎：monochorionic monoamniotic twins

◆**MD twin**
一絨毛膜二羊膜双胎：monochorionic diamniotic twins

◆**DD twin**
二絨毛膜二羊膜双胎：dichorionic diamniotic twins

◆**TTTS**
双胎間輸血症候群：twin-to-twin transfusion syndrome

◆**NST**
ノンストレステスト：non-stress test

14 子宮内胎児発育遅延

子宮内胎児発育遅延(IUGR)あるいは胎児発育不全(FGR)とは，妊娠中に胎児発育を抑制する原因により，在胎週数相当より胎児の発育が遅延した病態をいい，出生時体重基準曲線で妊娠週数相当の発育より胎児の推定体重が10パーセンタイル未満，もしくは−1.5SD未満の児をさす．

子宮内胎児発育遅延には，均衡型(symmetrical type)と不均衡型(asymmetrical type)がある(表14-1)．

なお標準偏差(SD)とは，確率分布のばらつきを表す尺度であり，データの散布度を示す測度として，分散と並び最も広く使われているもので分散の正の平方根を示す．

1 原因・症状

子宮内胎児発育遅延の原因には，母体疾患と胎盤機能不全が多く，次いで胎児発育不全，混合した母児への影響がある(表14-1)．なお，原因不明も多くを占める．

母体の栄養不足(とくにたんぱく質，ビタミン類，ミネラルの不足)や過重な労働が子宮内発育遅延の増悪に影響を与える．

子宮内胎児発育遅延の児は胎児ジストレス，新生児仮死を起こしやすい．また，胎便吸引症候群，新生児低血糖，出生後の低体温，肺出血などを合併しやすい．

2 診断

妊娠初期に超音波断層法で計測した胎児頭殿長(CRL)や胎児大横径(BPD)から算出した妊娠週数と最終月経から算出した妊娠週数を比較し，正確な妊娠週数の再確認を行い，①子宮底長が在胎週数に比べて小さい，②超音波断層法により算出された胎児推定体重が在胎週数別出生体重曲線の10パーセンタイル以下で，子宮内胎児発育遅延と診断される．同時に頭囲，腹囲より，タイプ分類を行う．

胎児・胎盤機能は，羊水中のクレアチニンや母体血中のヒト胎盤性ラクトゲン(hPL)を検査する．羊水中のクレアチニン値が妊娠37週以降で1.5mg/dL以下，母体血中のhPL値は低値を示す．

hPLとは，ヒト絨毛性ゴナドトロピン(hCG)とともに胎盤で産生される代表的なホルモンで

表14-1 子宮内胎児発育遅延の分類

	頻度	身体的特徴	発育不全出現時期	原因	予後
均衡型(発育不全型)	全FGRの約20～30%	頭頸部・体幹・四肢の発育が同程度に障害され，均整のとれた発育障害	妊娠前半期から発症	染色体異常・先天奇形・遺伝子異常・子宮内感染・アルコールやコカインなどの薬物服用など	不良．生存できたとしても精神・神経障害などの重篤な後遺障害を残す
不均衡型(胎児栄養失調型)	全FGRの約70～80%	頭囲の発育は正常範囲にあるが，体幹の小さい不均衡な発育	妊娠中期以降とりわけ妊娠28週以降での発症	胎盤血流障害に起因した栄養障害(胎盤梗塞，前置胎盤，臍帯付着異常，妊娠高血圧症候群，多胎，母体合併症妊娠，喫煙など)	比較的良好．早期診断・治療による改善対策

あり，母体の脂質分解により血中脂肪酸を増加させグリコーゲンを分解し，胎児へのエネルギー供給を増加させることで胎児発育を促進させる．抗インスリン作用を有し，母体の血中インスリン濃度を増加させるほか，血管新生ホルモンとして胎児の血管新生に関与するなどの作用をもつ．

3 治療

❶ 均衡型（発育不全型）

早期娩出や帝王切開を行う．

❷ 不均衡型（胎児栄養失調型）

母体の基礎疾患の治療を行う．

胎児の状態と胎内環境を観察しながら，不可逆的な状況に陥る前に娩出を決定する．

安静による子宮胎盤循環血液量の増加，胎児の低酸素改善を行う．

薬物療法として，子宮収縮抑制薬を投与する．

4 ケアの注意点

❶ 症状の観察

- 子宮収縮の有無・間隔・強さの変動．
- 胎児心拍陣痛モニターによる胎児の心拍数．
- 胎動の有無．
- 超音波による胎児の推定体重や心拍の観察．
- バイタルサインの測定．
- 子宮底の高さ．
- 採血による血液データ．
- 食事摂取量．
- 母体の身長測定．
- 妊娠前の体重とBMI．
- 超音波パルスドプラによる胎児臍帯動脈血流測定．
- 母体の活動状況．

❷ 保健指導

- 子宮内胎児発育遅延のリスクが高い妊婦には，あらかじめ外来保健指導で禁煙や禁酒などリスクを軽減するための指導を行う．
- 安静と栄養摂取を促し，ストレスの少ない環境を整えるように指導する．
- 胎動の減少や消失時は受診するように，入院中であれば速やかに知らせるよう説明しておく．
- 予後不良となる胎児疾患を伴うFGRでは，カウンセリングが必要である．可能であれば妊娠中から新生児科医師と連携し，児の予後について知識を得られるようにしておく．必要に応じて臨床心理士とも連携するとよい．
- 胎児は軽度〜中程度の低酸素状態の場合が多いため，分娩時には連続的に胎児心拍陣痛モニターを行う．分娩中の長時間におよぶモニタリングは産婦にとって苦痛であることが多い．そのため無線式の装置を使い，体の自由が少しでもきくよう努めたり，体位の工夫を行い装着する．

引用・参考文献

1）日本産科婦人科学会ほか：産婦人科診療ガイドラインー産科編2014，日本産科婦人科学会，2014
2）医療情報科学研究所編：病気がみえる vol.10，産科，第3版，メディックメディア，2013

📖 **略語**

◆**IUGR**
子宮内胎児発育遅延：intrauterine growth restriction

◆**FGR**
胎児発育不全：fetal growth restriction

◆**SD**
標準偏差：standard deviation

◆**CRL**
胎児頭殿長：crown rump length

◆**BPD**
胎児大横径：biparietal diameter

◆**hPL**
ヒト胎盤性ラクトゲン：human placental lactogen

◆**hCG**
ヒト絨毛性ゴナドトロピン：human chorionic gonadotropin

15 子宮内胎児死亡・中期中絶

子宮内胎児死亡(IUFD)とは,妊娠時期にかかわりなく,子宮内で胎児生存が確認されたあと,胎児心拍動,運動などの生命現象がまったく消失し,死亡した状態をいう.

中期中絶は妊娠12～21週の間に行われる中絶手術をいう.法律によって妊娠22週以降の中絶手術は禁じられている.

1 原因

表15-1に原因を示す.

表15-1 子宮内胎児死亡の原因

母体側の原因	・胎盤異常:常位胎盤早期剝離,前置胎盤,胎盤梗塞など ・妊娠高血圧症候群 ・過期妊娠 ・血液型不適合 ・母体合併症(糖尿病,腎疾患,膠原病,抗リン脂質抗体症候群など)など
胎児側の原因	・胎児形態異常:胎児の奇形,染色体異常 ・臍帯因子(臍帯脱出,圧迫など) ・非免疫性胎児水腫 ・周産期の感染(TORCH症候群,絨毛羊膜炎,母体感染など) ・双胎間輸血症候群 ・胎児母体間輸血など

2 診断

超音波断層法で,妊娠6～7週以後で心拍動がないことを2人以上の複数の医師で確認する.

3 症状

・不正出血.
・下腹痛.
・子宮増大感の停止あるいは縮小感.
・悪阻症状の軽減.
・胎動消失.

4 処置

子宮内胎児死亡で中期中絶を行う場合,下記の処置を行う.
・ラミナリア,メトロイリンテルで子宮口を開大させ,陣痛誘発薬(プロスタグランジンE_1など)を使用し娩出させる.
・胎児死亡後,かなり時間が経過していると考えられるときは,血液凝固系の検査を行う.
・経腟で児を娩出した場合は,生児を娩出したときと同じようにケアを行う.一般的には,分娩後1時間値,2時間値で出血と子宮収縮の確認を行う.子宮底の大きさは娩出時の妊娠週数にもよるが,臍恥中央(臍と恥骨結合上縁の中央)以下あたりとなる.
・乳汁分泌抑制薬を投与する.

5 ケアの注意点

❶観察
・性器出血.
・下腹痛.
・子宮口所見.

- 胎児心拍数陣痛図（CTG）による子宮収縮の有無・程度など．
- バイタルサインの測定．
- 破水の有無．
- 羊水の性状．

分娩後
- 子宮収縮の硬度，高さ．
- 出血量．
- バイタルサイン．
- 本人の訴え．

児
- 体重．
- 身長．
- 皮膚の湿潤の程度．
- 臭気．
- 性別．
- 奇形の有無や程度．

❷ 精神的援助

- 出産を控えている妊婦との同室を避け，他の児の泣き声などが聞こえないように個室にするなど病室の配慮を行う．

児を失った母親へのサポート

　母親には子を失った女性としての自信喪失を回復するプロセスが必要である．それは単に愛する者を失ったときとは別な感情と考えられており，自信回復の過程に対しては，医療者の専門家としての医学的見地からのサポートが，重要な役目をもつ．
① 死因・病態に対する適切な医学的な知識を家族に提供し，その理解を助ける．
② 母親・家族に母親が原因ではなかったことを説明し理解できるよう助ける．
③ 児の死後に行うべき事務的な事柄に関しての説明とアドバイスを行う．
④ 精神的なサポートグループを紹介する．

死産児への対応
- 死産児用の洋服を着せ，専用の箱で花を飾り安置する（図15-1）．
- 家族の希望があれば，病院で用意したものではなく，児のために家族で用意した衣類や花，おもちゃなどを入れて安置するのもよい．
- 母親・夫（パートナー）・家族の希望により，児との面会を行う．

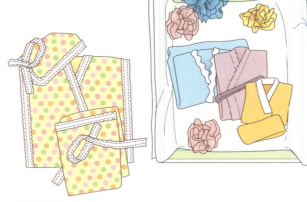

図15-1 死産児用の洋服，専用の箱や花の飾り

❸ 記録・書類

- 分娩記録の記載：12週以降は分娩記録を作成し分娩番号を取る．
- 死産証明書の作成：死産証明書を渡し届出について説明する．
- 母子健康手帳は本人の希望に応じて記載する
- 妊娠4か月（85日）以降の流産・死産である場合，産前産後休暇・出産手当金・出産育児一時金が利用できる．

引用・参考文献

1) 医療情報科学研究所編：病気がみえる vol.10，産科，第3版，メディックメディア，2013
2) 仁志田博司：周産期に児を失った家族の心のケア．母子保健情報 51：26-32．2005
http://www.aiikunet.jp/exposition/manuscript/8952.htmlより 2017年3月15日検索

📖 **略語**

◆**IUFD**
子宮内胎児死亡：intrauterine fetal death

◆**CTG**
胎児心拍数陣痛図：cardiotocograph

16 血液型不適合妊娠

血液型不適合妊娠とは，母体と胎児の血液型（ABO型，Rh型）が異なり，母体の赤血球抗体が胎児に移行し，抗原抗体反応を起こして，胎児や新生児に溶血反応が起き，重症貧血や胎児水腫を発症する可能性のある妊娠をいう．

1 診断

❶ 血液型
ABO型とRh型について判定する．

❷ 不規則抗体
ABO型の抗A抗体，抗B抗体以外の不規則抗体が陽性であれば血液型不適合妊娠と診断する．

❸ 間接クームス試験
血清中の抗D抗体の有無を調べる．抗原抗体反応により赤血球が凝集すれば陽性である．

2 Rh型不適合妊娠

D，C，c，E，eの5種類の抗原がある．
D抗原陰性がRh陰性であり，不適合の場合最も重症になりやすい．
Rh陰性の妊婦は，パートナーの血液型を検査しRh陽性の場合は不適合の可能性が高い．

❶ 機序
Rh型不適合妊娠の機序を図16-1に示す．

❷ 治療
母体
- 妊娠28週に抗Dヒト免疫グロブリンの投与を行う．
- 新生児がRh陽性の場合は分娩（流産，中絶後

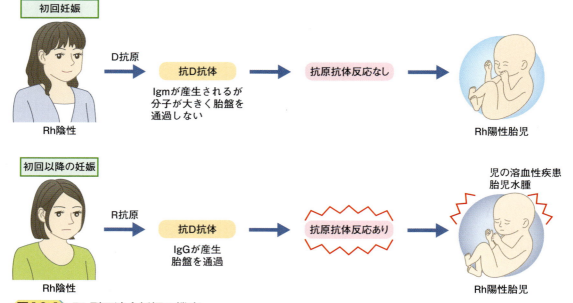

図16-1 Rh型不適合妊娠の機序

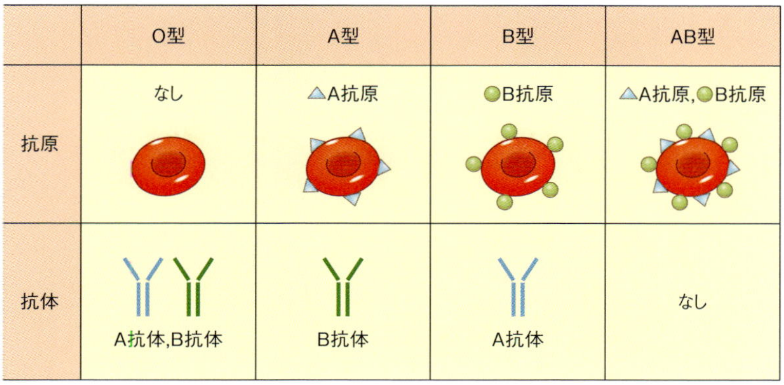

	O型	A型	B型	AB型
抗原	なし	△A抗原	●B抗原	△A抗原,●B抗原
抗体	A抗体,B抗体	B抗体	A抗体	なし

図16-2 ABO式血液型

を含む）後72時間以内に抗Dヒト免疫グロブリンの投与を行う．

胎児
・超音波検査を実施する．
・胎児輸血を行う．
・血漿交換を行う．

新生児
・黄疸の観察を行う．
・児の黄疸の程度によって光線療法，交換輸血を行う．

❸ ケアの注意点

・胎児，新生児の観察と診療の介助を行う．
・母親・家族への説明・精神的援助：医師からの説明が理解できたかを確認し，補足説明や必要時は再度医師から説明を受けるように調整する．
・抗Dヒト免疫グロブリンは関連部署に依頼し投与までに準備する．
・初産婦には，今回生まれたときに何もなくても，次回妊娠したときに抗原抗体反応があることを伝える．

3 ABO型不適合妊娠

母親の血液型がO型で児の血液型がA型もし

くはB型の場合に発症する．図16-2にABO式血液型を示す．

❶ 機序

・O型の血清内に抗A抗体と抗B抗体があるため起こる．
・初回の分娩から児の黄疸として発症する．

❷ 治療

・児の黄疸の程度によって光線療法，交換輸血を行う．

❸ ケアの注意点

・産婦の血液型がO型のときは夫の血液型も確認しておく．
・児の黄疸の観察と治療介助を行う．
・母親・家族への精神的援助：医師からの説明を理解できたかを確認し，補足説明や必要時は再度医師からの説明を受けられるように調整する．
・児の黄疸への不安に対して，傾聴し受容的な態度でサポートする．

引用・参考文献

1）日本産科婦人科学会ほか：産婦人科診療ガイドラインー産科編2014，日本産科婦人科学会，2014
2）医療情報科学研究所編：病気がみえる vol.10，産科，第3版，メディックメディア，2013

第6章 合併症妊娠

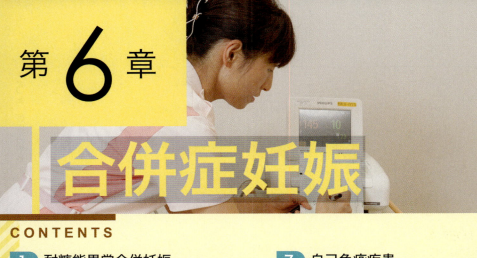

CONTENTS

1. 耐糖能異常合併妊娠
2. 心疾患
3. 腎・泌尿器疾患
4. 呼吸器疾患（気管支喘息合併妊娠）
5. 消化器疾患
6. 甲状腺疾患
7. 自己免疫疾患
8. 血液疾患
9. 婦人科疾患
10. 精神疾患
11. 母子感染症
12. 社会的ハイリスク妊娠

1 耐糖能異常合併妊娠

耐糖能異常合併妊娠には，妊娠前から糖尿病と診断されている糖尿病合併妊娠と，妊娠による母体への負担から耐糖能が悪化する妊娠糖尿病（GDM）がある．

妊娠中の血糖コントロールが悪い状態は，さまざまな影響を胎児に与え，合併症を発生させるため，妊娠前からの適切な管理が必要である．

1 妊婦および胎児に与える影響

❶ 妊婦

妊娠による生理的インスリン抵抗性の亢進によって，食後は高血糖および高インスリン血症になりやすい（図1-1）．

空腹時はグルコース利用率の低下のために低血糖およびケトン体産生亢進の状態となる．

これらにより，糖尿病の増悪および，新たに発症させる要因となる．

流・早産や妊娠高血圧症候群，羊水過多症，巨大児や難産による帝王切開率の上昇，尿路感染症，糖尿病性ケトアシドーシスなどの合併症を誘発する．

❷ 胎児

妊娠初期の器官形成期に血糖コントロールが不良の場合，奇形発生のリスクが大きく上昇する．

妊娠中期以降の母体高血糖は，巨大児やそれによる肩甲難産，出生後の低血糖や低カルシウム血症，呼吸障害，黄疸，肥厚性心筋症などの合併症発症や，妊娠36週以後の原因不明の子宮内胎児死亡のリスクが高くなる．

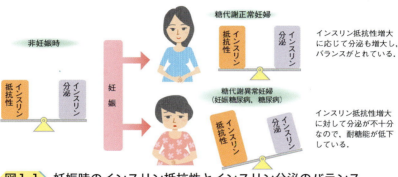

図1-1 妊娠時のインスリン抵抗性とインスリン分泌のバランス
(落合慈之監：糖尿病・代謝・栄養疾患ビジュアルブック, p.51, 学研メディカル秀潤社, 2010)

2 診断

妊娠初期の採血では，まず随時血糖値や空腹時血糖値でスクリーニングを行う．必要に応じて診断的耐糖能試験(75gOGTT)を行う．

初期に異常がなかったケースでも，妊娠中期以降にインスリン抵抗性が亢進し，GDMを発症する可能性がある．妊娠中期採血で，随時血糖値検査を行う(表1-1)．

3 治療

❶ 妊娠前

妊娠前にHbA1c値を7.0％以下にし，内服治療からインスリン治療に変更する必要があるため，糖尿病の女性は計画的に妊娠をするように指導が必要となる．

妊娠前の血糖コントロールは，内科医師と相談しながら行う．

❷ 妊娠中

妊娠中は厳格な血糖コントロールが求められるため，糖尿病の教育入院も行われる．食事および自己血糖測定の指導や，必要時，インスリン注射の指導も必要となる．

自己血糖測定は毎食前後，眠る前に行い，目標血糖値は食前100mg/dL以下，食後2時間は120mg/dL以下としている．

治療は食事療法，運動療法が中心で，目標血糖コントロールが得られない場合は，積極的にインスリン療法を行う．

耐糖能異常妊婦は早産率が高いため，妊娠中の運動療法には限界がある．

❸ 分娩時

血糖コントロール良好例でリスク因子のない場合は，自然陣痛発来を待っての分娩が可能になる．

血糖コントロール不良例では，胎児の過剰発育の評価を行い，妊娠38〜39週での分娩誘発か，巨大児の場合は予定帝王切開術を行う(図1-2)．

陣痛開始までは通常の血糖測定，食事，インスリン注射を行う．陣痛の頻度が多くなり，分娩が進行していくとアドレナリンが分泌され血糖値は高値を示す．有効陣痛発来からは，5％ブドウ糖加リンゲル液で静脈ルートを確保し，低血糖に十分留意しながら管理を行う．

❹ 分娩後

分娩直後からインスリン抵抗性が急激に改善する．妊娠中と同様のインスリン量を投与すると低血糖に陥る危険性が高い．

GDM症例では，基本的にインスリン注射は中止する．

出生した児は低血糖に陥りやすいため，2時

表1-1 妊娠中の糖代謝異常と診断基準

妊娠糖尿病（GDM）	75gOGTTにおいて次の基準の1点以上を満たした場合 ①空腹時血糖値≧92mg/dL（5.1mmol/L） ②1時間値≧180mg/dL（10.0mmol/L） ③2時間値≧153mg/dL（8.5mmol/L）
妊娠中の明らかな糖尿病（註1）	以下のいずれかを満たした場合 ①空腹時血糖値≧126mg/dL ②HbA1c値≧6.5% ＊随時血糖値≧200mg/dLあるいは75gOGTTで2時間値≧200mg/dLの場合は，妊娠中の明らかな糖尿病の存在を念頭に置き，①または②の基準を満たすかどうか確認する．（註2）
糖尿病合併妊娠	①妊娠前にすでに診断されている糖尿病 ②確実な糖尿病網膜症があるもの

註1．妊娠中の明らかな糖尿病には，妊娠前に見逃されていた糖尿病と，妊娠中の糖代謝の変化の影響を受けた糖代謝異常，および妊娠中に発症した1型糖尿病が含まれる．いずれも分娩後は診断の再確認が必要である．
註2．妊娠中，特に妊娠後期は妊娠による生理的なインスリン抵抗性の増大を反映して糖負荷後血糖値は非妊時よりも高値を示す．そのため，随時血糖値や75gOGTT負荷後血糖値は非妊時の糖尿病診断基準をそのまま当てはめることはできない．
（日本糖尿病・妊娠学会と日本糖尿病学会との合同委員会，2015を一部改変）

略語

◆ GDM
妊娠糖尿病：gestational diabetes mellitus

◆ OGTT
耐糖能試験：oral glucose tolerance test
空腹時に採血をして血糖値を測定する．次にブドウ糖水溶液を飲み，一定の時間ごとに採血し血糖値を測定．空腹時の値と比較し判定する．

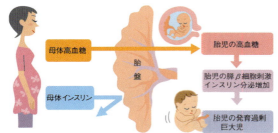

図1-2 母体高血糖の胎児への影響
（落合慈之監：糖尿病・代謝・栄養疾患ビジュアルブック．p.52，学研メディカル秀潤社，2010）

間以内に血糖測定を行うよう新生児科医師に報告する．

4 ケアの注意点

❶ 妊娠を考えている耐糖能異常の女性

・妊娠前や妊娠初期の血糖コントロールが不良の場合，児の奇形発生のリスクが高くなることを十分に説明する．
・内科医師との相談・許可が出てから妊娠することが重要であることや計画妊娠の重要性も説明する．

❷ 妊婦

・妊娠中は，過剰な食事制限や運動などの無理をしないように指導する．
・無理な食事制限によって，胎児の発育不全などのリスクを生じることを説明し，内科医師の指示の元に，栄養士との連携を計りながら適切な食事療法，運動療法，インスリン療法を進める．
・妊娠糖尿病を発症した妊婦は，分娩後5年間のフォローアップで40%が糖尿病を発症しているというデータもあることから，産後の定期的な検査が必要であることや生活の見直しの必要性について指導を行う．
・妊婦にとって食事制限はときとしてつらいことがある．空腹を感じたときはどうするのか，栄養士を交えて話し合うのもよい．たとえば分食にする，糖質の低い食事を紹介するなどを説明する．

引用・参考文献

1) 日本糖尿病学会：妊娠中の糖代謝異常と診断基準の統一化について．2015
http://www.jds.or.jp/modules/important/index.php?page=article&storyid=53より2017年11月1日検索
2) 日本産科婦人科学会ほか：産婦人科診療ガイドライン―産科編2014．p.19-23, 24-28, 日本産科婦人科学会，2014
3) 堀大蔵，057糖尿病合併妊娠，周産期医学必修知識，第8版，周産期医学 46増刊：170-172，2016
4) 中田雅彦編：耐糖能異常合併妊娠．イラストでハイリスク妊娠がわかる本．ペリネイタルケア2015年新春増刊：122-129, 2015

2 心疾患

妊娠・分娩により，循環動態は劇的な変化が起こる（図2-1）．妊娠初期から中期にかけて，循環血液量は増加し，妊娠中期には，循環血漿量は非妊娠時の1.5倍にもなるとともに全身の血管抵抗は大幅に低下する．

血液は凝固亢進，線溶抑制に傾くため，妊娠中の血栓症のリスクは6〜11倍に増加する．

分娩時には，陣痛に伴う子宮収縮により，循環血液量は300〜500mL増加し，心拍出量は15〜25%増加する[1]．さらに，分娩終了とともに子宮が収縮することで，一気に静脈還流血液量が増加する．

妊娠中に1.5倍に増加した循環血漿量は1〜2週間以内には非妊娠時の状態までもどる．これらの急激な変化に母体は適応しなければならず，心疾患を持つ妊産褥婦は，専門医のもと，十分な管理が必要である．

NYHA心機能分類Class Ⅲ以上，アイゼンメンジャー症候群（右室圧の上昇で右室心筋が肥厚する．そのため右室のコンプライアンスが低下し重度になれば右→左シャントを生じる），肺高血圧症の合併，心不全や血栓症の既往，人工弁置換後のワルファリン使用者，心筋症の患者などは，高リスクグループに分類される（表2-1，2）．

1 治療・管理

治療法およびケアは，疾患の種類と重症度によって異なる．妊娠および出産に耐えうる状態なのかを専門医のもとで判断する必要がある．

❶ 妊娠前

妊娠を考えている心疾患を持つ女性は，妊娠が可能な状態であるか，主治医と相談しながら計画的な妊娠を行う．

妊娠初期例で母児にリスクの高い場合は人工妊娠中絶も検討する必要がある．

❷ 妊娠中

定期的に循環器専門医の診察を受けながら，フォロー体制の整った総合病院での妊娠管理が望ましい．感染や妊娠高血圧症候群は心不全の誘因となる場合があるため，管理を徹底する．

急激な状態悪化が起こりうる疾患の場合，管理入院を要する場合もある．

心機能低下や心不全徴候が出現した場合，入院安静とし必要に応じて利尿薬・ジギタリス投与を行う．

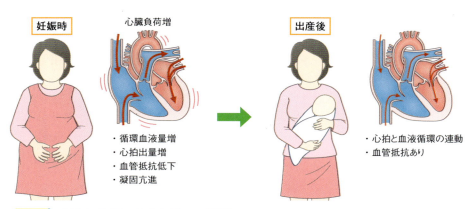

図2-1 妊娠・分娩による心臓への影響

表2-1 New York Heart Association（NYHA）の心疾患分類

分類	臨床症状
Class I	身体活動の制約のない心臓病患者で，日常生活における身体活動の程度では，疲労感・動悸・呼吸困難・狭心痛は発生しない
Class II	身体的活動に軽度ないし中等度の制約があり，安静時は快適であるが，日常的な身体活動で疲労感・動悸・呼吸困難・狭心痛が発生する
Class III	身体的活動に著しい制約があり，安静時は快適であるが，軽度の身体活動でも過度の疲労感・動悸・呼吸困難・狭心痛の形で不快感が発生する
Class IV	いかなる身体活動にも不快感が伴い，安静時にも心不全徴候や狭心痛が発生する

表2-2 母体死亡率に基づいた心疾患の危険度分類（米国産婦人科学会，1992）

	疾　患　名	死亡率(%)
Group1	心房中隔欠損，心室中隔欠損，動脈管開存，肺動脈弁・三尖弁の疾患 Fallot四徴症（修復後），生体弁による弁置換 僧帽弁狭窄（NYHA Class I・II）	0〜1
Group2	2A：僧帽弁狭窄（NYHA Class III・IV），大動脈弁狭窄 大動脈狭窄症（弁に病変がない），Fallot四徴症（未修復） 心筋梗塞の既往，Marfan症候群（大動脈病変がない） 2B：僧帽弁狭窄（心房細動あり），人工弁による弁置換	5〜15
Group3	原発性肺高血圧，Eisenmenger症候群，大動脈狭窄症（弁に病変あり） Marfan症候群（大動脈病変あり），心臓心筋症	25〜50

＊妊娠許可：Class II まで．
＊妊娠不許可：ACOG分類の肺高血圧，弁病変を伴う大動脈縮窄および大動脈病変を伴うMarfan症候群，人工弁置換後ワルファリン使用例，突然死の原因となる心筋症，心不全徴候例（どの心疾患によっても）．
＊不整脈は心臓に器質的な異常がない限り，妊娠により不整脈が助長されることはないため，これを理由に妊娠不許可とはならない．洞性徐脈の場合は分娩に際して一時的にペースメーカーを導入しなければならない場合もある．
＊妊娠不許可例の妊娠継続は，母体死亡の可能性と治療手段の選択には常に母体が優先される．

重症心疾患悪化の徴候が出現するのは循環血漿量がピークに達する妊娠30週前後が多いため，特に注意して管理する．

❸ 分娩時

分娩様式は，「心疾患患者の妊娠・出産の適応，管理に関するガイドライン」（日本循環器学会）を参考に検討する．

陣痛に伴う循環血液量の増加や，痛みによる負荷など統合的に検討し，経腟分娩か帝王切開かを選択する．

経腟分娩の場合，硬膜外麻酔を用いた無痛分娩や，分娩第2期短縮のため，吸引分娩や鉗子分娩の適応となる場合もある．

選択的帝王切開術の適応となる場合もあるが，いずれにせよ，疾患の種類と重症度を個別に評価し，選択する必要がある．

❹ 分娩後

妊娠中に1.5倍に増加していた循環血漿量は分娩後1〜2週間で急激に減少し，およそ6〜8週間で非妊娠時の状態にもどる．これに適応できない場合，不整脈の増加や心機能の低下などを引き起こすことがある．

授乳による心負荷も検討する必要があり，最低でも産褥2か月は定期的な観察が必要となる．症状を認めた場合は，早期に受診するよう指導する．

2 心疾患患者の妊娠関連薬剤

- リトドリン塩酸塩（ウテメリン®）：β_2刺激薬のため，動悸・頻脈・不整脈・心電図上ST-Tの異常がある．肺水腫もまれにあり，心機能低下例には使用しない．
- プロスタグランジン$F_{2\alpha}$（プロスタルモン・F®）：動悸・頻脈・ときに血圧変動・顔面紅潮が

現れるため，注意して使用する．

- オキシトシン(アトニン-O®)：用量が適切であれば問題はない．
- メチルエルゴメトリンマレイン酸塩(パルタンM®)：血圧上昇・頻脈・徐脈・動悸があるため投与は避ける．特に冠動脈の攣縮を起こすことがあるため，狭心症や心筋症の場合には禁忌である．

3 ケアの注意点

基本的には，安静の確保，感染症予防，病態の悪化の有無の観察である．

❶ 安静
- 医師の指示の安静範囲内での活動が行えるよう援助と観察を行う．

❷ 清潔
- 医師の指示の範囲内で清潔ケアを行う．

❸ 観察
- 主な症状の観察(表2-3参照)．
- バイタルサイン・血圧・心電図モニターのチェック(時間ごと)．
- 水分出納管理：水分，食事，点滴量，尿量，母乳分泌量．
- 検査データの把握：血算，生化学，凝固系，血液ガス，腎機能，胸部X線写真．
- 児心音の聴取：各勤務1～2回および適時．
- 適時モニタリングにて観察：SpO$_2$および心電図，胎児心音．
- 心エコーによる心機能の評価：心拍出量と収縮力をみるEF(駆出率)は，心臓の働きであるポンプ機能を評価するもので，心機能評価においてとても重要な所見である．50%以下で収縮不全を疑う．
- 体重・腹囲・子宮底長：1回/週，必要に応じて適時．
- 内服薬服用の確認および必要に応じて与薬介助．
- その他は，妊娠初期・中期・末期・産褥期の管理方針に準ずる．

表2-3 主な症状の観察

項目	症状の観察
胸痛	①部位：限局性か放散性か ②程度：胸が絞めつけられるようなものか，左手がだるいようなものか ③持続時間と反復の有無：軽快・消失したのはどういうときか(例：薬服用，安静など) ④随伴症状の有無：失神，嘔吐，冷汗，不安感など
呼吸困難	①呼吸の状態：呼吸数と規則性，努力呼吸(肩呼吸・鼻翼呼吸・下顎呼吸)，無呼吸・チェーンストークス呼吸・クスマウル呼吸の有無・患者の体位(臥床・起座位)など ②呼吸音の聴取：両肺野に全体的に吸気が流入しているか，副雑音の有無 ③随伴症状の有無：咳嗽・喀痰(粘稠性・血性など)・喘鳴・チアノーゼ・けいれん・胸痛など ④誘因はないか：発症の状況・運動や労作との関係
チアノーゼ	①中枢性か末梢性かの区別，部位，程度 ②バイタルサインとの関係 ③意識障害の有無
不整脈(表2-4) および 動悸(表2-5) (心悸亢進)	①心電図モニターの装着 ②致死的不整脈：心室粗動(VF)，心室細動(VF)，高度の徐脈，心停止 ③緊急医療を要する危険な不整脈：心室性期外収縮(PVC)，心室頻拍(VT)，房室ブロック(A-V block)，アダムス・ストークス発作を伴う洞不全症候群(SSS) ④ペースメーカー使用中の不整脈：スパイクon T，sensing failure，pacing failure閾値の上昇，電池の消耗 ⑤治療を要する危険な不整脈：心房粗動(AF)，心房細動(AF)，心拍数の少ない房室解離

不整脈出現時の看護および処置

主な不整脈を表2-4に示す.

- 循環器系:胸部不快感の有無.共通の有無・程度,血圧測定不能のことが多く,大腿・頸動脈の触知状態,顔色・チアノーゼの有無・体温・冷感・尿量.
- 脳神経系:意識状態,眼球挙上の有無,瞳孔異常,対光反射の有無と程度.
- 呼吸器系:自発呼吸の有無と程度.
- 患者の不安や緊張がないかどうかを観察する(表2-5).
- 指示された薬剤が適切に与薬されているか,効果はどうかを確認する.

- 動悸の原因・誘因を観察する.

失神発作

- 心疾患で失神発作をきたすものには,心室細動(VF),心室粗動(VF),徐脈,完全房室ブロック,徐脈頻脈症候群がある.

浮腫

- 腎前性か腎性か腎後性かを区別する.
- 観察:浮腫の部位,程度,皮膚の緊満状態.
- 体重,血圧,腹囲(腹水)の測定.
- 沈下性肺炎,血栓形成等の二次的障害の観察.
- 水分バランス管理:水分出納管理および電解質のチェック.特に尿量の正確な測定.
- 服用薬物のチェック:特に利尿薬,強心薬,ス

表2-4 各種の不整脈

不整脈の種類		特徴	心電図
正常洞調律		心拍数60〜100回/分.リズムは整.P波は上向きで一定.QRS波は0.06〜0.10秒間隔.T波は上向き	
致死的不整脈	心室細動(VF)	QRS波とT波の区別もつかないような速い連続波動.心拍数300回/分以上.不規則な基線の揺れ なお,心拍数250〜300回/分は心室粗動(VF)という	
緊急医療を要する危険な不整脈	心室期外収縮(PVC)	先行するP波を欠き,幅広いQRSが基本周期よりも早期に出現	
	心室頻拍(VT)	心拍数は70〜180回/分.幅広いQRS波,心室頻拍(VT) 心拍数70〜180回/分.3個以上の心室期外収縮が連続	
	完全房室ブロック(A-V block)	心拍数30〜50回/分.P波とQRS波がそれぞれ独立のリズムで出現	
治療を要する危険な不整脈	心房粗動(AF)	心拍数は140〜170回/分.規則的なF波と正常QRS波	
	心房細動(Af)	心拍数はさまざま.不規則なf波と正常QRS波	

表2-5 動悸の原因・誘因

生理的な場合	運動，排泄，精神的興奮など
心疾患に随伴する場合	心拍動の異常，心拍動の増強
循環器系以外の器質的な変化による場合	甲状腺機能亢進症，貧血，発熱，低血糖，呼吸器系疾患，褐色細胞腫
薬剤や嗜好品による場合	
心因性などの場合	

テロイド剤．

その他の症状

- 頸静脈の怒張：中心静脈圧（CVP）上昇．
- 心雑音．
- 咳・喘鳴．
- 疲労感．

❹ 治療に伴う管理

食事療法の管理

- 貧血を避ける：鉄分やミネラル，ビタミンの摂取に注意し規則正しい食生活を心がけるよう援助する．
- 高血圧に対しては極端な塩分制限は行わない．

薬物の管理

- 輸液ポンプによる薬物の与薬．
- その他心疾患に使用する薬剤の与薬．
- 抗菌薬の与薬．
- 特に，分娩直前，産褥期に使用時，与薬・時間・量に注意：細菌性心内膜炎予防．
- 薬物の副作用の有無の観察：特に輸液ポンプで行われる薬剤（利尿薬，抗血小板薬など）．

酸素療法の管理

- 指示量の酸素．
- 酸素中毒症の観察．
- 炭酸ガス中毒症状．

救急救命

- 救急カートの準備（図2-2）．

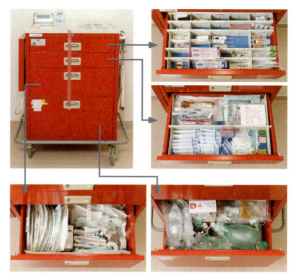

図2-2 救急カート

略語

◆NYHA
ニューヨーク心臓協会:New York Heart Association

◆ACOG
米国産婦人科学会：American College of Obstetrics and Gynecology

◆VF
心室粗動：ventricular flutter

◆VF
心室細動：ventricular fibrillation

◆EF
駆出率：ejection fraction

◆PVC
心室性期外収縮:premature ventricular contraction

◆VT
心室頻拍：ventricular tachycardia

◆SSS
洞不全症候群：sick sinus syndrome

◆Af
心房細動：atrial fibrillation

◆AF
心房粗動：atrial flutter

◆CVP
中心静脈圧：central venous pressure

引用・参考文献

1) 三好剛一ほか：心疾患合併妊娠，周産期医学必修知識，第8版，周産期医学 46増刊：161-163，2016
2) 日本循環器学会，循環器病と診断と治療に関するガイドライン（2009年度合同研究班報告）：心疾患患者の妊娠・出産の適応，管理に関するガイドライン（2010年改訂版）
http://www.j-circ.or.jp/guideline/pdf/JCS2010niwa.h.pdf より 2017年1月28日検索
3) 中田雅彦：心疾患合併妊娠，イラストでハイリスク妊娠がわかる本，ペリネイタルケア2015年新春増刊：122-129，2015

3 腎・泌尿器疾患

腎臓は，血液を濾過し，血液中の老廃物を尿として排泄する重要な役割がある．

妊娠に伴い，母体の循環血漿量は1.5倍に増加し，腎臓への負担も大きくなる．糸球体濾過率(GFR)や腎血流量(RPF)は妊娠初期から増加し，GFRは最大1.65倍となり，RPFは1.4倍となる．

腎疾患があると，浮腫や倦怠感，尿タンパクや高血圧を生じるが（図3-1），妊娠前に腎機能障害の程度が軽い，もしくは治療後の状態が安定してから妊娠した妊婦では，ほぼ通常の経過をたどれることが多い．

腎機能障害の程度が重い場合や高血圧合併の場合は，さらに腎臓への負担が増し，腎機能低下を促進する．重症例では，透析の導入が必要となるケースもある．

約40%に胎児発育不全が出現し，約30〜50%に妊娠高血圧症候群の発症や腎炎の増悪が出現する可能性があるため，内科医との連携をとり，適切な管理が必要である．

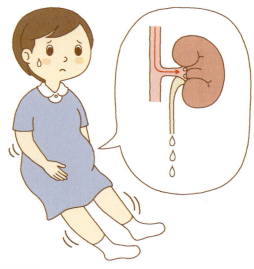

図3-1　腎疾患の症状
浮腫，倦怠感，尿タンパク，高血圧などの症状がみられる．

1 主な疾患と治療

❶ 急性腎疾患

適切な管理と治療により，母児ともに大きな影響は与えないことが多い．

尿路結石
症状は側腹部痛と血尿で，腹部エコーで結石陰影や水腎症の所見があれば尿路結石を疑う．

治療は，感染を併発していれば抗菌薬，疝痛発作には鎮痙薬や鎮痛薬，悪心・嘔吐が強い場合は輸液，水分摂取の奨励である．

尿路感染症
子宮が増大すると尿管が圧迫され，尿路系での尿のうっ滞や逆流が起こりやすくなる．そのために急性膀胱炎や腎盂腎炎が起こりやすい．

症状は，排尿時痛，頻尿，尿混濁（膿尿，細菌尿，血尿），残尿感などである．

治療は，抗菌薬化学療法と水分補給のため輸液療法を行う．

急性腎炎症候群
先行感染後，急激に発症することが多い．臨床症状は，血尿，タンパク尿，浮腫，乏尿，高血圧，GFRの減少である．

治療の主体は対症療法である．急性期および発症後1年未満の妊娠は勧められない．

❷ 慢性腎疾患

症例によって経過は変わるが，重症化した場合は，母児ともに大きな影響を与えることがある．

腎機能に不可逆的なダメージを受け，人工透析が必要となるケースや選択的早産が必要になるケースもある．

慢性糸球体疾患
糸球体障害に起因するタンパク尿，血尿，高血圧を呈しながら尿異常が1年以上の長期に

渡って持続することで腎機能障害が進行する.

ネフローゼ症候群

大量のタンパク尿とこれに伴う低アルブミン血症，浮腫や脂質異常症を伴う症候群である.

高血圧や腎機能障害を伴う場合，胎児死亡や子宮胎内発育遅延,早産の頻度を増加させる[1].

治療中は原則として妊娠は避ける.

❸ 慢性腎不全

進行性の各種腎疾患によって腎機能が徐々にかつ不可逆的に低下した病態である．糸球体濾過率(GFR)が正常時の30%以下になった状態である.

腎不全の進行はGFRに応じて第1～4期まであり，第3期以降の病態を慢性腎不全という.

透析患者への対応[2]

胎児死亡や新生児死亡率が高いが，透析回数を増加させることにより，生児を得る例が増加している.

透析前BUN値を50mg/dL未満に維持する.

腎移植後[2]

腎移植後1年以上経過し，妊娠前の移植腎機能が良好であれば，妊娠は差し支えない.

2 ケアの注意点

❶ 妊娠前

・腎機能の低下や胎児への影響があるため，計画的な妊娠を行うように説明する.
・妊娠した場合は，NICUを有する専門病院での出産を勧める.

❷ 妊娠中

・腎機能障害の程度が低い場合は，ほぼ通常の経過をたどるため，過剰な不安を与えるような言動は避ける.
・妊娠20週以降に高血圧が出現した場合は，加重型妊娠高血圧腎症と診断される.高血圧を厳重に管理し,常位胎盤早期剥離や子癇を防ぐ.

・透析妊婦の場合，水分や電解質のバランスに注意する．さらに羊水過多症，胎児機能不全の発症に注意する.
・安静をすすめ，家事などの負担を軽減できるよう，家族の協力を得る.

❸ 分娩期

・分娩様式は通常の産科的適応で問題ないが，子癇発作，HFLLP症候群，播種性血管内凝固症候群(DIC)，胎児機能不全の発症リスクが高いので，注意して管理する.
・低用量アスピリン製剤を使用している場合，大量出血の危険性を考慮し，妊娠後期での妊娠中止も検討する.

❹ 産褥期

・高血圧が急激に進むことがあるので，厳重に血圧管理を行う.
・妊娠，出産によって腎機能低下または悪化する場合,腎機能が改善するまでは次の妊娠を避ける必要があり，受胎調節指導は確実に行う.

引用・参考文献

1) 日本妊娠高血圧学会編：妊娠高血圧症候群の診療指針2015，p.120-130，メジカルビュー社，2015
2) 日本腎臓学会編：腎疾患患者の妊娠−診療の手引き−，p.19-33，2007
3) 関 博之：腎疾患合併妊娠，周産期医学必修知識，第8版，周産期医学46増刊：164-167，2016
4) 中田雅彦：腎疾患合併妊娠，イラストでハイリスク妊娠がわかる本，ペリネイタルケア2015年新春増刊：130-135，2015

📖 略語

◆GFR
糸球体濾過率：glomerular filtration rate

◆RPF
腎血流量：renal plasma flow

◆BUN
血中尿素窒素：blood urea nitrogen

◆NICU
新生児集中治療室：neonatal intensive care unit

◆HELLP症候群
HELLP syndrome：
hemolytic anemia/elevated liver enzymes/low platelet count syndrome

◆DIC
播種性血管内凝固症候群：
disseminated intravascular coagulation

4 呼吸器疾患（気管支喘息合併妊娠）

気管支喘息合併妊娠は慢性疾患として多くみられ，全妊婦の3〜8%に認められる[1]．種々の刺激に対する気管・気管支の反応が亢進して気管支平滑筋の収縮，粘膜浮腫，粘稠分泌物での広範な気道狭窄を生じる疾患であり，発作性呼吸困難を主徴とする（図4-1）．

妊娠前のコントロールが妊娠中の発作へ影響していると考えられており，妊娠中は悪化が約3割，軽快が3割，4割が変化なしとされている．

1 症状

発作性の呼吸困難，喘鳴，咳，胸部圧迫感が始まる．発作時以外は無症状である．

2 妊婦および胎児に及ぼす影響

妊娠期間が進むにつれ，子宮の増大に伴う横隔膜の挙上が起こり，解剖学的換気能は低下する．これを補うため，生理的な過換気状態になり，呼吸困難を感じやすくなる．

頻回に喘息発作が起こると，胎盤への酸素供給量が減り，早産や妊娠高血圧腎症，子宮胎内発育不全のリスクが高まる．

胎児器官形成期（妊娠初期）に喘息の急性増悪をきたした場合，胎児構造異常（胎児奇形）の発生率が高くなることがわかっている．

胎児への影響を心配し治療を中断する妊婦も多いが，国内の喘息治療薬で，ヒトへの催奇形性があるものはないことを説明し，治療の中断による喘息の悪化のほうが，より母体と胎児への影響が高いことを伝える必要がある．

3 治療

❶ 妊娠中

吸入ステロイド薬を基本治療とし，長期作用型β刺激薬（LABA）や抗ロイコトリエン薬（LTRA），テオフィリン徐放製剤を重症度にあ

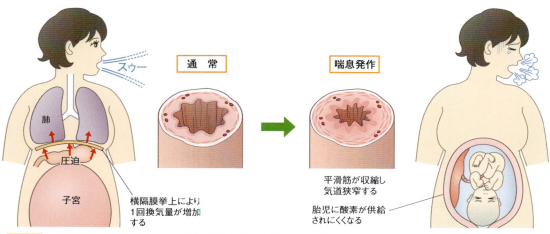

図4-1 妊娠による呼吸変化，喘息発作および胎児への影響

わせて併用する.

　喘息症状・発作の強度は，小発作(軽度)，中発作(中等度)，大発作(重度)などに分類される(表4-1).

　小発作以下では，短時間作用型β刺激薬(SABA)の吸入を行う.

　中・大発作では，胎盤への酸素供給量が減り，胎児が低酸素状態に陥っている可能性があるため，胎児モニタリングを行いながら，酸素療法を併用しながらステロイドの全身投与を行う.呼吸器・アレルギー専門医へのコンサルテーションが必要となる.

　表4-2に喘息合併症妊娠の発作時の対応ポイントを示す.

　切迫早産となった場合，気管支拡張作用をもつ子宮収縮抑制薬であるリトドリン塩酸塩や硫酸マグネシウムは喘息妊婦にも使用できる.

❷ 分娩時

　陣痛や分娩による喘息発作の増悪はないとされているが，疼痛が発作の誘因となる場合は，無痛分娩など,分娩方式を検討する必要がある.

　経口ステロイドを使用している産婦には，ステロイドカバー（50～75mg/日，1～2日)を検討する．コントロール不良の場合は，計画分娩が望ましい.

　気管支平滑筋を収縮させる陣痛誘発・促進薬のプロスタグランジン$F_2\alpha$製剤は使用しない.

　児娩出後に使用されるメチルエルゴメトリンマレイン酸塩は，気管支平滑筋を攣縮させる危険があるので使用に注意する.

❸ 分娩後

　喘息発作は産褥期に増悪しても出産3か月程度で分娩前の状態に復帰することが多い．またテオフィリンや抗ヒスタミン薬は児に易刺激性や傾眠傾向をきたすと言われているので，これ

表4-2 喘息合併妊娠の発作時の対応のポイント

速やかな治療介入
母体と胎児の継続的モニタリング
$SpO_2 > 95\%$を維持
$PaCO_2 > 40mmHg$を回避
左側臥位
飲水ができない場合は点滴(125mL/時)
アナフィラキシーのときにのみエピネフリン(ボスミン®)は使用
早めの気管挿管を考慮

(Rey E, et al : Asthma in pregnancy. BMJ 334 (7593) : 582-585, 2007)

表4-1 喘息症状・発作強度の分類（成人）

発作強度[*1]	呼吸困難	動作	検査値[*3]			
			%PEF	SpO_2	PaO_2	$PaCO_2$
喘鳴／胸苦しい	急ぐと苦しい 動くと苦しい	ほぼ普通	80%以上	96%以上	正常	45mmHg未満
軽度(小発作)	苦しいが横になれる	やや困難				
中等度(中発作)	苦しくて横になれない	かなり困難 かろうじて歩ける	60～80%	91～95%	60mmHg超	45mmHg未満
高度(大発作)	苦しくて動けない	歩行不能 会話困難	60%未満	90%以下	60mmHg以下	45mmHg以上
重篤[*2]	呼吸減弱 チアノーゼ 呼吸停止	会話不能 体動不能 錯乱，意識障害，失禁	測定不能	90%以下	60mmHg以下	45mmHg以上

*1：発作強度は主に呼吸困難の程度で測定し，他の項目は参考事項とする．異なった発作強度の症状が混在するときは発作強度の重いほうをとる.
*2：高度よりさらに症状が強いもの，すなわち，呼吸の減弱あるいは停止，あるいは会話不能，意識障害，失禁などを伴うものは重篤と位置づけられ，エマージェンシーとしての対処を要する.
*3：気管支拡張薬没与後の測定値を参考とする.

(日本アレルギー学会喘息ガイドライン専門部会監：喘息予防・管理ガイドライン2015，p.7，協和企画，2015)

らの薬物の使用，および母乳を通した児の摂取に注意する．

鎮痛薬についてはアセトアミノフェンを選択する．非ステロイド性抗炎症薬(NSAIDs)は気管支収縮作用があるので使用しない．

4 ケアの注意点

❶ 喘息発作の予防

- 喘息治療薬の確実な継続を行う．
- 胎児への影響を心配し治療を中断しない．中断による喘息の悪化のほうが，より母体と胎児への影響が高いことを伝える．
- アレルゲンの除去を行い，アレルゲンとなる物質を近づけない．
- 有効な咳の仕方や，腹式呼吸の指導をする．
- ストレスの回避・発散，気分転換が行えるような支援を行う．
- 水分の摂取や含嗽の励行を勧める．
- 入院時には普段使用している薬を持参するよう指導する．

❷ 自宅での発作時の対応

- 小発作(軽度)の場合は，自宅薬物療法が可能な場合が多いが，小発作が持続する場合は，中発作に準じた対応が必要となる．中発作に移行する前の受診を勧める．

❸ 入院中の観察・対応

- 喘息発作の状態，持続時間，パルスオキシメータによるSpO_2値の観察．
- 分娩進行状態(性器出血，下腹痛，破水など)．
- 胎児心拍モニタリング所見，超音波所見．
- $PaCO_2$値・血中pH値・PEF値の確認．
- 薬物の副作用の有無．
- 発作時は，衣服を緩やかにし，呼吸をするために楽な体位，起座位または，上半身を高くした側臥位にする(図4-2)．
- 治療・処置時は落ち着いて行い安心感を与え

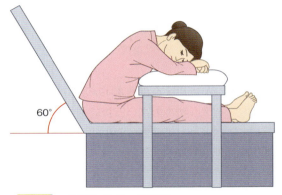

図4-2 安楽な体位：起座位

> 📖 **略語**
> ◆PEF
> ピークフロー（最大呼気流速）：peak expiratory flow
> ◆PaO_2
> 動脈血酸素分圧：partial pressure of O_2 in arterial blood
> ◆$PaCO_2$
> 動脈血二酸化炭素分圧：
> partial pressure of CO_2 in arterial blood
> ◆SpO_2
> 経皮的酸素飽和度：saturation of percutaneous O_2
> ◆LABA
> 長期作用型β刺激薬：long-acting beta-agonists
> ◆LTRA
> 抗ロイコトリエン薬：leukotriene receptor antagonists
> ◆SABA
> 短時間作用型β刺激薬：short-acting beta 2 agonists
> ◆NSAIDs
> 非ステロイド性抗炎症薬：
> non-steroidal anti-inflammatory drugs

る．
- 児心音を確認し，状況を伝えることで妊婦が安心できるようにする．
- 入院時には最終発作はいつだったのか確認を行う．

引用・参考文献

1) Namazy JA, et al：Pregnancy and asthma：recent developments. Curr Opin Pulm Med 11：56-60，2005
2) Rey E, et al：Asthma in pregnancy. BMJ 334（7593）：582-585，2007
3) 川村裕士：呼吸器疾患合併妊娠—気管支喘息合併妊娠．周産期医学必修知識．第8版，周産期医学46増刊：173-176，2016
4) 中田雅彦：気管支喘息合併妊娠．イラストでハイリスク妊娠がわかる本．ペリネイタルケア2015年新春増刊：150-155，2015
5) 日本アレルギー学会喘息ガイドライン専門部会監：喘息予防・管理ガイドライン2015．p.7，協和企画，2015

5 消化器疾患

　ここでは妊娠中に合併する可能性がある消化器疾患として、頻度の高い胃食道逆流症、消化性潰瘍、虫垂炎、炎症性腸疾患（潰瘍性大腸炎・クローン病）について述べる。

1 胃食道逆流症，消化性潰瘍

　胃痛，嘔気，消化不良などを体験する妊婦が多いことから，胃食道逆流の頻度も高くなる．胃の内容物が逆流して炎症を起こし，粘膜を傷害すると潰瘍となる．

　妊娠初期にみられる妊娠悪阻が軽快する中期以降も消化器症状が続く場合は胃食道逆流症を考える．

　妊娠中は非妊娠時と比較して既存の消化性潰瘍が改善することも報告されている[1]．

❶ 症状

　食道症状として，胸やけ，げっぷ，呑酸，前

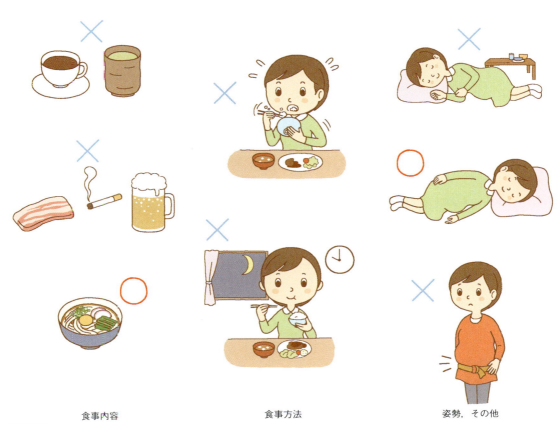

図5-1 食生活の改善
食事内容：コーヒーや緑茶などカフェインを控える．脂肪の多いものは控える．アルコールやタバコは控える．消化のよいものを食べる．
食事方法：早食いはしない．就寝の2，3時間前に食事を摂らない．
姿勢，その他：食後すぐに横にならない．就寝時は左側臥位になる．腹部を締め付けないようにする．

胸部痛や異物感がある．

食道外症状として，嗄声，咽頭違和感，慢性咳嗽などがある．

❷ 原因

発生の原因として，以下が挙げられる．
① 胃内容物の逆流を防ぐ下部食道括約筋の静止圧低下により，噴門部の逆流を防ぐ機能が低下する．
② プロゲステロンの影響で，消化管の蠕動運動が低下し，食物の通過に時間がかかる．
③ 妊娠子宮の増大による腹圧上昇で胃が圧迫される．

❸ 治療

生活と食生活の改善を行う（前ページ図5-1，産前・産後の栄養p.292も参照）．

鎮痛薬を使用する場合には，妊娠中の第一選択薬はアセトアミノフェンである．

胃粘膜保護薬ではスクラルファートが第一選択薬となる．

❹ ケアの注意点

- 妊婦が疾患について理解し，セルフケアと自己管理ができることが大切であることを指導する．
- 自身の身体や心の変化を感じ取り，医療者にその変化を伝えることも大切になることを説明する．

2 虫垂炎

急性虫垂炎は妊娠中の外科治療が必要な急性腹症として最も多く，発症頻度は1/1,500程度に認められる．

❶ 症状

初期は心窩部から臍部の痛みが先行し，その後，食欲低下や嘔気，嘔吐が出現する．進行すると下痢や排尿障害などがみられることもある．

炎症の増悪とともに右下腹部に限局した痛みになり，発熱や白血球増多が出現する（表5-1）．

妊娠中は生理的な白血球増多，悪心・嘔吐の症状が一般的にみられ，妊娠の経過に伴い増大した子宮により，疼痛部位の圧痛点が典型的な位置から移動することを考慮する（図5-2）．

超音波所見で確定できない場合，MRIまたはCTにより診断する．

❷ 原因

原因は糞石や腫瘍などによる虫垂内腔閉塞や肥厚したリンパ濾胞の過形成による粘膜浮腫が考えられている．

妊娠自体は虫垂炎発症危険因子ではないとされている[2]．また妊娠中期にわずかに発症頻度

表5-1 妊婦虫垂炎の症状

症　状		頻度（%）
腹痛	右下腹部痛	75
	右上腹部痛	25
嘔気		85
嘔吐		70
食思不振		65
排尿痛		8

(Mahmoodiar S : Appendicitis complicating pregnancy. South Med J 85 (1) : 19-24, 1992より作成)

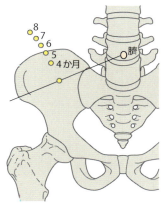

図5-2 妊娠月数に伴う虫垂の位置変化

(Baer LJ, et al: Appendicitis in pregnancy with change in position and axis of normal appendix in pregnancy. JAMA 98: 1359, 1932を改変)

が高いとされている[3-5].

❸ 治療

炎症が軽度の場合，投与可能な抗菌薬を使用する．

穿孔性虫垂炎になると膿や便の腹腔内への流出により汎発性腹膜炎になり，流・早産，死産の危険性があるので虫垂切除が考慮される．

❹ ケアの注意点

- 急激なバイタルサインの変化に留意する．
- 腹痛の程度と位置，悪心・嘔吐，排尿痛の有無，全身状態の観察を行う．
- 悪心・嘔吐のケアを行う．
- 指示があれば抗菌薬を投与する．
- 安楽な体位がとれるよう枕などで工夫する．

3 炎症性腸疾患

炎症性腸疾患には，大腸の粘膜を侵し再然と寛解を繰り返すびまん性の炎症性腸疾患である潰瘍性大腸炎と，口腔から肛門までのすべての消化管が非連続性，区域性に病変を形成する肉芽腫性の炎症性腸疾患であるクローン病がある．

炎症性腸疾患は20歳代前後の若年者に好発し，長期にわたって寛解と再然を繰り返す．そのため女性の妊娠出産期への影響が大きい．疾患の活動性が妊娠予後に影響し，妊娠中の消化管検査も制限があるため，寛解期での妊娠が望まれる．

❶ 症状

潰瘍性大腸炎

反復する，あるいは持続する粘血便，血性下痢が特徴的である．全身倦怠感，発熱，食欲不振，体重減少，腹痛などがあり，炎症の広がりと程度は臨床所見と相関している．なお，潰瘍性大腸炎は妊娠予後に影響を及ぼさないという

報告もある[6].妊娠が潰瘍性大腸炎に及ぼす影響として，活動性のある潰瘍性大腸炎では45%が増悪，25%が不変，25%が改善[1]したという報告もある．

クローン病

発熱，腹痛，下痢，体重減少が4大症状であり，痔瘻などの肛門病変も特徴的である．重症化すると腸管合併症として，狭窄によるイレウス，瘻孔形成，肛門部周囲病変(痔瘻，膿瘍)，低栄養による体重減少，低アルブミン血症などが認められる．

❷ 原因

炎症性腸疾患は何らかの免疫異常に加え，感染や他の環境的要因が複雑にからみ合って病変を形成すると考えられる．食生活の欧米化に伴い，年々患者は増加傾向にある．

❸ 治療(表5-2)

炎症性腸疾患においては，妊娠中の疾患の活動性は，妊娠の予後に影響すると言われているため，症状が寛解している時期の妊娠が望まれる．また増悪している時期の妊娠であっても積極的な薬物療法を行い，児に与える影響よりも，より影響の大きい妊婦の疾患の活動性をコントロールすることを優先し，薬剤の減量や中止は避ける．主な炎症性腸疾患の治療法を**表5-2**に示す．

潰瘍性大腸炎では母体貧血の原因となる血便，脱水，電解質異常，栄養障害に対処し，重症度に応じて適切な治療法を選択することが重要である．特にクローン病では原因が栄養吸収障害にあるため，妊娠授乳期の栄養管理には十分に注意する．重症度によっては入院による栄養管理を行う，

分娩に際して肛門周辺病変がある場合は肛門部の損傷を避け帝王切開術が行われることがある．

❹ ケアの注意点

- 潰瘍性大腸炎：排便回数，腹痛，血便の有無，

141

表5-2 炎症性腸疾患の主な治療

	治　療	適　応
薬物療法 基本治療	アセチルサリチル酸	炎症性腸疾患の基本治療薬
	ステロイド	活動期に使用
	免疫調節薬	中等度以上の病変に使用
補助治療薬	活性生菌製剤	軽症～中等症まで
	止瀉薬	下痢がある場合
	マグネシウム製剤	便秘予防
	漢方薬	腸管の動きが悪い場合
非薬物療法	中心静脈栄養	完全腸管安静が必要なとき，重症例
	血漿交換	薬物療法の効果が不十分な軽症～中等症
	手術(狭窄部切除，穿孔部位切除，人工肛門増設等)	妊娠中は絶対適応のみ

(手塚真紀ほか：炎症性腸疾患(潰瘍性大腸炎，クローン病)合併妊娠の管理．周産期医学 44 (9)：1137-1141，2014，p.1140表3より抜粋して作成)

貧血症状の有無，切迫早産徴候の観察を行う．

- クローン病：排便回数，便の性状，腹痛，感染徴候の有無，切迫早産徴候の観察，定期的な体重測定を行う．
- 肛門周囲皮膚の清潔：温水洗浄便座を使用し洗浄する，石けんを用いた洗浄は1回/日とする，皮膚は押さえ拭きして摩擦を避けるなど．
- 内服指導：薬剤による寛解維持のメリットが副作用を上回ることを十分に説明し，薬剤の自己中断がないように説明する．
- 胎児推定体重に留意する．
- 栄養指導：油脂を多量に使用する調理法を避けて煮る・ゆでる・蒸す・焼くなどの方法をとる，食物繊維の多い食品の摂取は控える，電解質を含んだ水分を積極的に摂取する，よく咀しゃくする，1回摂取量を多くしないようにするなど．

引用・参考文献

1) Cappell MS: Gastric and duodenal ulcers during pregnancy. Gastroenterol Clin North Am 32(1):263-308, 2003
2) Mazze RI, et al: Appendectomy during pregnancy: a Swedish registry study of 778 cases. Obstet Gynecol 77(6): 835-840, 1991
3) Andersson RE, et al: Incidence of appendicitis during pregnancy. Int J Epidemiol 30(6): 1281-1285, 2001
4) Tracey M, et al: Appendicitis in pregnancy. Am Surg 66(6):555-559; discussion 559-560, 2000
5) Carr NJ: The pathology of acute appendicitis. Ann Diagn Pathol 4(1): 46-58, 2000
6) Bortoli A, et al: Pregnancy outcome in inflammatory bowel disease: prospective European case-control ECCO-EpiCom study, 2003-2006. Aliment Pharmacol Ther Oct 34(7): 724-734, 2011
7) 武藤はる香ほか：消化器疾患合併妊娠．周産期医学必修知識．第8版．周産期医学 46増刊：177-180，2016
8) 橋口幹夫：虫垂炎(腹膜炎)．周産期医学 44 (9)：1143-1147，2014
9) 手塚真紀ほか：炎症性腸疾患(潰瘍性大腸炎，クローン病)合併妊娠の管理．周産期医学 44 (9)：1137-1141，2014
10) 成瀬寛夫：妊娠中の急性腹症．産婦人科治療 100 (2)：220-226，2010
11) 日本消化器学会：患者さんと家族のための胃食道逆流症のガイドブック，2010
https://www.jsge.or.jp/citizen/kouza/pdf/01_gerd.pdfより2017年1月24日検索

6 甲状腺疾患

第6章 合併症妊娠

甲状腺機能亢進症の好発年齢は20〜50歳の女性であり，妊婦の1,000人に1〜4人に合併し，その85%がバセドウ病とされている[1].

妊娠可能年齢に好発するためすでに罹患していることも多いが，妊娠や出産を契機に疾患が誘発されることもある.

妊娠時には，ヒト絨毛性ゴナドトロピン(hCG)が妊娠初期に増加するため甲状腺機亢進症を呈し，一過性甲状腺機能亢進症になることがあり，その鑑別診断は重要である.

妊娠一過性甲状腺機能亢進症は妊婦の1〜3%に見られる．甲状腺機能亢進症との鑑別は甲状腺刺激ホルモン受容体抗体(TRAb)測定を行う．検査結果が陰性で症状として妊娠悪阻を伴っているようであれば，妊娠一過性甲状腺機能亢進症を疑ってよい．ただし甲状腺機能異常は自然軽快する.

妊娠中の甲状腺機能の変化と妊婦の甲状腺疾患が母体や胎児に与える影響，また出産後の母体や新生児への影響を理解しておく必要がある.

が中枢性甲状腺機能低下症をきたすことがあるので，潜在的なリスクに注意する.

❶ 症状

一般的な甲状腺機能亢進症状を表6-1, 2に示す.妊娠の甲状腺機能亢進症として長引く悪阻，息切れなどが加わる．ただし，妊娠中は甲状腺機能亢進症は軽快する傾向にある.

一方，新生児の症状としては，頻脈(160回/分以上)，発汗亢進，多動，易刺激性，体重増加不良，甲状腺腫による気道の圧迫(無呼吸)，眼球突出(一過性)がある．重篤な場合は心不全，早期頭蓋縫合閉鎖をきたすこともある[2].

❷ 原因

甲状腺機能亢進症は，何らかの原因で甲状腺刺激ホルモン(TSH)受容体抗体(TRAb)が甲状腺を刺激することで，甲状腺ホルモンの作用が過剰に合成・分泌され，特有の臨床症状が起こる.

胎児の甲状腺のホルモン調整機構は妊娠10〜12週目頃から機能し，妊娠18〜20週には

1 甲状腺機能亢進症

妊婦に甲状腺亢進症状を認めた場合は，甲状腺機能亢進症を疑う．甲状腺機能亢進症を合併した妊婦では，流産，早産，死産，低出生体重児，妊娠高血圧症候群(PIH)，胎児発育不全(FGR)，心不全などの発症リスクが増加する.

早期に発見し適切に治療することで，周産期合併症や新生児の甲状腺機能異常を減少させることができる.

治療せず出産した場合に，甲状腺クリーゼ(甲状腺機能亢進症が十分に制御できない状況で，ストレス負荷などにより急性増悪し，循環不全，意識障害，副腎不全などに陥る)の発症や新生児

表6-1 甲状腺機能亢進症の臨床症状

全身症状	・全身倦怠，体熱感，発汗過多・体重減少
精神症状	・易刺激性，不穏，せん妄
循環器症状	・頻脈，ときに心房細動・収縮期血圧上昇，拡張期血圧低下，脈圧増加
消化器症状	・食欲亢進，腸蠕動亢進による軟便，下痢
神経症状	・手指振戦
皮膚症状	・前脛骨部の限局性粘液水腫

(吉原　愛ほか：甲状腺疾患合併妊娠．周産期医学必修知識，第8版，周産期医学46増刊：168-169, 2016)

表6-2 メルゼブルグの3大症状

①びまん性甲状腺腫大
②眼球突出
③頻脈

143

完成する．妊婦の甲状腺ホルモンの一部，TRAb，抗甲状腺薬は胎児に移行するが，TSHは胎盤を通過しない．母体のTRAbは胎児の甲状腺を刺激するために一過性甲状腺機能亢進症を生じ，抗甲状腺薬の投与で新生児一過性甲状腺機能低下症を生じる(図6-1)．

母体の甲状腺機能亢進症の治療が十分でなければ，母体から胎児に甲状腺ホルモンの一部（サイロキシン）が胎児に移行し，TSH分泌を抑制させられる．それが長期に及ぶと新生児に中枢性甲状腺機能低下症を引き起こすネガティブフィードバック機構が働く(図6-2)．

❸ 治療

妊娠前から服薬コンプライアンスを順守し，症状をコントロールしておくことが前提である．妊娠中に多くの甲状腺機能亢進症は軽快するので，抗甲状腺薬の減量や中止が見込める．

非妊娠時には第一選択薬として使用されるチアマゾール(MMI)は，妊娠初期には使用をしないほうがよいとされている．妊娠後期まで減量や中止ができない場合は，専門施設での管理が望ましい．

甲状腺薬でコントロールが難しい場合は，外科手術で甲状腺を摘出することもある．またアイソトープ（放射性ヨード）治療は甲状腺を縮小し，甲状腺ホルモンの量を減少させるが，妊娠期，授乳期ともに禁忌である．

❹ ケアの注意点

- 甲状腺疾患合併妊娠におけるリスクを十分に説明し，妊婦の理解を得る．
- 流産，早産，死産，胎児発育不全，妊娠高血圧症候群などの予防，早期発見に努める．
- 甲状腺機能亢進症は妊娠後に軽快し，抗甲状腺薬の服薬の中止や減量が可能な場合があり，検査の結果から調節していく．
- 妊娠前から服薬コンプライアンスを順守する

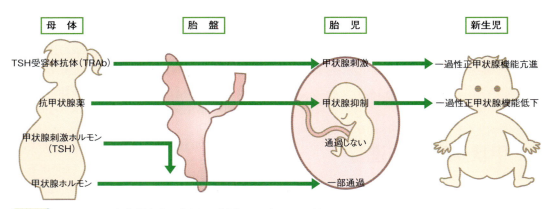

図6-1　バセドウ病合併妊娠が胎児・新生児に与える影響

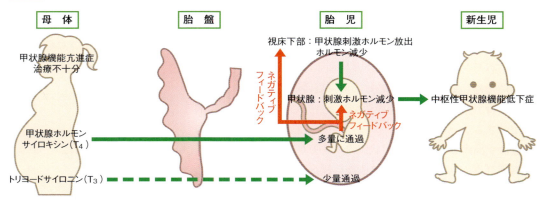

図6-2　甲状腺ホルモン分泌を調整するネガティブフィードバック機構

ように指導する.

- 妊婦検診時にバイタルサイン（血圧，脈拍数）に変調や体重の増減に注意する．可能であれば妊婦の自宅での測定も推奨し，変化を認めた場合には受診するように指導する．
- 安静に過ごし，流・早産の予防に努めるよう指導する.
- 胎動や感染徴候を自覚した場合には連絡，受診するよう指導する.

2 甲状腺機能低下症

代表的な疾患は慢性甲状腺炎（橋本病）である.

❶ 原因

甲状腺機能低下症とは，甲状腺そのものが原因，視床下部や下垂体の上位中枢の異常，甲状腺ホルモンに対する組織の反応性の低下など，甲状腺ホルモンの作用が不足をきたした状態である.

❷ 症状

甲状腺機能低下症合併妊婦では，**表6-3**に示すようにリスクが増加するが，治療によって軽減する．また，児の精神神経学的発達が遅れる可能性があると報告されている[3].

❸ 治療

内服治療として，甲状腺ホルモンであるレボチロキシン（LT_4）を妊娠期に応じ，初期・中期は血中TSHを各々 $2.5\,\mu IU/mL$，後期は$3.0\,\mu IU/mL$以内に補充量を調整して使用する.

❹ ケアの注意点

- 産後は甲状腺機能亢進症ならびに甲状腺機能低下症を約1年繰り返すことがある．亢進時（全身倦怠感，発汗増加，体重減少など）と低下時（むくみ，悪寒，便秘など）の症状に注意

表6-3 甲状腺機能低下症の周産期危険因子と臨床症状

周産期におけるリスク	臨床症状	
流・早産	無気力	易疲労感
妊娠高血圧症候群	寒がり	眼瞼浮腫
常位胎盤早期剝離	体重増加	動作緩慢
貧血	嗜眠	記憶力低下
分娩後出血	便秘	嗄声

し，甲状腺機能をチェックするために定期受診するよう指導する.

- 甲状腺薬を内服中に，授乳時に児が元気がない，ミルクの飲みがよくないと感じたら，医療機関に相談するよう指導する．児が甲状腺機能異常となっている可能性がある.

引用・参考文献

1) Earl R, et al : Interventions for preventing and treating hyperthyroidism in pregnancy. Cochrane Database Syst. Rev 9, 2010
2) 水本 洋：合併症を持った母より出生した児の管理―主な母体合併症と新生児の管理. NICUベッドサイドの診断と治療, 第2版（河井昌彦編）, p.212-215, 金芳堂, 2007
3) Haddow JE, et al. Maternal thyroid deficiency during pregnancy and subsequent neuropsychological development of the child. N Engl J Med 341(8): 549-555, 1999
4) 谷村憲司ほか：甲状腺疾患合併妊娠. ペリネイタルケア 34(6) : 65-71, 2015
5) 日本産科婦人科学会ほか：妊娠中の甲状腺機能検査は？. 産婦人科診療ガイドライン―産科編2014, 日本産科婦人科学会, 2014
6) 兼重照未ほか：甲状腺疾患合併妊娠. ペリネイタルケア 新春増号：142-149, 2015
7) 吉原 愛ほか：甲状腺疾患合併妊娠. 周産期医学必修知識, 第8版. 周産期医学46増刊：168-169, 2016
8) 高久史磨ほか監：新臨床内科学第9版, p.773-788, 医学書院, 2009

📖 略語

◆**hCG**
ヒト絨毛性ゴナドトロピン：
human chorionic gonadotropin

◆**FGR**
胎児発育不全：fetal growth restriction

◆**PIH**
妊娠高血圧症候群：
pregnancy induced hypertension

◆**TSH**
甲状腺刺激ホルモン：thyroid stimulating hormone

◆**TRAb**
TSH受容体抗体：
thyroid stimulating hormone receptor antibody

7 自己免疫疾患

　生体は細菌，ウイルスなどの異物が侵入した際に排除する免疫機能を持っている．その免疫機能が本来排除すべき異物に対して働かず，自己組織に対して抗体をつくり抗原抗体反応で障害してしまう疾患を自己免疫疾患という．

　全身性エリテマトーデス(SLE)，抗リン脂質抗体症候群(APS)，特発性血小板減少性紫斑病(ITP)は若年の女性に好発し，重症筋無力症(MG)は女性に比較的多いことから，自己免疫疾患合併妊娠の頻度は少なくない．

　母体の自己抗体が胎児に移行し，胎児に母体と同様の臨床症状をきたすこともあるため，母児ともに管理が必要となる．

表7-1 ▷ SLE活動性判定基準

1. 発熱
2. 関節痛
3. 顔斑(顔面以外も含む)
4. 口腔潰瘍または大量脱毛
5. 赤沈亢進(30mm/時以上)
6. 低補体血症(CH50：20U/mL以下)
7. 白血球減少(4,000/μL以下)
8. 低アルブミン血症(3.5g/dL以下)
9. LE細胞またはLEテスト陽性

9項目中3項目以上陽性を活動性と判定する

(厚生省自己免疫疾患調査研究班，1985年)

1 症状

SLE合併妊娠

　20〜40歳代の女性に好発する全身性の自己免疫疾患で，多臓器に障害をもたらす慢性的に経過するSLEの症状は全身症状として発熱，倦怠感，易疲労感，そのほか皮膚病変，関節炎，漿膜炎，ループス腎炎などを主とする．

　妊娠前のSLEの活動性が妊娠中の増悪の程度と相関関係にあり，妊娠初期および産褥期はSLEが増悪する傾向が高い．活動性の判定基準について表7-1に示す．

APS合併妊娠

　血中の抗リン脂質抗体が陽性で，かつ動静脈血栓症，血小板減少症，習慣性流産のうちのどれかの臨床症状を認める自己免疫疾患である．

重症筋無力症合併妊娠

　主症状は随意筋の易疲労感で，運動の反復持続により筋力が低下し，休息することで回復する．また構音障害，嚥下障害，呼吸困難も見られる．妊娠初期に，一時的な症状の増悪がまれにある．

2 治療

　自己免疫疾患の多くは妊娠前から治療されていることが多い．慢性的に経過するためである．

　SLEに関しては，長期間寛解状態であること(10か月以上)，重篤な臓器障害がない，免疫抑制薬を使用していない場合に副腎皮質ステロイド薬の継続的投与を行う．そして妊娠期は薬剤の胎児への影響，授乳期には乳汁中への移行を考慮する．

　APSに関しては，母体の致死的な血栓症の発症を避けるために，妊娠が判明次第ヘパリンと低用量アスピリンを投与する．

　MGに関しては，非妊娠時と同様に抗コリンエステラーゼ薬を使用し，コントロールが難しい場合に副腎皮質ステロイド薬を使用する．

3 主なケア

❶ 妊娠期

- バイタルサイン，検査データ，内服薬の副作用，倦怠感，出血傾向，関節痛，皮膚症状など観察し，病状を把握することで，病状の進行状況への早期対応に努める．
- 疲労や体力消耗により，病状の悪化を招く可能性があることから，安静と運動のバランスをとり，疲れを残さないよう生活スタイルを調整するよう指導する．
- 易感染性に対しては，清潔保持，含嗽，手洗いの励行，皮膚保護を行う．
- 栄養面では，副腎皮質ステロイド薬には食欲増進作用，血糖上昇作用があることから，過剰な体重増加に注意する．
- 副腎皮質ステロイド薬の使用によって腸や腎臓でのカルシウムの吸収が低下するため，カルシウムや鉄分の多い食品を積極的に摂取するよう促す．
- 腎機能低下による血圧上昇を防ぐために塩分を控えた食生活を支援する．

SLE合併妊娠

- SLE症状の増悪の有無を管理するうえで，正常妊娠でみられるマイナートラブルとSLE症状が類似しているため鑑別が難しいといわれる．
- 自己抗体の増加，補体の低下，汎血球減少，発熱などが指標となる．特に，補体価の低下はSLEの急性増悪の重要な指標になりうる．
- 妊娠高血圧症候群の発症を防ぎ，腎機能が悪化しないように注意する[1]．
- 流・早産，子宮内胎児死亡などを起こすことが多いので，エコーで胎児発育や羊水量，BPS（バイオフィジカル・プロファイル・スコアリング）など胎児well-beingの評価（表7-2）を行い，母体・胎児双方にとって適切な分娩時期を決定する．
- 急激な温度変化を避けるために検査や処置・

表7-2 胎児well-beingの評価法

胎児心拍監視	胎児心拍数図 音響刺激試験
超音波診断法	BPS 羊水量（羊水ポケット，羊水指数）
超音波パルスドップラー法	胎児動脈系血流（臍帯動脈，中大脳動脈） 胎児静脈系血流（下大静脈，臍帯静脈）

内診時は保温に留意する．また，直射日光を避けるために窓際のベッド配置を避けるなど，SLE症状を増悪させる因子は除去する．

APS合併妊娠

- 胎盤梗塞，習慣性流産，死産，子宮内胎児発育不全，常位胎盤早期剥離，妊娠高血圧症候群などを合併することがあるため，胎児well-beingの頻回な評価（表7-2）が必要である．
- 母体に対し肺塞栓症を引き起こす静脈血栓症の発症頻度が高いため，妊娠経過が順調であっても厳重な薬物療法が必要となる．
- 妊娠が確認された時点でワルファリンを中止しヘパリンと低容量アスピリンの併用療法を開始する．ワルファリンは胎盤を通過し胎児毒性があるが，ヘパリンは胎盤通過性がなく，妊娠時に安全に使用できる．
- 病態についての理解度を確認する．
- 過去の妊娠経過を把握し，流・早産を予防するための日常生活について指導する．
- 性器出血など切迫流・早産の徴候の有無について観察する．

❷ 分娩期

SLE合併妊娠

- 自然経腟分娩が原則であるが，子宮内胎児発育遅延や胎児機能不全などにより帝王切開になる場合もある[2]．胎児心拍数の変動に注意する．
- 腎症を伴う場合は分娩中に血圧上昇を起こしやすい．その他，けいれん，意識障害を起こす場合があるため，注意深く観察する[2]．
- 陣痛，分娩がストレスになり，胎盤からのス

テロイドホルモンが消失するため，ステロイドの使用量が増加する．

APS合併妊娠

- 妊娠高血圧症を合併している場合は，分娩期に血圧が上昇しやすい．血圧を管理し，必要時には降圧剤を投与し，光刺激を避けて静かな環境で分娩に望めるように整える．
- 帝王切開分娩は経膣分娩に比べ深部静脈血栓症の危険度があがるため，分娩様式は経膣分娩が望ましい．
- 胎児心音に注意し，常位胎盤早期剥離の症状などの有無を観察する．

重症筋無力症合併妊娠

- 子宮（平滑筋）は筋無力症の影響はうけないので，陣痛へ影響は少なく，経膣分娩ができる．
- 分娩第2期において横紋筋を使うため，腹圧が十分かけられないことがある．分娩による疲労を回避するために鉗子分娩や吸引分娩を行うこともある．

❸ 産褥期

- 抗凝固薬を使用していたことにより，出血傾向を認めることがあるため，出血量の観察および血腫の出現に注意する．
- 疲労や体力の消耗により病状の悪化を招く可能性があることから，疲労が蓄積しないように母児同室時間など調整する．

SLE合併妊娠

- 急性増悪予防のため分娩開始時または分娩直後からステロイド剤の投与量を増加する．産褥2〜3か月まで注意深く観察する．
- プレドニゾロンの投与量は母乳への移行率は低く，30〜40mg/日程度では授乳を止める

必要はない[1]と言われている．
- 産褥期に再燃することが多いため，定期的な検診が必要とされる．

APS合併妊娠

- 深部静脈血栓症と肺塞栓症は，帝王切開術後に発症するリスクが高まる．十分な予防的管理を必要とする．
- 術直後より，下肢の陽圧マッサージや低分子ヘパリン投与を行い，早期離床を促す．
- 術直後より抗凝固療法を開始した場合，創部の血腫形成に注意する．
- 下肢の痛みや腫脹など血栓症の症状を早期に発見できるように観察する．特に，APSのように血栓性素因がある場合，経膣分娩においても，産科領域における静脈血栓塞栓症のリスク分類では高リスクであり，さらに，帝王切開事例では最高リスクに位置づけられ，きわめて血栓症のハイリスク群であるため，弾性ストッキングの着用などを行う[3]．
- 分娩後，初回歩行は，肺塞栓症の症状を早期発見できるよう，看護師の観察のもとで実施する．

重症筋無力症合併妊娠

- 呼吸困難を伴う急性増悪（クリーゼ）を起こす場合がある．挿管や人工呼吸器の準備を行う．
- クリーゼの誘因となる感染や発熱を予防するとともに，産婦・褥婦の呼吸状態の観察を強化する．

❹ 自己免疫疾患合併妊婦から出生の新生児への影響（表7-3）

- 母体の自己抗体は胎盤を通過し，胎児・新生児に影響をもたらす．

表7-3 母体由来の自己抗体が原因となる新生児疾患

新生児疾患	母体疾患	原因抗体	抗体陽性妊婦からの発生率
新生児ループス	SLEや関節リウマチ	抗SS-A/B抗体	最大52%
新生児抗リン脂質抗体症候群	抗リン脂質抗体症候群	抗リン脂質抗体	30〜37%
新生児一過性筋無力症	重症筋無力症	抗アセチルコリン受容体抗体	10〜20%

(Hoftmanら，2008をもとに作成)

SLE

- SLE母体から出生した児に新生児ループス（NLE）と呼ばれるSLE症状（皮疹，白血球減少症，血小板減少症，肝機能障害など）がみられることがある.

- 新生児ループスの多くは一過性であり，母体からの移行抗体が消失する生後6か月ころから徐々に改善する．まれに完全房室ブロックが認められることがあり，この場合は非可逆的でペースメーカーを必要とする[1].

APS

- 子宮内胎児発育遅延や常位胎盤早期剥離による早産や新生児仮死などハイリスク新生児が出生する可能性がある．NICUとの連携および新生児蘇生の準備を行う.

重症筋無力症

- まれに新生児一過性重症筋無力症を呈す．活気がない，筋緊張の低下，哺乳力の低下，呼吸困難，眼瞼下垂など，重症筋無力症の症状をしめす.

- 生後2〜4週間で抗体価が減少するにつれ，症状は消失する．重症の場合は呼吸の補助や薬物療法が必要になる場合もある.

引用・参考文献

1) 吉田幸洋：自己免疫疾患合併妊娠の管理　合併症妊産婦へのケア［今中基晴編］，p.126-129，メディカ出版，2000
2) 石井トクほか：合併症を有する産婦の観察－自己免疫疾患，新看護観察のキーポイントシリーズ母性Ⅰ［前原澄子編］，p.217，255，中央法規出版，2011
3) 肺血栓塞栓症/深部静脈血栓症（静脈血栓塞栓症）予防ガイドライン作成委員会編：肺血栓塞栓症／深部静脈血栓症（静脈血栓塞栓症）予防ガイドラインダイジェスト版 https://www.medicalfront.biz/html/06_books/01_guideline/11_page.htmlより2017年2月28日検索
4) 高橋好一ほか：自己免疫疾患（全身エリテマトーデス）合併妊娠，周産期医学必修知識 第8版，周産期医学46増刊：185，2016
5) 国立成育医療研究センター看護基準手順委員会編：自己免疫疾患合併妊娠，すぐに役立つ　小児＆周産期の疾患とケア　成育看護の基準として，全訂第2版，p255，中山書店，2016
6) 進　純郎ほか：会陰裂傷と腟・会陰血腫，周産期医療に必要な緊急処置とケアポイント［島田信宏編］，p159，メディカ出版，1998
7) 戸津五月：自己免疫疾患の母体から出生した児，周産期医学必修知識 第8版，周産期医学46増刊：556，2016

📖 略語

◆SLE
全身性エリテマトーデス：
systemic lupus erythematosus

◆MG
重症筋無力症：myasthenia gravis

◆APS
抗リン脂質抗体症候群：
antiphospholipid syndrome

◆ITP
特発性血小板減少性紫斑病：
Idiopathic thrombocytopenic purpura

◆BPS
バイオフィジカル・プロファイル・スコアリング：
biophysical profile scoring

◆NLE
新生児ループス：neonatal lupus erythematosus

◆NICU
新生児集中治療室：neonatal intensive care unit

8 血液疾患

　妊娠に伴う血液の生理的変化は，貧血，好中球増加，血小板減少，凝固因子増加，線溶系低下などがあり，血液疾患の診断を難しいものにする．したがって母体の予後，児への治療の影響を十分に考慮して診断を行う．

　妊娠中の血液の変化として，血漿成分は妊娠では非妊時の約30〜50%増加（妊娠32週ごろがピーク）し，赤血球は非妊時より約30%増加する．しかし血漿量の増加が赤血球の増加を上回るため貧血状態になる．

　白血球は妊娠中に増加し，陣痛開始時から分娩直後にはさらなる増加がみられることもある．

　血小板は原則的に大きな変化は見られない．妊娠中には凝固系は亢進し，線溶系の抑制が認められるが，分娩時の出血を減少させるための変化である．

　表8-1に非妊時と妊婦の臨床検査値の比較を示す．

1 白血病

　造血細胞が骨髄の中で腫瘍化したものが白血病である．造血幹細胞の分化・成熟が途中で止まり，幼若芽球が制御を受けず増加し，腫瘍化する．

❶ 治療

　急性白血病は妊娠に合併するのはまれであるが，妊娠可能な年齢の女性に発症する血液がんである．完全寛解の機会を最大限にするなら化学療法の早期開始が望ましいとされている．

　慢性骨髄性白血病は，急性白血病と異なり，出血や感染は少なく，化学療法を行わずとも臨月まで推移する．

❷ ケアの注意点

妊娠期

- がん告知による妊婦と家族の精神的なダメージは計り知れない．病状説明を丁寧に行い，妊娠を継続する場合の母体と児の経過予測と予後について理解を得る．
- 妊娠初期は胎児の催奇形性を考慮して化学療法を中断することもあるが，妊娠中期以降は治療を行うので，服薬コンプライアンスを徹底する．
- 白血球減少や治療による免疫力低下のため感染しやすくなっているので，手指衛生するこ

表8-1　非妊時と妊婦の臨床検査値の比較

血球成分	妊娠中の変化	基準値	
		非妊時	妊娠時
赤血球数 （RBC）	妊娠19週までに徐々に減少し，妊娠第6か月に最低値を示し，それ以降ほぼ同様に推移	390〜520万/μL	妊娠後期380〜480万/μL
白血球 （WBC）	妊娠時に徐々に増加し，分娩時には急増	4,300〜10,800個/μL	妊娠19週まで7,950±1,700個/μL 妊娠後期5,000〜15,000個/μL 分娩時20,000〜30,000個/μL
ヘモグロビン （Hb）	妊娠中期より低下し，その後維持	12〜16g/dL	妊娠後期10.5〜13g/dL
血小板数	大きな変化なし	18〜25万/μL	20〜35万/μL

表8-2	分娩中の注意点と観察ポイント

- 止血しにくいため，できるだけ創傷を作らない
- 感染予防のため，清潔を心がける
- 出血の状態を観察する(量，色)
- 血圧をモニタリングする
- 子宮収縮状態を観察する
- 体温上昇の有無を観察する

(石井トクほか：産婦の観察−合併症を有する産婦の観察　血液疾患．新看護観察のキーポイントシリーズ母性Ⅰ[前原澄子編]．p.219，中央法規出版，2011より抜粋して作成)

とを指導する．

- 分娩後に白血病が悪化することがあるので，妊娠の継続に関しては，妊婦や家族の意志を尊重する．
- 白血病合併妊娠では，自然流産，死産，子宮内発育遅延，早産などの頻度が増加することを考慮した周産期管理，患者教育を行う．

分娩期・産褥期

- 分娩様式は原則として経腟分娩で，母体の完全寛解が得られていることが必要である．
- 母体の血小板や白血球の減少は，分娩における出血や感染の危険が高いことを示す．したがって分娩時の呼吸法などを指導して，分娩時の裂傷リスクを減少させること，子宮復古の促進，適切な悪露交換などを行う(表8-2)．
- ライフモニターを装着し分娩にのぞむ．
- 定期的に検温を行う．
- 輸血が頻回に行われるので，輸血に関するインフォームドコンセントを確実に行う．
- 輸血に伴うアレルギー反応(蕁麻疹，発熱)に注意する．

2 特発性血小板減少性紫斑病(ITP)

　特発性血小板減少性紫斑病(ITP)は，男女比は1:3で女性に多く，また好発年齢は20 ～ 40歳であり，妊娠に合併することは珍しくない．

　ITP は妊娠の血小板に対する自己抗体が産生

され，その抗体と結合した血小板が脾臓や肝臓などの網内系器官のマクロファージに取り込まれ，破壊されることが原因で起こる．

❶ 治療

　非寛解状態のまま妊娠すると増悪することが多いため，寛解してからの妊娠が望ましい．

　寛解している女性が妊娠すると高エストロゲン血症が原因で再発のリスクは増加する．

　血小板数の減少から分娩時の出血管理が重要であり，母体血小板数が5万/μLあれば，経腟分娩・帝王切開いずれも適応される．

　母体と胎児の血小板数には相関はないが，血小板関連IgGが経胎盤的に移行し，児に血小板減少をもたらすことがある．出血傾向や頭蓋内出血などのリスクもある．

❷ ケアの注意点

妊娠期

- 血小板数が3 ～ 5万/μL以下か出血傾向であればステロイド投与を行い，血小板数が維持できるようコントロールする．
- 紫斑(点状出血)の出現，出血傾向の有無の観察を強化する．
- 妊婦と家族に病状を説明し，出産時の母体および児に対するリスクを理解してもらう．
- ステロイド薬使用による免疫力低下で感染症の危険が高くなるので，妊婦の観察を行い，服用コンプライアンスが維持されるように指導する．
- 怒責を逃がす分娩時の呼吸法などを指導し，分娩損傷を予防できるようにする．
- 妊婦と家族が分娩様式について理解することにより，無用な不安を除去できるように務める．

分娩期・産褥期

- 頸管裂傷や軟産道裂傷などの創傷や子宮収縮不全によって出血多量となるリスクがあるため，予防に努め，裂傷回避や分娩後の子宮収縮促進のケアを強化する．
- 輸血が頻回に行われることが多いので，輸血

に関してインフォームドコンセントが十分に行われているか確認する.
- 輸血に関する副作用の有無を観察する.
- 分娩は産道の損傷を避けるようにし，分娩後に大量出血や血腫があれば早期に発見しなければならない．分娩後はバイタルサイン，疼痛，悪露，子宮底の高さ，創部出血などに注意する.
- 新生児には血小板数が低い場合があるので，頭蓋内出血などの出血性疾患の可能性に注意する.

📖 略語

◆WBC
白血球数：white blood cell

◆RBC
赤血球数：red blcod cell

◆Hb
ヘモグロビン：hemoglobin

◆GVHD
輸血後移植片対宿主病：graft-versus-host disease

◆ITP
特発性血小板減少性紫斑病：
idiopathuc thrombocytopenic purpura

引用・参考文献

1) 真田広行ほか：血液・造血器疾患合併妊娠の管理．合併症妊産婦へのケア[今中基晴編]，p.101-108，メディカ出版，2000
2) 藤井絵里子：血液疾患．合併症妊娠，改訂3版[村田雄二編]，p.54，62，64，メディカ出版，2011
3) 垣本和広ほか：血液・造血器疾患合併妊娠の看護．合併症妊産婦

へのケア[今中基晴編]，p.177-180，メディカ出版，2000
4) 石井トクほか：産婦の観察―合併症を有する産婦の観察　血液疾患．新看護観察のキーポイントシリーズ母性Ⅰ[前原澄子編]，p.219，中央法規出版，2011
5) 大谷利光ほか：血液疾患合併妊娠．周産期医学必修知識，第8版，周産期医学 46増刊：181-182，2016
6) 進 純郎ほか：会陰裂傷と腟・会陰血腫．周産期に必要な緊急処置とケアポイント[島田信宏編]，p.159，メディカ出版，1998

9 婦人科疾患

妊娠に合併する主な婦人科疾患には，子宮の形態異常，子宮筋腫，子宮頸がん，卵巣腫瘍などがある．

疾患によって妊娠・分娩への影響が異なる．また，妊娠・分娩により疾患が増悪することもあり，妊娠の継続，治療時期や方法を総合的に判断する必要がある．

子宮の形態異常

子宮の形態異常は図9-1のように分類されている．妊娠に子宮の形態異常が合併する頻度は0.1～0.6％とされており，妊娠中に偶然見つかることも多い．子宮形態異常が妊娠の障害になり，流産や早産などを繰り返す場合は，非妊娠時に子宮形成術を行うことがある．胎位異常を

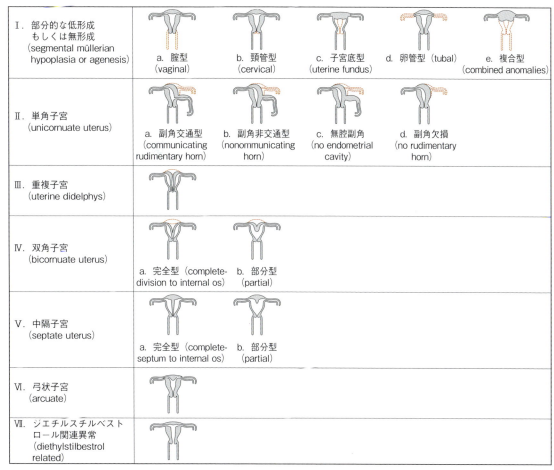

図9-1 米国不妊学会（現・米国生殖医学会）によるミュラー管分化異常の分類

(The American Fertility Society: The American Fertility Society classifications of adnexal adhesions, distal tubal occlusion, tubal occlusion secondary to tubal ligation, tubal pregnancies, Müllerian anomalies and intrauterine adhesions. Fertility and Sterility 49(6): 944-955, 1988)

合併することが多いが，異常がない場合は経腟分娩が可能であるが，子宮形成術後であれば帝王切開が考慮される．

2 子宮筋腫

子宮筋腫は成熟期の女性に高頻度に見られる良性の平滑筋腫である．妊娠年齢の高齢化により妊娠への合併が増加しており，頻度は0.5～2%と報告されている[1]．

妊娠，分娩，産褥の予後は比較的良好である．妊娠中，一般には筋腫は増大するが，不変のままや，縮小する場合もある．変性を起こして，一過性疼痛を示す場合もある．

子宮筋腫を持つ妊婦は通常妊娠とくらべて，切迫流・早産，胎位異常，前置胎盤，常位胎盤早期剥離，羊水量の異常，妊娠高血圧症候群，前期破水の頻度になりやすい．また，分娩時に陣痛異常，異常出血，分娩停止，帝王切開の頻度が増加する．

分娩方針は，内診所見や超音波診断により，児の下降度，胎位，筋腫の大きさや位置を確認し，経腟分娩か帝王切開かを判断する．

3 子宮頸がん

わが国における子宮頸がんの罹患者のうち，約3%は妊娠中に発見される[3]．

妊娠中の子宮頸がんの検査は細胞診(8週前後の妊婦健診でスクリーニング)を行い，必要に応じて組織診，コルポスコピー，腫瘍マーカー，診断的円錐切除術などを行う．妊娠中の診断と治療は非妊娠時と同様であるが，母体の安全を第一に，胎児への影響が少ない方法を選択すべきである．

妊娠により上皮内病変が浸潤癌に進展することはなく，また浸潤がんによる妊娠および胎児の影響はほとんどない．

円錐切除標本がIA1期までで，浸潤がみられなければ治療は分娩後に行う．浸潤を認めるIA1期，IA2－IB1期，腺がんIA期の場合は妊娠継続の中止を考慮する．妊婦が妊娠継続を望む場合には，胎児生存が期待できる週数まで待機して帝王切開術と同時に根治術を考慮する．IB2期以上の妊娠中の治療法は標準化されていない．

いずれの場合も診断後に妊婦の妊娠継続の意思と胎児の週数などを考慮し，最も適切な方法を選択する．

4 卵巣腫瘍

妊娠初期の超音波検査で卵巣腫瘍が発見されることがある．その多くは良性腫瘍だが，まれに悪性腫瘍の場合があるので鑑別は重要である．

良性腫瘍は6cm以下なら経過観察，10cmを超える場合は手術を考慮する．手術時期は妊娠12週以降が望ましい．ただし激しい疼痛や茎の捻転・破裂・出血などの場合は緊急手術が考慮される．

悪性腫瘍の場合は原則として手術を行うが，妊婦の妊娠継続や妊孕性を温存するか否か，胎児の週数，化学療法の適応の可否などについて十分に検討し，最も適切な方法を選択する．

引用・参考文献

1) 日本産科婦人科学会：産婦人科研修の必修知識2016-2018，日本産婦人科学会，2016
2) 日本産科婦人科学会ほか：妊娠初期の付属器腫瘤の取り扱いは？産婦人科診療ガイドライン-産科編2014，p.281-283，日本産科婦人科学会，2014
3) 近藤英治ら：卵巣腫瘍合併妊娠，周産期医学必修知識，第8版，周産期医学46増刊：199-200，2016
4) 松田義男ら：合併症妊娠の管理と治療，日本産科婦人科学会誌60 (1)：N15-N19，2008

10 精神疾患

周産期は女性のライフサイクルの中で最も精神疾患の発症に留意すべき時期である.

子どもの誕生により生活パターンや環境も変化するため,母親の心理的不安が大きくなり,日常機能に支障をきたすことが多い.

疾患によって対応は異なるが,精神科医師と分娩機関でフォロー体制を情報交換し連携していかなければならない.

産後に養育するうえで,服薬の有無,夜間の睡眠・休息においては,その時間帯の支援者などを家族と話し合っていくことが必要である.

1 妊産褥婦のメンタルヘルス

妊娠や分娩・育児の経験は喜びや楽しみだけではない.養育の義務と責任を自覚し,状況に対応できるかはそれまでの人生経験や対応力,本人の性格によってさまざまである.

❶ 心理的問題

女性の高学歴化に伴った社会進出,家族単位が核家族化するなどの社会的要因が,女性に妊娠・出産・育児にわたる周産期で影響を及ぼし,精神的問題が発生しやすくなっている.

周産期の問題に女性のみまたは夫婦のみで対処せざるをえない状況で,祖父母などの援助を受けることが難しくなっている.また,小中高等学校で妊娠・出産・育児に関する教育を受けることや家庭の中で子ども達が赤ちゃんに接する経験も少ない.

こういったことから妊娠・出産・育児でストレスを受け,抱え込んだ種々の精神的問題を相談することなく精神疾患に進んでしまうことがある.

❷ 妊娠中のストレス要因

- 周産期の知識不足.
- サポート体制の不足.
- 日常生活におけるストレス.
- 胎児異常.

❸ 分娩中のストレス要因

- 不安.
- 陣痛.
- 分娩室などの環境.
- 分娩中のサポート体制の不足.
- 分娩中は自己統制がきかない.
- 胎児の生命危機.

❹ 育児中のストレス要因

- 出産経験を肯定的に捉えられないなどのわだかまり.
- 育児知識の不足・子どもへの愛着不足・子どもの扱いにくさや気質.
- 睡眠不足や食事摂取不足.
- 日常生活上のストレス.
- 孤独.
- 子どもの病気.

2 看護師・助産師の役割

❶ 心理的問題に気付く

- 保健指導や助産師外来,母乳育児外来などで,ゆっくりできる個室で椅子に座って相手の話を傾聴する.このとき相手のペースで話をさせる.妊産褥婦が持っている心理的問題を早期に発見することにつながる.

❷ 話を聞く

- 相手の話をじっくり繰り返し聞くことで精神疾患の早期発見ができるだけでなく，予防や治療に匹敵する効果を上げる可能性がある．

❸ サポートシステムを作る

- 家族や親戚のサポート体制ができるのか，周産期コーディネーターを含めて検討する．できないのであれば地域のサポートや仲間作り(ピアサポートシステムの形成)により，自らが解決方法を見つけ出せるようにカウンセリングする．
- 妊娠中の分娩前教室や両親学級，産後の育児指導などは効果が期待できる．
- 妊産褥婦やその家族が意思決定できるよう，納得して分娩時の行動を選択し自主的に行動できるように，情報を提供し，理解できるよう支援する．

❹ バースレビュー

- バースレビューは，出産後に経験を語ることにより，出産体験を肯定的に認め，自信につながる振り返りである．子どもへの愛着形成にも効果的で，母親としての自覚を持つために有用である．

3 事例から学ぶ

事例：院外分娩

家族背景

Cさんは知的障害と統合失調症で，夫は会社員．2人暮らし．

Cさんの父は他界しており，母は持病を持ちながらも近所で仕事をしている．

夫の両親は近県に在住だが，すぐには来られない状況だった．

自宅での分娩

Cさんはトイレで出産した後，毛布に児を包んでベッドで休んでいた．帰宅した夫が猫の鳴き声が聞こえると思い布団をめくったところ，児がいたため驚いて救急車を要請した．

児は28〜30週の超低出生体重児と診断されNICUに入院となった．Cさんも夫も妊娠に気が付いていなかった．

看護師・助産師・周産期コーディネーターとCさんとその夫とのかかわり

看護師・助産師・周産期コーディネーターを含めて面談をすると，Cさんは夫と一緒に育てたいという気持ちはあった．しかしCさんの単独面会はなく発語もない状態であった．

Cさんの退院後は，夫の面会はあったものの，Cさんは面会に来られない日が多く続いていると看護師，助産師たちから周産期コーディネーターへ報告があった．夫から話を聞くと，統合失調症の症状が強いため精神病院に入院したとのことだった．

地域関係機関とカンファレンス

児には障害があり，在宅で養育するのであれば医療ケアが必要であった．そのため，家族の医療ケア手技の習得が必須であった．

夫は仕事があり在宅での児の養育はできない．そうなると，在宅で児を養育するのはCさんとなるが，統合失調症の症状が多く，とても練習ができる状態ではなかった．Cさんの母も持病があり，仕事もしているため養育の担い手とならない．地域とのカンファレンスを繰り返し，地域でのサポートがあっても在宅療養は難しいという結論となった．

その後

児の障害の程度は重く，Cさんは統合失調症の治療を続けていたため医療ケアのある児の乳児院の「医療乳児院」に両親の同意を得て申し込むことになった．

その後，発育支援治療室(GCU)で4年間を過ごし，4歳で療育施設へ入所することになり退院となった．

引用・参考文献

1) 中野仁雄：心理的問題を持つ妊産褥婦のケアー助産師による実践事例集，p.7-11，医学書院，2005
2) 東京都立墨東病院：NICU入院児支援コーディネーターのためのハンドブック，p.71-72，東京都福祉保健局医療政策部救急災害医療課，2012

📖 略語

◆GCU
発育支援治療室：growing care unit

11 母子感染症

母子感染には妊娠中の胎内感染，分娩時の経胎盤，産道感染，出生後の母乳感染などがある．ここでは母子感染を起こす主要な病原体について解説する．

周産期の感染症は胎児や新生児に重症感染症を引き起こすこと，児がキャリア化すること，また流・早産や胎児に先天性の形態異常を起こす原因となる．

夫婦に挙児希望がある場合は，感染予防できる病原体に関しては，ワクチン接種を奨励する．

1 風疹

❶ 症状

風疹は発疹，発熱，リンパ節腫脹を主症状とする発疹性感染症である．成人である妊婦は小児に比べ重症となりやすいが，いずれもほとんど一過性である．

❷ 診断の要点と検査

妊婦の初診時に風疹HI抗体価を測定し，256倍以上で風疹疑いとして再検査と風疹IgMを測定し，陽性であれば風疹の可能性が高い．図11-1に妊娠女性への対応診療指針を示す．

問診で風疹患者との明らかな接触があった場合，発疹・発熱・リンパ節腫脹が有る場合も再検査を行う．

❸ 先天性風疹症候群

妊娠初期に風疹に罹患すると，胎児感染は白内障や緑内障などの眼症状，先天性心疾患，感音性難聴などを示す先天性風疹症候群(CRS)の原因となる[1]．

CRSは確実なワクチン接種により予防可能である．未感染妊婦はもちろん妊婦の夫にも風疹抗体価測定とワクチン接種が必要である．

母親が顕性感染した妊娠月別のCRSの発生頻度は，妊娠4〜6週で100%，7〜12週で80%，13〜16週で45〜50%，17〜20週で6%，20週以降は0%と報告されている[2]．

CRSそれ自体に有効な治療法はない．防御策として未感染妊婦とパートナーや同居家族のワクチン予防接種が大原則である．

❹ 風疹罹患(疑い)妊婦の管理

- ケースによってCRSのリスクはさまざまであり，無用な不安を助長しないよう留意する．
- 必要に応じてより専門的視点をもつ各地区ブロックごとの相談窓口(2次施設)への紹介をする．
- ケースに即したリスクの説明を行う．両親と相談のうえ，出生前診断を行う．
- ケースに即したカウンセリングを行う．
- 低抗体価の妊婦には妊娠中の生活指導に加え，家族へのワクチン接種を推奨し，本人は産褥期に接種を行う(サイトメガロウイルス

📖 **略語**

◆CMV
サイトメガロウイルス：
cytomegalovirus

◆HIV
ヒト免疫不全ウイルス：
human immunodeficiency virus

◆VZV
水痘・帯状疱疹ウイルス：
varicella zoster virus

◆GBS
B群溶血性連鎖球菌：
group B Streptococcus

◆HSV
単純ヘルペスウイルス：
herpes simplex virus

◆CRS
先天性風疹症候群：
congenital rubella syndrome

◆HBC
B型肝炎ウイルス：
hepatitis B virus

◆Ig
免疫グロブリン：
immunoglobulin

◆HCV
C型肝炎ウイルス：
hepatitis C virus

◆HI
赤血球凝集抑制反応：
hemagglutination inhibition test

◆HTLV-1
ヒトT細胞白血病ウイルス1型：
human T-cell leukemia virus type 1

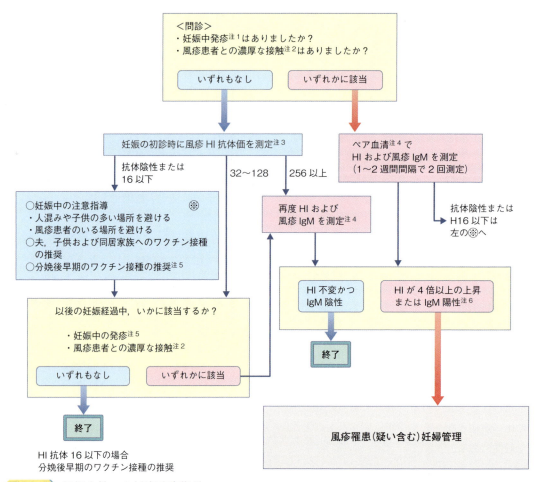

図11-1 妊娠女性への対応診療指針

診療対応の概略フロー図　注記については，

- 注1　類似の発疹を呈する他の疾患との鑑別に注意し，可能な限り専門医による診断の確定をすることが望ましい．とくに伝染性紅斑（りんご病），薬疹等は成人において風疹にきわめて類似した発疹を呈することが知られている．また，濃厚な接触とは，たとえば家族内に発生，風疹罹患患者の診療，看病に従事などの接触を指す．
- 注2　患者との接触があった場合は，その後の発疹，症状等の出現に注意して管理し，発疹等症状の出現がみられなかった場合においても患者接触後6～8週間のHI抗体の測定を施行する．
- 注3　風疹HI抗体について
  ① 抗体陰性者・抵抗体価(HI抗体価16以下)者については，妊娠中の風疹感染を防止するよう注意をはらう必要がある．また，分娩後早期にワクチンを推奨する必要があるため，妊婦全員に風疹HI抗体を検査することが望ましい．
  ② 妊娠初期，できるだけ早期に初回抗体検査をすることが望ましい．
  ③ 判断基準と精度管理の点から，検査方法はHI法で，かつ精度管理が適切に実施されている検査施設での実施が望ましい．
  ④ 検査を施行した場合，遅くとも2週間以内に検査を確認することが望ましい．
- 注4　ペア血清は，1～2週間の間隔をあけて計2回採取した両検体を同時に同一の施設ならびに方法でアッセイすることが原則である．同時測定することができなかった場合は，1～2週間間隔で計2回，個々に測定したHI価で評価する．なお，上記の理由から，とくに風疹罹患が疑われた場合，同時にペア測定する目的から，妊婦の血清検体を1カ月の間保存することが望ましい．
- 注5　HI抗体価16以下の者に対しては，次回以降の妊娠に備えて，分娩後の妊娠の可能性がきわめて低い時期に風疹ワクチン接種をうけることを推奨する．特に抗体陰性者については，風疹流行予防の点からも，以後の妊娠の希望にかかわらずワクチン接種をすることが望ましい．接種時期については，産褥1週間以内の入院中，もしくは産後1カ月健診時に行うことが推奨される．ワクチンの投与方法や注意すべき副作用については，予防接種ガイドラインを参照する．
  ＜参考＞米国では分娩直後入院中の接種が実施されており，特段の問題は生じていないことが報告されている．
- 注6　HI抗体価やIgM抗体価の解釈について
  HI価が高い例やIgM陽性の例であっても，ただちにCRSの可能性が高いとはいえず，長期間にわたり高いHI価を維持する場合や，IgM抗体が持続的に陽性を示すことがある．実際に胎児感染が認められる率が比較的高いとされているのは，発疹や風疹患者との接触がある場合であるが，かかる場合であっても決してすべてにおいて高頻度にCRSが発生するものでもなく，実際に発症するケースはさらに少ないものと予想される．
- 注7　1次対応の一般診療施設においては，リスク説明が困難な場合，2次施設でのカウンセリング，対応を要請することが望ましい．1次施設は2次施設との間で風疹罹患状況の報告用紙(2次施設より送付)等を用いて正確な情報交換を行い，適切な情報のもとにカウンセリングが行えるよう留意することが重要である．

(厚生労働科学研究費補助金新興・再興感染症研究事業分担研究班：風疹流行にともなう母児感染の予防対策構築に関する研究班：風疹流行および先天性風疹症候群の発生抑制に関する緊急提言，2004年8月提言)

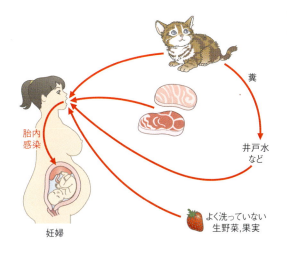

図11-2 妊婦教育

とトキソプラズマの妊娠中の母子感染予防策参照).
- 風疹抗体価が高いことは風疹感染を意味せず，母体が風疹に感染しても必ずしもCRSは発症しない．
- 2次施設での精査とカウンセリングは可能である．

2 サイトメガロウイルスとトキソプラズマ

サイトメガロウイルス(CMV)とトキソプラズマは身近にありふれた微生物である．

サイトメガロウイルス感染症は，高い頻度で胎内感染を起こし，妊娠中の初感染の場合，胎児に感染し神経学的障害をもたらす可能性がある．

生後2週間以内の新生児の尿，末梢血，臍帯血からのCMVの検出やCMV IgM陽性にて，先天性CMV感染症と診断される．

サイトメガロウイルスの感染経路を図11-2に示す．

トキソプラズマ感染症は，人獣共通感染症である．臍帯血特異的IgMや羊水PCRにて胎児へ

📖 略語
◆CMV
サイトメガロウイルス：cytomegalovirus

の感染の有無を確認し，感染が確認できれば先天性トキソプラズマ症と診断される．

トキソプラズマの感染経路を図11-2に示す．

❶ 症状・治療

症状

サイトメガロウイルス感染では，胎児に子宮内胎児発育遅延，肝脾腫，羊水過多，水頭症，脳内石灰化などが認められる．

トキソプラズマ感染では，胎児に網脈絡膜炎，ブドウ膜炎，胎児の肝脾腫，脳内石灰化，水頭症などが認められる．

治療

サイトメガロウイルス感染が確認された場合には，バルガンシクロビル塩酸塩あるいはガンシクロビルの治療を行うことで，聴力の悪化や神経学的予後の改善が示されている．

トキソプラズマ感染が疑われた場合には，児への感染が半減できるアセチルスルピラマイシンの投与を行う．新生児のIgM抗体陽性ではピリメタミンとスルファジアジンを1年間投与する．

❷ 妊娠中の母子感染予防策

サイトメガロウイルス感染予防には，幼稚園などの子どもの多く集まる場所は避け，妊娠中の性行為については，パートナーにコンドームの使用を求めることを指導する．

トキソプラズマ感染症予防には，ネコ科の動物を最終宿主とすることから，猫の糞にさわることや猫そのものに触ることを避ける．また加熱不十分なブタや牛などの肉やよく洗っていない生野菜や果物，井戸水などの飲食をさけることを指導する．また，流水と石けんでしっかり手洗いすることが大切である．

3 クラミジア，淋菌症，梅毒

クラミジア，淋菌症，梅毒は代表的な性感染症であり，近年増加傾向にある．

性感染症は妊娠中に最も発症しやすいものの1つであり，母体と胎児の両方に感染し，障害を起こすため，積極的に発見，治療しなければならない．

性感染症の母子感染の防止のためには妊婦の分娩前の検査が重要である．適切な治療により母子感染を防ぐことが可能な疾患である．

❶ 感染経路と分娩時の影響

クラミジア，淋菌症，梅毒は性行為により感染する．女性には子宮頸管感染症や骨盤内感染症を起こし，母体には早産，流産，前期破水などを起こす．

クラミジアの感染は，性行為による感染の中で最も多い．分娩時に新生児がクラミジアに感染した場合，クラミジア結膜炎やクラミジア肺炎などを起す．

淋菌はクラミジアについで多く，約20%にクラミジアとの重複感染が認められる．子宮頸管感染を起こし，早産，流産，前期破水の原因と

なる．未治療のまま出産すると，急性化膿性結膜炎を起こす．急性結膜炎になると角膜に孔があき，失明の危険性もある．

梅毒は近年増加傾向にあり，早産，流産，子宮内胎児死亡や発育不全の原因となる．

❷ 症状・検査・治療

性感染症の検査は，妊娠の初期にすべての妊婦に行う．

症状，検査・治療について表11-3にまとめた．

❸ 妊娠中の母子感染予防策

性感染症の検査は妊娠の初期にすべての妊婦に行う．妊娠初期スクリーニングで検出し，適切な治療を妊婦本人のみでなく，パートナーにも同時に行う．

4 HBV，HCV

❶ 感染経路

B型肝炎は血液を介したB型肝炎ウイルス(HBV)の感染によって起こり，その多くは母子感染(図11-4)と小児期の水平感染と推測される．

「B型肝炎母子感染防止事業」によりキャリアは減少傾向にある．

水平感染予防のため2016年10月1日よりHBVワクチンの定期接種が導入された(母子感染予防はHBグロブリンと併用して健康保険で受ける)．

C型肝炎はC型肝炎ウイルス(HCV)の感染によって起こり，肝硬変や肝がんの移行率が高いことから感染予防が重要である母子感染が主な感染経路である．

❷ HBV母子感染予防のポイント

・妊娠中にHBs抗原陽性が判明した場合，HBe抗原，肝機能検査を行い，母子感染のリスクを説明する．

表11-3 クラミジア，淋菌症，梅毒の症状・治療・検査

	クラミジア	淋菌症	梅毒
母体の症状	早産・流産・前期破水・子宮頸管炎・子宮内膜炎・卵管炎・骨盤内炎症性疾患・肝周囲炎 症状が軽く自覚のないことも多い	早産・流産・前期破水・子宮頸管炎・尿道炎 自覚症状のない場合が多い	I期梅毒：感染局所に初期硬結・無痛性の鼠径部リンパ節腫脹など II期梅毒：梅毒性バラ疹・丘疹性梅毒疹・扁平コンジローマ 晩期顕症梅毒：ゴム腫・心血管症状・神経症状，眼症状 早産・流産・子宮内胎児死亡・発育不全 感染していても無症状のこともある
胎児・新生児の症状	新生児封入体結膜炎，新生児・乳児の肺炎	急性化膿性結膜炎	早発生(生後数週～3カ月)：骨軟骨炎，鼻炎，皮疹など 遅発生(7～14歳)：ハンチントン3徴候，扁平コンジローマ，ゴム腫など
治療(母体に対して)	アジスロマイシン・クラリスロマイシン	セフトリアキソン・スペクチノマイシンなど	経口合成ペニシリン薬
検査・診断	妊娠初期スクリーニング(図11-3)：子宮頸管分泌物・擦過物検査	子宮頸管分泌物・擦過物検査　クラミジアとの同時感染が多いため，クラミジア陽性の場合や粘液性膿性分泌物を認める場合は積極的に検査する．	妊娠初期スクリーニング：血液検査・STS/TPHAを組み合わせる
母子感染経路	経産道	経産道	経胎盤

(青木 茂ほか：クラジミア／梅毒／淋菌症．特集妊娠と感染症—外来で聞かれてどう説明する？　産科と婦人科83(9)：1027-1031，2016をもとに作成)

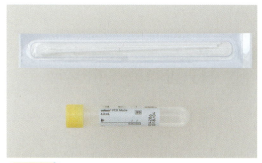

図11-3 クラジミアの検査キット

略語
◆STD
性感染症：sexual transmitted diseases

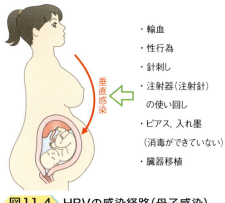

図11-4 HBVの感染経路(母子感染)

- 内科受診を勧める．
- 小児科と連携して出生時に対してB型肝炎母子感染防止策を行う．
- B型肝炎母子感染防止対策を行えば授乳の制限は不要である．
- 分娩時は標準予防策を徹底する．HBs陽性適応での帝王切開は行わない．

❸ HCV母子感染予防のポイント

- HCV抗体陽性であった場合，母子感染の可能性はHCV-RNA量により異なる．
- HCV抗体陽性で，HCV-RNA陰性の妊婦から母子感染が成立した報告はない．検出された場合は母子感染の心配はなく，HCV-RNAが検出された場合は約10%のリスクがある．

> **略語**
>
> ◆**HBC**
> B型肝炎ウイルス：hepatitis B virus
>
> ◆**HCV**
> C型肝炎ウイルス：hepatitis C virus

> **略語**
>
> ◆**HIV**
> ヒト免疫不全ウイルス：
> human immunodeficiency virus
>
> ◆**AIDS**
> 後天性免疫不全症候群：
> acquired immune deficiency syndrome
>
> ◆**ART**
> 抗レトロウイルス療法：anti-retroviral therapy

- 内科受診を勧める.
- 分娩時は標準予防策を徹底する. 分娩様式は分娩様式別感染率を示して, 妊婦と家族の意思を尊重する.
- 母乳栄養と母子感染の因果関係は証明されていない. 原則として母乳育児が可能である.

5 HIV感染症

❶ 感染経路

　HIVの感染経路は血液や体液などであり, 感染により体内の免疫システムが破壊される.

　ヒト免疫不全ウイルス(HIV)感染症は適切に治療を行えば後天性免疫不全症候群(AIDS)発症を抑えることが可能となった. しかしHIV陽性妊婦の出産において, 母子感染を回避するためには母子感染対策が重要である.

　日本では妊娠初期のHIV検査, 妊娠中のウイルス療法, 帝王切開による分娩, 断乳, 新生児への抗HIV薬予防投与により, 母子感染の発生を防いでいる.

❷ HIV母子感染予防のポイント

妊娠初期のHIV検査

- スクリーニング検査と確認検査の順に行い, 確認検査が陽性の場合, HIV感染と診断される.

妊娠中の抗ウイルス療法

- HIVの治療は抗ウイルス薬を複数組み合わせて服用する抗レトロウイルス療法(ART)が行われている.
- 抗HIV薬は, 分娩前のHIV-RNA量を減少させ, HIV曝露前後の胎児に予防投与をするこ

とにより, 母子感染を防ぐ. そのため, すべてのHIV感染妊婦に対して妊娠中のARTが強く推奨される.

選択的(予定)帝王切開

- 経腟分娩による産道からの感染を防ぐため, 日本では陣痛発来・破水前の予定帝王切開が推奨されている.

新生児への抗HIV薬予防投与

- 出生後6〜12時間までにアジドチミジン(AZT)経口投与, 生後6週間まで継続する.

人工栄養

- 母乳からの感染率は20%であるため, 人工栄養が推奨される.

6 HTLV-1

　HTLV-1(ヒトT細胞白血病ウイルス1型)は成人T細胞白血病(ATL)やHTLV-1関連脊髄症(HAM)などのHTLV-1関連疾患を引き起こす.

　HTLV-1関連疾患はいまだ有効な治療法がないため, 難治性であり予後不良である. キャリア妊婦の母乳を介した母子感染の防止が重要である.

　わが国は先進国の中でHTLV-1キャリアが最も多く100万人を越えている. キャリアは西日本が多いが, 最近では大都市圏にも拡がっている.

　医療者はキャリア妊婦に感染予防のための授乳方法を指導し, あわせて不安を抱く妊婦の精神的なサポート行う必要がある.

❶ 感染経路

主な感染経路は母乳による母子感染と性行為感染である.

3か月を越える母乳栄養をした場合の母子感染率は約18%であるが, 完全人工栄養であっても 母乳以外の感染経路で約3%が母子感染を起こす.

❷ スクリーニング検査

キャリアの体内からHTLV-1を追い出すことはできない.

HTLV-1を予防するためには「母子感染によるキャリアを作らない」ことが大切である. HTLV-1スクリーニングを行うことによって, 妊婦がキャリアかどうかわかる可能性がある.

HTLV-1スクリーニング(血中HTLV-1抗体測定)を妊娠初期から妊娠30週頃までに行う.

❸ 母子感染予防のための母乳の選択

母乳を通して児に感染するのを完全に予防するためには, 母乳を選択せず完全人工栄養を選択するように勧める. しかし完全人工栄養でも, 母乳以外の経路で約3%に母子感染が起こることを母親に説明する.

母親が感染のリスクを理解したうえで, 母乳を児に与えることを強く希望する場合, 中和抗体の存在や感染細胞の曝露が短期間である短期母乳栄養(生後90日未満)や感染細胞が死滅・破壊されている凍結母乳栄養を使用することもできる. しかし, 母子感染予防効果のエビデンスが確立されていないことや児の授乳が中断できなくなる可能性があることを説明する.

経管栄養を必要とする早産低出生体重児に対しては, 壊死性腸炎や感染症のリスクを考慮し, 成熟した哺乳機能が確立するまで凍結母乳栄養にしたほうがよいかもしれない.

乳汁栄養法の選択は分娩前に決定しておくことが望ましい. 変更があった場合も含めて診療録に記載し, 医療スタッフは情報を共有しておく.

📖 略語

◆**HTLV-1**
ヒトT細胞白血病ウイルス1型:
human T-cell leukemia virus type 1

◆**ATL**
成人T細胞白血病:adult t-cell leukemia

◆**HAM**
HTLV-1関連脊髄症:HTLV-1 associated myelopathy

---

7 B群溶血性連鎖球菌 (GBS)感染症

B群溶血性連鎖球菌(GBS)は10〜30%の妊婦の腟, 直腸から検出される. 母体にとっては保菌が危険ではなく, 健常成人では病原性を示さないが, 母児垂直感染症で胎児が発症した場合に重篤化する.

新生児GBS感染症は早発型(生後7日未満), 遅発型(生後7日以降)に分類され, GBS陽性妊婦の分娩中の早発型新生児GBS感染症に対する抗菌薬予防投与はGBS陽性妊婦の分娩中に有効と報告されている[1, 2]. 症状として早発型は生後2日以内に発症し, 肺炎, 敗血症を, 遅発型

表11-4 GBS保菌診断と取り扱い

1. 妊娠33〜37週に培養検査
2. 検体は腟入口部と肛門内から採取(図11-5)
3. 以下の妊婦には経腟分娩中あるいは前期破水後, ペニシリン系薬剤静注によって母子感染予防:
   ①前児がGBS感染症(今回のスクリーニングが陰性であっても)
   ②腟周辺培養検査でGBS検出(破水／陣痛のない予定帝王切開の場合には予防投与は不要)
   ③今回妊娠中の尿培養でGBS検出
   ④GBS保菌状態不明かつ以下のいずれかの場合:妊娠37週未満分娩, 破水後18時間以上経過, 38度以上の発熱
4. GBS陽性妊婦やGBS保菌不明妊婦の早期前期破水時, GBS除菌のために抗菌薬を3日間投与

(日本産科婦人科学会, 日本産婦人科医会:B群溶血性レンサ球菌(GBS)保菌診断と取扱いは?産婦人科診療ガイドライン産科編2014. p.295-297. 日本産科婦人科学会, 2014より抜粋して作成)

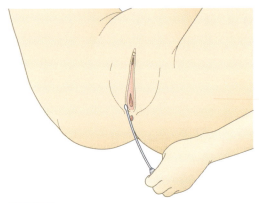

図11-5 GBSの検査方法

は髄膜炎，脳炎などを起こす．

❶ 新生児GBS感染症の予防

　GBSは通常，抗菌薬の投与によって消失するが，投与終了後に菌が再度検出される場合があるため，保菌者に対する分娩開始前の投与は母子感染予防に効果がない．

　破水時，分娩開始時に抗菌薬を投与する．そのため保菌者の同定はできるだけ分娩に近い時点で行う（前ページ表11-4）．

略語
◆GBS
B群溶血性連鎖球菌：group B Streptococcu

引用・参考文献

1
1) 国立感染症研究所感染症情報センター：風疹の現状と今後の風疹対策について．2003
http://idsc.nih.go.jp/disease/rubella/rubella.html
2) Ghidini A. et al: Prenatal diagnosis and significant of fetal infection. West J Med 159: 366-373, 1993
3) 谷垣伸治ほか：風疹．産科と婦人科83（9）：1004-1009, 2016
4) 日本産科婦人科学会ほか：妊婦における風疹罹患の診断とその後の児への対応は？．産婦人科診療ガイドライン－産科編2014, p.303-307, 日本産科婦人科学会, 2014
5) 厚生労働科学研究費補助金新興・再興感染症研究事業分担研究班：風疹流行および先天性風疹症候群の発生抑制に関する緊急提言．2006
www.eiken.pref.kanagawa.jp/003_center/0306_topics/files/より2016年12月30日検索
6) 国立感染症研究所：先天性風疹症候群とは，2013
http://www.nih.go.jp/niid/ja/diseases/ha/rubella/392-encyclopedia/429-crs-intro.htmlより2016年12月30日検索

2
1) 永松　健ほか：サイトメガロウイルス．産科と婦人科83（9）：1032-1035, 2016
2) 谷村憲司ほか：トキソプラズマ．産科と婦人科83（9）：1065-1070, 2016
3) 日本産科婦人科学会ほか：トキソプラズマ感染症については？．産婦人科診療ガイドライン－産科編2014, p.298-302, 日本産科婦人科学会, 2014
4) 日本産科婦人科学会ほか：サイトメガロ感染ハイリスク妊婦については？．産婦人科診療ガイドライン－産科編2014, p.318-321,日本産科婦人科学会, 2014
5) トーチの会：TORCH症候群とは，2012
http://toxo-cmv.org/about_meisyo.htmlより2016年12月30日検索

3
1) 青木茂ほか：クラミジア/梅毒/淋菌症．産科と婦人科83（9）：1027-1031, 2016
2) 日本産科婦人科学会，日本産婦人科医会：妊娠中の梅毒スクリーニングと感染例の取り扱いは？　産婦人科診療ガイドライン－産科編2014, p.331-335, 日本産科婦人科学会, 2014
3) 日本産科婦人科学会，日本産婦人科医会：妊娠中の性器クラミジア感染の診断・治療は？　産婦人科診療ガイドライン－産科編2014, p.292-294, 日本産科婦人科学会, 2014
4) 厚生労働省ホームページ：性感染症
http://www.mhlw.go.jp/stf/seisakunitsuite/bunya/kenkou_iryou/kenkou/kekkaku-kansenshou/seikansenshou/ より2017年1月9日検索
5) 田中忠夫：産科疾患の診断・治療・管理　18．産科感染症の管理と治療．日産婦誌 60（6）：126, 2008

4
1) 春日義史ほか：HBV，HCV．産科と婦人科83（9）：1036-1041, 2016
2) 日本産科婦人科学会：妊娠中にHBs抗原陽性が判明した場合は？産婦人科診療ガイドライン－産科編2014, p.308-310,日本産科婦人科学会, 2014
3) 日本産科婦人科学会/日本産婦人科医会：妊娠中にHCV抗体陽性が判明した場合は？産婦人科診療ガイドライン－産科編2014, p.311-313,日本産科婦人科学会, 2014
4) 国立感染症研究所：予防接種スケジュール
http://www.mhlw.go.jp/file/06-Seisakujouhou-10900000-enkoukyoku/0000137554.pdfより2017年1月9日検索

5
1) 中西美紗緒ほか：HIV．産科と婦人科83（9）：1015-1020, 2016
2) 日本産科婦人科学会ほか：HIV感染の診断と感染妊婦の取扱いは？　産婦人科診療ガイドライン－産科編2014, p.322-324,日本産科婦人科学会, 2014
3) エイズ予防情報ネット：マニュアル・ガイドライン
http://api-net.jfap.or.jp/library/manualGaide.htmlより2017年1月25日検索

6
1) 板橋家頭夫ほか：HTLV-1母子感染予防対策マニュアル．平成28年度厚生労働行政推進調査事業補助金・成育疾患克服等次世代育成基盤研究事業
http://www.mhlw.go.jp/bunya/kodomo/boshi-hoken16/dl/06.pdfより2017年1月25日検索
2) 山野嘉久ほか：HTLV-1．産科と婦人科83(9)：1021-1025, 2016

7
1) Verani JR, et al: Division of Bacterial Diseases National Center for Immunization and Respiratory Diseases. Centers for Disease Control and Prevention (CDC). Prevention of perinatal group B streptococcal disease-revised guidelines from CDC, 2010 MMWR Recomm Rep 59 (RR-10). 1-36 (Guideline). 2010
2) Boyer KM, et al: Prevention of early-onset neonatal group B streptococcal disease with selective intrapartum chemoprophylaxis. N Engl J Med 314. 1665-1669, 1986
3) 板倉敦夫：GAS/GBS．産科と婦人科83（9）：1010-1014, 2016
4) 日本産科婦人科学会ほか：B群溶血性連鎖球菌(GBS)保菌診断と取り扱いは？．産婦人科診療ガイドライン－産科編2014, p.295-297, 日本産科婦人科学会, 2014
5) 猪又智実ほか：GBS感染症．周産期医学必修知識　第8版，周産期医学46増刊：622-624, 2016

12 社会的ハイリスク妊娠

近年の妊娠・分娩は「精神疾患合併妊娠」「未婚」「望まない妊娠」「若年妊娠」「経済的問題」「DV（家庭内暴力）」「飛び込み分娩」「未受診」「知的障害」などの社会的ハイリスクを抱えている妊産褥婦が増加している．

児童福祉法においても「出産後の養育について出産前において支援を行うことが特に必要と認められる妊婦」を「特定妊婦」と定義し，養育上の支援が妊娠中から必要であるとされている．特定妊婦の支援理由は重複し複雑に絡み合っている場合が多い（図12-1）．

家庭での育児が困難と予想される場合は，退院後の生活をイメージして，養育者の養育手技をアセスメントしながら退院に向けた育児支援が必要である．

養育困難な場合は，婦人保護施設や母子ショートステイなどに母子で入所して支援を受けながら育児手技を獲得したり，養育が不能な場合は乳児院の入所を勧める場合もある．

厚生労働省の「子ども虐待による死亡事例等の検証結果（第9次報告）」においても，特定妊婦への妊娠期からの切れ目のない支援が求められている．

子どもの命を守り，子どもが安全に育つこと，母となり，父となり，家族になることを支援することで，地域の中での家族の生活を目指し，予測される生活課題に対応していく必要がある．

1 地域のかかわり

❶ 保健師

妊娠中からの体調に関する相談，母親学級や子育て相談などを通じて母子の健康を総合的に支援する．

子どもが出生してからは申請書類の窓口になり，予防接種についても相談に応じ，地域での相談支援の中心となる．

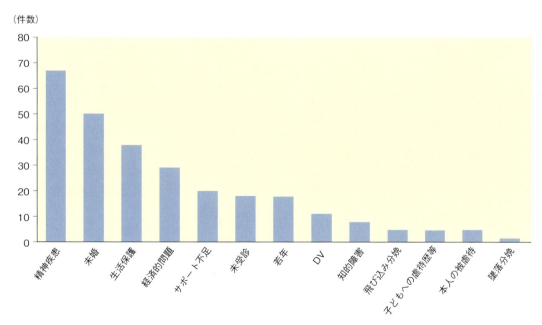

図12-1　妊産褥婦の支援理由（重複あり）（墨東病院，2016年4月〜2017年3月，276名）

❷ 訪問看護

医療機関からの指示に基づき，看護師が実施する．その他にも理学療法士，作業療法士，言語療法士などが実施する医療系訪問サービスがある．

乳幼児医療費助成制度が適用されていれば本人負担はない（一部有料もある）．家族の生活状況を確認して相談できるため，退院後は一番近くにいる相談相手といえる．

❸ 子ども家庭支援センター

18歳未満の子どもや子育て家庭のあらゆる相談に応じるほか，ショートステイや一時預かりなど在宅サービス（育児ヘルパー）の提供やケース援助，サークル支援やボランティア育成などを行う．

❹ 児童相談所

児童福祉法に基づき，子どもの健やかな成長を願って，問題を解決していく専門の相談機関である．

問題とは，母子家庭やDV，養育者の病気などで子育てができないなど，相談は多岐にわたる．

18歳未満の子どもに関する相談であれば，本人・家族，医療機関，学校などからの相談も受け付ける．

2 事例から学ぶ

事例1　未受診・若年出産

家族背景

Aさんは妊婦で中学生．パートナーのBさんも中学生．

AさんとBさんの父母は共働き．

妊娠経過

中学生のAさんは，腹部の大きさを友人に指摘されて妊娠検査を行ったところ，妊娠反応が陽性であった．

Aさんの母に話し，産科を受診，妊娠30週相

> **●未受診妊婦**
> 妊婦が妊婦健診を受診しないことは胎児に対する虐待，ネグレクトであり，出産や育児についてもイメージができていないことが多い．出産前に児の養育体制を整備し，イメージをつけていくことが必要である．
>
> **●若年出産**
> 10歳代での出産は精神的な未熟さから親の役割を十分に果たすことがないことが多い．また，親権の問題，中学生であれば義務教育，経済的な基盤も不安定であることから支援が必要となる[1]．

当と診断された．中絶はできない時期となっていたため出産を決意．その後の養育についてMSW（医療ソーシャルワーカー）や保健師，児童相談所や学校とも話し合いを行った．

MSWとAさん，Aさんの母が面接

Aさんは，Bさんと協力して育児したいという希望があった．しかし今の段階では児の親権者はAさんの親権者であるAさんの両親となること，中学は義務教育期間中であるため学校を休んで育児をするということはAさんの親の義務違反となり，認められないことを話した．

養育についてはAさんの自宅で養育し，中学に行っている間の養育者を決めなければならないこと，乳児院も視野に入れていくことを説明した．

MSWが学校の担任教師と面接

義務教育期間中に学校を休んで育児をすることは認められないが，学校として対応を検討中なので登校をしないでほしいと言う．

Aさんは元々不登校気味であり，周囲（同級生）との関係性からも本人の出産が歓迎されるような状況ではない．そのため教員はAさんにとって学校は居づらいのではないかと考えている．

出産・退院

Aさんは正期産で無事出産し，出産後に保健師や子ども家庭支援センター，児童相談所職員が集まってカンファレンスを実施した．

その中でAさんは衝動性があり，依存性が高く幼い一面があるところが育児場面での不安材料であると話があった．

Aさんは Bさんと2人で養育すると話していたが、中学生であり、パートナーの Bさんと同居ということは不純異性交遊となる.

その後 Aさんと Aさんの母とを含めた話し合いでは、乳児院には預けず自分たちで育てること、Aさんが中学に行っているときは、Aさんの母が仕事を辞めて児を養育することに決めたと話された.

そのため入院中は育児チェックシート（p.227参照）を活用し、Aさんの育児手技が問題ないか評価した. Aさんは母と育児手技を習得し、愛着もあるため児が自宅へ帰ることは問題ないと医師、看護師・助産師が判断し退院を決めた.

その後

児の退院後、Aさんは母親と協力して児を育児していると、保健師や子ども家庭支援センターから報告があった.

ところが1年後、Aさんが妊娠していると連絡があり、保健師に問い合わせをすると、Aさんは児の退院後しばらくは母と協力して育児をしていたが、だんだんと夜間外出して帰らない日があるようになったと返答があった. また、今回のパートナーは Bさんではなく、別のパートナーであり、Aさんの母は上の子は育てるが、2人目は育てられないため養子縁組を希望すると話した.

事例2　DV

家族背景

Cさんとパートナーの2人暮らし. Cさんの父母は他界している.

妊娠経過

妊娠35週のときに腹痛と頭痛にて救急車で搬送され、パートナーからの DVが発覚する.

その後シェルターに入所したが、受診している産科の病院をパートナーが知っているため、避難の目的で出産する病院を変更した.

気持ちの揺れ

Cさんは以前からパートナーに DVを受けており、一度は別れたこともあった. しかし、パートナーから電話があり、「もう二度と暴力はしな

●DV

すべてのケースに DVがある可能性を考慮しかかわる必要がある.

被害者は DVと気がついていないことも多い. 男性側からのコントロールがあるため、物事をすぐに決められないなどの特性がある.

外来受診や入院中などは、受診している病院を男性が知っている場合に待ち伏せなどをされる可能性も考慮し、病院を変更したり氏名を変更したりして居所を知られないよう配慮する必要がある[1].

いので、自宅に戻ってきてほしい」と言われ自宅に戻ったが、すぐにまた DVがあった.

今回の妊娠中も何度か DVがあった.「パートナーと別れて人工妊娠中絶する」や「パートナーと結婚し一緒に子育てをする」と面接をするたびに意向が変わった.

出産・退院

入院中は偽名を使用した. 正常分娩した後、病院内で保健師・婦人相談員・児童相談所職員・子ども家庭支援センター職員・婦人保護施設職員を交えてカンファレンスを行った.

Cさんは養育を強く希望し、パートナーと別れる決意もしていたため、婦人保護施設で養育をすることになった.

入院中にパートナーと面会しており確認すると、Cさんはパートナーにいいくるめられて、一緒に育児をしたいと意向をかえていた. DVをするパートナーと暮らすことは虐待が予想されるため婦人保護施設での養育を勧めたところ、パートナーと暮らすのではなく婦人保護施設で養育することを選択し、婦人保護施設へ入所した.

引用・参考文献

1) 東京都立墨東病院：NICU入院児支援コーディネーターのためのハンドブック, p.65-74, 東京都福祉保健局医療政策部救急災害医療課, 2012

📖 略語

◆DV
家庭内暴力：domestic violence

第7章 正常分娩

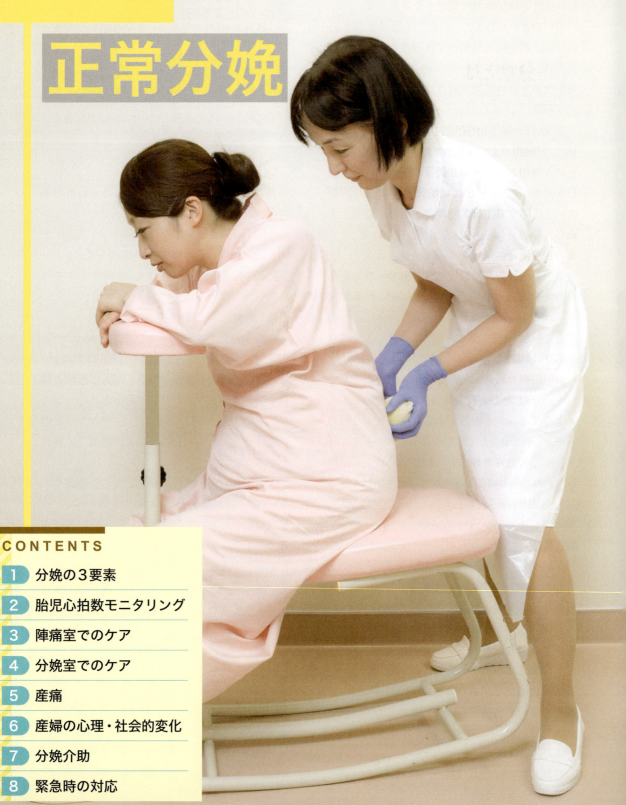

CONTENTS
1. 分娩の3要素
2. 胎児心拍数モニタリング
3. 陣痛室でのケア
4. 分娩室でのケア
5. 産痛
6. 産婦の心理・社会的変化
7. 分娩介助
8. 緊急時の対応

1 分娩の3要素

1 分娩とは

分娩とは，娩出物(胎児およびその付属物)が，娩出力(陣痛および腹圧)によって産道を通り母体外へ排出され，妊娠が終了する過程を指す．分娩は陣痛発来とともに始まり，胎盤娩出をもって終了する生理的な変化ととらえられ，手術等で陣痛を欠くものや，自然産道を通らないものも娩出物の排出をもって分娩とされる．

分娩には排出経路によって，陣痛や腹圧からなる娩出力によって産道を通して分娩する経腟的分娩と，開腹手術(帝王切開術)による経腹壁的分娩とがある．

通常，妊娠37週から41週6日の間に分娩となり(正期産)，分娩の約80%を占める．なかには，22～37週未満の早産や，42週以降の過期産となる場合もあり，22週未満の分娩は流産という．

分娩中の女性を「産婦」といい，初めて分娩する女性を「初産婦」，妊娠22週以降の児の分娩経験のある女性を「経産婦」という．さらに，満19歳未満の初産婦を「若年初産婦」，満35歳以上の初産婦を「高齢初産婦」という．分娩を1回経験した女性を「1回経産婦」，2回以上分娩を経験した女性を「2回，3回，4回経産婦」といい，5回以上の経産婦を「頻産婦」または「多産婦」という．

その他の分類として，胎児数によって胎児数が1つである単胎分娩，胎児数が2つ以上である多胎分娩などがあり，多胎分娩は数に応じて双胎分娩，三胎(品胎)分娩，四胎(要胎)分娩などという．

また，分娩経過によって正常分娩・異常分娩，分娩様式によって自然経腟分娩，誘発分娩，吸引分娩，帝王切開分娩などに区分することもできる．

2 分娩の3要素とは

分娩の要素は，「娩出物」，「娩出力」，「産道」の3つに分けられる．

胎児およびその付属物を「娩出物」，娩出物を母体外に排出する力(子宮収縮と腹圧)を「娩出力」，娩出物が通過する道(骨産道と軟産道)を「産道」といい，この3要素が分娩に大きな影響を与える．

そのため，それぞれの要素について質・量的に異常がなく，互いに調和が取れている必要があり，これらが分娩経過を決定づける要因となる．単一の要素のみを取り上げて正常・異常の診断をすることは困難な場合が多く，1つの要素に問題が発生したとしても，そのまま分娩が進み元気な児が娩出すれば，結果的にはその分娩は異常分娩とはいえないこともある．

❶ 娩出物：胎児およびその付属物

娩出物には，胎児，胎盤，臍帯，卵膜，羊水が含まれる．

胎児

産道，とくに骨産道は前方に屈した管であり，その形も各断面によって複雑に異なっている．そのため胎児の通過に十分な余裕があるわけではなく，胎児は応形機能を働かせ回旋運動をしながら最も娩出されやすい姿勢をとって通過してくる．そのため，胎児頭部の形状が分娩機転に大きくかかわってくる．

胎位・胎勢・胎向

胎位・胎勢・胎向とは，胎児の姿勢や向きを表す言葉である．

分娩様式を決定するためには，胎児の向きや姿勢を評価することが必須となる．そのため，妊娠中から胎位・胎勢・胎向の3つの項目で母体

内での胎児の姿勢や向きを表す(図1-1).

1. 胎位

胎児の長軸と母体の縦軸との位置関係を示す．胎位には縦位・横位・斜位がある．縦位の中で児頭が先進するものを頭位，骨盤端が下方にあるものを骨盤位という．母児の両軸が直交するものを横位，交差が直角ではないものを斜位という．

胎児は，妊娠28週ころまでは子宮内でさまざまな胎位をとっているが，36週あたりで約95%が頭位となる．骨盤位や横位は，早期破水や分娩時障害を起こしやすい．

2. 胎勢

胎児の姿勢を示す．正常胎勢は屈位，異常胎勢は反屈位であり，反屈位はその程度によって頭頂位・前頭位・顔位に分けられる．

反屈位の場合は，吸引，分娩，鉗子分娩，帝王切開になることもある．

3. 胎向

縦位では児背，横位では児頭が母体側のどの方向にあるのかを示す．第1胎向は母体の左側，第2胎向は母体の右側を意味し，児背が母体の腟部側に傾くことを第1分類，背部側に傾くことを第2分類としている．

❷ 娩出力

娩出力とは，胎児とその付属物を押し出す力をいい，陣痛(子宮の収縮)と腹圧によって構成される．陣痛は不随意に反復して起こる子宮筋の収縮であり，発作と間欠を交互に繰り返す．

陣痛

収縮している状態を「発作」，収縮が収まる状態を「間欠」という．この発作と間欠をあわせたものを「陣痛周期」といい，1時間に6回以上，または陣痛周期が10分以内となった状態を「陣痛発来」という．

陣痛は娩出力としては強くなければならない反面，胎児へのストレスを考えると弱いほうがよいとされ，正常分娩では適度な強さ・持続・頻度が維持されている．そのため，弛緩期と収縮期を繰り返す．

陣痛には，妊娠陣痛，分娩陣痛，後産陣痛，後陣痛があり，分娩時だけではなく妊娠中でも不規則な子宮収縮はみられるが，痛みはほとんど感じられない．

腹圧

腹圧は本来，随意的であるが，児娩出直前には陣痛発作に伴って不随意的になる．これを「努責」といい，陣痛と腹圧が一緒になったものを「共圧陣痛」という．

❸ 産道

産道とは，分娩時に胎児とその付属物が通る経路であり，「骨産道」(図1-2)と「軟産道」(図1-3)で構成されている．

骨産道は骨盤，軟産道は子宮下部と頸部からなる通過管と腟・外陰部から構成されている．

分娩時，胎児は骨盤を通り，軟産道を直接通

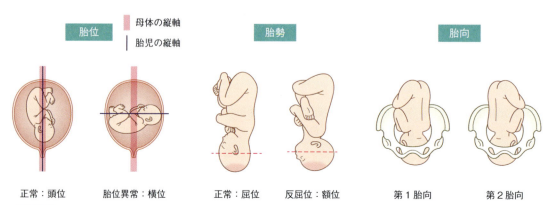

図1-1 胎位・胎勢・胎向

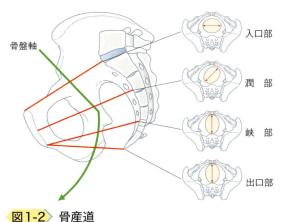

図1-2 骨産道

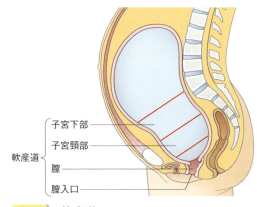

図1-3 軟産道

過する．骨盤を通過する際，屈曲・回旋しながら進むため，骨盤が小さかったり，児頭が大きかったりすると問題が生じやすい．そのような場合には，事前に帝王切開の方針を立てる必要がある．

軟産道を胎児が通過するにあたっては，軟産道(子宮頸管)の熟化と伸展が起こり，陣痛によって開大する．また，腟や会陰も妊娠の経過とともに湿潤・軟化し，妊娠末期には伸展しやすい状態になる．

3 分娩の機序

妊娠継続期間は，動物の種類によって異なる．人間では，大部分が最終月経から数えて280日，排卵から数えて266日の予定日を中心とした前後2週間の間に分娩が起こる．

妊娠期間中は妊娠継続を目的とするため，胎児が十分に発育するまで子宮収縮が起こらないようになっている．その一方，胎児が十分に発育し胎外環境への適応が可能となると，児の娩出に向けた子宮収縮が起こるしくみになっている．

この分娩発来のメカニズムについては多くの学説があり，複数の因子が関連すると考えられている．完全には解明されておらず，現在，プロゲステロン消退説，オキシトシン説，プロスタグランジン説，胎児下垂体-副腎皮質賦活説などいくつかの機序が提唱されている．

4 分娩の経過

分娩は，経過によって第Ⅰ期(開口期)，第Ⅱ期(娩出期)，第Ⅲ期(後産期)，および第Ⅳ期に分けられる．

分娩の進行状況は，内診の所見と陣痛の状態などによって判断されるが，その中でも子宮口開大度と児頭下降度が重要となる．

❶ 分娩第Ⅰ期(開口期)

10分間に1回という規則的な陣痛が始まってから，子宮口が全開大するまでの時期をさす．陣痛が強まり，子宮頸管が退縮，子宮口は開大(子宮と腟が一本の筒のようになる)する．おおよそ初産婦では10〜12時間，経産婦で5〜6時間とされるが個人差があり，初産婦ではあきらかな異常がみられなくとも30時間近くかかる場合もある．

胎胞(図1-4)が形成され，子宮口が全開大するころに強い陣痛が起こると，胎胞が破れて前羊水が漏出する(破水)．児頭先進部に産瘤が形成される．

分娩第Ⅰ期は，潜伏期と活動期に分けられる．

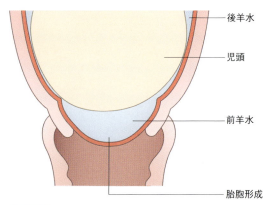

図1-4 胎胞

❷ 分娩第Ⅱ期(娩出期)

　子宮口全開大から胎児娩出までの時期をさす．児頭は骨重積し，回旋しながら骨盤腔を下降する．陣痛に合わせて腹圧を加えることで，排臨，発露を経て児頭と肩甲，全身が娩出される(図1-5)．胎児が娩出されると同時に，後羊水が少量の血液とともに流出する．

　平均して初産婦1時間，経産婦30分とされ，分娩第Ⅱ期は比較的短いが，長引くと母児に影響が大きいため，経過時間の長さに留意することが重要となる．

❸ 分娩第Ⅲ期(後産期)

　胎児娩出から胎盤ならびに卵膜の娩出が完了するまでの時期をさす．児は第一呼吸を開始し，啼泣する．同時に臍帯拍動が停止する．胎児娩出後，5分程度で繰り返す弱い陣痛が発来する．この後産期陣痛が起こり，20〜30分以内に胎盤が娩出される．これによって分娩が終了したことになる．

❹ 分娩第Ⅳ期

　胎盤娩出後2時間をさす．この間，子宮収縮と出血の状態を観察する．

引用・参考文献

1) 我部山キヨ子ほか編：助産学講座7 助産診断・技術学Ⅱ[2]分娩期・産褥期．医学書院，2014
2) 町浦美智子編：助産師基礎教育テキスト第5巻 2013年版 分娩期の診断とケア．日本看護協会出版会，2013
3) 医療情報科学研究所編：病気がみえる vol.10，産科，第3版，メディックメディア，2013．
4) 藤田八千代監：分娩．看護必携シリーズ11 母性看護．学研メディカル秀潤社，p.136-146，1993
5) 丸尾 猛ほか編：分娩の生理．標準産科婦人科学，第3版，医学書院，p.446-455，2004
6) 我部山キヨ子：産婦のアセスメントと健康支援．臨床助産師必携，第2版(我部山キヨ子編)，医学書院，p.228-231，2006
7) 下屋浩一郎ほか：子宮収縮の生理と病理．クリニカルカンファレンス4)周産期．日本産科婦人科学会誌63(12)：N244-250，2011
8) 杉野法広：正常経腟分娩の管理．産科疾患の診断・治療・管理．日本産科婦人科学会誌60(10)：N451-457，2008

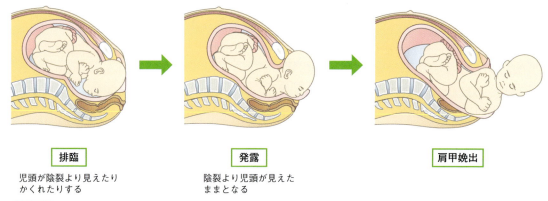

排臨	発露	肩甲娩出
児頭が陰裂より見えたりかくれたりする	陰裂より児頭が見えたままとなる	

図1-5 排臨・発露・娩出

(Birth atlasをもとに作成)

2 胎児心拍数モニタリング

1 胎児心拍数モニタリングとは

❶ 胎児心拍数モニタリングの重要性

胎児心拍数モニタリング(admission test)とは，母体腹壁に陣痛計を装着し胎児の状態を評価する検査である．胎児の心拍数と胎動や母体の子宮収縮に対して，胎児の心拍数がどのように変化するのかをあわせてチェックし胎児の状態を総合的に評価する．

分娩が開始されると，陣痛によって絨毛間腔は圧迫され，子宮動脈血流量が減少する．そのほかにも，胎児は位置の移動や臍帯の圧迫などによる影響を受けるが，最も重要なことは十分な酸素が供給されているかどうかである．そのため，とくにハイリスク児や胎児仮死を引き起こしやすい場合は，胎児心拍数モニタリングは欠かせない．

日本産科婦人科学会周産期委員会の基準では，①基線が正常範囲，②微細変動が中等度，③一過性頻脈(acceleration)がある，④一過性徐脈(deceleration)がないという4つの所見があれば，胎児状態は良好であると判断できる[1]．

❷ 胎児心拍数モニタリングの条件

胎児心拍数モニタリングには，その観察する条件によって，ノンストレステスト(NST)およびコントラクションストレステスト(CST)，胎児心拍数陣痛図(CTG)などがある．

NST

胎児への低酸素ストレス(子宮収縮)を加えない状態で，胎児心拍をモニタリングする．胎動に伴う一過性頻脈が胎児健康の指標になるとされ，その簡便性と特異性の高さから胎児心拍数モニタリングの一般的な方法となっている．

それによって得られた胎児心拍数陣痛図(CTG)を判読し，胎児の状態を評価する．

CST

子宮収縮薬の投与によって人工的に子宮収縮を起こして出産時の陣痛(分娩陣痛)を再現し，胎児心拍数を観察して出産時に耐えられるかどうかを評価する．NSTで胎児の状態が良好か否か不明の場合に，NSTの追加検査(back up test)として実施する．

CSTでは，10分間に3回の頻度で起こる子宮収縮に対する胎児心拍数の変化を記録する．10分間に40秒以上持続する収縮が少なくとも3つ以上あれば，子宮収縮の誘発は必要がないとされる．

早産のリスクがある場合，多胎妊娠，帝王切開の既往，前置胎盤は禁忌である．胎児の低酸素を診断する最も適切な方法であるが，偽陽性も多い．

CTG

子宮収縮と心拍数を経時的に観察・評価し，対応を決定する手段である．主に分娩中のモニタリングをさす．

2 分娩中の心拍数モニタリング

❶ 胎児心拍数計測方法

内測法：直接誘導胎児心電信号による方法

バイポーラスパイラル電極を直接胎児に装着し，一極(スパイラルの先端)は胎児の皮下，もう一極を胎児皮膚の外側に装着し二極間の電位差により胎児心電信号を得る．

内測法では外側法よりも正確な信号が得られるが，胎児にとって侵襲的な方法であり未破水例では人工破膜が必要となる．そのため，わが

国では外測法で良好な結果が得られない場合や，胎児に不整脈がみられる場合にのみ用いられる傾向にある．

外測法：ドップラー心拍数計による方法

母体の腹壁から胎児の心拍動を検出する外測法として，ドップラー心拍数計が用いられる．胎児の心拍動に由来するドップラー信号が最もよく聴取できる母体腹壁にプローブを置き，専用ベルトで固定する．

❷ 胎児心拍数基線

胎児心拍数図上で，一過性変動のない部分の10分程度の平均的な心拍数をいう．

定常的な胎児の心拍数は，交感神経と副交感神経の緊張のバランスにより決定されている．胎児心拍数は，正常では110〜160bpmで変動する．心拍数が160bpm以上のときには頻脈，110bpm以下のときには徐脈であり，どちらも胎児の低酸素症の徴候を示し，注意が必要である．

頻脈

心拍数基線が160bpmを超えるものが頻脈と定義されているが，妊娠週数の早い例では，正常でも頻脈傾向を呈する．通常，頻脈のみがみられ基線細変動も正常で一過性徐脈が認められない場合は胎児仮死（胎児ジストレス）とは診断せず経過観察でよいが，一過性徐脈を伴う場合や基線変動が減少してきた場合は注意が必要である．

徐脈

心拍数基線が110bpm以下を徐脈とするが，15分以上の持続と定義している．

基線細変動の減少を伴わない軽度の徐脈は，胎児仮死とは診断しない．軽度の徐脈は全分娩の2％に認められる．

❸ 胎児心拍数一過性変動

一過性頻脈

一過性頻脈とは，心拍数が開始からピークまで30秒未満の急速な増加で開始から頂点までが15bpm以上，もとに戻るまでの持続が15秒以上2分未満のものをいう．

一過性徐脈

一過性徐脈とは，一時的に心拍数が減少したのち基線に回復するパターンをいう．子宮収縮に関連して生じることが多いが，そうでないものも存在する．

一過性徐脈は分娩中にしばしばみられ，その分類は胎児の状態を評価するのに重要である．

1. 早発一過性徐脈

早発一過性徐脈（early deceleration）とは，子宮収縮に伴って心拍数減少の開始から最下点まで30秒以上の経過で緩やかに下降し，その後，子宮収縮の消退に伴いもとに戻る心拍数低下で，その一過性徐脈の最下点と対応する子宮収縮の最強点の時期が一致しているものをいう．

児頭圧迫のための頭蓋内圧の上昇による迷走神経反射が，心拍数の低下を引き起こすために起こると言われている．分娩のある時期から出現した場合は，児頭に子宮収縮を伴う圧迫と骨盤底筋群の圧力が加わったと判断される．

2. 遅発一過性徐脈

胎児仮死を示す所見として重要である．

遅発一過性徐脈（late deceleration）とは，子宮収縮に伴って心拍数減少の開始から最下点まで30秒以上の経過で緩やかに下降し，その後，子宮収縮の消退に伴いもとに戻る心拍数低下で，その一過性徐脈の最下点が対応する子宮収縮の最強点の時期から遅れているものをいう．

子宮収縮によって絨毛間腔への血流が減少し，それによる胎盤での換気不全で胎児血PO_2があるレベル以下に低下するために生じるとされている．

3. 変動一過性徐脈

変動一過性徐脈（variable deceleration）とは，15bpm以上の心拍減少が30秒未満の経過で急速に起こり，その開始からもとに戻るまで15秒以上2分未満を要するものをいう．

原因は，臍帯圧迫によるものが多いとされている．

4. 遷延一過性徐脈

遷延一過性徐脈（prolonged deceleration）と

は心拍数の減少が15bpm以上で，開始からもとに戻るまでの時間が2分以上10分未満の徐脈をいう．それ以上続く場合は，徐脈という．

原因として，内診などの刺激，過強陣痛，臍帯圧迫，臍帯脱出，仰臥位低血圧症候群，硬膜外麻酔等による母体低血圧，胎盤早期剝離，子癇発作，娩出直前のいきみなどが挙げられる．

胎児心拍数基線細変動

胎児心拍数基線の細かい心拍数の変動を，胎児心拍数基線細変動と呼ぶ．胎児心拍数は妊娠後期には6～25bpm程度の幅で変動する．胎児は20～40分ごとに睡眠と覚醒を繰り返しており，睡眠中は細変動力が減少するが，これは経過をみてよい．振幅の大きさによって4段階に分類される．

引用・参考文献

1) 福井トシ子編：分娩期のケア．新版助産師業務要覧 II 実践編，第2版，医学書院，p.108，2012
2) 岡井 崇：産婦人科検査法18胎児心拍数モニタリング．研修コーナー．日産婦誌59（7）：202-215，2007
3) 藤田八千代監：分娩．看護必携シリーズ11 母性看護，学研メディカル秀潤社，p.144-147，1993
4) 丸尾 猛ほか編：標準産科婦人科学，第3版，医学書院，p.366-368，2004

略語

◆NST
ノンストレステスト：non-stress test

◆CST
コントラクションストレステスト：contraction stress test

◆CTG
胎児心拍数陣痛図：cardiotocogram

3 陣痛室でのケア

1 はじめに

　分娩第Ⅰ期の陣痛を含む潜伏期までは，基本的にリラックスして過ごすよう産婦に声かけをする．過度な緊張状態，不安状態に陥らないように，不安・緊張・痛みの悪循環を起こさないように援助する．

　有効な陣痛が始まり活動期に入れば，分娩を進行させるような援助を積極的にすすめる．

　陣痛室でのケアは，①産痛，苦痛の緩和および安楽な体位の工夫，②異常の早期発見，③分娩進行の促進，④基本的ニーズの充足に重点をおく．

2 産痛，苦痛の緩和および安楽な体位の工夫

　陣痛発作が強くなると苦痛や不安を感じやすい．意識的に苦痛や不安による緊張をほぐし，精神的な安定が保てるように援助する．

　その際には，陣痛は胎児が生まれてくるための自然な現象であり，産婦が主体的に分娩に取り組めるよう自覚を促しながら支援することが大切である．

①呼吸法：さまざまな方法があるが，あくまでも産婦自身が呼吸しやすい方法を習得することが大切である．

②圧迫法：陣痛発作時に産痛を感じる部位を，産婦の好む力で圧迫する．産婦以外の者が行う場合は，産婦の好む力や部位を確認しながら行う．

③温罨法：腰痛・下腹部痛・恥骨痛に対して，ホットパックやタオルで温罨法を行う．足浴も血液循環がよくなるため，産婦のリラックスを

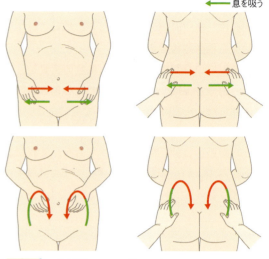

図3-1　分娩時のマッサージ

促す．入浴中は産婦の健康状態や分娩進行状態を確認しながら行う．

④マッサージ法：陣痛発作の呼気・吸気にあわせて行う．呼気を長くし過換気症候群の予防に努める(図3-1)．

⑤アロマセラピー法：産婦の好む香りを使うことで，リラックス効果を期待できる．芳香浴，ティッシュに数滴含ませて枕元に置く，温湿布，足浴，入浴などで使用する．個室ではない陣痛室で使用する場合は，ほかの産婦への影響を考慮する．

　他にも，たとえば身体的・心理的にリラックスできるように産婦の好きな体位をとるとよい．産痛緩和のための姿勢（アクティブバースなど）として，しゃがむ・たてひざ・あぐらをかく・四つん這いで骨盤を前後に揺らす安楽イスの使用などがあり，それらを自由に取り入れるとよい(図3-2)．

　陣痛が2〜3分おきになると，セルフケアができなくなってくる．ベッドサイドの環境整備やトイレ歩行の付き添い，衣類が汚れた場合の更衣などの介助を行う．

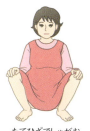
たてひざでしゃがむ

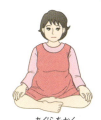
あぐらをかく

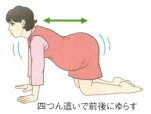
四つん這いで前後にゆらす

図3-2 アクティブバース

産婦は暑いと感じることも多いが、生まれる新生児のため室内を温めている。冷却枕、うちわなどを使い、少しでも快適に過ごせるようにする。

3 異常の早期発見

胎児心拍モニタリングによる分娩監視やバイタルサイン、分娩進行状態から適切に行う。母体のバイタルサイン(体温、血圧、脈拍)測定は2時間ごとに行い、全身状態を観察する。

分娩監視は、胎児状態が良好であれば間欠的聴取でよいが、破水、活動期に入ったと思われたとき、分娩前30分前には必ず分娩監視装置を装着する。

分娩の進行に伴う胎児心拍モニタリングによる胎児仮死のチェックは重要である。その際はできるだけ産婦に付き添い、実際の子宮収縮の強さ、間欠、発作の触診を行う。

破水した場合は羊水の性状、子宮収縮との関連、臍帯の脱出の有無を確認し速やかに胎児心拍モニタリングを行う。血性分泌物がある場合、量や性状を観察し異常な出血との鑑別を行う。

4 分娩進行の促進および基本的ニーズの充足

- 可能であれば、病院で提供される食事も産婦が食べやすいメニューとなるように調整する。たとえば、アイス類を付けたり、ニンニクなどの臭いの強い食物は避けるようにする。分娩には体力が必要なため、可能な限り食事をとるようにすすめる。
- 胎児の状態が良好であれば、廊下などの散歩も勧める。これにより分娩進行が促進されることがある。その際には医療者や家族が付き添う。
- 適宜水分や栄養をとるようにするが、陣痛が強まると食欲がなくなるためその際は、たとえば食べやすいおにぎりやバナナ、ゼリー飲料などをすすめる。
- 膀胱充満は児の下降を妨げるので、2〜3時間おきに排尿を試みる。
- 破水や血性分泌物がある場合は、パットを適宜交換し陰部の清潔を保つ。
- 寝不足や陣痛が弱い場合は、部屋を暗くするなど短時間でも眠れるような環境を整える。
- パートナーの立ち会いの有無を確認し、陣痛室からパートナーへケアの方法やタイミングなどを説明する。

引用・参考文献

1) 正津　晃ほか監：図説臨床看護シリーズ12 母性看護，学研メディカル秀潤社，1994
2) 町浦美智子編：分娩第1期の診断・アセスメント．助産師基礎教育テキスト5　分娩期の診断とケア，日本看護協会出版会，p.123-132，2013
3) 藤田八千代監：分娩．看護必携シリーズ11 母性看護，学研メディカル秀潤社，p.148，1993
4) 中根直子：分娩期のケア．新版助産師業務要覧Ⅱ実践編，第2版 (福井トシ子編)，日本看護協会出版会，p.108-109，2012
5) 杉野法広：正常経腟分娩の管理．産科疾患の診断・治療・管理．日産婦誌60 (10)：N453，2008

4 分娩室でのケア

1 はじめに

分娩第II期では，何よりも児の安全を優先する．かつ，産婦の安楽を保持することで本人や家族にとって満足な出産を体験できる．そのために助産師は，胎児の健康状態と回旋・下降状態を的確に判断し，正常から逸脱する可能性やリスクをアセスメントしながらケアを行っていかなければならない．

初産婦では子宮口全開大の時期，経産婦では子宮頸管開大が8〜9cmで分娩台に移動する．しかし分娩進行が早いと予測される場合は，適宜，早期に分娩室に移動する．

分娩室でのケアは，①異常の予防と早期発見，②効果的な努責をかけるための援助，③感染防止に注意しながら行っていく．

2 異常の予防と早期発見

胎児の状態を把握するために，遅発一過性徐脈の発現に注意しながら胎児心拍数モニタリングを行う．徐脈が発現した場合は，連続モニタリングを行う．

努責によって胎児心拍が悪化しやすいため，胎児仮死の徴候があれば酸素投与などを行う．

3 効果的な努責をかけるための援助

この時期は，陣痛が著しく激しくなり，間隔も2分以下に短縮する(表4-1)．

児の安全な娩出のため陣痛と努責の協調性が

表4-1 陣痛の基準値

| 分類 | 周期・持続時間・回数 | | 子宮口(cm) | | | |
			4〜6	7〜8	9〜10	第II期
正常陣痛	陣痛周期		3分	2分30秒	2分	
	陣痛持続時間	外側〈1/5点〉	20秒		60秒	
	収縮回数	鈴村ら			3〜5回	
		Barciaら			3〜5回	
微弱陣痛	陣痛周期		6分30秒以上	6分以上	4分以上	初：4分以上 経：3分30秒以上
	陣痛持続時間	外側〈1/5点〉	40秒以下		30秒以下	
	収縮回数	鈴村ら		10分間に1回以下		2回以下
		Barciaら		10分間に2回以下		
過強陣痛	陣痛周期		1分30秒以内		1分以内	
	陣痛持続時間	外側〈1/5点〉	2分以上		1分30秒以上	
	収縮回数	鈴村ら		10分間に6回以上		
		Barciaら		10分間に5回以上		

(我部山キヨ子：産婦のアセスメントと健康支援，臨床助産師必携，第2版(我部山キヨ子編)，医学書院，p.237，2006)

重要である．産婦の努責感に合わせて1回の陣痛発生時に2～3回の努責を加え有効な娩出力となるように，以下の点に留意して援助する．

- 子宮口が全開大になっていることを確認する．
- 努責開始前に排尿介助または導尿を行う．
- 努責のための正しい体位調整を行う．
- 努責の練習を行い効果的な怒責となるようにする．
- 努責の後は肯定的な声かけを行い十分リラックスさせ，深呼吸を促す．
- 努責のたびに励ましの言葉をかける．
- 効果的な怒責をかけるためには体力維持も大切である．陣痛の間欠時には休むように促し，少しずつでも食事を摂取するように勧める．

また，適切な呼吸法による腹圧は，胎児仮死発症の予防に有効である．しかし，児頭娩出時児頭が発露したら怒責を禁じ，短息呼吸をしながら静かにゆっくりと児頭を娩出させる．

4 感染防止

- 発汗が多いため，清拭を適宜行う．
- 分娩室では，陣痛緩和マッサージや分娩進行具合を判断するための内診など，産婦に触る機会が多い．手洗いを徹底して行う．

引用・参考文献

1) 正津　晃ほか監：図説臨床看護シリーズ12 母性看護，学研メディカル秀潤社，1994
2) 町浦美智子編：分娩第1期の診断・アセスメント，助産師基礎教育テキスト5　分娩期の診断とケア，日本看護協会出版会，p.123-132，2013
3) 太田　操編：助産ケア臨床ノート 分娩期の母児，医歯薬出版，2008
4) 中根直子：分娩期のケア，新版助産師業務要覧II実践編，第2版（福井トシ子編），日本看護協会出版会，p.109，2012
5) 藤田八千代監：分娩，看護必携シリーズ11 母性看護，学研メディカル秀潤社，p.148-149，1993
6) 我部山キヨ子：産婦のアセスメントと健康支援，臨床助産師必携，第2版（我部山キヨ子編），医学書院，p.228-231，2006
7) 杉野法広：正常経腟分娩の管理，産科疾患の診断・治療・管理，日産婦誌60（10）：N453，2008

5 産痛

1 産痛のメカニズム

痛みとは主観的な感覚であり，同じ痛みでも人により，ときと場合によって感じ方が異なる．そのため，客観的な評価が難しいことが多い．

痛みに適切に対応するためには，まず痛みの種類と伝達経路を知る必要がある．

❶ 痛みの種類

痛みを痛みが起こる部位で分類すると，内臓痛・体性痛・関連痛などに分類される(表5-1)．体性痛は鋭い痛みでどこが痛いのかが明確であるが，内臓痛は痛みの所在がはっきりせず曖昧な痛みとして感じる．

分娩期では，第Ⅰ期の痛みは「子宮頸管拡張に伴う内臓痛」であり，第Ⅱ期の痛みは「産道の拡張による体性痛」である．

❷ 痛みの伝達経路

分娩第Ⅰ期の子宮の痛みは第10胸椎〜第1腰椎レベル，分娩第Ⅱ期の会陰部の拡張に伴う痛みは第2〜4仙骨レベルの脊椎を通って，大脳へ伝達される(図5-1)．

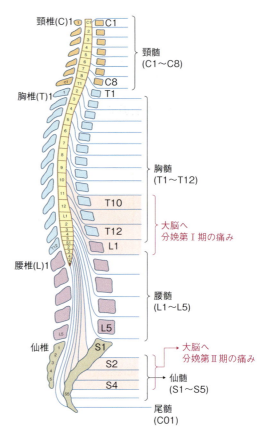

図5-1 産痛の伝達通路

❸ 産痛緩和法

産痛を緩和する方法として，以下のようなものが挙げられる．

温罨法(ホットパック)(図5-2)
効果：血流を増加させ，体内の血管や筋肉に作用しリラックスを促す．
方法：腰部・下腹部など痛みを感じる部分にあらかじめ温めておいたホットパックを当てる．

マッサージ・ツボ押し(圧迫法)(図5-3)
効果：太い神経を刺激して疼痛のゲートを閉じさせ，産痛を軽減させる．
方法：産婦が痛みを感じる部分を産婦の呼吸に

表5-1 疼痛の種類

	痛みの分布と特徴
内臓痛	部位不明確 圧痛，関連痛(放散痛) 鈍い痛み 深い痛み
体性痛	限局的 叩打痛，体動で増強 うずく痛み 差し込む痛み

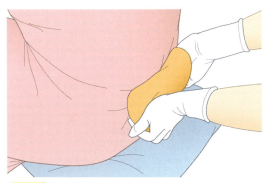

図5-2 ホットパックを当てる

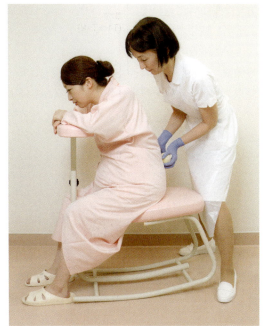

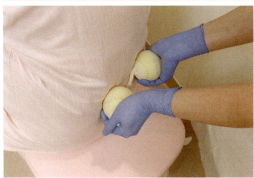

図5-3 テニスボールを使用し，腰部を圧迫する

合わせながらゆっくりと鼠径部・腰部のマッサージを行う．あまり強く圧迫しないように注意しながら，有効なツボを手やテニスボールを使用して圧迫する．

肛門圧迫（図5-4）

効果：肛門を圧迫することで肛門付近の痛みを緩和し，緊張を取り除いて胎児の下降を促す．

方法：陣痛時に肛門全体を手のひら全体で押さえ，間歇時に緩める．テニスボールやゴルフボールを使って行う場合もある．

温浴

効果：リラクセーションやストレス減弱，産婦の満足感も期待できる．

方法：未破水で感染の徴候がないかを確認して行う．胎児の状態が良好であることを確認して行う．

足浴（図5-5）

効果：温罨法と同様の効果とリラクゼーションを促す．

方法：三陰交まで温められるような容器にお湯を入れ，足をつける（図5-6）．

体位変換

効果：・立位では児頭が下がることで良好な子宮収縮が起こり，子宮口の開大が容易になる．また股関節が動くことにより骨盤の前後径が拡大する．

・臥床では側臥位を取ることで間歇時にリラックスでき，仰臥位低血圧症候群を予防できる（図5-7）．

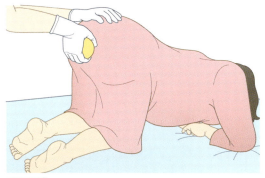

図5-4 四つん這いで肛門圧迫

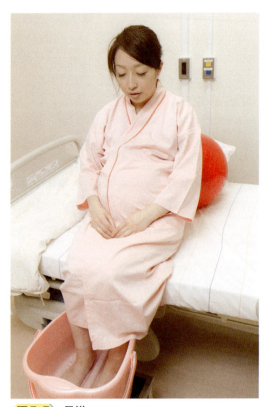

図5-5 足浴
三陰交まで温められるようにお湯を入れる．

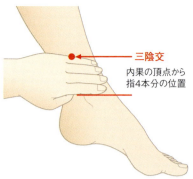

図5-6 三陰交の位置

方法：産痛の痛みの部位に合わせ，産婦が安楽と感じる体位をとってもらう．安楽イスに座るのもよい．

呼吸法

効果：産婦の注意を呼吸に集中させることにより産痛の感じ方が弱まり，リラックス効果が得られる．

方法：分娩進行に合わせて，主に息を吐くことに意識を集中させる．間歇時には，肩の力を抜いてリラックスできるように声をかける．

引用・参考文献

1) 佐藤正規：総論：産痛はなぜ起こる？．無痛分娩を含めた産痛緩和ケア．ペリネイタルケア35（2）：16-21，2016
2) 廣瀬孝子：さまざまな産痛緩和法．無痛分娩を含めた産痛緩和ケア．ペリネイタルケア35（2）：44-49，2016

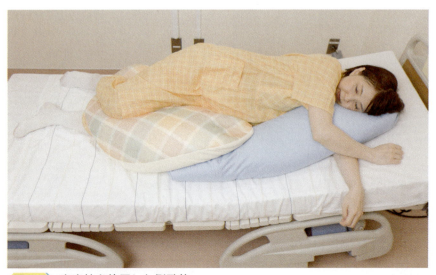

図5-7 安楽枕を使用した側臥位

6 産婦の心理・社会的変化

1 分娩期の心理的変化

分娩の進行に伴い，産婦の心理状態は変化していく．その心理状態は個人差が大きく，分娩の進行状態や産痛の強度などさまざまな影響を受けている．

とくに初めての出産の場合は，未知の経験に対する不安は強い．産婦はいよいよ胎児が生まれるという期待感をもち，胎児を早く産み出してあげたいと精一杯努力をするが，迫り来る多くの状況，とくにマイナス因子(表6-1)が加わると自己コントロールが難しくなってしまう場合も多い．また，経産婦であっても前回と違う分娩経過をたどることで不安を感じることもある．

こういうときにこそ，援助者の適切な支援が必要となる．

❶ 分娩第Ⅰ期

分娩が始まると，産婦は不安や恐怖の入り混じった心理状態となる．恐怖は産婦に緊張をもたらし，産痛を増大させるといわれている．

第Ⅰ期の初めごろは，いよいよお産が始まったという不安と高揚感が支配する．陣痛が規則的なころは，落ち着いて呼吸法などにも集中できる時期である．お産の進行とともに次第に，意のままにならない陣痛への不安が増すが，まだなんとか陣痛を乗り切ろうと努力し，自己コントロールができる状態である．

第Ⅰ期の終わりごろには，自然の努責感が生じ，呼吸法のコントロールができなくなり混乱に陥りがちになる．理性や思考力が減退し，自分の状態を考えることで精一杯になってしまう．とくに産痛の対応に気持ちが占められ，早く出産を終えてしまいたいという感情に支配される．

援助者の共感的・支持的なかかわりは，産婦が増大する苦痛を乗り越える力となる．

❷ 分娩第Ⅱ期

この時期の産婦は，体力と精神力の限界を感じながら長い時間，産痛に耐えながら過ごさなければならない．一方で，出産が近く，しっかり頑張ろうと心が引き締まり，処置や呼吸法・努責の指導にも積極的に応じるようになる．

娩出時は，娩出の不快感と心配が自制を失わせ無我夢中の状態となるが，児の誕生とともに再び自分を取り戻す．

医師や助産師による分娩進行の説明や支援は，産婦に先の見通しを与え，産婦が前向きな気持ちをもつきっかけとなる．

表6-1 産婦に影響するマイナス要因と産婦の反応の関係

心理的マイナス因子	産婦の反応
・陣痛の増大	・耐えることができない
・呼吸法がうまくできない	・不安や自己コントロール不全感，焦り
・1人でいる孤独	・胎児や自己への不安や心配
・分娩の経過が長時間にわたる他の妊婦の苦痛などの難産の様子	・難産を想像することによる恐怖と不安
・医療スタッフの慌ただしさ	・自分に関係あるのではという恐怖と不安
・パートナーの心ない言動	・心の痛みを感じる
・医療機器類の音	・音により恐怖や緊張を感じる

❸ 分娩第Ⅲ期

胎児の娩出後は陣痛から解放され，児が生まれたことに対しての安堵感，出産を成し遂げたという満足感や誇りに満たされ，気分が高揚する．

❹ 分娩第Ⅳ期

出産を無事に終えた充実感と幸福感で満たされ，分娩経過をともにした医師や助産師に感謝の気持ちを抱く．

2 分娩をめぐる社会的変化

❶ パートナーの反応と対応

分娩期のパートナーは，産婦に関する情報提供者や代弁者の役割を果たす．そのため，産婦をケアするチームの一員でもあるといえる．しかし，産婦の産痛が強いときには，自分に何ができるのか，どうしたらよいかといった心理的動揺や戸惑いが強くなり，疲労や不安を感じることが多くなる．

そのため医師，助産師，看護師は，産婦や家族の言動から出産に関するパートナーへの思い，産婦の側にいるパートナーの様子と心理状態などを観察し，パートナーがそばにいること，あるいはそばから離れることの産婦への影響を判断する必要がある．

立会い分娩を希望する場合は，パートナーからの支援を受け入れる寛容性や受容性があるか，性機能や生殖機能に対する思考が成熟しているか，パートナーとしての役割を引き受ける準備性があるかなど，パートナーとの関係を十分にアセスメントすることが重要である．

そのうえで，パートナーに十分な分娩前教育を行い，妻のサポートの具体的方法を指導することが大切である．

❷ 上の子の反応と対応

経産婦の場合，上の子の出産への立会いによる反応は，その子どもの年齢や発達段階によって相違がある．

子どもも立ち会うことにした場合は健診への同行をすすめ，分娩室を一緒に下見するなど，「家族みんなで楽しみにしている」という雰囲気をもり立てていくような支援を行う(施設により子どもの立ち会いが可能かが異なるので，事前に説明が必要である)．

引用・参考文献
- -

1) 太田　操編：助産ケア臨床ノート 分娩期の母児，医歯薬出版，2008
2) 妊娠・出産・赤ちゃんDear Mom：分娩期の産婦の心理的変化．http://www.dear-mom.net/bunben0912.htmlより2017年8月28日検索
3) 藤田八千代監：分娩，看護必携シリーズ11 母性看護，学研メディカル秀潤社，p.160-165，1993
4) 我部山キヨ子：産婦のアセスメントと健康支援，臨床助産師必携，第2版(我部山キヨ子編)，医学書院，p.228-231, 2006

7 分娩介助

1 はじめに

分娩介助では，初産婦の場合は発露のころから，経産婦は分娩の進行が早いため排臨のころから分娩介助の準備を行う（p.172参照）．

2 第一前方後頭位の分娩介助

❶ 回旋

分娩の際，胎児は狭い産道をくぐり抜けるために顎を引き，約90°体を回転させる動きを行う．この動きを回旋といい（図7-1），4段階に分

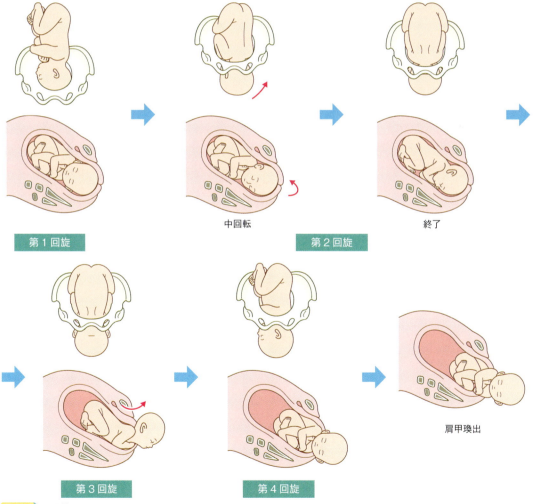

図7-1 回旋
①児頭が骨盤入口部に小泉門を先行させ進入する．第1回旋で児はオトガイを胸壁につけるような体位をとる（屈曲胎勢）（第1回旋）．
②陣痛の増強とともに，骨盤峡部に90度回旋しながら進み，子宮口は最大に開大される（第2回旋）．
③発露の段階に進む．屈曲胎勢から反屈胎勢になり，1～2回の陣痛で児頭が娩出される（第3回旋）．
④児頭は再び①の状態と同じ側方に回旋する（第4回旋）．

かれる.

第1回旋，第2回旋は，分娩第Ⅰ期(開口期)に見られ，胎児は第1回旋で顎を引き屈位となり，第2回旋で後頭部が母体前方に向くように回転する.

分娩第Ⅱ期(娩出期)に入ると，第3回旋で児頭を反屈させ，続いて，第4回旋で回転して横を向く.

❷ 分娩の流れと介助

産婦の準備
①産婦に分娩の準備をすることを陣痛の間欠時に説明する.
②胎児心拍陣痛モニターを装着する.
③分娩直後に使用する産婦の衣類や下着，腹帯，お産用ナプキンなどが用意されているか確認する.

分娩介助の準備
分娩室の環境(温度，湿度，照明)を整え，必要物品を準備する．産衣に着替えたあと，分娩台上に寝かせる(ここでは仰臥位).

分娩介助物品の点検
①分娩セットの展開と点検(図7-2)
分娩セットを開き，使用しやすい位置に広げる．コッヘル，ペアン，剪刀は使いやすいように分娩介助者の方へ指穴を向け，並べる．
②肛門保護時と会陰保護時の保護綿を作成(図7-3)

肛門保護用の保護綿は脱脂綿を使用し，すぐ使用できるように5つ程度作成しておく．大きさが8cm×16cmの場合は，2つ折りにする．会陰保護時の保護綿は，介助者の手の大きさに合わせて作成する．

湿綿を作成した場合は，乾燥した綿花やガーゼは濡れないような位置に置く．

手指消毒(ラビング法)
分娩介助時前には手指消毒を行う．手指消毒にはラビング法とスクラブ剤を用いた消毒法がある．2つの方法には消毒効果に有意差はなく，費用に関してはラビング法が優れているとされる．
①爪先や手指に汚れがある場合は，石けん等を用い流水で汚れを取り除く．
②消毒剤を手と前腕にまんべんなく塗布する．

介助者は手指衛生のうえガウンテクニックにて無菌的に防護用具を着用する(図7-4).

分娩介助時に血液や羊水により体液曝露され

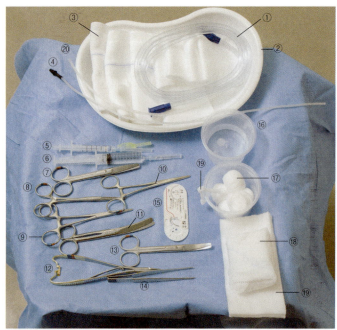

①吸引カテーテル
②ディスポ膿盆
③X線造影剤入りガーゼ
④気管支吸引用カテーテル
⑤血液ガス抗体採取用注射筒
⑥注射用シリンジと23G針(中に局所麻酔薬が入っている状態)
⑦直クーパー
⑧ハズシ有鉤コッヘル
⑨コッヘル
⑩ペアン
⑪臍帯剪刀
⑫持針器
⑬曲クーパー
⑭有鉤少鑷子
⑮吸収糸
⑯コップと水(児の口腔用吸引に使用)
⑰消毒液綿球
⑱会陰保護綿
⑲臍帯クリップ
⑳導尿用カテーテル

図7-2　分娩介助の必要物品

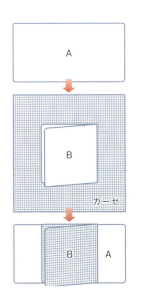

図7-3 会陰保護綿の作り方

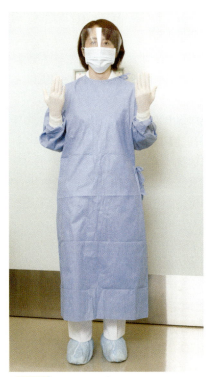

図7-4 分娩介助時の防護用具

ないように，標準予防策を必ず行う．筆者らの調査では，分娩介助時の眼周囲へのルミノール試薬による血液および体液を含む被曝調査で血液曝露を確認している．手袋やガウン，マスクの装着とともに，ゴーグルの装着も欠かさず行う．膀胱が充満している場合は導尿し膀胱を空にする．

外陰部の清拭
産婦に外陰部を清拭する旨を伝え，清拭を行う（図7-5）．便などの目立った汚れがある場合のみ，微温湯などで汚れを取り除く目的で実施する．陣痛間欠時に実施する．

リネン類の配置
①産婦の臀部の下に消毒済みの四角布を敷く．
②下腿に足袋をかける．足袋の紐や端部分が分娩介助者や新生児に接触しないように始末する．
③腹部覆い布を二つ折りにし，産婦の腹部上を覆う．輪になる部分は産婦の頭部側になるようにする．産婦に触らないように説明する．
児の顔面の清拭用にガーゼを1枚置く．

現症の観察
①一般状態
表情，気分等の観察を行う．
②分娩進行状態
胎児心拍のレベル分類，陣痛の頻度，腹圧の強弱，子宮口の開大・展退，児頭の先進部位や

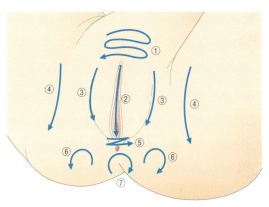

図7-5 分娩介助時の清拭

下降度破水の有無，破水していれば羊水の性状などを観察する．
③会陰部の状態
浮腫，旧裂傷切開瘢痕，静脈瘤，会陰の高さ，会陰の伸展の良否，処女膜痕の状態などをみる．
④肛門部の状態
肛門の開大の有無，抵抗の出現などをみる．

呼吸法
①産婦の陣痛発作に合わせて実施する．
②陣痛発作時の痛みによって，産婦は息を止め

ていることが多いため，寄り添い，適切な呼吸法を促す

③子宮口が全開大後，努責をかける場合は，2回深呼吸し呼吸を整えてから実施するのがよい．

④児頭娩出時の短息呼吸時は別名犬の呼吸といわれ，手は胸などを軽く叩きながら行う．

人工破膜

①破水前

陣痛発作時には陰部に2つ折にしたガーゼをあて，左手で軽く抑える．

②人工破膜の実施

左第2指3指を卵膜面に接し，ハズシの有鈎コッヘルの一方を右手に持ち，コッヘルの鈎（1つだけのほう）を卵膜に接する．陰部にガーゼをあて，羊水の飛び散りを防ぐように処置する．

会陰保護・肛門保護：排臨・発露

介助者は産婦の右側に立ち，右手掌を会陰に，左手を恥骨丘側から児頭に当てる（図7-6①）．

会陰保護を行う際には，児頭をできる限りゆっくりと通過させ，急激な娩出とならないよう支援する．

初産婦では鶏卵大，経産婦では児頭先進部が排臨してきた時に行う．右手掌に会陰保護綿を持ち，会陰が常に見えるように会陰から下1〜2cmの位置に右手掌を置く．母指と第2指は十分に開き，左右の大陰唇下部あたりに添える．母指と第2指の指尖は同じ高さになるように伸ばす．肛門保護では，肛門の開大・圧痛が見られたら肛門に保護綿を右手で軽く圧迫する．分娩が進行し肛門部が開き，粘膜部分を保護する場合は湿綿を使用する．努責時に保護を行う．排便で清潔野を汚染しないようにする．

児頭の娩出

陣痛間歇期になっても児頭が引っ込まなくなったら（発露），左手で児頭に軽く手を当て反屈を防ぎ，右手で会陰を保護する（図7-6②）．後頭結節が娩出した後は児頭の急激な娩出を防ぎながら，第3回旋を介助する（図7-6③）．後頭結節が出たことを確認したら，産婦に努責を止めさせ，短息呼吸を促す．右手の会陰保護は継続する．児頭娩出直後には児の顔を額から顎に向かってガーゼで拭き，第1呼吸の前に鼻腔や口腔内の羊水を排出する（図7-6④）．

臍帯巻絡の有無の確認

児の頸部に左手の第2指と3指を入れて，手早く確認する．臍帯巻絡が緩い場合は，そのまま分娩介助を継続するか，または軽く臍帯を引き児の頭をくぐらせて臍帯巻絡を解除する．臍帯巻絡がきつくて緩まず，分娩の進行が妨げられる場合は医師に報告する．

臍帯巻絡がある場合は胎児心拍が徐脈になることがあるため，注意する．

前在肩甲・後在肩甲の娩出

第4回旋を介助する．会陰裂傷が起こることが多いので，会陰を押さえながら児頭を後下方に圧して前在肩甲の娩出を介助する（図7-6⑤）．その後，児頭を前方に引いて後在肩甲を娩出させる（図7-6⑥）．その際，児頭を強く牽引しすぎないように注意する．両肩甲が娩出したら，右手掌の会陰保護を終了し，会陰保護綿を素早く捨てる．この時，肛門をぬぐうように捨てる．

体幹の娩出

両側腋窩に手をかけて牽出し（図7-6⑦），しっかりと児を支えたところで，左手掌を離し，右手掌と反対側の児の腋下に入れ上腕を握り児の体幹全体を骨盤誘導線上に娩出させる．母体の腹部に児を乗せる．羊水の吸引（図7-6⑧），早期母子接触（図7-6⑨，7），臍帯切断などを行う．

出生時間の確認と産婦への声掛け

児の体幹まで娩出したら，出生時間を確認する．出生時間を決める時計は決めておき（固定しておき），正確な時間が確認できるように，毎日調整する．産婦には生まれたことだけでなく，産婦が無事に出産したことに対してねぎらいの言葉かけ，性別やその他きづいたこと，例えば髪が多いいことや顔が産婦やパートナーに似ている印象がある，とても泣き声が大きいなどを伝えると喜ばれる．

児の気道の確保

①清潔なガーゼで児の口唇や鼻穴付近の血液な

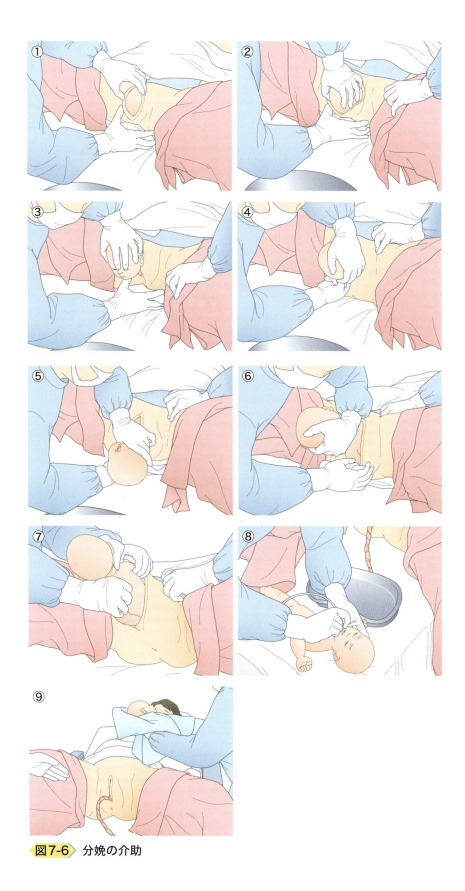

図7-6 分娩の介助

どを拭き取る．
② 必要時児の後頭部を軽く支持し，吸引カテーテルを使用し口腔→鼻腔の順番で吸引を行う．
③ 吸引カテーテルは必要時以外に奥深く挿入しない．

アプガー（Apgar）スコアの採点
① 出産直後の新生児の健康状態を表す指数，および判定方法で，一般的には1分後と5分後に評価する．5項目について評価を行い，その合計点によって判断を行う．
② 1分後の採点は分娩介助者が実施することが多い．分娩介助補助者は児が出生したときからタイマーを使用し，1分後と5分後のApgarスコアの評価に向けて，タイムキーパーをする．

臍帯切断から後産娩出介助
児娩出後，児の拍動停止を待つことなく，母体の会陰部にできるだけ近い箇所で臍帯を止血鉗子でクランプする（図7-8①）．児の臍帯を左手でしごき（図7-8②），止血鉗子でクランプし（図7-8③），続けて臍帯クリップにて止め（図7-8④），臍帯剪刀にて切断する（図7-8⑤）．

児の全身の観察と産婦との対面
児についた血液等の汚れを手早く取り除き保温に努めながら全身の観察を行う．

児の全身の観察は，児の呼吸，第一啼泣を確認したうえで気道を確保する体位で見るだけでなく触り，頭頂から末梢まで順番になぞるように行う．奇形などはないか，産婦に面会させる前に確認する．

産婦には性別などを一緒に確認する．児の状態に問題がない場合は，可能であれば，産婦の胸部に直接寝かせてもよい．写真撮影なども積極的に勧める．

胎盤剝離徴候を確認後，産婦に胎盤娩出を伝える．臍帯を右手で持ち（図7-9①），産婦に怒責してもらい，ゆっくり会陰から約3分の1引き出し，ガーゼを広げて胎盤を受ける（図7-9②）．このとき怒責はかけないように産婦に声をかける．

手元を下げながら胎盤をゆっくり回転させ卵膜を残さないように娩出する．このとき，卵膜をひっぱり過ぎないようにして胎盤を回すと，卵膜が縄状となり丈夫になって，切れにくくなり卵膜が残りにくい（図7-9③）．

卵膜が残りそうな場合は，コッヘルを使用し卵膜をつまみながら慎重に出す胎盤娩出時間を確認する．胎盤の一次検査として，胎盤と卵膜の欠損の有無を確認する．娩出後，会陰部周辺を清拭する（図7-9④）．

難産道の確認
清潔なガーゼを持ち血液をぬぐいながら，会陰，腟壁，陰唇，腟前庭野を確認する．

分娩後の手当て
① 湿綿または清拭タオルで外陰部を消毒する．
② 汚れたリネン類を取り除き，お産用ナプキンをあてる．
③ 全身清拭をし，更衣をする．分娩直後は陰部の疼痛が強く，出血や会陰部の観察も必要であり，ズボンの脱ぎおろしが困難な場合がある．分娩直後の寝衣は，ガウン式かドレス式のものが勧められる．
④ 処置後はよい分娩であったことを伝え，褒める．分娩の感想を聞くこともよい．
⑤ 分娩後の監視の必要性と病棟への帰室時間を説明する．また，連絡すべき症状と連絡方法（ナースコール）を伝える．
⑥ 分娩後1時間，2時間の時点で観察する．子宮収縮の程度，子宮の大きさ，出血量，一般状態を確認する．子宮収縮確認時は輪状マッサージを実施し，子宮内や腟内に貯留している出血の排出を促す．

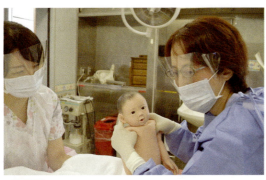

図7-7 分娩介助
産婦に児を見せる．

引用・参考文献

1) 杉野法広：正常経腟分娩の管理．産科疾患の診断・治療・管理．日産婦誌60（10）：N454-456, 2008
2) 竹内正人監：分娩介助の流れ．病気がみえる vol.10, 産科，第3版，メディックメディア，p.340-341, 2013
3) 我部山キヨ子編：臨床助産師必携．生命と文化をふまえた支援第2版，p.284-294, 医学書院，2010
4) 我部山キヨ子ほか編：助産学講座7，助産診断・技術学Ⅱ[2]分娩期・産褥期，p.145-146, 医学書院，2010
5) 瀬戸知恵ら：EBNに基づく分娩時外陰部消毒に関する基礎的研究－健康女性における水道水を使用した方法の検討－．福井大学重点研究：76-77

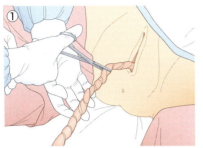
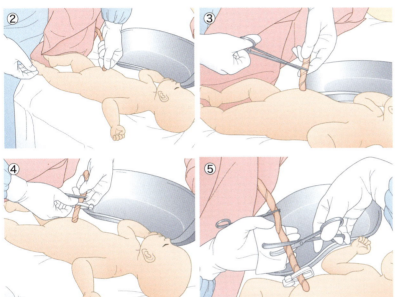

図7-8 臍帯切断

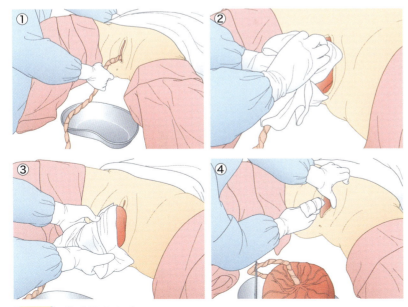

図7-9 後産娩出介助

8 緊急時の対応

1 陣痛誘発

陣痛誘発とは，破水の有無を問わず分娩陣痛が発来しない場合に，人工的に陣痛を誘発して分娩に導く方法である．機械的または子宮収縮剤を使用した薬剤的方法が選択される．

❶ 陣痛誘発の条件

①胎児の胎外生活が可能であること．
②経腟分娩が可能であること（子宮頸管の成熟度がビショップスコア7点以上であることが望ましい[1]）（表8-1）．
③十分なインフォームドコンセントが得られていること．
④胎児モニターに異常がなく，緊急時に帝王切開が可能であること．

❷ 陣痛誘発の流れ

上記の陣痛誘発の条件が整っていて適応となった場合，子宮収縮薬の点滴静注が最も速効性があるが，頸管の成熟度によって方法を選択する．

頸管の成熟がある場合は，オキシトシン，プロスタグランジン（$PGF_{2\alpha}$およびPGE_2）による薬物的方法，頸管の熟化がない場合は，卵膜剥離，ラミナリア，メトロイリンテルなどの機械的方法を選択する（図8-1）．

❸ 陣痛誘発の適応

陣痛誘発の適応には，医学的適応と社会的適応とがある．

医学的適応

陣痛誘発の医学的適応は，母体因子と胎児因子に分けられる．

1. 母体因子
・微弱陣痛．

表8-1 ビショップスコア

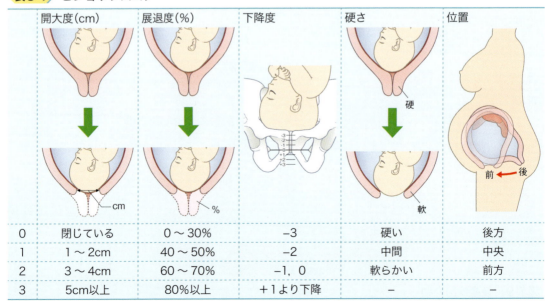

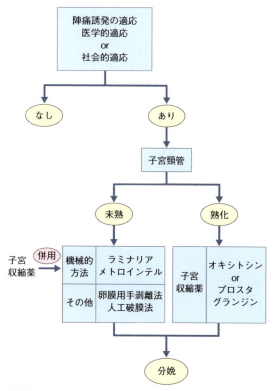

図8-1 陣痛誘発・促進の流れ

- 前期破水．
- 妊娠高血圧症候群．
- 妊娠継続が母体の危険を招くおそれがある場合．
- 墜落分娩予防．

2. 胎児因子
- 児救命等のために新生児治療を必要とする場合．
- 過期妊娠またはその予防．
- 巨大児が予想される場合．
- 絨毛膜羊膜炎．
- 糖尿病合併妊娠．
- 子宮内胎児死亡．
- その他，児早期娩出が必要と判断された場合．

社会的適応

明らかな医学的適応がなく，社会的・個人的な理由から陣痛誘発を行う場合を選択的陣痛誘発という．妊婦側因子と医療側因子に分けられる．

1. 妊婦側因子
- 陣痛発来を待つことの不安や予定日超過での焦りがある．
- 仕事上の都合．
- 本人や家族の都合．
- 来院困難などの交通事情　など．

2. 医療側因子
- 休日，夜間など医療スタッフが少ない時間帯を避け，十分な管理体制下での分娩を行う必要がある場合．
- 出生後の児の治療などの関係であらかじめ分娩日時を設定する必要がある場合　など．

❹ 薬物的方法（子宮収縮薬）の種類と特徴

薬物的方法では，静脈内持続点滴法が一般的であるが，過量投与にならないよう自動輸液ポンプを使用し正確に投与する．また，分娩監視装置をつけ，胎児心拍数の連続監視を行う（表8-2）．

表8-2 子宮収縮薬(オキシトシン，$PGF_{2\alpha}$，PGE_2)の禁忌と慎重投与

子宮収縮薬	禁忌	慎重投与
三薬剤共通	1. 当該薬剤に過敏症 2. 帝王切開既往2回以上 3. 子宮体部に切開を加えた帝王切開既往 　(古典的帝切，T字切開，底部切開など) 4. 子宮筋全層もしくはそれに近い子宮切開 　(子宮鏡下筋腫核出術含む) 5. 他の子宮収縮薬との同時使用 6. プラステロン硫酸(マイリス®，レボスパ®等)と 　の併用 7. メトロイリンテル挿入後1時間以内 8. 吸湿性頸管拡張剤(ラミナリア等)との同時使用 9. 前置胎盤 10. 児頭骨盤不均衡が明らかな場合 11. 骨盤狭窄 12. 横位 13. 常位胎盤早期剥離(胎児生存時) 14. 重度胎児機能不全 15. 過強陣痛	1. 児頭骨盤不均衡が疑われる場合 2. 多胎妊婦
オキシトシン	1. PGE_2最終投与から1時間以内	1. 異常胎児心拍数図出現 2. 妊娠高血圧症候群 3. 胎位胎勢異常による難産 4. 心・腎・血管障害 5. 帝王切開既往回数1回 6. 禁忌にあるもの以外の帝王切開 7. 常位胎盤早期剥離(胎児死亡時)
$PGF_{2\alpha}$	1. PGE_2最終投与から1時間以内 2. 帝王切開既往(単回も)・子宮切開既往 3. 気管支喘息・その既往 4. 緑内障 5. 骨盤位等の胎位異常	1. 異常胎児心拍数図出現 2. 高血圧 3. 心疾患 4. 急性骨盤腔内感染症・その既往 5. 常位胎盤早期剥離(胎児死亡時)
PGE_2	1. 子宮収縮薬静注終了後1時間以内 2. 帝王切開既往(単回も)・子宮切開既往 3. 異常胎児心拍数図出現 4. 常位胎盤早期剥離(胎児死亡時でも) 5. 骨盤位等の胎位異常	1. 緑内障 2. 喘息

(日本産科婦人科学会:産婦人科研修の必修知識2016-2018，p298，日本産科婦人科学会，2016)

オキシトシン

　脳下垂体後葉ホルモン製剤を用いて，生理的な子宮収縮作用によって陣痛を誘発する．

　子宮内圧は急激に上昇し，間欠期の短い子宮収縮が特徴である．薬剤に対する感受性によって与薬量を調整する．

　静脈内持続点滴法として，5%グルコース液やリンゲル液500mLにオキシトシン5単位を溶解し，1〜2mU/分で開始して30分以上空けて時間あたりの輸液量を1〜2mU/分増量する．通常は10 mU/分までの投与で十分であり，5〜15mU/分で維持し，安全限界は20 mU/分とされている．

プロスタグランジン

　プロスタグランジン(PG)は，生体内のいたるところで産出されるものであり，特定の産出臓器は存在しない．妊娠周期にかかわらず子宮収縮作用があり，オキシトシンより有効性が高い．またオキシトシンに比べ感受性に個人差が少ない．

1. PGF$_{2\alpha}$

子宮収縮は不規則で弱く，持続時間の長い収縮から次第に規則的，協調的な収縮が得られる．オキシトシン同様，持続点滴静注が用いられる．3,000μgを5%グルコースまたはリンゲル液500mLに溶解し，1.5～3μg/分から点滴静注を開始し，30分以上空けて時間あたりの輸液量を1.5～3μg/分ずつ増量する．6～15μg/分で維持し，安全限界は25μg/分である．

2. PGE$_2$

作用はF$_{2\alpha}$とほぼ同様であるが，経口錠として用いられる．1錠中0.5mgを含有する経口錠を1時間ごとに1錠ずつ6回まで使用可能であり，有効陣痛が発来すれば中止する．

F$_{2\alpha}$の点滴静注に比べて効果発現までに時間がかかり，子宮収縮作用も弱いため，オキシトシンまたはF$_{2\alpha}$の点滴投与前に補助的に用いられることが多い．また一度内服してしまうと，子宮収縮によって胎児の具合が悪くなったときに，調節ができない欠点がある．

❺ 子宮収縮薬の副作用

子宮収縮剤のもっとも代表的な副作用は，子宮収縮剤によって過強陣痛が起こり，その結果，子宮破裂や頸管裂傷，弛緩出血，胎児機能不全などが引き起こされることである．そのため，分娩監視装置を使用し，陣痛や胎児心拍の経過に注意する必要がある．

❻ 子宮収縮薬使用時の注意点

子宮収縮薬使用時の注意点として，以下のような点が挙げられる．

- 使用が長時間におよぶため，妊婦に十分説明をし，苦痛を和らげる支援を行う．
- 母体のバイタルサイン(血圧と脈拍数)を1時間ごとに確認する．
- 分娩監視装置を装着し，子宮収縮と胎児心拍を連続的にモニタリングする．
- 投与量や増量間隔が適切であるか確認する
- 胎児well-beingを確認する．
- 胎児異常心拍数パターンが出現した場合は，

📖 略語

◆PG
プロスタグランジン：prostaglandin

子宮収縮薬投与中断の検討も含め，適切に対応する．
- 点滴をしている場合,膀胱の充満に注意する．

❼ 機械的方法の種類と特徴

主な機械的方法には，以下のようなものが挙げられる．

卵膜剝離

内診指を子宮頸管内に挿入し，子宮下部と卵膜の間を全周にわたって剝離する．その刺激によって陣痛を誘発する方法である．数時間で分娩が誘発される場合から数日間を要する場合もある．効果は不確定だが，副作用がほとんどないため外来で用いられることが多い．

ラミナリア

ラミナリア桿は，海草の一種であるラミナリアの茎を乾燥・殺菌したものである．その特性を利用し，子宮頸管内に5～10本ほどを挿入し，12～24時間後に抜去すると水分を吸収して数倍に膨張する．頸管の拡張と軟化を促進させて，分娩を誘発する(p.96参照)．

メトロイリンテル

子宮下部にゴム球を入れて，進展の刺激によって陣痛を誘発する．

ゴム製のメトロイリンテルを挿入鉗子で挟み，子宮頸管から子宮腔内に挿入する(p.96参照)．

---

2 急速遂娩

❶ 急速遂娩とは

急速遂娩とは，妊娠・分娩の経過中に母児の片方または両方に発症した急激な状態の悪化に対して,可及的早期に児娩出を行うことである．

子宮口の状態や胎児の下降度などの状況で，最適な娩出の方法を選択する．

❷ 急速遂娩の種類

急速遂娩には緊急帝王切開・吸引分娩・鉗子分娩があり，分娩の進行度，胎児先進部の状態・緊急度・施行者の技能レベルなどによって選択が決まる．

吸引分娩および鉗子分娩は分娩第Ⅱ期における急速遂娩の方法であり，これらを実施し分娩に至らなかった場合は，緊急帝王切開となる．

❸ 急速遂娩の適応と条件

適応

急速遂娩の適応は，母胎適応と胎児適応とに分けられる．

1. 母体適応

「分娩第Ⅱ期の遷延」「母体合併症（心疾患，高血圧など）」で努責を回避させたい場合に行う．

2. 胎児適応

「胎児機能不全」「分娩第Ⅱ期の遷延・停止」の場合に行う．

必須条件

急速遂娩の必須条件として，以下の点が挙げられる．

- 母体の協力が得られること．
- あきらかな児頭骨盤不均衡（CPD）がないこと．
- 児頭がST＋2またはそれより下降であること．
- 児が生存していること．
- 子宮口が全開大であること．
- 破水している　など．

吸引分娩と鉗子分娩の比較

急速遂娩の方法である吸引分娩と鉗子分娩を比べると，以下のようなことがいえる．

- 手技の容易さから，一般的に吸引分娩のほうがよく用いられる．
- 鉗子分娩は吸引分娩に比べて牽引力が強く，より確実であるという利点がある．

❹ 吸引分娩

金属製またはプラスチック製カップを児の先進部に密着させ，陰圧を利用してカップの牽引バンドを引き骨盤誘導線の方向に牽引し，児の娩出を助ける（図8-2）．

牽引中にカップが児頭から滑り落ちると娩出ができないだけでなく，児頭への衝撃が大きいため注意を要する．また，カップを装着する児頭に血腫などができることがある．

吸引分娩の総牽引時間が20分を超える場合は，鉗子分娩または帝王切開を行う．総牽引時間が20分以内でも，吸引回数は5回までとする．

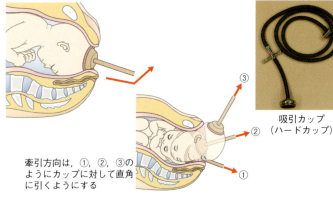
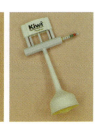

牽引方向は，①，②，③のようにカップに対して直角に引くようにする

図8-2　吸引分娩
カップに対して直角に引き，①〜③の順に牽引していく．

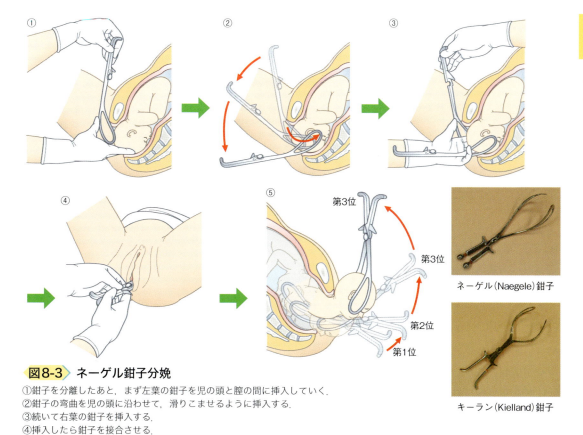

図8-3 ネーゲル鉗子分娩
①鉗子を分離したあと，まず左葉の鉗子を児の頭と腟の間に挿入していく．
②鉗子の弯曲を児の頭に沿わせて，滑りこませるように挿入する．
③続いて右葉の鉗子を挿入する．
④挿入したら鉗子を接合させる．
⑤妊婦の陣痛や怒責と同調して牽引する．

ネーゲル（Naegele）鉗子

キーラン（Kielland）鉗子

❺ 鉗子分娩

産科鉗子の先端を児頭の左右の側頭に固定して，胎児の娩出をはかる（図8-3）．ほとんどは頭位分娩に応用され，牽引は陣痛発作時に児頭の回旋を助けながら骨盤誘導線の方向に行う．

鉗子分娩は吸引分娩に比べて牽引力が強くより確実であるが，挿入法や牽引の方向などを間違うと児や母体に大きな損傷を与える恐れがあるため，適応や条件を遵守する．

📖 **略語**
◆CPD
児頭骨盤不均衡：cephalopelvic disproportion

3 帝王切開術

❶ 帝王切開とは

帝王切開とは，腹壁と子宮を切開して胎児を直接娩出させる方法をいう．帝王切開には，予定帝王切開と緊急帝王切開があるが，以下のような理由によって，近年，増加傾向にある．

増加の原因

帝王切開増加の理由として，第一にハイリスク妊婦の増加が挙げられる．
・出産年齢の高齢化によって，妊娠高血圧症候群など妊娠合併症のリスクが高くなるため．
・不妊治療の普及によって，多胎妊娠が増加しているため．
・産道感染防止を目的に，HIVや単純ヘルペス罹患妊婦の経腟分娩を行わないため．

- 骨盤位経腟分娩をしない選択が多い．
- 帝王切開後経腟分娩(VBAC)はしない傾向にあるため．
- 早産期の分娩で，帝王切開を選択することがあるため．

適応(表8-3)

1．母体適応
妊娠高血圧症候群，前置胎盤，切迫早産，胎盤早期剥離，切迫子宮破裂，分娩遷延など．

2．胎児適応
胎児機能不全，多胎妊娠，児頭骨盤不均衡(CPD)，臍帯脱出，分娩停止，胎児発育不全(IUGR)，37週未満に起こる前期破水(preterm-PROM)など．

❷ 帝王切開の方法

帝王切開の麻酔
帝王切開の麻酔には，全身麻酔，脊椎麻酔，硬膜外麻酔があるが，緊急性がなければ硬膜外麻酔が望ましい．

全身麻酔にすると，胎児が麻酔で眠ったまま出生するsleeping babyや母体の誤嚥性肺炎のリスクがある．

子宮筋層切開
緊急帝王切開以外は，美容的観点から横切開が望ましい．妊娠週数や胎児体重などによって，適した子宮筋層切開を選択する(図8-4)．
① 下腹壁横切開：創がケロイドになりにくく美容的にすぐれている．創は下着の中にかくれる．手術時の創の開放面積は限定される．
② 下腹壁縦切開：手術創を上方に延長すれば，大きな術野面積を得られる．

幸帽児帝王切開
早産児では，児が未熟でありストレスによって障害を受けやすい．破水後，子宮は急速に収縮し，児の娩出が困難になる場合があるため，胎盤ごと卵膜を子宮壁より剥離し，破水させないように児を娩出することを幸帽児帝王切開という．未破水，妊娠20週台の早産児を娩出する場合は，幸帽児帝王切開を心がける．

児娩出
幸帽児帝王切開以外はコッヘル等で卵膜破膜を行い，児を娩出させる．児は経腟分娩と同じように回旋させて出すと，娩出がスムーズになる．

胎盤娩出
児の次に，胎盤を剥離娩出させる．子宮底をマッサージし剥離を促すが，剥離の徴候がない場合は用手的に胎盤を剥離させる．卵膜遺残が

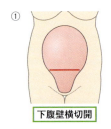 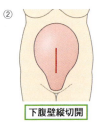

下腹壁横切開　　　下腹壁縦切開

図8-4 子宮筋層切開の種類

表8-3 主な帝王切開の適応

母体適応	胎児適応	社会的適応
妊娠高血圧症候群	胎児心拍数波形異常(胎児機能不全)	高齢妊娠
妊娠糖尿病	多胎妊娠	不妊治療後
児頭骨盤不適応	児頭骨盤不均衡(巨大児など)	貴重児
子宮筋腫核出術既往	臍帯脱出	若年妊娠
前置胎盤，低置胎盤	分娩停止(回旋異常)	
既往帝王切開	胎児発育不全	
感染症(HIV，単純ヘルペス)	胎位異常(骨盤位，横位)	
切迫早産	胎勢異常(顔位など)	
胎盤早期剥離	癒着胎盤	
切迫子宮破裂	前置血管	
母体死亡		

ないかガーゼで子宮腔内を探り，子宮収縮剤を投与する．

子宮切開創の縫合

子宮切開創を縫合して終わる．子宮筋層の縫合にはさまざまな方法があるが，基本的には吸収糸で2層に縫合する．

❸ 合併症

帝王切開の主な合併症には，以下のようなものが挙げられる．

・出血．
・感染症．
・多臓器損傷．
・深部静脈血栓症．
・腸閉塞．
・羊水塞栓症　など．

❹ ケアのポイント

・医師の説明時にはできる限り同席して妊婦や家族の表情や言動を観察し，不明な点などについて質問をしやすい雰囲気をつくる．説明後に妊婦や家族の理解度を把握し，不足しているところを補う．
・予定帝王切開の場合は，決定した時点から保健指導を実施していく．たとえば当院では，集団指導として，帝王切開についての出産準備教室を開催している．
・個別指導は，情報提供の場であるとともに，妊婦が帝王切開に対する思いを話したり不安を表出したりする場であり，妊婦に寄り添っていくことによって信頼関係の構築をはかる．帝王切開の場合においても，バースプランを実施することにより主体的に出産に取り組めるようにかかわっていく．
・術後血栓症のリスクが，経腟分娩より5～10倍高くなるため，弾性ストッキングやフットポンプを使用する．使用の際は，圧迫による皮膚の損傷がないか，循環不全がないか観察を行う
・麻痺性イレウスなど術後合併症を軽減するため，早期離床をはかる．術後24時間以内に離床するのが望ましい．

・早期授乳が妨げられる可能性があるため，術当日より乳房ケアや介助授乳を実施する．
・周囲臓器との癒着で下腹痛や膀胱機能障害が起こる可能性があるため，症状の観察を行う．
・新生児は一過性の過呼吸に注意して観察し保温に努める．
・バースレビューを実施し，帝王切開に対する気持ちの受け止めができているかを聞き，ともに振り返りを行うのもよい．

❺ 術前準備

術前には,以下のような準備を行う必要がある．
①産婦の準備(術前検査)
・12誘導心電図．
・胸部X線撮影．
・血液検査．
②物品の準備と確認
・術前検査の有無，血液検査(血液型の確認，貧血の程度，凝固系機能確認，生化学検査値，感染症の確認)．
・同意書の確認：手術同意書，麻酔同意書，輸血同意書など．
③弾性ストッキングの着用とフットポンプの準備
④輸液ルート確保
・輸血対応のため，留置針は20G以上とする．
⑤禁飲食
⑥バイタルサインの測定
⑦関連部署への連絡
⑧保育器の準備
⑨産婦のマニキュアやピアス，化粧の除去．近年はジェルネイルをして入院する産婦がいるため，できるだけ控えるように外来の保健指導時に伝える．
・ジェルネイルはゲル状の樹脂をUVライトに照射して硬化させている．大きく分けて2種類あるが，ソークオフジェルはリムーバーで落とせるが，ハードジェルはリムーバーでは落とせず，ファイルで削る必要がある．
⑩必要時，陰毛の除毛

図8-5 術後の日課表

帝王切開術を受けられるお母さまと赤ちゃんの日程表							
日令 (日付)	入院当日 (/)	手術前日 (/)	手術当日 (/)	術後1日 (/)	術後2日 (/)	術後3～7日 (/ ・ / ・ / ・ / ・ /)	術後8日 (/)
お母さまの過ごし方	手術に備え体調を整えましょう。看護師より、入院・手術の説明があります。個室をご希望の方は看護師にお伝えください。質問があれば医師・看護師にお尋ねください。ご自分の寝衣に着替え、ご自由にお過ごしください。病棟を離れる場合は看護師に声をかけてください。麻酔科の医師より説明があります。	手術中に尿の管が入り、ベッド上での安静となります。手術後、赤ちゃんの入院説明があります。ご家族はお母さまのベッドサイドでお待ちください。	トイレまで歩けたら尿の管を抜きます。車椅子で赤ちゃんに会いにいきましょう。	9:00～9:30 おっぱいのDVDを見ます。 13:00～14:00 赤ちゃんのお世話の仕方、授乳の方法を勉強します。赤ちゃんと同室になります。多少痛みはありますが、からだの回復を促すため少しずつ歩きましょう。	退院までに保健指導を受けてください。栄養指導：(/)　退院指導：(/)　沐浴指導：ビデオ(/)　実　技：(/)	ご退院おめでとうございます お会計を済ませ退院準備ができましたら、ナースステーションにおいでください。次回外来診察日の確認を行い、母子健康手帳と診察券をお渡しいたします。ご退院は10:00～11:00となりますので、ご協力をお願いいたします。黄疸の検査をしている赤ちゃんは退院が11:00以降になります。
からだの変化　お母さま	頻繁におなかが張ったり、破水や出血があったときは看護師にお知らせください。		後陣痛があります。痛みが強いときは痛み止めを使います。	排ガス(おなら)があればお知らせください。	悪露(生理のような出血) ※入院中に血のかたまりが出たときは看護師にお知らせください。		
からだの変化　赤ちゃん			女の子の場合は少量の出血(新生児メンス)や、おりものがオムツに付くことがあります。黒いウンチが出ます(胎便)		ウンチの色がだんだん黄色っぽくなってウンチにツブツブが混じってきます。皮膚の色がだんだん黄色っぽくなります。(生理的新生児黄疸)おへそが取れることがあります。取れたときは消毒しますので、新生児室へお連れください。		
清潔	8:30～16:00 シャワーアクセサリー類を外し、爪を切りマニキュアは落としましょう。	除毛後、シャワーを浴びましょう。	点滴の前に手術衣に着替えましょう。	ベッドの上で体をふき、着替えをします。	8:30～16:00 体調が良ければシャワー浴ができます。授乳や指導の時間を避けてお入りください。シャンプーだけ行うこともできます(シャワー室1の洗面台がご利用できます)		
食事	妊産婦用の食事が出ます。病院で出される食事以外はできるだけ食べないようにしてください。	麻酔科の医師の指示どおりに禁食を行ってください。	禁飲食	回診後より飲水可　昼 流動食　夜 三分がゆ食	朝 五分がゆ食　昼 全粥食　夜 常食	朝～妊産婦食	
検査と薬　お母さま	お腹の張りや赤ちゃんの心拍について40分程度モニターをとります。	朝から点滴があります。	点滴　採血　尿の管を抜きます。	持続痛み止めのチューブを抜きます。	【術後5日目】採血 【術後7日目】退院診察の朝、保健指導後に血圧と体重を測ります。母子健康手帳の記載があります。	
検査と薬　赤ちゃん		赤ちゃんが9A病棟に入院します。	ビタミンK2シロップを飲みます。(1回目)	黄疸の検査があります。(毎日)必要に応じて採血検査があります。	【5日目】ビタミンK2シロップを飲みます。(2回目)先天代謝異常の採血があります。	
医師の診察　お母さま	超音波の検査があります。		10:00～11:00 回診　回診の前に放送が流れます。腹帯を外し、ベッドに横になってお待ちください。授乳中の方はいったん中断してお待ちください。面会の方は廊下でお待ちください。状況により時間を変更することがあります。		【術後7日目11:00～】退院診察 新しいナプキンを準備し、診察室の前でお待ちください。	
医師の診察　赤ちゃん			11:00～11:30 回診　声がかかりましたら、授乳中の方はいったん中断しお待ちください。赤ちゃんにコットに寝かせ、服の袖を脱がせてお待ちください。		【術後7日目11:00～】退院診察 新生児室に赤ちゃんをお連れください。	
書類	出産育児一時金やその他の書類は、退院までに平日9:00～17:00に病棟の医療事務に提出してください。赤ちゃんの診察申込書・先天性代謝異常検査の申込書・聴力検査申込書						

*これは一般的なスケジュールとなります。産後の状態や赤ちゃんの状態によってスケジュールどおりでないこともあります。

⑪術前訪問
・麻酔科医や手術看護師のベッドサイド訪問
⑫術後ベッドの準備
・ライフモニターなどを準備する.

❻ 術後のケア(図8-5)

・医師の指示に基づき酸素投与を行い，フットポンプを装着する.
・家族の面会を行う.
・ライフモニターを装着する. 血圧測定の間隔は，帰室後1時間は15分ごと，その後1時間は30分ごと，さらに1時間後に測定し，安定したら外すか手動に切り替える.
・バイタルサインチェックは，帰室後1時間までは15分ごと，2・4・6時間後に行う.
・帝王切開術の観察項目に沿って観察する創出血・創痛・後陣痛・悪露・子宮底・呼吸音・チアノーゼの有無・冷感の有無・嘔気，嘔吐の有無・腸蠕動・下肢のしびれ，知覚，可動性，肺塞栓の症状，母乳分泌など.

📖 略語

◆VBAC
帝王切開後経腟分娩：vaginal birth after cesarean

◆CPD
児頭骨盤不均衡：cephalopelvic disproportion

◆IUGR
胎児発育不全：intrauterine growth retardation

◆PROM
前期破水：premature rupture of membrane

・悪露交換は，帰室後1・2・4・6時間後に行い，以後は出血に応じて適宜実施する.
・母乳分泌は，3～4時間ごとに実施する.

4 救急搬送

❶ 母児の救急搬送

妊娠や分娩・産褥が正常に経過することを支援しながら異常の予測も行い，異常時には適切

な判断とその対応(救急処置)が求められる．

❷ 周産期医療システム

周産期医療システムは，リスクに応じて以下の3つに分類される．また，医療機関間の情報収集や共有，母体や新生児の受け入れ利用施設の調整・選定は，周産期医療情報センターや搬送コーディネーターが行う(図8-6)．

一般周産期医療施設
ローリスク妊娠・分娩を取り扱う一般周産期医療施設．

地域周産期母子医療センター
周産期にかかわる比較的高度な医療行為を行うことができる施設．

総合周産期母子医療センター
母体胎児集中治療室(MFICU)を含む産科病棟，および新生児集中治療室(NICU)・継続保育室(GCU)を含む新生児病棟を備え，常時母体および新生児搬送受け入れ態勢を有し，ハイリスク妊娠・分娩に対応できる施設．

周産期医療情報センターや搬送コーディネーター
医療機関間の情報収集や共有，母体や新生児の受け入れ医療施設の調整・選定．

❸ 救急搬送

緊急搬送の種類

救急搬送が必要な場合は，搬送前に妊産婦・家族，医師・助産師・看護師の間で，インフォームドコンセントを行う．時間のない状況でも，妊産婦に寄り添う姿勢と迅速な対応が求められる．

①児娩出前に母体の救急搬送が必要とされる場合
 ・出生児が，出生直後から胎児機能不全など重篤な病態に陥る可能性がある．
 ・妊娠・分娩中の母体に何らかの異常が生じた場合．
②児娩出後に母体の救急搬送が必要とされる場合
③新生児の救急搬送が必要とされる場合

ここでは，以下に①の「児娩出前に母体の救急搬送が必要とされる場合」について具体的に述べる．

母体搬送を受け入れる場合

1. 必要物品

必要物品(母体搬送対応グッズ[1])図8-7と以下のものを準備しておく．

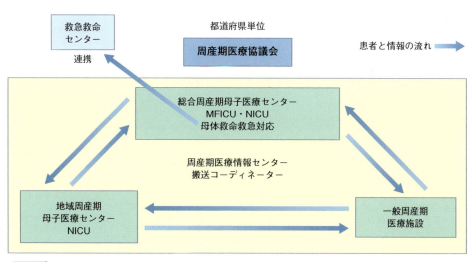

図8-6　周産期医療体制

(海野信也：周産期医療システム．母子保健マニュアル．改訂7版(高野陽ほか編)，p.61，南山堂，2010を改変)

①分娩監視装置
②分娩監視装置用ベルト
③ドップラー
④妊娠歴計算器
⑤超音波診断装置
⑥心電図計
⑦ライフモニター
⑧プロテクター（X線撮影用）
⑨輸液ポンプ
⑩シリンジポンプ
⑪Aラインセット（必要時）
⑫除毛用クリッパー
⑬ベッドネーム
⑭ストレッチャー
⑮搬送用保育器
⑯救急カート（必要時）
⑰人工呼吸器（必要時）

2. 受け入れの実際

母体搬送を受け入れる場合は，以下の手順で進める．

①病棟入口まで出迎え，分娩室に救急隊員とともに案内する．搬送元の医療者より申し送りを受ける．
②患者を分娩台に移し，手術着に更衣する．胎児心拍数聴取を行う．
③妊産婦のバイタルサイン測定を行う．
④採血・点滴介助を行う．
⑤診察介助(内診・膣分泌物採取・破水検査・超音波診断装置など)を行う．
⑥心電図・胸部X線撮影の介助，バルンカテーテル挿入，弾性ストッキング装着，除毛を行う．
⑦状態によってAライン挿入介助，気道確保，人工呼吸器管理，酸素投与，輸血を行う．
⑧医師の患者・家族への状況等の説明に同席す

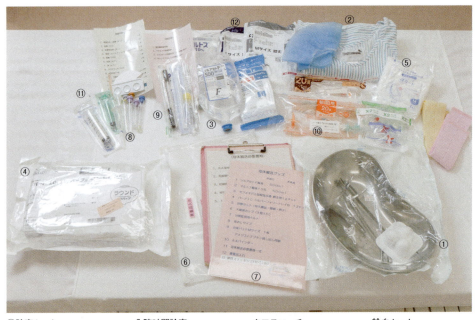

①診察セット
 ・膣鏡
 ・膿盆
 ・鑷子
②手術着
③輸液
④膀胱留置用ディスポーザブルカテーテルセット
⑤お産用ナプキンM
⑥患者貴重品入れ
⑦母体搬送必要書類
 ・妊婦情報提供書

・入院時間診表
・病院案内図
・患者・家族用パンフレット
・母体搬送チェックリスト
⑧検査容器(各1本)
 ・緊急生化／血清・血清外注用
 ・血算
 ・凝固／フィブリノゲン
 ・血糖
 ・血型
 ・尿

・クロスマッチ
・クロスマッチ一式(ろ紙・プレート・爪楊枝2本)
⑨検査容器
 ・膣培養容器
 ・クラミジア
 ・チェックブロム(冷所保存)
 ・エラスターゼ(冷所保存)使用時冷蔵庫より出す
⑩点滴セット類
 ・ポンプ用輸液セット

・輸血セット
・三方活栓(R型フラッシュロック)
・三方活栓付きエックステンションチューブ
・エックステンションチューブ
⑪注射器(白・グリーン)
⑫弾性ストッキング

図8-7 母体搬送を受ける場合の必要物品（母体搬送対応グッズ）

る．

3. 緊急手術となる場合の実際

搬送後，緊急手術となる場合は，以下の準備を行う．

①手術同意書など，以下の書類を準備し確認する．
- ・麻酔同意書．
- ・アレルギー問診表．
- ・必要時輸血同意書．
- ・手術室入室チェックリスト．

②弾性ストッキングの装着を行う．

③心電図・胸部X線撮影を実施する．

④除毛を行う．

⑤術着への更衣．

⑥NICC,GCUへ連絡する．

⑦搬送用保育器の準備を行う．

母体搬送する場合

1. 必要物品

必要物品として，以下のものが挙げられる．

①母子健康手帳

②紹介状

③看護退院サマリー

④荷物

⑤点滴（必要時）

⑥輸液ポンプと電源コード（必要時）

2. 搬送の実際

母体搬送する場合は，以下の手順で進める．

①医師の決定を受け，夫（パートナー）・家族に来院するよう連絡する．

夫（パートナー）・家族が搬送前に来院できない場合は，医師と直接連絡が取れるようにする．電話での連絡は，原則として医師が行う．

②看護退院サマリーを記載し印刷し，封筒に入れる．

③妊産婦の荷物をまとめる．

④退院手続き，夜間搬送時は，後日日勤帯に実施の旨を家族に伝える．

貸し出し物品については，返却方法を家族に伝える．

⑤搬送必要物品をまとめる．

⑥夫（パートナー）・家族が来院したら，ただち

に医師に連絡し面談の手配をする．

⑦医師に転院先を確認し，救急車の手配・依頼をする．

⑧搬送には医師が同乗する．必要時には助産師・看護師・MSWも同乗する．

引用・参考文献

1
1）天野　完：陣痛誘発．産科疾患の診断・治療・管理．日本産科婦人科学会誌60（6）：113，2008
2）医療情報科学研究所編：病気がみえる　vol.10，産科，第3版，メディックメディア，2013.
3）日本産科婦人科学会編：産婦人科研修の必修知識2016–2018，日本産科婦人科学会，2016
4）中井章人：EBMに基づく周産期リスクサインと妊産婦サポートマニュアル，ライフ・サイエンス・センター，2005
5）藤田八千代監：分娩．看護必携シリーズ11 母性看護，学習研究社，p.191–195，1993
6）丸尾　猛ほか編：産科処置，標準産科婦人科学，第3版，医学書院，p.517–519，2004
7）天野完：陣痛誘発．産科疾患の診断・治療・管理．日産婦誌60（6）：113–116，2008
8）日本産科婦人科学会ほか：子宮収縮薬（オキシトシン，プロスタグランジン$F_2\alpha$ならびにプロスタグランジンE_2錠の三者）投与開始前に確認すべき点は？．産婦人科診療ガイドライン–産科編2014，日本産婦人科学会，p.266–269，2014

2
1）医療情報科学研究所編：病気がみえる　vol.10，産科，第3版，メディックメディア，2013
2）日本産科婦人科学会編：産婦人科研修の必修知識2016–2018，日本産科婦人科学会，2016
3）日本産婦人科学会ほか：分娩の管理．産婦人科診療ガイドライン–産科編2014，日本産婦人科学会ほか，p.225–231，2014 http://www.jsog.or.jp/activity/pdf/gl_sanka_2014.pdfより2017年8月16日検索
4）藤田八千代監：分娩．看護必携シリーズ11 母性看護，学習研究社，p.186–188，1993
5）丸尾　猛ほか編：分娩の生理．標準産科婦人科学，第3版，医学書院，p.512–514，2004

3
1）日本産婦人科学会編：産婦人科用語集・用語解説集，改訂第3版，2014
2）日本産婦人科学会ほか：産婦人科診療ガイドライン–産科編2014，日本産婦人科学会，2014 http://www.jsog.or.jp/activity/pdf/gl_sanka_2014.pdfより2017年8月16日検索
3）周産期医学編集委員会編：周産期医学必修知識，第7版，周産期医学41（7），2011
4）竹内正人編：帝王切開のすべて，ペリネイタルケア新春増刊，2013
5）金山尚裕：帝王切開術．参加疾患の診断・治療・管理．日産婦誌60（5）：100–103，2008

4
1）遠藤俊子編：母子の救急搬送，助産師基礎教育テキスト2013年版第7巻　ハイリスク妊産褥婦・新生児へのケア，日本看護協会出版会，p.15-20，2013

📖 略語

◆MFICU
母体胎児集中治療室：
maternal fetal intensive care unit

◆NICU
新生児集中治療室：neonatal intensive care unit

◆GCU
継続保育室：growing care unit

第8章

分娩の異常とケア

CONTENTS

1. 陣痛異常
2. 産道の異常
3. 胎位異常, 回旋異常
4. 胎児の付属物の異常
5. 胎児機能不全
6. 分娩時の損傷
7. 子宮内反症
8. 弛緩出血
9. 癒着胎盤
10. 産科ショック・出血
11. 産科DIC
12. 羊水塞栓症

1 陣痛異常

陣痛が強くても弱くても分娩の進行に影響する. 陣痛異常は微弱陣痛と過強陣痛に分けられ, 子宮内圧, 陣痛周期, 陣痛持続時間で定義されている(表1-1).

陣痛の強さの診断は, 厳密に内測法で子宮内圧を測定し, 正確に知る必要がある. しかし, 実際の臨床において内測法を行うことは難しく, その代用として日本産科婦人科学会が認めている胎児心拍数陣痛図を用いた外測法により陣痛周期の診断を行う(図1-1). 内測法と対応させるため陣痛の1/5点を測定点としている.

外測法によって測定される子宮内圧(陣痛の強さ)は, 内測法によって測定されるものと比べ正確性が低い. そのため, 臨床では, 実際に腹部を触診し, 腹部の皮下脂肪や測定時の体位により異なる感触に注意して陣痛の強さや周期, 持続時間を判断する.

1 微弱陣痛

子宮収縮が微弱で, 発作持続時間が短くかつ周期が長い結果, 分娩が進行せず, 遷延分娩となっている状態をいう.

陣痛が分娩開始時から微弱の原発性と陣痛が途中から微弱になる続発性に分けられる(表1-2).

開始当初は弱い陣痛発作も, 分娩期によって

表1-1 陣痛に関する定義(産婦人科用語問題委員会報告，1976)

子宮内圧

子宮口	4～6cm	7～8cm	9cm～第Ⅱ期
平均	40mmHg	45mmHg	50mmHg
過強	70mmHg以上	80mmHg以上	55mmHg以上
微弱	10mmHg以下	10mmHg以下	40mmHg以下

陣痛周期

子宮口	4～6cm	7～8cm	9～10cm	第Ⅱ期
平均	3分	2分30秒	2分	2分
過強	1分30秒以内	1分以内	1分以内	1分以内
微弱	6分30秒以上	6分以上	4分以上	初産4分以上 経産3分30秒以上

陣痛持続時間(外測法ピーク1/5点)

子宮口	4～8cm	9cm～第Ⅱ期
平均	70秒	60秒
過強	2分以上	1分30秒以上
微弱	40秒以内	30秒以内

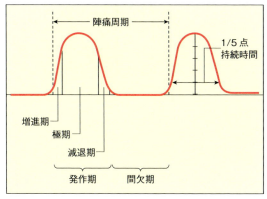

図1-1 胎児心拍数陣痛図による陣痛周期と測定法
(日本産科婦人科学会産科婦人科用語問題委員会をもとに作成)

強さが異なってくる．それぞれのステージで有効陣痛かどうかの判断が必要となる．

❶ 治療

母体の休息を促し，子宮収縮の回復を促す．休息，睡眠，栄養補給で改善を試みる．そのうえで陣痛促進にオキシトシンやプロスタグランジンを投与する．改善が難しい場合は帝王切開術を検討する．

❷ ケアの注意点

- 陣痛が微弱になると分娩時間が長くなり，母体の身体的・精神的疲労が強くなりやすい．身体的・精神的サポートは重要なケアポイントとなる．
- 環境を暗くし，分娩監視装置の音も必要最低限とし，休息が取りやすい状況を作る．
- 食事摂取を勧める．本人にとっておにぎりなどが食べやすいときは，栄養科に依頼するのもよい．食べられるようであれば何でもよいが，ニンニク臭の強いものや揚げ物は食べにくいことが多い．
- こまめに本人に確認し，飲水を促す．微弱陣痛になっても，本人の発作時の痛みの訴えは強いことがある．痛みが強いとコップでの飲水が難しいため，吸い飲みやストローを使う．
- 夜間に陣痛が開始すると，自分で陣痛周期を計測しようとして時計を見続けたり，陣痛アプリを見て起きていることがある．夜間は少しでも入眠するよう，間欠時には入眠して，根を詰めて陣痛周期を見ないように勧める．
- 微弱陣痛の原因は子宮や胎児によるものがある．なぜ微弱陣痛になったのか，超音波検査や分娩監視装置で原因の追究を行う．
- 排泄を促すため，3～4時間ごとにトイレへ誘導する．
- 足浴が効果的なことがある．足の清潔が目的

表1-2	微弱陣痛の分類
原発性微弱陣痛	1) 子宮筋の変化によるもの(子宮発育不全, 子宮奇形, 子宮筋腫, 羊水過多症など) 2) 骨盤位, 横位, 前置胎盤, 狭骨盤などで児の先進部による子宮下部の圧迫がなく, 子宮下部の神経への刺激伝達が十分でない場合 3) 子宮内感染 4) 恐怖, 精神的不安
続発性微弱陣痛	1) 狭骨盤, 骨盤内腫瘍, 軟産道強靱など産道の異常 2) 胎児の過大および奇形 3) 胎位, 胎勢の異常 4) 膀胱, 直腸の充満 5) 早期麻酔(鎮静薬) 6) 疲労

(日本産科婦人科学会：産婦人科研修の必修知識2011. p.279, 日本産科婦人科学会, 2011を抜粋して作表)

ではなく, 保温目的で足浴を行う. 使用が許されればアロマオイルを使用するのもよい.

2 過強陣痛

　子宮収縮が過度に強く, 持続時間が長くかつ周期が短い状態をいう. 子宮収縮薬の不適切な投与が原因となることが多い.

　胎児機能不全, 頸管裂傷, 会陰裂傷, 腟会陰血腫, 子宮破裂のリスクがある.

　産婦の症状として, 陣痛増強により苦悶様表情を呈し, 時にバンドル収縮輪(p.223参照)を認める.

❶ 観察

- 子宮収縮の回数.
- 胎児心拍.
- 本人の訴え, 表情.
- バンドル収縮輪.
- 産後は産道の裂傷の程度.

❷ 治療

　子宮収縮薬を投与している場合は, ただちに中止し, 原因を速やかに診断する. 母体の鎮痛・鎮静を図り, 産道の緊張を取る.

　胎児心拍モニタリングで胎児機能不全である場合, 子宮収縮抑制薬の投与, 胎児蘇生法を考慮する. どの処置によっても改善しない場合は帝王切開術を選択する.

❸ ケアの注意点

- 強い産痛により, 苦痛が大きいので精神的慰安に努める.
- 胎児機能不全を起こしやすいため, 胎児の蘇生準備を行う.
- 子宮収縮薬投与中は, 子宮収縮回数が5回/10分以上(子宮頻収縮)あるいは胎児機能不全のいずれかが出現した場合, 過強陣痛を疑う.
- 陣痛による痛みの感じ方は産婦それぞれ違う. 必要な陣痛の強さなのに過強に陣痛がきているのではないかと思いこむ産婦・家族がいる. 陣痛の発作時には産婦の精神的サポートを行いながら, 分娩監視装置, 触診によって正確な陣痛の測定ができるように努め, 必要な陣痛の強さなのか, 胎児は元気なのか, 絶えず評価する. そして産婦・家族に説明を行っていく.
- プロスタグランジンE_2錠を使用の場合は内服を中断.
- 子宮収縮薬投与中は, いったん半量以下に減量することが多い.

引用・参考文献

1) 遠藤俊子編：助産師基礎教育テキスト　2013年版　第7巻　ハイリスク妊産褥婦・新生児へのケア, p.15-20, 日本看護協会出版会, 2013
2) 我部山キヨ子ほか編：助産学講座7　助産診断・技術学Ⅱ, [2] 分娩期・産褥期, 医学書院, 2013
3) 医療情報科学研究所編：病気がみえる　vol.10, 産科, 第3版, メディックメディア, 2013
4) 矢島　聰ほか編：NEW産婦人科学, 改訂第2版, p.270-274, 南江堂, 2013
5) 日本産科婦人科学会ほか監修：産婦人科診療ガイドライン産科編2017, p.254-256, 日本産科婦人科学会, 2017
6) 高橋恒男：胎児心拍数モニタリングの基礎知識. 助産雑誌70(5)：348-351, 2016

2 産道の異常

産道は、分娩時に胎児とその付属物が通る経路であり、産道は骨盤からなる骨産道と軟部組織からなる軟産道で構成されている．

陣痛発来後，十分な分娩進行がみられない場合に産道の異常を考慮する．

1 骨産道の異常

❶ 児頭骨盤不均衡

児頭骨盤不均衡（CPD）とは，児頭と母体の骨盤に大きさの不均衡があり，分娩の進行が妨げられることをいう．原因として，児頭は正常であって骨盤が小さい（狭骨盤など），骨盤は正常であって児頭が大きい（巨大児・水頭症など）があげられる（図2-1）．狭骨盤の定義を表2-1に示す．また計測箇所について図2-2に示す．

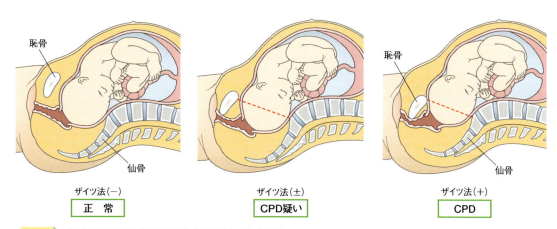

図2-1 児頭骨盤不均衡（CPD）の原因とザイツ法

表2-1 狭骨盤の定義

	正常骨盤	比較的狭骨盤	狭骨盤
産科的真結合線	10.5cm以上	10.5cm未満〜9.5cm	9.5cm未満
入口横径	11.5cm以上	11.5cm未満〜10.5cm	10.5cm未満
外結合線（参考）	20〜18cm		18.0cm未満
ザイツ法	（−）	（±）	（+）
児頭の位置	固定	固定←→浮動 dipping, floating	浮動 floating

（日本産科婦人科学会産科婦人科用語問題委員会）

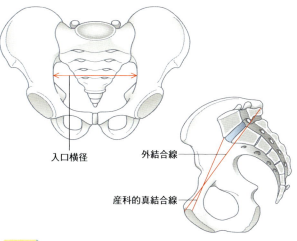

図2-2 狭骨盤の計測箇所

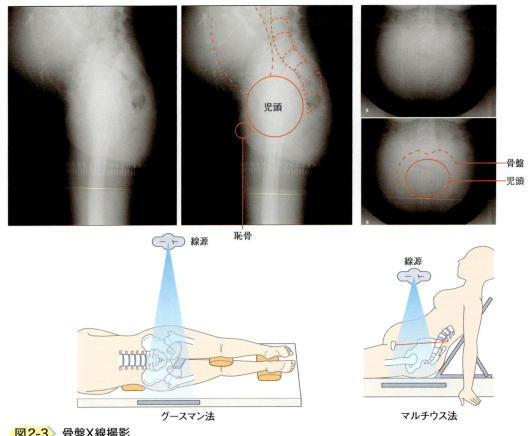

図2-3 骨盤X線撮影

❷ 骨産道の計測

骨盤X線撮影には，グースマン(Guthmann)法とマルチウス(Martius)法がある(図2-3).

計測は電子カルテがあれば画面上で骨盤内の各部位の長さを計測する．ない場合は，X線写真をみながら，ものさしやディバイダーを用いて児頭が骨盤内を通過するのか評価する．

児頭浮動(児頭の固定がみられず浮動を示す)は，レオポルド(Leopold)触診法第3，第4によって触診して調べる(p.78)．通常は児頭は動かないが，動く場合はCPDを疑う必要がある．

狭骨盤の検査法には，ザイツ(Seitz)法があり，母体の恥骨結合前面と児頭の位置を触診により判断する(図2-1).ザイツ法はレオポルド触診法(p.78参照)に続けて実施する．

❸ 治療

確定診断が得られれば経腟分娩が難しいため帝王切開術を行う．CPD疑いであれば陣痛誘発法を行うこともある．

2 軟産道の異常

分娩の進行が妨げられるほど子宮下部，子宮頸部，腟，外陰部の潤軟化や伸展力が不足するものを軟産道強靱と呼ぶが，その定義は明確ではない．イメージでは，内診して軟産道を触診した際にクッション性のなさを指に感じる．

軟産道強靱の1つである子宮頸管熟化不良は遷延分娩を招きやすく，分娩進行を妨げる(図2-4).

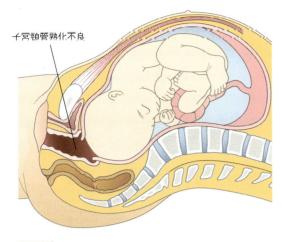

図2-4 軟産道強靱

1 治療

子宮口・伸展・開大の不十分なときは，ラミナリアを挿入する．また，分娩誘発剤の使用により，子宮頸管の熟化を試みることもある．

以上のような処置を行っても軟産道が硬く，クッション性のなさが内診で触知される場合は帝王切開術となる．

引用・参考文献

1) 医療情報科学研究所編：病気がみえる vol.10，産科，第3版，メディックメディア，2013
2) 我部山キヨ子ほか編：助産学講座7 助産診断・技術学Ⅱ．[2] 分娩期・産褥期，医学書院，2013
3) 町浦美智子編：助産師基礎教育テキスト 2013年版 第5巻．分娩期の診断とケア，日本看護協会出版会，2013
4) 矢島 聰ほか編：NEW産婦人科学，改訂2版，p.276-277，南江堂，2004

略語
◆CPD
児頭骨盤不均衡：cephalopelvic disproportion

3 胎位異常，回旋異常

1 胎位異常

❶ 胎位異常の分類

母体の子宮の縦軸と胎児の身体の縦軸の位置が一致する場合を縦位といい，頭位，骨盤位，横位，斜位があり，そのうち95%が頭位である．

頭位以外は胎位異常とされ，骨盤位，横位，斜位は胎位異常である(図3-1)．

胎位異常の中で最も頻度が高い胎位は骨盤位で，妊娠満期で全分娩の3〜5%である．

❷ 骨盤位

胎児の先進部が，後頭部ではなく殿部または膝，足となる場合がある．それぞれ殿位，膝位，足位の3つに分類される(図3-1)．先進部の分類は分娩様式の選定に重要である．

原因不明のことも多いが，胎児の胎動による自己回転が妨げられる場合，その原因として子

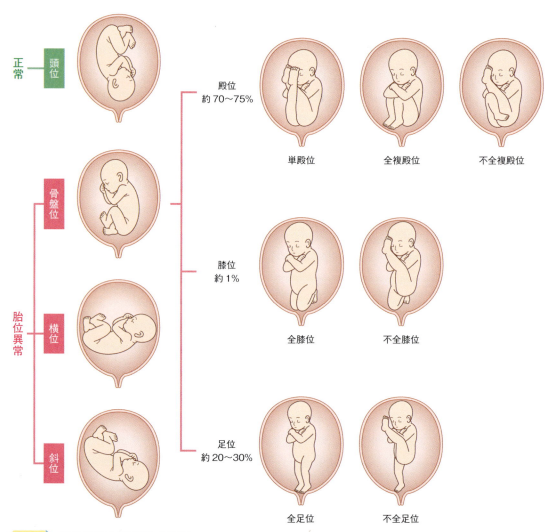

図3-1 胎位異常と骨盤位の分類

宮筋腫，子宮奇形，前置胎盤，狭骨盤，多胎妊娠，羊水過多，胎児奇形などが挙げられる．

30〜32週ごろまで骨盤位の場合，自然回転を促し頭位が改善するのを期待し，胸膝位とブリッジ法を行った後側臥位になることにより胎位矯正を行う方法がある(図3-2)．

胸膝位・ブリッジ法は苦しいときもあるので，はじめは苦しくない程度の時間からはじめ，時間を徐々に延長し，10〜15分の実施を目指させる．

骨盤位を頭位にする有名なツボとして，至陰という部位がある．足の小指の爪の外側部分で，押すと少し痛い．妊婦とのコミュニケーションの1つとして実施するのもよい(図3-3)．有効性は立証されていない．

このほか，腹壁上から用手的に胎児を回転させ胎位矯正を行う方法である外回転術がある(図3-4)．外回転術の刺激により子宮収縮が生じてしまうため，子宮収縮抑制薬の内服が必要となることがある．

まれに常位胎盤早期剥離が生じることがあるため，一過性の胎児心音異常を経腹超音波で確認，観察しながら慎重に行い，緊急事態に備えておく．

❸ ケアのポイント

- 頭位以外の胎位の場合は，児の自然な回転などが行われるように締め付けのきつい腹帯はしないように指導する．胎位が頭位になったら，苦しくない程度の締め付けのある腹帯の使用を勧める．
- 骨盤位の場合，胎児の足の部分が膀胱近くにあるため頻尿になりやすいことを保健指導で行う．
- 胸膝位，ブリッジ法や胎児の腹部を下にして側臥位をとる場合は，腹帯をはずして実施する．

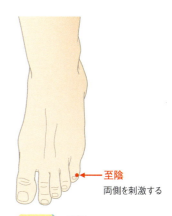

図3-3 至陰

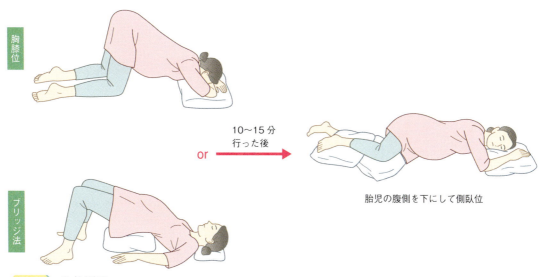

図3-2 胎位矯正

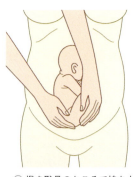
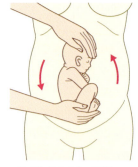
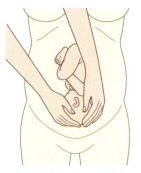

① 児を恥骨のところで持ち上げる　　② 頭と足を支えて回転　　③ 児頭が下になったら骨盤に入れる

図3-4 外回転術

エコーで確認しながら行う．外回転術の前は，胎児が恥骨上まで持ち上げやすいようにブリッジ法で行っていくとよい．

2 回旋異常

胎勢とは，子宮内における胎児の姿勢であり，正常は脊椎を前方に軽度屈曲する屈位である．

正常分娩では，狭い産道を通過する際に，陣痛に合わせ胎児は4回に分けた動きを行う．この動きを回旋といい，陣痛の周期や強さ，子宮口開大に影響を及ぼすと言われており，第1回旋の異常，第2回旋の異常に分けられる．

❶ 第1回旋の異常（胎勢の異常）

分娩開始後，通常胎児は最短の小斜径周囲で産道を通過するために，骨盤入口部で顎を自分の胸にひきつけた屈位をとる．

しかし，狭骨盤や子宮筋腫などにより反屈位となる場合がある（図3-5）．この場合，通過面が小斜径周囲ではなくなるため産道抵抗が大きくなり遷延分娩になりやすく，微弱陣痛，胎児機能不全などが生じやすい．

❷ 第2回旋の異常（胎向の異常）

第2回旋の異常では，通常後方後頭位や低在横定位を生じる（図3-6）．

後方後頭位では第2回旋を通常とは逆方向へ回旋し，先進する小泉門を後方に触れる．分娩経過中に自然に正常な回旋に戻る場合が多いと

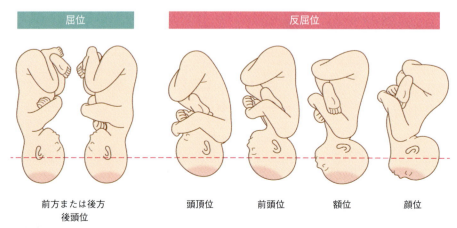

屈位　　　　　　　　　　　反屈位

前方または後方後頭位　　頭頂位　　前頭位　　額位　　顔位

図3-5 屈位と反屈位

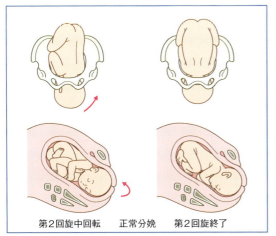
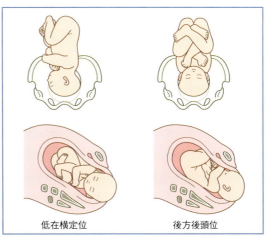

図3-6 低在横定位と後方後頭位

されているが，まれに後方後頭位のまま娩出に至る．

　低在横定位では第2回旋を行わず，そのまま児頭が下降した状態をいい，内診で矢状縫合を真横に触れる．胎児の自然回旋を期待し，児背側を下にした側臥位で経過観察を行い，正常な回旋を期待する．

　回旋が改善されず，胎児機能不全や母体疲労が激しい場合は急速遂娩の適応となる．なお，鉗子分娩は児の顔面を損傷する可能性があるため行わない．

引用・参考文献

1) 医療情報科学研究所編：病気がみえる vol.10，産科，第3版，メディックメディア，2013
2) 我部山キヨ子ほか編：助産学講座7 助産診断・技術学Ⅱ．[2] 分娩期・産褥期，医学書院，2013
3) 町浦美智子編：助産師基礎教育テキスト 2013年版 第5巻，分娩期の診断とケア，日本看護協会出版会，2013
4) 遠藤俊子編：助産師基礎教育テキスト 2013年版 第7巻 ハイリスク妊産褥婦・新生児へのケア，p.15-20，日本看護協会出版会，2013
5) 丸尾 猛編：標準産婦人科学，第3版，p.474-476，医学書院，2009
6) 矢島 聰ほか編：NEW産婦人科学，改訂2版，p.277-280，南江堂，2004

4 胎児の付属物の異常

胎児付属物は，羊水，胎盤，臍帯に分けられる．

1 羊水の異常

羊水の主成分は胎児尿であり，妊娠各期を通し羊水量が800mL以上を羊水過多症，100mL以下を羊水過少症という．

妊娠中は羊水量の計測が行えないため，腹部超音波検査で最大垂直羊水ポケット(MVP)や羊水指数(AFI)値により診断する(詳しくは第5章p.116参照)．

表4-1 ▶ 羊水過多症を伴う主な異常

母体因子
　糖尿病合併妊娠
胎児因子
　1. 消化管通過障害
　　1) 消化管閉鎖
　　2) 胸郭および縦隔腫瘍
　　3) 横隔膜ヘルニア
　2. 筋・神経系障害による嚥下障害
　　1) 中枢神経系奇形(異常)
　　2) 筋無力症
　　3) 先天性筋緊張性ジストロフィー
　　4) 染色体異常
　3. 胎児多尿
　　1) 双胎間輸血症候群(TTTS)の受血児
　　2) 尿崩症
　4. 心不全
　　1) 胎児心奇形
　　2) 胎児貧血
　　3) 血管腫
　5. その他
　　1) 二分脊椎
　　2) 仙骨奇形種
　　3) 先天性感染症(梅毒，ウイルス感染など)

(佐川典正:羊水の異常，標準産科婦人科学，第4版[岡井崇ほか編]，p.367，医学書院，2011)

❶ 羊水過多

腹部超音波検査でMVPが8cm以上，またはAFI値24cm以上の状態を指す．

妊婦は子宮底の著明な増大と体重増加を認め，子宮の圧迫により頻尿や呼吸困難，腹部緊満感などの症状が出現する．

羊水過多の原因は，胎児の嚥下障害や腸管閉鎖による吸収障害などの羊水吸収低下と，妊娠糖尿病(GDM)，糖尿病合併妊娠による胎児高血糖による胎児の多尿，羊水産生過剰が挙げられているが，羊水過剰を伴う主な異常を表4-1に示す．原因不明であることが多い．

妊婦の自覚症状が強い場合，治療として羊水穿刺による一時的な除去を行うが，安静入院が基本である．

❷ 羊水過少

腹部超音波検査でMVPが1cm未満を羊水過少，1〜2cmを境界型という．また，AFI値では5cm以下の場合を指す．

妊婦は妊娠週数に比べ子宮が小さく，胎動をより強く感じやすい傾向がある．

根本的な治療がなく，胎児は染色体異常や胎児発育不全(FGR)を伴う場合が多い．

妊娠後期に羊水過小を認める場合は，前期破水か胎盤機能不全が疑われる．羊水過少に伴う主な異常を前ページの表4-2に示す．

2 胎盤の異常

胎盤の異常として，形態と位置，機能，胎盤剥離時の異常がある．

表4-2　羊水過少症を伴う主な異常

1. 母体疾患
   1) 循環血液量減少
   2) 妊娠高血圧症候群
   3) 薬物摂取
   4) ウイルス感染症
2. 前期破水
3. IUGR
4. 過期妊娠
5. 胎児奇形
   1) 腎無形成
   2) 腎低形成
   3) 尿路閉鎖
   4) 囊胞腎
6. 医原性
7. 特発性

(佐川典正：羊水の異常．標準産科婦人科学，第4版[岡井崇ほか編]，p.368，医学書院，2011)

❶ 胎盤の形態の異常

胎盤は，妊娠後期で重さが約500g（胎児体重の約1/6），直径約20cmで厚さが約2cmとされている．

形態異常には，以下がある．

分葉胎盤

大きさに差がない2つ以上の胎盤がある場合を分葉胎盤という．完全に分かれている場合は二重胎盤という．その頻度は0.25～1.5％と言われている[1]．

副胎盤

主胎盤より小さい胎盤が1つ以上主胎盤に離れて存在する場合を副胎盤という．その頻度は3～5％と言われている[1]．

分葉胎盤，副胎盤ともに架橋血管がある．この架橋血管は機械的な刺激に弱く，破水・内診時の刺激などで血管が破綻することがある．血管が破綻し出血すると，急性の胎児機能不全に陥ることがある．また，分葉が前置胎盤だったり遺残胎盤となることがある．

その他

画縁胎盤，周郭胎盤，膜様胎盤などがある（図4-1）．

❷ 位置の異常

位置異常には，前置胎盤があり（p113），内子宮口を覆う程度により全前置，部分前置，辺縁前置に分けられる．

胎盤の付着が通常より低い位置で子宮壁に付着し，内子宮口，またはその一部に及ぶものを前置胎盤と呼ぶ．

発生頻度は全分娩の約0.3～0.5％と言われている．

❸ 胎盤機能異常

胎児は胎盤を介して必要な栄養や代謝物質の輸送やガス交換を行っている．そのため，胎盤機能に異常があると，母体だけでなく胎児の成長・発育にも影響を及ぼす．

胎児発育不全（FGR）や妊娠高血圧症候群（PIH），妊娠糖尿病（GDM），糖尿合併妊娠は，胎盤機能異常が起こると言われている．

❹ 梗塞

梗塞とは胎盤実質にみられる黄褐色～白色の塊である．辺縁部でしかも単独であり，3cm以下の大きさの場合，正常妊娠・分娩の場合にもみられ，臨床的にはほとんど問題になることはない．

胎盤実質の中央部分や多発・広範囲な場合，胎児機能不全を伴い妊娠高血圧症（HDP）や胎児発育不全（FGR）を伴う．

❺ 石灰沈着

胎盤の母体表面にみられる白色で細く，ザラザラとしたものを石灰沈着と呼ぶ．胎児の血圧や炎症の影響により内膜細胞が障害され，血栓を作り，時間が経ち石灰化したもの．

❻ 剝離時の異常

胎盤は，胎児の娩出後に剝離し後産期陣痛によって子宮下部まで押し出され娩出される．この経過の中で起こる異常を剝離時の異常という．

常位胎盤早期剝離は，児娩出前に胎盤が子宮壁から剝離することをいう．

癒着胎盤は，絨毛が子宮筋層内に進入し，胎盤の一部または全部が子宮筋に強く癒着したものをいう．

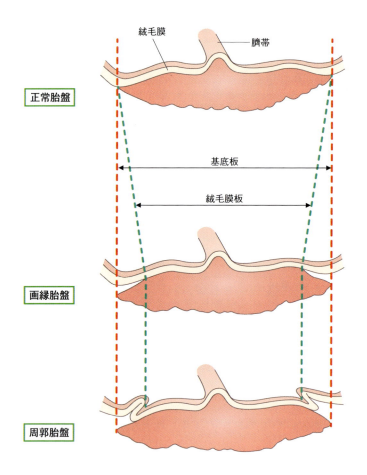

図4-1 画縁胎盤と周郭胎盤の違い
視覚的には胎児面の胎盤実質辺縁周囲に白いリング状のものとして確認される.

3 臍帯の異常

臍帯は，胎児の臍輪から出て胎盤の胎児面に至り，胎児と胎盤をつなぎ血液循環をする索状物である．

臍帯異常は無症状のことが多いが，胎児と母体をつなぐ生命線であるため，臍帯圧迫や臍帯に異常が起こると臍帯血流が絶たれ胎児機能不全となることがある．

❶ 臍帯付着部位の異常

臍帯が胎盤に付着する部位は，通常は中央・側方付着であり，異常には辺縁・卵膜付着がある（図4-2）．

辺縁付着は胎盤の辺縁に臍帯が付着するもので（頻度5〜10％）[1]，卵膜付着は胎盤から一定の間隔をあけた卵膜に臍帯が付着するものである（頻度0.2〜1.8％）[1]．臍帯血管が圧迫され胎児発育不全（FGR）や胎児機能不全の原因となる．

❷ 臍帯血管の異常

臍帯血管は正常では2本の動脈と1本の静脈が存在している．動脈が1本の場合，単一臍帯動脈といい，約20％に胎児奇形があると言われる．

❸ 臍帯巻絡

分娩時に臍帯が胎児の身体部分に絡まり，巻きつくことをいう．臨床上頸部が一番多く全体

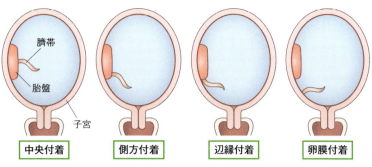

図4-2 臍帯付着部位

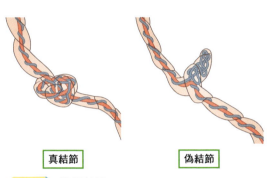

図4-3 臍帯結節

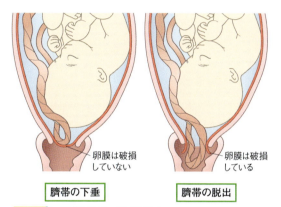

図4-4 臍帯下垂・臍帯脱出

の95%、四肢や体幹に生じることもある．全分娩の20〜25%にみられる[2]．

臍帯血管への圧迫がWharton膠質の弾性と血管の陰転で和らげられ、多くは無症状で経過する．巻絡の回数が多いほど新生児仮死に陥りやすい．

❹ 臍帯結節（図4-3）

真結節

臍帯が紐が結ばれたようになり結節になっているものをいう．胎児の胎動により臍帯の輪を通過するとできる．強く締めつけられると循環障害が起こり、胎児死亡の原因となることがある．

偽結節

臍動静脈が互いに巻きついて、その周囲にWharton膠質が結節状に固まった状態をいう．臍帯血行に影響はない．

❺ 長さの異常

通常臍帯の長さは約50cm程度である．70cm以上の臍帯を過長臍帯、25cm以下の臍帯を過短臍帯という．

短い場合は遷延分娩、胎盤早期剝離、臍帯の血行障害などを起こすことがある．長い場合は真結節、臍帯巻絡、分娩時の脱出・下垂を起こすことがある．

❻ 臍帯下垂・臍帯脱出（図4-4）

破水前に卵膜を通じて臍帯の一部が胎児先進部より前方に透見、触知できるものを臍帯下垂という．

破水後に胎児先進部より先に腟または陰裂間に懸垂し触れることができるものを臍帯脱出という．治療は自然整復を期待できないようであれば、下垂に関しては、帝王切開術による急速分娩を行う．脱出の場合は児が死亡していない

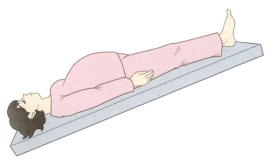

図4-5 トレンデレンブルグ体位

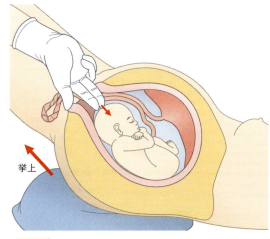

図4-6 骨盤高位における胎児先進部挙上

ようであれば帝王切開術による急速分娩を行う．

7 ケアの注意点

- 臍帯の付着部位は妊娠中から超音波検査でおよその部位の見当はつく．辺縁付着や卵膜付着部位の異常が疑われる場合，胎盤娩出時は，子宮を軽圧しながら，臍を極力牽引しないように，静かに娩出させる．
- 単一臍帯動脈を発見した場合は医師に報告する．
- 分娩第2期の第4回旋がはじまる直前に，児の頸部に臍帯の巻き付きがないか確認しながら分娩介助を行う．
- 臍帯下垂を発見した場合は，分娩監視装置による厳重な管理を行う．胸膝位やトレンデレンブルグ体位(図4-5)をとり，自然整復を期待する．胸膝位・トレンデレンブルグ体位とも妊婦にとってはきつい体位であり，本人の訴え・体調をみながら実施していく．
- 骨盤位で破水したときなどに，臍帯脱出を認めることがある．臍帯脱出を発見した場合は，内診指を抜かずにそのまま胎児を子宮底方向に挙上させるようにし，臍帯脱出部分が胎児によって圧迫されないようにする．すぐに帝王切開の準備に取りかかる．手術室へ到着し，帝王切開が始まるまで，内診指を抜かない．母体には酸素を投与する．
- 臍帯下垂や脱出を認めた場合，骨盤を上げた体位をとる(図4-6)．

> **略語**
>
> ◆MVP
> 最大垂直羊水ポケット：maximum vertical pocket
>
> ◆AFI
> 羊水指数：amniotic fluid index
>
> ◆GDM
> 妊娠糖尿病：gestational diabetes mellitus
>
> ◆FGR
> 胎児発育不全：fetal growth restriction
>
> ◆PIH
> 妊娠高血圧症候群：pregnancy induced hypertension
>
> ◆HDP
> 妊娠高血圧症：hypertension disorder of pregnancy

引用・参考文献

1) 佐川典正：羊水の異常，標準産科婦人科学，第4版［岡井崇ほか編］，p.367-368，医学書院，2011
2) 日本産科婦人科学会：産婦人科研修の必修知識2011，p.289，日本産科婦人科学会，2011
3) 医療情報科学研究所編：病気がみえる vol.10，産科，第3版，メディックメディア，2013
4) 我部山キヨ子ほか編：助産学講座7 助産診断・技術学Ⅱ．［2］分娩期・産褥期，医学書院，2013
5) 遠藤俊子編：助産師基礎教育テキスト 2013年版 第7巻 ハイリスク妊産褥婦・新生児へのケア，p.15-20，日本看護協会出版会，2013
6) 有澤正義：臨床胎盤学，p.57，金芳堂，2013

5 胎児機能不全

1 胎児機能不全とは

胎児機能不全(non-reassuring-fetal status)は母体や胎児，臍帯・胎盤などの因子によって呼吸・循環不全を生じた状態で，胎児は低酸素症となりアシドーシスに移行する．妊娠各期においてこの状態が続くことにより，胎児死亡や低酸素性虚血性脳病変が起こり得るため慎重な観察が必要である．

2 分類

発症の経過により急性と慢性に分けられ，どちらもストレスのかかる分娩期に症状が顕著になる．慢性の胎児機能不全では，症状が潜在的に存在するため入院管理を行う(図5-1)．

3 原因

原因は多岐にわたるが母体因子と胎盤因子によるものが多く，妊娠期における胎児機能不全は妊娠高血圧症候群(PIH)との関係が指摘されている．また，分娩時は臍帯因子により急激に発症することがある．原因には，①母体因子(妊娠高血圧症候群・糖尿病・腎炎などの合併症，低酸素症，低血圧，血管攣縮，重症貧血など)，②子宮因子(過強陣痛，子宮破裂，子宮奇形など)，③臍帯因子(臍帯下垂・臍帯卵膜付着，臍帯巻絡，臍帯結節など)，④胎盤因子(常位胎盤早期剥離，妊娠糖尿病，過期妊娠，前置胎盤など)，⑤胎児因子(先天性心疾患など)がある．

4 診断

胎児を直接的に診察することができないため非侵襲的検査で胎児の状態を観察し，健康状態の評価を行う．バイオフィジカル・プロファイル・スコアリング(BPS)，胎児心拍数モニタリング，胎児血流ドップラー検査などが用いられる(BPS：p.39参照，胎児心拍モニタリングテスト：p.35参照，胎児心拍数モニタリング：p.173参照)．

❶ BPS

BPSは10点満点中，8点以上あれば胎児の状態が良好(well-being)と判断する(p.40参照)．

❷ 胎児血流ドップラー検査

経腹超音波検査による胎児血流の観察は胎児未熟性の影響を受けにくいと言われており，週数の浅い胎児の機能評価にも有効とされている．

❸ 胎児心拍数モニタリング

妊娠32週以降になると，胎児の自律神経系も成熟してくるためノンストレステスト(NST)による診断が有効となる．

妊娠期における胎児のwell-beingの評価として用いられる場合はNSTが用いられるが，分娩時は収縮ストレステスト(CST)にて陣痛の負荷に対する胎児心拍数の変化を観察する．

胎児心拍数，胎動，子宮収縮を記録した胎児心拍数陣痛図(CTG)は，分娩期における胎児機能不全を診断するうえで，胎児心拍数の時間的な関係を判読することができ，胎児の健康状態だけでなく胎児をとりまく環境要因(子宮，胎盤，羊水，臍帯)の異常を発見できる．

CTGによって，胎児心拍数基線細変動や胎児心拍数一過性変動のパターンを検査でき，胎児

機能不全を評価する(p.173参照).

胎児心拍数基線細変動における①基線細変動消失, ②基線細変動減少を伴う繰り返す遅発一過性徐脈または遅発一過性徐脈, 遷延一過性徐脈は胎児機能不全と評価する.

上記の①,②どちらにも該当しない場合, BPS, CST, 妊娠週数などから総合的に判定される.

CSTによる胎児心拍数モニタリングで, 10分間に3回の子宮収縮が得られた時点で, 下記の一過性変動が認められた場合, 胎児機能不全と判定される:①頻発する遅発一過性徐脈(子宮収縮の50%以上に出現), ②高度変動一過性徐脈, ③頻発する遷延一過性徐脈, ④持続する徐脈, ⑤サイナソイダルパターン(胎児心拍数基線が正弦波様に規則的になったパターン).

遅発性一過性徐脈

母体合併症(妊娠高血圧症候群,妊娠糖尿病)がある場合, 呼吸性アシドーシスや代謝性アシドーシスから遅発性一過性徐脈を生じることが多い.

基線細変動の減少や消失が認められる場合は, 胎盤機能不全による胎児発育不全(FGR)や潜在性胎児機能不全が予測されるため, 胎児の状態は不良であることが多い.

変動一過性徐脈

子宮収縮によって臍帯が圧迫され, 血流障害が生じることにより出現することが多く, 羊水過少の場合や臍帯が胎児の身体の一部に巻絡している際にみられることが多い. 子宮収縮に伴って徐脈が生じる場合, 臍帯圧迫の程度や部位, 収縮の程度によって徐脈の程度や頻度が異なり, 一定の形をとらないことが多い.

減少した心拍数の最下点が60bpm以下で, その持続時間が60秒以上2分未満の徐脈の場合は, 高度変動一過性徐脈と呼ばれ, より胎児機能不全に陥っていることが予測される.

遷延一過性徐脈

遷延性一過性徐脈の原因として過強陣痛や臍帯異常があるが, 胎盤循環不全によって生じることも多い. 酸素投与や母体の体位交換を実施しても10分以上の心拍数減少が持続する場合は基線の変化とみなし, 早期の分娩を考慮する.

サイナソイダルパターン

CTGが規則的でなめらかなサイン曲線を示す波形である[1]. 持続時間は問わないが, 一般的に10分以上みられることが多く, 一過性頻脈を伴わず, 基線から上下への正弦波様振動波形を示すものをいう. このパターン出現時の胎児は低酸素状態や胎児貧血状態にあるといわれており,慎重な観察とモニタリングが必要となる.

胎児心拍数波形の分類

胎児心拍数モニタリングから得られたCTGは, 10分区画ごとに日本産科婦人科学会のガイドラインのレベル分類に基づき判定する.

レベル分類は胎児心拍数波形における心拍数図の基線, 一過性徐脈, 基線細変動の3つの組み合わせからなり, 胎児の低酸素状態などのリスクを推量するため5つに分類されている. レベル分類における胎児機能不全は胎児心拍数波形レベル3～5が該当とされ[1],「監視強化」以上の対応が求められる. 当院ではガイドラインに沿って医師と協議し対応している(図5-1, 表5-1).

またこの胎児心拍数波形のレベル分類は, 主に陣痛発来後の胎児心拍陣痛図の判読に適応し, 妊娠期における胎児心拍数陣痛図では, 基線, 一過性徐脈, 基線細変動の程度を中心に判読を行い, レベル分類は用いない.

❹ ケアの注意点

胎児心拍モニタリングで各徐脈を発見した場合は, 10L以上の酸素投与(マスクによる)や母体の体位交換を行う. 酸素投与や母体の体位交

📖 **略語**

◆**PIH**
妊娠高血圧症候群:
pregnancy induced hypertension

◆**BPS**
バイオフィジカル・プロファイル・スコアリング:
biophysical profile scoring

◆**NST**
ノンストレステスト:non-stress test

◆**CST**
収縮ストレステスト:contraction stress test

◆**CTG**
胎児心拍数陣痛図:cardiotocogram

胎児心拍数パターンと波形レベル

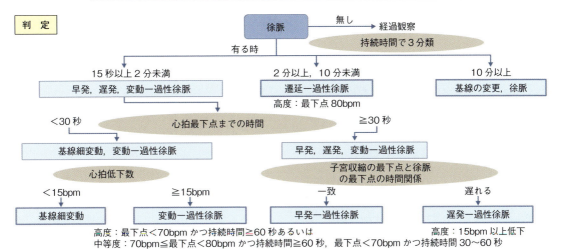

図5-1 胎児心拍数波形の分類と対応
(日本産科婦人科学会, 日本産婦人科医会：産婦人科診療ガイドライン-産科編2017.日本産科婦人科学会, 2017を参考にして作成)

表5-1 胎児心拍数波形のレベル分類と対応

波形レベル	助産師, 看護師の対応
レベル1 (正常波形)	経過観察
レベル2 (亜正常波形)	連続監視し, 医師に報告 点滴ルート確保
レベル3 (軽度異常波形)	連続監視し, 医師に報告 MF-ICUへ移動, 点滴ルート確保
レベル4 (中等度異常波形)	連続監視し, 医師に報告 急速遂娩の準備(術前検査・禁食) 点滴ルート確保
レベル5 (高度異常波形)	連続監視し, 医師を緊急要請 急速遂娩

換で胎児心拍が回復しない場合は, 子宮収縮剤を使用中の時は, その中断もしくは中止する. 必要な場合には子宮収縮抑制剤を投与する. また帝王切開の準備も考慮する.

引用・参考文献

1) 日本産科婦人科学会ほか：産婦人科診療ガイドライン-産科編2017, 日本産科婦人科学会, 2017
2) 丸尾 猛ほか編：標準産科婦人科学, 第3版, p.478-485, 医学書院, 2009
3) 我部山キヨ子ほか編：助産学講座7 助産診断・技術学Ⅱ, [2]分娩期・産褥期, 医学書院, 2013
4) 町浦美智子編：助産師基礎教育テキスト 2013年版 第5巻 分娩期の診断とケア, 日本看護協会出版会, 2013
5) 遠藤俊子編：助産師基礎教育テキスト 2013年版 第7巻 ハイリスク妊産褥婦・新生児へのケア, 日本看護協会出版会, 2013
6) 日本産科婦人科学会, 日本産婦人科医会：産婦人科診療ガイドライン-産科編2017, 日本産科婦人科学会, 2017

6 分娩時の損傷

分娩時に起こる可能性のある母体損傷には，子宮破裂，頸管損傷，膣・会陰裂傷，恥骨結合離開などがある．

1 子宮破裂

子宮破裂とは，分娩時や妊娠末期に起こる子宮の裂傷をいう．突発的で大量の腹腔内の出血と膣からの出血を伴う．胎児の低酸素血症と母体の出血性ショックが急速に進行し，致命的になりうる．

原因として，子宮の筋層に及ぶ手術(既往の帝王切開術や子宮筋腫核出術)など子宮手術後の瘢痕で，妊娠の経過に伴い増大する子宮の瘢痕部分が薄くなり，腹緊や陣痛によって子宮が破裂してしまうことや事故に伴う子宮外傷などが考えられる．主な子宮破裂の原因と分類を表6-1に示す．

緊急性を要し，迅速な診断と適切な治療が必要となる．

❶ 分類

子宮破裂には，破裂の程度により完全子宮破裂と不全子宮破裂に分けられる．

完全子宮破裂は，子宮漿膜面を含む子宮壁の全層の裂傷をいう．

不完全子宮破裂は，子宮筋層の全層または一部が断裂するが，子宮漿膜面には裂傷が及ばないものをいう．

❷ 疫学

子宮破裂の頻度は全体で0.02〜0.1%である[1]．既往帝王切開の場合の子宮破裂率(子宮瘢痕離開を含む)は0.4〜0.5%で起こる．

❸ 症状

切迫破裂症状としては，子宮下部の過伸展による収縮輪(バンドル収縮輪)の上昇が有名である(図6-1)．外見的には腹部の子宮部分が空豆状になっているように見える．そのほかには，過強陣痛，子宮の板状硬，不穏状態，胎児機能不全，顔面紅潮などがみられる．

子宮破裂時は，破裂部に激痛や破裂感を訴えることが多い．胎児はCTGで変動一過性徐脈，遅発一過性徐脈が出現後，心拍が消失する．その後，陣痛が停止し性器出血と腹腔内出血による腹膜刺激のためショック症状が出現する．

❹ 診断

妊娠中は，超音波検査で子宮の筋層を確認する．帝王切開等で創部瘢痕のある子宮では，創部の菲薄化を確認しておく．

子宮破裂によって胎児が腹腔内に飛び出した場合，内診時に胎児先進部が確認できないことがある．外診では胎児と子宮を別々に確認できるとき，子宮破裂を疑う．

❺ 治療

子宮筋層の菲薄化が確認されたら，入院し安静にする．妊娠37週以前であれば，安静によって腹緊を弱めるよう努める．必要に応じて子宮収縮抑制薬を内服または点滴をする．

切迫子宮破裂と判断した場合

分娩誘発および促進をしていた場合，ただちに中止する．必要に応じて子宮収縮抑制薬を点滴静注する．

緊急帝王切開術の準備をする．吸引分娩などの急遂分娩が可能な状態であっても，帝王切開術の準備は同時に行う．

子宮破裂した場合

出血性ショックや播種性血管内凝固症候群

表6-1 子宮破裂の原因と分類

妊娠前の子宮の傷や奇形	妊娠中の子宮の傷や異常
1 子宮の筋層に及ぶ手術 　帝王切開 　子宮破裂整復 　子宮筋腫核出術 　子宮卵管角までの幅広い切除 　子宮形成術	1 妊娠前 　自然に生じた過強陣痛 　分娩誘発促進(子宮収縮剤の使用) 　羊水注入 　子宮内圧測定カテーテルによる裂孔 　鋭的・鈍的な外傷 　骨盤位外回転術 　子宮の過膨張(羊水過多や多胎妊娠)
2 子宮の外傷に伴うもの 　器具を使用した流産手術 　鋭的・鈍的な外傷 　前回妊娠時の症状のない子宮破裂	2 分娩中 　内回転術 　困難な鉗子分娩 　急速で騒々しい分娩 　骨盤位分娩 　子宮下節を過伸展させる胎児奇形 　子宮への強い圧力 　困難な胎盤用手剝離術
3 先天奇形 　副角子宮	3 後天的要因 　嵌入胎盤 　穿通胎盤 　子宮腺筋症

(日本産科婦人科学会：異常分娩の管理と処置．日本産科婦人科学会雑誌 60 (4)：N65-72, 2008をもとに作成)

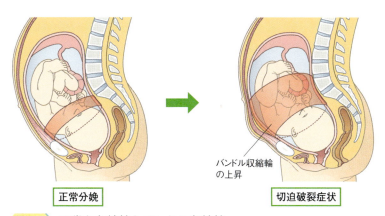

図6-1 正常な収縮輪とバンドル収縮輪

(DIC)の治療に準じる．

破裂した子宮は栄養血管の破損がない場合，温存の方向で子宮破裂整復術を行う．破裂部分が大きく，出血が多い場合は子宮摘出術を行う．

2 頸管損傷

外子宮口から内子宮口の間の子宮頸管の裂傷で，胎児あるいは胎盤娩出後に多量の出血を起こす．

❶ 疫学

全経腟分娩例の約1％に発生し，3時，9時方向に縦に発生しやすい．

❷ 原因

子宮頸管裂傷の原因には，急速遂娩(吸引分娩，鉗子分娩など)，急速な頸管の過伸展，組織的脆弱性がある(表6-2)．

表6-2	子宮頸管裂傷の原因
1	急速遂娩を行った場合 吸引分娩 鉗子分娩 骨盤位牽出術
2	子宮頸管の過伸展によるもの 巨大児 反屈位
3	組織的な脆弱性によるもの 陳旧性頸管裂傷 子宮発育不全 子宮頸がん
4	その他 子宮口全開大前に努責をしたとき

(周産期医学編集委員会編：周産期医学必修知識　第7版．周産期医学 VOL41増刊．東京医学社，2011，武田佳彦他：今日の産婦人科治療指針．第2版．医学書院をもとに作成)

❸ 症状

　胎児あるいは胎盤娩出後に鮮紅色の出血が持続的に起こる．

❹ 診断

　内診し，示指と中指で頸管をはさむようにしながら一周し，連続性を確認する．または腟鏡によって裂傷部位を確認する．

❺ 治療

　太めの縫合糸(0～1号)を用いて縫合する．動脈性に出血するときは出血量が増えるため，速やかに縫合を行う．

　裂傷が小さい場合，頸リス止血鉗子やガーゼなどで圧迫止血を試みることがある．

❻ 予防

　子宮全開前に努責をかけないよう，分娩第Ⅰ期に呼吸法などによる誘導が大切である．

3 腟・会陰裂傷および外陰部の裂傷

　腟・会陰裂傷は分娩時に胎児が腟を通過する際，腟や会陰が裂けてしまうものをいう．分娩時には胎児が通過する際に，腟・会陰のみならず，外陰部の一部に裂傷を起こす場合がある．

❶ 分類

　裂傷の程度により4種類に分類される(表6-3，図6-2)．

❷ 原因

　会陰伸展不良・胎児先進部過大などの出口の通過に必要な伸展が得られなかった際にみられる．裂けた会陰や腟粘膜は縫合を行う．

❸ 症状

　出血と疼痛である．

❹ 診断

　裂傷の部位とその深度を確認する．直腸診を行い，産婦に肛門を締める動作をさせ，肛門括約筋が機能しているか確認する．

❺ 治療

外科的治療

　縫合糸を用いて縫合治療を行う．裂傷部位から出血がある場合は，ガーゼなどでしっかり圧迫止血を行う．消毒を十分に行い，縫合をする．

　第1度裂傷は縫合しなくてもよいが，出血があれば縫合する．

　第2度裂傷以上の会陰裂傷は腟壁裂傷を伴うので腟壁裂傷上端から縫合する．死腔をつくらないようにし，直腸に注意して縫合する．

　第3度裂傷では，肛門括約筋縫合も行う．肛門括約筋は断裂すると，その離断部は退縮して隠れてしまうので，退縮した断裂端をペアン鉗子で拾い上げて縫合する．

　第4度裂傷は肛門から直腸まで損傷しているので，直腸粘膜縫合を行う．瘻孔の発生を防止するため，縫合部には開放型ドレーンである細いペンローズドレーンを留置して感染防止に努める．

表6-3	会陰裂傷の分類
第1度裂傷	会陰を含む外陰部の皮膚および膣粘膜にのみ限局.
第2度裂傷	皮膚のみならず，筋層に裂傷が及ぶが肛門括約筋は損傷されない.
第3度裂傷	裂傷が肛門括約筋や膣直腸中隔の一部に及ぶ.
第4度裂傷	裂傷が肛門粘膜ならびに直腸粘膜に及んだもの

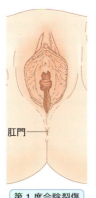
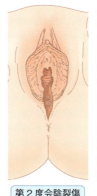
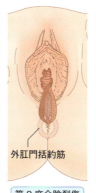
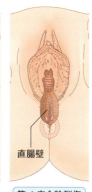

図6-2 会陰裂傷の分類

薬物治療

第3度会陰裂傷および第4度会陰裂傷では，便が硬くならないように緩下薬を投与し，排便管理を行う．疼痛を伴うため，鎮痛薬の薬物投与も必要時に行う．

表6-4	縫合治療後の観察項目
・疼痛の有無 ・出血の有無 ・発赤の有無と程度 ・腫脹の有無と程度 ・離開の有無と程度 ・硬結の有無と程度	

⑥ ケアの注意点

- 縫合治療後は，縫合部が清潔に保たれるように指導する．縫合治療後の縫合部の観察項目を表6-4に示す．
- 排泄後は縫合部に排泄物や悪露などが付着したままにしないよう，清浄綿や流水による洗浄方法を伝える．
- 座ったときに縫合部に痛みを感じることがある．円座クッションや円座椅子を用いて，直接刺激しないように説明する(図6-3).
- 裂傷部位や縫合部位の回復のため，栄養状態の改善が必要である．分娩時出血や妊娠後期の自然な低アルブミン血症状況のため，栄養状態が低下している．貧血を改善し，タンパク質を強化した食事をするよう勧める．
- 褥婦は排便時に縫合部位が離開しないか不安に感じていることが多い．縫合部が離開してしまうことはまれであることを説明する．便の性状が硬い場合は，排便時に縫合部の疼痛の自覚が強い場合があるため，下剤の使用を提案する．
- 裂傷が尿道口に近い場合，排尿時にしみるので前もって説明しておく．第1度裂傷で縫合

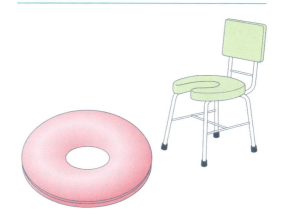

図6-3 円座クッションと円座椅子

治療を必要としなかった裂傷部位も排尿時にしみるため，褥婦に裂傷部位を説明するか可能であれば鏡を用いて創部を見せて，しみる可能性の高い部位を知らせる．尿も濃縮するとしみる，また母乳量が増えると濃縮尿になりやすいため，飲水を勧めて，濃縮尿にならないよう説明する．

- 裂傷部位や縫合部位の疼痛は，およそ1週間で治まるが，それ以上続く場合は，医師や助産師・看護師に相談するように伝える．
- 産後健診までは性交をしないように指導する．

4 恥骨結合離開

❶ 原因

妊娠時には骨盤周囲の結合組織や靭帯が軟化・弛緩し，関節は移動性を増す．しかし巨大児の分娩，鉗子・吸引分娩などで恥骨に強い圧力が加わると，恥骨結合離解が起こることがある（図6-4）．

❷ 症状

恥骨結合部分，下腹部，会陰の疼痛，起立・歩行障害（前に足が出ない）を起こすことがある．

❸ 診断

X線所見にて恥骨結合部分が離開（1cm以上）していることを確認する．

❹ 治療

鎮痛薬の内服

恥骨結合部分の疼痛に対して，鎮痛薬が必要である．産後は何かしらの鎮痛薬が処方されている場合が多いが，本人の疼痛の訴えに合わせて，鎮痛薬の内容や回数などの使用方法を調節していく必要がある．

骨盤矯正ベルトの装着

大転子と恥骨の上を巻くように骨盤矯正ベルトを装着すると（図6-5），恥骨結合部分の疼痛が楽になり，歩行がしやすくなる場合がある．図6-6に骨盤矯正ベルトの着け方を示す．

❺ ケアの注意点

- 骨盤矯正ベルトの使用を患者が希望した場合，装着方法と正しい位置に装着されているか確認する．
- 骨盤矯正ベルトは終日使用してもかまわないが，症状に合わせて活動時だけなどでもよい．
- 歩行時に恥骨部分に疼痛を訴える褥婦には，少し開脚した歩行方法を指導すると，歩きやすいことがある．
- 産後の恥骨結合離開は，安静にしている必要はなく，育児行動を行うことに問題はない．
- 恥骨結合部分の疼痛が強い間は，起立姿勢で新生児の抱っこは避け，座位での抱っこをする．

引用・参考文献

1) Cunningham FG, et al (eds.) : Prior cesarean delivery. Williams Obstetrics 22nd edition. p.607-617, McGraw-Hill, 2005
2) Cunningham FG, et al : Classification of causes of uterine rupture. Williams Obstetrics 23nd edition. p.784, McGraw-Hill, 2010
3) 日本産科婦人科学会：産婦人科研修の必修知識2011，p.292-302，日本産科婦人科学会，2011
4) 日本医療評価機構第4回産科医療保障制度再発防止に関する報告書～産科医療の質の向上に向けて～第4章テーマに沿った分析Ⅱ子宮破裂について
http://www.sanka-hp.jcqhc.or.jp/documents/prevention/theme/pdf/Saihatsu_Report_04_50_89.pdfより2017年1月28日検索
5) 日本産科婦人科学会：異常分娩の管理と処置．日産婦誌 60 (4)：N65-72，2008
6) 日本産科婦人科学会編：産婦人科用語集・用語解説集．改訂第3版，日本産科婦人科学会，2013
7) 安全な産婦人科医療を目指して，Ⅰ.医療安全対策シリーズ—事例から学ぶ—2.産科救急への対応2.血栓塞栓症・羊水塞栓症（産科的塞栓症）
http://www.jsog.or.jp/PDF/61/6109-427.pdfより2017年1月28日検索
8) 日本産科婦人科学会，日本産婦人科医会：産婦人科診療ガイドライン—産科編2014
http://www.jsog.or.jp/activity/pdf/gl_sanka_2014.pdfより2017年1月28日検索
9) 日本助産師会：助産業務ガイドライン2014
http://www.midwife.or.jp/pdf/guideline/guideline.pdfより2017年1月28日検索
10) 周産期医学編集委員会編：周産期医学必修知識 第7版，周産期医学 41増刊，2011
11) 武田佳彦ほか：今日の産婦人科治療指針，第2版，医学書院，1999

📖 略語

◆DIC
播種性血管内凝固症候群：
disseminated intravascular coagulation

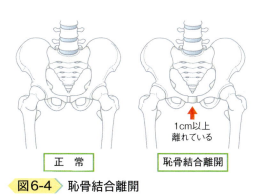

図6-4 恥骨結合離開

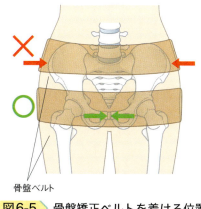

図6-5 骨盤矯正ベルトを着ける位置

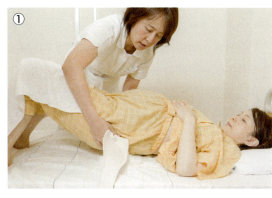
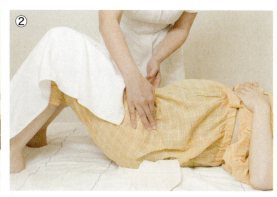
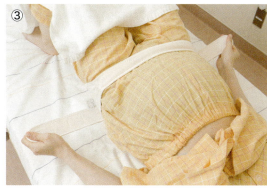
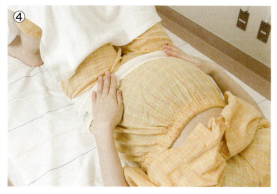
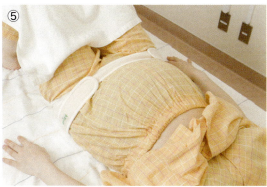

図6-6 骨盤矯正ベルトの着け方

①妊婦に腰をあげてもらい，殿部の下にベルトを通し，左右均等に置く．
②骨盤の位置を確認する．
③前でいったん一周させる．
④左右のマジックテープの箇所に止め，ベルトのしめつけ具合を確認する．
⑤臥位の状態で，軽く圧を感じる程度に装着する（坐位，立位できつく感じる場合は，適宜調節する）．

7 子宮内反症

分娩第Ⅲ期に子宮体部が子宮内腔長軸方向に反転(裏返る)したものをいう．急激な下腹痛，出血が起こり，ショック状態になり，母体死亡にもつながる．

1 疫学

子宮内反症は2,000～6,000分娩に1例程度の発生頻度と言われる[1]．そのうち第1度内反症は約75％，第2・3度は合わせて約25％である．子宮内反症を起こした場合の次回分娩時の再発率は，約40％といわれる[2]．

2 分類

分類には脱出の程度による分類，診断時期による分類がある(表7-1)．

3 症状

胎盤娩出前後に突然発症する強烈な下腹部痛と性器出血が認められる．迷走神経反射により血圧低下(ショック)や胎盤剥離面からの大量出血を起こすことがある．

表7-1 子宮内反症の分類

脱出による分類	第1度		子宮陥没．子宮底部が子宮腔内にとどまっている．子宮頸部を越えない．
	第2度		不全子宮内反症で，子宮底部が子宮内にとどまっているが，子宮頸部を越えるもの．
	第3度		全子宮内反症のうち，外子宮口を越えて子宮底部が膣内やそれ以上に脱出するもの．
診断時期による分類	急性		分娩後24時間以内．
	亜急性		分娩後24時間以降産褥4週間まで．
	慢性		産褥4週以降．

4 危険因子

発症の危険因子として，癒着胎盤，子宮の過伸展（巨大児，羊水過多，多胎妊娠など），急速遂娩，臍帯過短，子宮奇形，咳などによる腹圧の上昇など外因性と内因性のものがある．

5 検査・診断

妊婦が突然に強い下腹部痛を訴えたりした場合や産褥出血の異常で本症を疑う．

❶ 視診

全子宮内反であれば，膣外に暗赤色の内反した子宮内腔を確認することができる．胎盤娩出中では，胎盤に付着した肉塊のように確認され，子宮内反と診断される．

❷ 触診

子宮底が反転しているために，腹壁側から子宮底を触れるのが困難となる．

❸ 経腹超音波検査

内反した子宮は，子宮底部に丸みがなく，陥凹やつぼみ状に確認される．

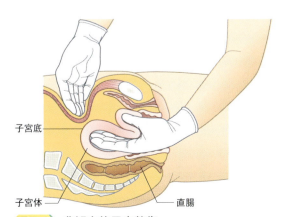

子宮底　子宮体　直腸

図7-1 非観血的子宮整復

6 治療

ショック状態を伴うため，マンパワーを確保するなど，救急時の対応を併行して行う．

❶ 子宮筋弛緩

子宮収縮薬を使用していた場合は，使用を中止する．必要に応じて，子宮収縮抑制薬を使用する．

❷ 非観血的用手的整復法

子宮が弛緩している場合は，用手による整復が可能な場合がある．まず非観血的用手的整復法を試みる（図7-1）．内反した子宮底部を開いた手で包み込むように持ち，患者の頭部方向に押し上げる．押し上げた状態で5分間保つ．整復が確認されたら，再発を予防するために，子宮収縮薬を使用する．

非観血的用手的整復法を実施するときは，強い痛みを伴うため，全身麻酔下にて行う．

❸ 観血的整復法

開腹し，子宮の陥凹部を鉗子などで把持してゆっくり引き上げ，同時に用手的に子宮体部を押し上げるように子宮を整復する（Huntington法）．

❹ 子宮摘出

非観血的用手的整復法や観血的整復法を試みても整復が困難な場合は，子宮全摘出術を施行する．

引用文献

1) Bowes WA, et al: Puerperal inversion of uterus. In Apuzzio JJ, et al (eds)：Operative obstetrics 3rd ed. p.349-356, Taylor & Francis, 2006
2) 周産期医学編集委員会編：周産期医学必修知識 第7版，周産期医学 41増刊：317-319，2011
3) 京都産婦人科救急診療研究会編著：チームワークと連携強化でいのちをまもる　産婦人科必修母体急変時の初期対応，メディカ出版，2013

8 弛緩出血

1 原因

弛緩出血とは，分娩終了後に，子宮筋の収縮不全および退縮不良により，胎盤剥離面の血管が生理的結紮されないことに起因して起こる異常出血をいう．全分娩の約5%にみられる．

弛緩出血の原因を**表8-1**に示す．

2 分類

全子宮弛緩症と部分子宮弛緩症に分類される．

前者は子宮全体の収縮不良であり，後者は胎盤剥離部分の子宮壁に限局した収縮不良である．

3 症状

胎盤娩出後に子宮腔内から間欠的にあるいは

表8-1 弛緩出血のリスク因子

①子宮筋の過度の伸展
　多胎妊娠，巨大児，羊水過多

②子宮筋の疲労
　遷延分娩，陣痛促進薬の使用後
　急産，墜落産，進行の早い分娩
　子宮筋腫，子宮奇形
　膀胱直腸の充満

③子宮収縮抑制効果のある薬剤の使用
　リトドリン塩酸塩，硫酸マグネシウム，
　吸入麻酔薬

④子宮内遺残
　胎盤・卵膜の遺残，凝血塊の貯留

⑤弛緩出血の既往

⑥血液凝固障害

持続的に暗赤色の大量出血があり，収縮不良で弛緩した子宮が認められる．

4 診断

分娩後の出血には多くの原因があるので，頸管裂傷，膣・会陰裂傷，子宮破裂，易出血性疾患などと鑑別診断する必要がある．特に頸管損傷と子宮破裂との鑑別が重要である．

5 治療

❶ 全身管理

多くの症例で，輸液管理が必要となる．重症例では輸血管理をすることもある．大量出血に備えただちに輸血管理も行える血管確保を行う．輸液として乳酸リンゲル液，膠質液などを開始する．

生体モニターを装着し，バイタルサインをモニターし，出血量および尿量の測定，血液生化学検査を行う．ショック指数を指標にして産科的危機的出血の対応ガイドラインに従って処置する(p.237参照)．

❷ 子宮底の輪状マッサージ

方法を**図8-1**に示す．腹壁から子宮底を円を描くようにマッサージし，子宮収縮を促す．

❸ 子宮双手圧迫法

一方の手は膣内に入れ，もう一方の手は腹壁から子宮底を圧迫し，双方の手で子宮全体を5～10分間圧迫する方法である(**図8-2**)．弛緩出血の初期に効果が高い．子宮が硬くなるまで持続的に行

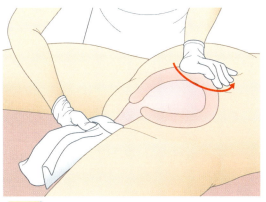

図8-1 子宮底の輪状マッサージ

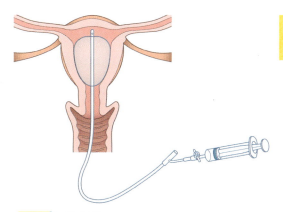

図8-3 子宮用バルーン

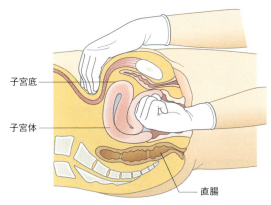

図8-2 子宮双手圧迫法：カニンガム(Cunningham)法

う．この処置は，強い痛みを伴うため麻酔下で行う．また滅菌ガーゼをタンポンのように子宮および腟内に入れて止血する方法もある．

❹ 子宮収縮薬の投与

子宮収縮薬の第一選択はオキシトシンである．オキシトシンを乳酸リンゲル液などで希釈し，急速に滴下する．

麦角アルカロイドやプロスタグランジン$F_2\alpha$も用いられるが，副作用に注意する．

❺ 子宮腔内の圧迫

子宮収縮薬の投与など，複数の治療を行っても，止血の効果が得られない場合は，子宮内に子宮用バルーン（Bakriバルーン®）を留置し，止血を試みることがある（図8-3）．バルーン内に滅菌水を注入するが，常温かやや冷たい滅菌水

で使用する．子宮筋は温まると弛緩するため，微温湯は用いない．

子宮内に貯留した血液は，カテーテル部分から排出される仕組みとなっている．

❻ 子宮動脈塞栓術

両側大腿動脈から内腸骨動脈〜子宮動脈へカテーテルを挿入し，吸収性のゼラチンスポンジで塞栓術を行うことにより出血量を減少させる．

6 ケアの注意点

産後の過多出血（PPH）または産科危機的出血を起こしており，妊産婦死亡の一大原因と認識しなければならない．

❶ 人を集める

・間欠的にあるいは持続的に鮮血〜赤褐色の出血がみられたら，ただちに人を集めて緊急に処置や治療を始める（図8-4①）．

❷ 保温

・出血量が増加すると，酸素の循環低下が起こるため，低体温をきたしやすい．室内を空調で温めるのと同時に（図8-4②），処置中患者にタオルケットか掛布団の追加，電気毛布の

使用を行う(図8-4③).
- 子宮筋は温めることによって弛緩する性質を持っているため,子宮部分は腹壁側から冷却枕などを用いて温まらないように配慮する必要がある(図8-4④).

❸ 測定・周知・記録

- 出血量(図8-4⑤),バイタルサインを測定し,記録に残す.
- 測定した値は声で読み上げ,治療にあたっている医療者全員が数値を知ることができるようにする.
- 意識レベルも随時確認する.
- 膀胱留置カテーテルを挿入する.膀胱充満は子宮の復古に悪い.尿量も1L〜2L/回確認する.

❹ 子宮底の高さや硬さの確認

- 出血が持続しているときは30分に1回以上確認する(図8-4⑥).
- 収縮がテニスボールや足の甲の硬さ以下の場合は,子宮収縮不良と判断し,子宮底マッサージを実施する.
- 患者に子宮底マッサージを指導してもよい.

❺ 子宮内子宮用バルーン挿入の介助

- 患者に砕石位(図8-5)をとらせる.
- 医師が超音波検査装置を用い,子宮の位置や子宮内に出血が貯留していないか確認し,腟鏡を用いて子宮腔内に子宮用バルーンを挿入する.
- 看護職員は,子宮用バルーンが適切な位置に挿入されたら,滅菌水をシリンジに吸い上げたも

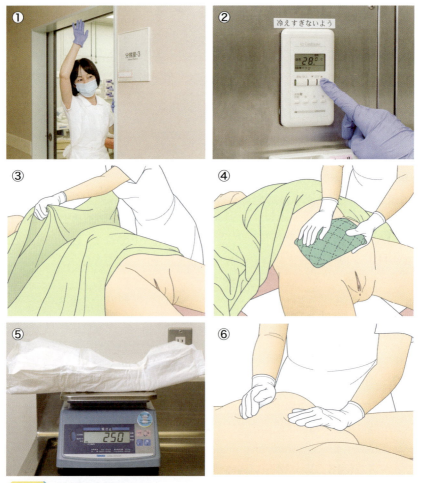

図8-4 弛緩出血時のケア

のを医師に渡し、バルーン部分を膨らませるように注入する。滅菌水は常温で用意する。
- 注入終了後は、体位を臥位にして安静にする。

⑥ 子宮動脈塞栓術

- 分娩後の出血のために実施される子宮動脈塞栓術は、両側の鼠径部から穿刺する。

術前

- 術前はバイタルサインを測定し、血液検査で感染症はないか確認する。
- 足背動脈の強さや左右差を確認し、マーキングを行う。
- 足背動脈がわかりにくい場合は、後脛骨動脈で確認することもある。

術後

- 穿刺部位に出血・腫脹はないか、下肢の循環不全を早期に発見するため、足背動脈は触知し強さや左右差、冷感の有無を確認する(表8-2)。
- 産科の患者の場合は意識明瞭の場合が多く、そのような場合には足の指が動くか確認するのでもよい。
- 穿刺部分からは容易に出血しやすく、シースが留置した状態の場合、両下肢を伸展させた体位を保持する。ベッドアップはしない。
- 意識明瞭の患者の場合は、両下肢を伸展しておくための安全ベルトの装着はできない。穿刺部位からの出血をさけるためにも、指示があるまで膝立てはできないことを説明する。
- シース抜去後も圧迫止血中は両下肢を伸展する姿勢を何時間とれるのか、医師に確認する。

- 患者は両側の下肢を伸展させた状態で何時間も安静が必要となるため、2時間ごとの体位交換をする。
- 同一姿勢のため、腰痛にもなりやすく、背抜きや腰部のマッサージなどを適宜行う。
- 産後のため肺塞栓症のリスクが高い。弾性ストッキングやAVインパルスを使用する。子宮動脈塞栓術をしてもAVインパルスの使用は可能である。

⑦ プライバシーの保護

- 出血の確認や子宮の硬度などの確認のため、陰部や腹部を頻回に露出することとなる。プライバシーの保護には十分配慮する。

> **略語**
> ◆PPH
> 過多出血:
> postpartum hemorrhage

表8-2 子宮動脈塞栓術の観察項目

穿刺部の出血
穿刺部の腫脹
足背動脈の触知
足背動脈の左右差
下肢の冷感
腰痛　　　　　　　　　　など

引用・参考文献

1) 丸尾 猛ほか編:標準産科婦人科学,第3版,p.495-496,医学書院,2009
2) 日本産科婦人科学会編:産婦人科用語集・用語解説集,改訂第3版,日本産科婦人科学会,2013
3) 小林隆夫ほか安全な産婦人科医療を目指して,1.医療安全対策シリーズ事例から学ぶ-2.産科救急への対応2.血栓塞栓症・羊水塞栓症(産科的塞栓症),日産婦誌61(9):N427-433,2009 http://www.jsog.or.jp/PDF/61/6109-427.pdf より2017年1月28日検索
4) 日本産科婦人科学会,日本産科婦人科医会:産婦人科診療ガイドライン-産科編2014 http://www.jsog.or.jp/activity/pdf/gl_sanka_2014.pdfより2017年1月28日検索
5) 日本助産師会:助産業務ガイドライン2014 http://www.midwife.or.jp/pdf/guidelin e/guideline.pdfより2017年1月28日検索
6) 「周産期医学」編集委員会編:周産期医学必修知識 第7版,周産期医学 41増刊,2011
7) 田中幹二ほか:分娩時出血の初期対応(止める、入れる、送る)について.青森臨産婦誌 http://www.med.hirosaki-u.ac.jp/~obste/rinsanpu/JASOG/JASOG23_8.pdfより2017年2月15日検索
8) 日本IVR学会編:産科危機的出血に対するIVR施行医のためのガイドライン http://www.jsir.or.jp/docs/sanka/2012sanka_GL1015.pdf より2017年2月15日検索

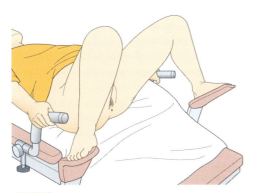

図8-5 砕石位

9 癒着胎盤

胎盤癒着とは，脱落膜の欠損により胎盤の絨毛が子宮筋層内に侵入し，胎盤の一部または全部が子宮壁に強く癒着して，胎盤の剥離が困難なものをいう．絨毛はときに筋層から漿膜に達するものもある．

1 原因

原因として，胎盤付着面の床脱落膜の欠如や発育不全により，絨毛が子宮筋層に侵入するために発生する．誘因として妊婦に子宮内膜炎・内膜掻爬術・粘膜下筋腫・帝王切開術・子宮形成術の既往があることなどがある．

前置胎盤に合併する例が多く，剥離による出血性ショックやDICは母体死亡の原因の1つである．

> 表9-1 癒着胎盤の病理組織学的分類
>
> 1. 子宮摘出後の摘出子宮筋層の組織学的検索による分類
>   ①楔入(せつにゅう)胎盤 placenta accreta
>   絨毛が子宮筋層表面と癒着するが筋層内には侵入していないもの
>   ②嵌入(かんにゅう)胎盤 placenta increta
>   絨毛が子宮筋層深く侵入しているもの
>   ③穿通(せんつう)胎盤 placenta percreta
>   絨毛が子宮筋層を貫通して子宮漿膜面に達するもの
> 2. 癒着の占める割合による分類
>   ①全癒着胎盤(total placenta accreta)
>   胎盤の全面が子宮筋層に癒着しているもの
>   ②部分癒着胎盤(partial placenta accreta)
>   胎盤の一部が(複数の胎盤葉)が子宮筋層に癒着しているもの
>   ③焦点癒着胎盤(focal placenta accreta)
>   一胎盤葉が子宮筋層に癒着しているもの

(日本産科婦人科学会：産婦人科研修の必修知識2016-2018, p276, 日本産科婦人科学会，2016)

癒着胎盤の病理組織学的分類を表9-1に示す．

2 分類

癒着胎盤は絨毛が子宮筋層へ侵入している程度により，楔入胎盤，嵌入胎盤，穿通胎盤に分類される(図9-1)．

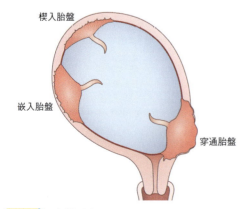

図9-1 癒着胎盤

3 疫学

癒着胎盤の頻度は約0.01%～0.02%で経産婦に多い．このうち楔入胎盤は78%，嵌入胎盤は17%，穿通胎盤は5%程度の割合で発生する．妊産婦死亡の原因の約3%を占める[3,4]．

帝王切開既往妊婦の前置胎盤が癒着胎盤のリスク因子であり，また昨今のわが国の帝王切開率の増加は同様に癒着胎盤を増加させている．

4 症状

胎児娩出後30分以上経過し，子宮収縮薬投与

や子宮底輪状マッサージをしても胎盤剥離徴候がまったくみられない，内診にて胎盤が子宮口に嵌頓しない．一部剥離した胎盤が子宮内にとどまるなどで，胎盤の剥離が困難で，無理な剥離で大出血を起こす．

5 検査・診断

❶ 超音波検査

癒着胎盤の危険因子のある妊婦では分娩前に詳細な超音波検査を行う．

胎盤の付着部位によって，分娩方式が異なるため，位置の確認を行い，癒着胎盤の程度を評価する．

❷ MRI検査

癒着胎盤の診断に有用である．

しかし，癒着胎盤の診断は難しく，超音波検査と併用して用いる．

6 治療

❶ 常位癒着胎盤の場合

癒着胎盤では用手剥離では胎盤片が残存することがあり，さらに子宮穿孔の危険もあるため徹底的な剥離は行わない．また，用手剥離を試みる場合は，多量出血のリスクを考え，準備を行い実施する．

用手剥離を実施した場合，遺残している胎盤の影響で子宮復古不全を起こす可能性があるため，子宮収縮の硬度を少なくとも30分間隔で観察する．

❷ 前置癒着胎盤の場合

前置胎盤がある場合は，分娩方式は帝王切開となる．

通常の帝王切開より，出血が多くなる可能性が高いため，術後産科出血の管理ができる病棟（集中治療室など）へ入室し，帝王切開に臨む．

自己血の貯血，輸血と子宮摘出のインフォームドコンセント，輸血や血液製剤の準備，子宮動脈塞栓術の準備などを行う．

❸ 子宮摘出術

胎盤の剥離が期待できず，止血が期待できない場合は，子宮摘出術を行う．

❹ 遺残胎盤の管理

子宮温存を希望する遺残胎盤のある妊産婦には，経過観察の後，メトトレキサートによる化学療法，子宮動脈塞栓術，子宮鏡下切除術を行う．十分にインフォームドコンセントし，再出血・感染・DICなどのリスクを説明する．

7 ケアの注意点

- 多量出血や子宮摘出術のため，母児同室が遅れる可能性があることを事前に説明しておく．
- 子宮がある限りは再出血があることを説明する．
- 用手剥離後の胎盤片の遺残や，癒着の程度の軽い楔入胎盤や部分的な嵌入胎盤であれば胎盤の自然娩出や消失を期待できるため，胎盤の排出に気づいたときは伝えるように説明する．排出されたものは，医師または看護師に渡すようにも説明する．

引用・参考文献

1) 日本産科婦人科学会編：産婦人科用語集・用語解説集．改訂第3版，日本産科婦人科学会，2013
2) 板倉敦夫：異常分娩の管理と処置．日産婦誌 61（3）：N62-66，2009
http://www.jsog.or.jp/PDF/61/6103-062.pdf より 2017年3月8日検索
3) 武田佳彦ほか：今日の産婦人科治療指針第2版．医学書院，1999
4) 医療情報科学研究所編：病気がみえる vol.10，産科，第3版，メディックメディア，2013

10 産科ショック・出血

産科ショックは，一般的に妊娠もしくは分娩に伴って発生した病的状態に起因するショックをいう．

なかでも出血性ショックが最も頻度が高く，妊産婦死亡の最大の原因である．産科では出血量が1,000mL以上になるとショックの可能性，2,000mL以上になると，DIC合併率が高くなる．また子宮収縮不良が出血量を増加させる．

突発的な大量出血に対しては，2010年に「産科危機的出血への対応ガイドライン」(次ページの図10-1)が策定され，2017年に「産科危機的出血への対応指針」に改訂されている．

1 原因

❶ 出血性ショック(循環血液量減少性ショック)

出血性ショックが産科ショックの約90%を占める．表10-1に示す疾患(前置胎盤，常位胎盤早期剥離など)が原因となることが多い．

❷ 非出血性ショック

原因疾患を表10-2に示す．

表10-1 妊娠経過時の出血性ショック

妊娠初期	妊娠中期	妊娠後期および分娩時
流産 子宮外妊娠	低位・前置胎盤 常位胎盤早期剥離	巨大子宮筋腫 羊水過多 巨大児誘発分娩 多胎妊娠 既往帝王切開 子宮破裂 子宮内反症 弛緩出血 頸管裂傷 腟・会陰裂傷 癒着胎盤

2 症状

❶ ショックの症状

ショックの症状には，ショックの5徴と呼ばれる症状がある(表10-3)．

❷ 性器出血

前置胎盤，常位胎盤早期剥離などの出血では大量出血でなくとも容易にショックを起こすことがある．

また分娩では体外出血量が少なくとも頸管裂傷，子宮破裂などの腹腔内・後腹膜出血の可能性もあるため，体外出血量だけではなく，バイタルサイン，ショック指数にも注意する．

分娩時出血量の90パーセンタイルを表10-4に示す．

❸ バイタルサイン

ショックの診断基準のバイタルサインの異常を表10-5に示す．

循環血液量の減少に伴い前負荷，心拍出量が減少し血圧が低下する．それを代償しようとし，心拍数増加と末梢血管の収縮が起こる．

循環血液量15〜30%の出血で頻脈，頻呼吸，脈圧の減少，爪先の毛細血管再充満時間の遅延(圧迫解除で2秒以上)がみられる．

表10-2 非出血性ショック

- ・羊水塞栓
- ・HELLP症候群
- ・急性妊娠脂肪肝
- ・子宮内胎児死亡(死胎児症候群)
- ・敗血症性ショック
- ・肺血栓塞栓症
- ・仰臥位低血圧症候群　　　　　など

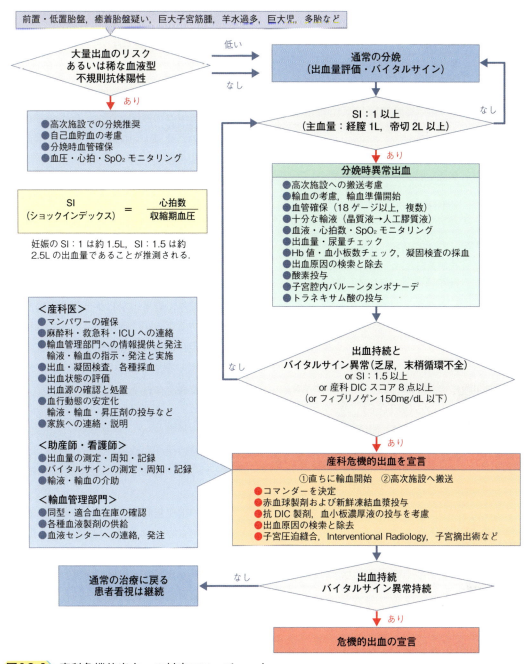

図10-1 産科危機的出血への対応フローチャート

(日本産科婦人科学会,日本産婦人科医会,日本周産期・新生児医学会,日本麻酔科学会,日本輸血・細胞治療学会:産科危機的出血への対応指針 2017.p.1,日本産科婦人科学会,日本産婦人科医会,2017)

表10-3 ショック5徴(5P)

蒼白　　　(pallor)
虚脱　　　(prostration)
冷汗　　　(perspiration)
脈拍触知不能　(pulselessness)
呼吸不全　(pulmonary deficiency)

表10-4 分娩時出血量の90パーセンタイル

	経腟分娩	帝王切開術
単胎	800mL	1,500mL
多胎	1,600mL	2,300mL

※帝王切開時は羊水量込み
(日本産科婦人科学会周産期委員会,235,607分娩例,2008のデータによる)

表10-5	ショックの診断基準 (日本救急医学会)

血圧低下 (必須)	・収縮期血圧90mmHg以下 ・平時の収縮期血圧が150mmHg以下の場合：平時より60mmHg以上の血圧低下 ・平時の収縮期血圧が110mmHg以下の場合：平時より20mmHg以上の血圧低下
小項目(3項目以上を満足)	・心拍数100回/分以上 ・微弱な脈拍 ・爪先の毛細血管のrefilling遅延(圧迫解除で2秒以上) ・意識障害(JCS2以上またはGCS10点以下，または不穏，興奮状態) ・乏尿，無尿(0.5mL/kg/時以下) ・皮膚蒼白と冷汗または39℃以上の発熱(感染性ショックの場合)

❹ ショック指数(SI)

治療の開始には，臨床症状やバイタルサイン，ショック指数を用いる(表10-6).

妊産褥婦のSI:1は約1.5L，SI:1.5は約2.5Lの出血量であると推測される[1].

$$\text{ショック指数(SI)} = \frac{\text{心拍数(bpm)}}{\text{収縮期血圧(mmHg)}}$$

❺ 意識レベル

意識レベルの低下や不穏を示すこともある.

3 検査・診断

❶ 超音波検査

産科ショックの原因は出血に起因することが多い．そのため原因の探求に，超音波検査による出血部位の確認を行う．子宮・腟部および腹腔内の出血なのか，もしくは出血を伴わないショックを起こしているのかを確認する.

妊娠中に起こった産科ショックの場合，胎児生存の確認を超音波検査で行う.

❷ 内診およびクスコ診

子宮収縮は，腹壁上から子宮体部の状態を触診で確認することができるが，内診も合わせて実施し，子宮頸部の収縮状態を確認する.

子宮頸部や腟部からの出血の確認のために，腟鏡による視診を行う.

❸ 出血量の確認

非妊娠時の循環血液量は体重(kg)×70mLで求められるが，妊娠中は血液量が35%増加する[2].

分娩時の出血量測定では羊水が混入することから正確性に欠ける．そのため産科の出血性ショックに対する治療は，出血量に加えて，症状，バイタルサイン，尿量，血算，血液ガス分析などを総合的に判断する.

表10-6	ショック指数(SI)(産科用)

SI	0.5 ～ 0.67	1	1.5	2.0
心拍数	60 ～ 80	100	120	140
収縮期血圧	120	100	80	70
出血量(%) (妊産婦)	<15（<1,000mL）	15 ～ 25 (1,000 ～ 1,500mL)	25 ～ 40 (1,500 ～ 2,500mL)	>40（>2,500mL）
輸液・輸血療法	乳酸リンゲル(出血量の2 ～ 3倍)	人工膠質液 輸血を準備	RCC（+FFP) (Hb7 ～ 8g/dL, 収縮期血圧90mmHg, 尿量0.5mL/kg/時以上)	RCC+FFP DICの治療

DICでは血中フィブリノゲン値≧150mg/dL，PT≧70%．血小板は10万/μL以上を目標に補充を行う.

(依藤崇志ほか：産科ショック・出血対策．周産期医学必修知識 第7版(周産期医学編集委員会編)．周産期医学 41増刊：340, 2011)

4 治療

収縮期血圧が90mmHg以上，尿量が0.5～1mL/kg/時以上となるように循環動態の改善・維持を目指す．

❶ 気道・体位の確保

低酸素血症改善のため，酸素吸入が必要である．

出血が多い場合や血圧低下時は，トレンデレンブルグ体位をとる(図10-2)．分娩台はトレンデレンブルグ体位対応になっており，前もって操作に習熟しておくことが必要である．

❷ 輸液

乳酸リンゲル液の急速輸液を行う．必要時には，30～50mLの大きな注射器を利用して，輸液を吸い上げ，手の力で注入を行う．

❸ 輸血

輸血は採血の結果やバイタルサイン，出血量を参考にしながら実施する．産科ショックでは，赤血球濃厚液(RCC)だけでは循環動態は保てず，血圧上昇と循環維持のためには必ず新鮮凍結血漿(FFP)を投与する．表10-7に主に使用される輸血用血液製剤と期待される効果について示す．

❹ 薬剤の投与

血圧の維持には，ドパミン塩酸塩やドブタミン塩酸塩が用いられることが多い．その他，副腎皮質ホルモン薬なども投与される．

5 ケアの注意点

人員を確保し，必要な処置は速やかにかつ同時進行で実施する．

産科ショックの多くの場合，分娩台上に患者

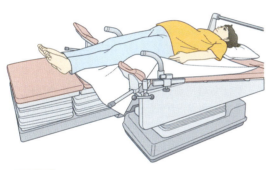

図10-2 分娩台でのトレンデレンブルグ体位
頭部を下げ足を挙上した体位

表10-7 主に使用される輸血用血液製剤と期待される輸血効果

販売名(一般名)	略号	貯蔵方法	有効期間	包装	期待される輸血効果(体重50kg)
照射赤血球液-LR「日赤」(人赤血球液)	Ir-RBC-LR-2	2～6℃	採血後21日間	血液400mLに由来する赤血球1袋(約280mL)	左記製剤1袋でHb値は1.5g/dL上昇
新鮮凍結血漿-LR「日赤」(新鮮凍結人血漿)	FFP-LR-240	－20℃以下	採血後1年間	血液400mL相当に由来する血漿1袋(約240mL)	左記製剤2袋で凝固因子活性は20～30%上昇(血中回収率を100%と仮定)
照射濃厚血小板-LR「日赤」(人血小板濃厚液)	Ir-PC-LR-10	20～24℃振とう保存	採血後4日間	10単位1袋約200mL(含有血小板数$2.0 \leq ～< 3.0 \times 10^{11}$)	左記製剤1袋で血小板数は約4万/μL上昇

(日本産科婦人科学会，日本産婦人科医会，日本周産期・新生児医学会，日本麻酔科学会，日本輸血・細胞治療学会：産科危機的出血への対応指針2017．p.4，日本産科婦人科学会，日本産婦人科医会，2017)

がまだいる状況下で初期の救命処置を行うこととなる．初期の救命処置後の呼吸・循環の管理は，集中治療室等へ移動し，十分な医療器材と人員の確保された場所で行われることが望ましい．

❶ 循環管理

- 心電図・血圧モニター・経皮的酸素飽和度モニターは速やかに装着する．
- 尿量測定のため，膀胱留置カテーテルを挿入する．
- 畜尿バッグは尿量が微量計測できるものがよい．

❷ 血管確保と動脈留置カテーテル（Aライン）確保

- 輸血に対応するため，20ゲージ以上の静脈留置針を用いて血管確保を行う．
- 血管確保は，2か所以上の確保をする．
- 循環動態が不安定な妊産婦には，頻回な血ガス分析や採血を行う必要があるため，動脈留置カテーテル（Aライン）の確保を行う．

❸ 輸血の準備と管理

- 輸液とは別の血管確保を行い，輸血に備える．
- 新鮮凍結血漿（FFP）は凍結した状態で病棟へ届くため，速やかな輸血開始のためにも，血漿解凍装置（図10-3）などを準備する．
- 輸血中は，輸血直後，5分後，15分後，以降は30分ごと程度観察を行い，輸血による副作用の早期発見に努める．

❹ 出血量測定

- 診察時などにあった出血はその都度計測し，医師に報告する．
- 医師の診察時以外でも30分以内の時間で性器出血の有無を確認し，必要時計測する．

❺ 子宮硬度と子宮底の高さの確認

- 性器出血量確認時に同時に子宮硬度と子宮底の高さの確認を行う．
- 評価は良好・やや良好・不良の3段階が一般的である．
  ①良好：テニスボールや足の甲程度の硬度．
  ②やや良好：良好以下の硬度．
  ③不良：子宮部分がはっきりせず，下腹部全体が柔らかい状態で子宮硬度が判定できない状態．
- 子宮の硬度が良好以外の場合，再度の多量出血の可能性が高いため，医師に報告する．
- 産科ショックの場合，子宮底の輪状マッサージは多量出血の可能性が高いため，医師とともに実施する．

❻ 意識状態

- 声掛けを行い，反応を観察する．
- 評価はJCS（ジャパン・コーマスケール）で行う（表10-8）．

❼ 保温

- 室内を温め，電気毛布を用意し保温に努める．
- 子宮は温めることによって弛緩するため，子宮部分は温めないように冷却枕などを用いて冷罨法を行う．

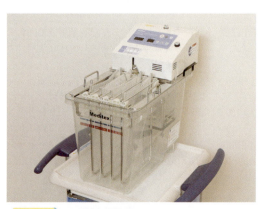

図10-3 血漿解凍装置

表10-8 ジャパン・コーマスケール（JCS）

Ⅲ．刺激をしても覚醒しない状態（3桁の点数で表現）

300．痛み刺激に全く反応しない
200．痛み刺激で少し手足を動かしたり顔をしかめる
100．痛み刺激に対し，払いのけるような動作をする

Ⅱ．刺激すると覚醒する状態（2桁の点数で表現）

30．痛み刺激を加えつつ呼びかけを繰り返すと辛うじて開眼する
20．大きな声または体を揺さぶることにより開眼する
10．普通の呼びかけで容易に開眼する

Ⅰ．刺激しないでも覚醒している状態（1桁の点数で表現）

3．自分の名前，生年月日が言えない
2．見当識障害がある
1．意識清明とは言えない

注　R：Restlessness（不穏），I：Incontinence（失禁），A：Apallic stateまたはAkinetic mutism

引用・参考文献

1) 日本産科婦人科学会，日本産婦人科医会ほか：産科危機的出血への対応指針2017，2017
2) 日本産科婦人科学会：産婦人科研修の必修知識2011，日本産科婦人科学会，2011
3) 日本産科婦人科学会編：産婦人科用語集・用語解説集，改訂第3版，日本産科婦人科学会，2013
4) 周産期医学編集委員会編：周産期医学必修知識 第7版，周産期医学 41増刊，2011
5) 武田佳彦ほか編：今日の産婦人科治療指針，第2版，医学書院，1999

略語

◆SI
ショック指数：shock index

◆RCC
赤血球濃厚液：red cell concentrate

◆FFP
新鮮凍結血漿：fresh frozen plasma

◆JCS
ジャパン・コーマスケール：Japan coma scale

◆GCS
グラスゴー・コーマ・スケール：Glasgow coma scale

11 産科DIC

播種性血管内凝固症候群(DIC)とは，凝固機転の亢進によって血管内で広範に血液が凝固し主に肺，腎臓，肝臓などの全身の細小血管内に多数の微小血栓が形成される症候群である．

1 原因

本来血液中には血液の凝固物質(因子)と，溶解物質(因子)があり，通常ではこれらがバランスよく作用しあって平衡状態が保たれているが，妊娠中は分娩時出血に備えて凝固因子がやや多くなる．

そのため多量出血などが起こると凝固因子と溶解因子の平衡状態が崩れて血管内で過度の血液凝固と血液溶解が同時に起こり，全身の臓器内で微小な血液凝固と出血傾向が同時に引き起こされる．

産科領域でのDICは，他科領域に比べて発生頻度が非常に高く，病状の進行も非常に早いため母体死亡の原因になりやすい．

産科DICの基礎疾患には，常位胎盤早期剥離，出血性ショック，重症感染症，羊水塞栓症，子癇などがある．

2 症状

出血症状には，非凝固性出血(子宮腔内，創傷部)，血尿，下血，鼻出血・歯肉出血がある．

臓器内における血液凝固により主要臓器の障害が現れる(臓器症状)．腎臓では腎不全を呈し，乏尿(5〜20mL/時)，無尿(≦5mL/時)が現れる．

また呼吸不全(肺水腫，胸水など)，心不全，肝障害(黄疸)，脳障害(意識障害，けいれん)を生じる．

全身性には，ショックがあり，ショック症状(冷汗，蒼白，呼吸促迫，脈拍≧100/分，収縮期血圧≦90mmHg)を呈する．

3 診断

DICの診断基準としては，旧厚生省DIC診断基準(旧基準)，国際血栓止血学会(ISTH) DIC診断基準(ISTH基準)，日本救急医学会急性期DIC診断基準(急性期基準)がわが国では従来よく用いられてきた．その特徴を表11-1に示す．

また，基礎疾患(常位胎盤早期剥離，妊娠高血圧症候群，子癇，羊水塞栓，癒着胎盤など)を持つ産科出血は，中等量の出血でも容易にDICを併発する[1]．そのため，日本産科婦人科学会など5学会が作成した産科DICスコアはDICに進展する可能性を判定するツールとして用いられている(表11-2)．DICスコアは，基礎疾患，臨床症状，検査データの各項目の点数を加算し，8〜12点：DICに進展する可能性が高い，13点以上：DICと判定する．

産科危機的出血への対応ガイドライン(p.237参照)では，ショック指数が1.5以上，産科DICスコアが8点以上となれば「産科危機的出血」とし，①ただちに輸血開始，②高次施設へ搬送が必要とされる．

4 治療

❶ 基礎疾患の除去

妊娠中の場合，妊娠を中止する(分娩または人工妊娠中絶)．胎児死亡の場合，子宮内容除去術

表11-1 従来のDIC診断基準

	旧厚生省	ISTH	急性期
基礎疾患 臨床症状	有：1点 出血症状：1点 臓器症状：1点	必須項目 – –	必須項目，要除外診断 SIRS（3項目以上）：1点
血小板数 （×10⁴/μL）	8＜ ≦12：1点 5＜ ≦8：2点 ≦5：3点	5-10：1点 ＜5：2点	8≦ ＜12or30%以上減少/24h：1点 ＜8or 50%以上減少/24h：3点
FDP（μg/ml）	10≦ ＜20：1点 20≦ ＜40：2点 40≦：3点	FDP, DD, SF 中等度増加：2点 著明増加：3点	10≦ ＜25：1点 25≦：3点
フィブリノゲン （mg/dl）	100＜ ≦150：1点 ≦100：2点	＜100：1点	–
PT	PT比 1.25≦ ＜1.67：1点 1.67≦：2点	PT秒 3-6秒延長：1点, 6秒以上延長：2点	PT比 1.2≦：1点
DIC診断	7点以上	5点以上	4点以上

（朝倉英策：新しいDIC診断基準について．モダンメディア，62（5）：4，2016）

表11-2 産科DICスコア

基礎疾患(1項目のみ)	点数	臨床症状	点数	検査	点数
早剥（児死亡）	5	急性腎不全（無尿）	4	FDP：10μg/mL以上	1
〃（児生存）	4	〃 （乏尿）	3	血小板：10万/mm³以下	1
羊水塞栓（急性肺性心）	4	急性呼吸不全（人工換気）	4	フィブリノゲン：150mg/dL以下	1
〃 （人工換気）	3	〃 （酸素療法）	1	PT：15秒以上	1
〃 （補助換気）	2	臓器症状（心臓）	4	出血時間：5分以上	1
〃 （酸素療法）	1	〃 （肝臓）	4	その他の検査異常	1
DIC型出血(低凝固)	4	〃 （脳）	4		
〃 (出血量：2L以上)	3	〃 （消化器）	4		
〃 (出血量：1〜2L)	1	出血傾向	4		
子癇	4	ショック（頻脈：100以上）	1		
その他の基礎疾患	1	〃 （低血圧：90以下）	1		
		〃 （冷汗）	1		
		〃 （蒼白）	1		

（日本産科婦人科学会，日本産婦人科医会，日本周産期・新生児医学会，日本麻酔科学会，日本輸血・細胞治療学会：産科危機的出血への対応指針2017，p.3，日本産科婦人科学会，日本産婦人科医会，2017）

を行う．

　分娩後出血には，止血，子宮摘出術を行い，感染のある場合，感染源を除去する．

❷出血性ショックの予防，治療

　血管確保，気道確保・酸素投与，輸血を行う．
　輸血の目的は，赤血球濃厚液（ヘモグロビン低下時の補充），アルブミン製剤，膠質輸液（循環血液量の維持），新鮮凍結血漿(FFP)（凝固因子，凝固線溶阻害因子［アンチトロンビン，プロテインC，α_2-プラスミンインヒビターなど］）の補充，血小板濃厚液(血小板低下，出血傾向の改善)の補充である．

❸抗凝固療法

　抗凝固薬には，アンチトロンビン製剤（凝固反

応にかかわるXaやトロンビンなどのセリンプロテアーゼと反応し凝固反応の抑制)とヘパリンがあるが，ヘパリンは，発症直後の進行期にのみ一時的に使用される(羊水塞栓,常位胎盤早期剝離の発症直後).

DICの場合，アンチトロンビンも消費されて減少するため，70%以下に下がった場合，アンチトロンビンⅢ製剤で補充する(ヘパリン凝固作用).

アンチトロンビンの働きと類似するタンパク分解酵素阻害薬のガベキサートメシル酸塩(エフオーワイ®)，ナファモスタットメシル酸塩(フサン®)も用いられる(抗凝固作用,抗線溶作用).

抗線溶療法は，凝固療法を行ってから実施する.

5 ケアの注意点

速やかに人を集め，多数同時に行われる処置に対応できるようにする.

❶ 症状の観察

- 出血の有無・量・性状.
- 分娩監視装置の連続モニタリングによる子宮収縮の有無・間隔・強さの変動.
- 胎児心拍の有無・変動，胎動の有無.
- 疼痛の訴え・部位・強さ，分娩進行状況.
- 全身状態，検査データなどの連続的かつ経時的観察.

❷ 報告・記録

- DICが疑われる場合は速やかに医師へ報告する.
- 記録(詳細は助産にかかわるp.307を参照).

❸ 出血性ショックの治療介助

- 補液，輸血，投薬の準備，実施など医師の指示を受けて行う.
- 分娩後の場合，止血が望めないときは子宮全摘術の可能性もあるため準備を行う.
- ショック時はショック体位をとり，保温に努める.
- バルーンカテーテルの挿入を行う.

❹ 急遂分娩

- 準備と介助を行う.

❺ 患者，家族への精神的援助

- 胎児の状態，急激な分娩への不安が非常に大きいため，頻回に声をかけ，状況をできる範囲で簡潔に説明する.
- 症状の急激な悪化にて母体死亡となった場合は，残された家族に受容的な態度でサポートする．ときには臨床心理士の介入もこころみる.

引用・参考文献

1) 日本産科婦人科学会ほか：産科危機的出血への対応指針2017 http://www.jsog.or.jp/all/letter_161222.pdfより2017年10月30日検索
2) 日本産科婦人科学会，日本産婦人科医会：産婦人科診療ガイドライン一産科編2014，日本産科婦人科学会，2014
3) 医療情報科学研究所編：病気がみえるvol.10 産科，第3版，メディックメディア，2013
4) 日本産科婦人科学会：産婦人科研修の必修知識2011，日本産科婦人科学会，2011

📖 略語

◆DIC
播種性血管内凝固症候群：
disseminated intravascular coagulation

◆SIRS
全身性炎症反応症候群：
systemic inflammatory response syndrome

◆FDP
フィブリン分解生成物：
fibrin degradation products

◆DD
Dダイマー：D dimer

◆SF
可溶性フィブリン：soluble fibrin

◆PT
プロトロンビン時間：prothrombin time

12 羊水塞栓症

羊水塞栓症は妊産婦死亡の主要な原因の1つである．分娩時に，何らかの原因で，羊水成分（羊水，胎便，胎脂，胎児の皮膚細胞など）が母体血中に流入し，肺血管を塞栓し，呼吸不全，心不全，ショック，DICなどを引き起こすと考えられていた．しかし，正常分娩でも血中に胎児成分が確認され，羊水成分の流入が発症に結びつかないこともあり，完全に病因は明らかになっていない[1]．

1 疫学

全妊産婦死亡の13%を占める．母体死亡率が約60〜80%と高いため，妊産婦死亡率が大きく改善された現在，産科領域において重要な疾患である．

2 症状

分娩中または分娩直後に胸内苦悶，不穏，呼吸困難，胸痛，チアノーゼ，ショック，下腹痛等で突然発症し，短時間で呼吸停止，心停止に至る．急速に進行するDICによってコントロール不良の性器出血になり，死の転帰をたどる（表12-1）．

表12-1　医師に相談すべき母体の症状

・肺内苦悶	・頭痛
・不穏	・嘔吐
・呼吸困難	・意識のレベル低下
・胸痛	・転倒
・下腹痛	・出血量が800mL以上
・血圧低下	・凝固しない血液流出
・頻脈など	

3 ハイリスク例と誘因

羊水の流入経路は，子宮峡部や子宮頸部（図12-1）と考えられ，ハイリスク例と誘因を表12-2に示す[2]．

4 診断と分類

典型的な臨床症状を呈するが，確定診断は，死後の剖検による肺の病理組織に胎児成分を証明するか，生存中では肺動脈血を採血し，HE染

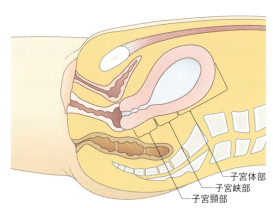

図12-1　子宮峡部と子宮頸部の位置

表12-2　羊水塞栓症のハイリスク例と誘因

ハイリスク例	・帝王切開 ・軟産道裂傷 ・前置胎盤	・瘢痕子宮 ・常位胎盤早期剥離 ・癒着胎盤
経腟分娩	・経産婦 ・過強陣痛 ・羊水混濁 ・アレルギーのある患者	・分娩誘発 ・遷延分娩 ・分娩前後の発熱
妊娠中	・人工流産 ・人工羊水（温生食水）の子宮内注入など	・羊水穿刺

（小林隆夫ほか：血栓塞栓症・羊水塞栓症（産科的塞栓症）．日本産科婦人科学会雑誌61（9）：N427-434, 2009をもとに作成）

色やアルシアンブルー染色で胎児成分を証明する．

羊水塞栓症は，死後の剖検で臓器に胎児成分が見出された確定羊水塞栓症と剖検不可例や生存例で診断された臨床的羊水塞栓症に分類される．表12-3に示す基準を満たすものを示す．

5 治療・管理

羊水塞栓症死亡例は2つのタイプに大別できる．発症後多くは1時間以内に急激な経過で死亡する例と急性期を脱したもののDICから多臓器不全に移行し死亡するものである．

前者は予後不良で救命は難しいが，後者はDICおよび多臓器不全に対処できれば救命の可能性がある．

❶ 呼吸・循環管理(図12-2)

低酸素血症改善のため，酸素吸入が必要である．

リザーバーマスクによる酸素投与，重篤例では気管挿管による人工呼吸器管理を行う．

心拍出量と血圧の維持のために，経皮的心肺補助装置(PCPS)を用いることもある．

❷ 抗ショック療法

心拍出量と血圧の維持に対して行う．

羊水塞栓症ではショックを伴うことが多く，その治療にあたる．一般的には副腎皮質ステロイド薬などの抗ショック薬を静脈内投与し，バイタルサインを頻回に確認する．

❸ 抗DIC療法

DICの進行を防止するため，未分画ヘパリンの静脈投与を行う．

表12-3 臨床的羊水塞栓症診断基準

1. 妊娠中または分娩後12時間以内の発症	
2. 右記に示した症状・疾患(1つ，またはそれ以上でも可)に対して集中的な医学治療が行われた場合	①心停止 ②分娩後2時間以内の大量出血(1,500mL以上) ③DIC ④呼吸不全
3. 観察された所見や症状が他の疾患で説明できない場合	

上記のうち1および3と2の①〜④のうち1つ以上を満たすものを羊水塞栓症と診断する．

(木村　聡ほか：羊水塞栓症の新しい診断基準の提案．日産婦新生児血会誌　15（1）：S57-S58，2005を抜粋して作成)

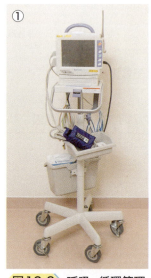
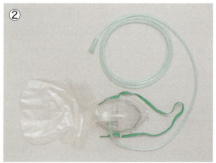
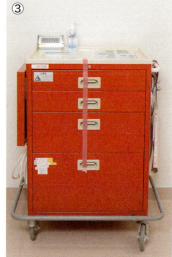

図12-2 呼吸・循環管理
①ライフモニター，②高濃度酸素マスク(リザーバーマスク)，③救急カート

6 ケアの注意点

羊水塞栓症は急激な状態の悪化を示すため，人員を確保し，必要な処置は速やかにかつ同時進行で実施する．

本症の多くは分娩台上に患者がまだいる状況下で初期の救命処置を行うこととなる．初期の救命処置後の呼吸・循環の管理は，集中治療室等へ移動し，十分な医療器材と人員の確保された場所で行われることが望ましい．

❶ 循環管理

・心電図・血圧モニター・経皮的酸素飽和度モニターは速やかに装着する．
・尿量測定のため，膀胱留置カテーテルを挿入し，蓄尿バッグは尿量が微量計測できるものがよい．
・血管確保と動脈留置カテーテル（Aライン）確保を行う．
・18ゲージ以上の静脈留置針を用いて血管確保を行う．2か所以上の確保を行う．
・循環動態が不安定な患者には，頻回な血液ガス分析や採血を行う．
・救急カートを用意し，急変時は対応できるように準備する．

❷ 出血量測定

・DICを伴う場合，多量の性器出血がある．
・診察時などにあった出血はその都度計測し，医師に報告する．
・診察時以外は，30分以内の時間で性器出血の有無を確認し，必要時計測する．

❸ 子宮硬度と子宮底の高さの確認

・性器出血量確認時に同時に行う．
・評価は良好・やや良好・不良の3段階が一般的である（p.240参照）．
・子宮の硬度が良好以外の場合，再度の多量出血の可能性が高いため，医師に報告する．

・本症の場合，子宮底の輪状マッサージは多量出血の可能性が高いため，医師とともに実施する．

❹ 意識状態

・声掛けを行い，反応を観察する．評価はジャパン・コーマスケール（JCS）で行う（p.241参照）．

❺ 保温

・室内を温め，電気毛布を用意し保温に努める．
・子宮は温めることによって弛緩するため，子宮部分は温めないように冷却枕等を用いて冷罨法を行う．

❻ 家族への対応

患者の急な変化により，不安を強く感じている．声かけを行い，今行われている処置などについて伝える．また集中治療室へ移動する可能性があるため荷物の整理をお願いしておく．

引用・参考文献

1) 日本産科婦人科学会編：産婦人科用語集・用語解説集，改訂第3版，日本産科婦人科学会，2013
2) 小林隆夫ほか：血栓塞栓症・羊水塞栓症（産科的塞栓症）．日産婦誌61（9）：N427-434, 2009 http://www.jsog.or.jp/PDF/61/6109-427.pdf より2017年1月28日検索
3) 木村聡ほか：羊水塞栓症の新しい診断基準の提案．日産婦新生児血会誌15（1）：S57-S58，2005
4) 日本産科婦人科学会，日本産婦人科医会：産婦人科診療ガイドライン─産科編2014．http://www.jsog.or.jp/activity/pdf/gl_sanka_2014.pdfより2017年1月28日検索
5) 日本産科婦人科学会，日本産婦人科医会：サイトメガロ感染ハイリスク妊婦については？．産婦人科診療ガイドライン─産科編2014，p.318-321,日本産科婦人科学会，2014
6) 日本助産師会：助産業務ガイドライン2014http://www.midwife.or.jp/pdf/guideline/guideline.pdfより2017年1月28日検索
7) 周産期医学編集委員会編：周産期医学必修知識 第7版．周産期医学 41増刊，2011

略語

◆PCPS
経皮的心肺補助装置：
percutaneous cardiopulmonary support

◆JCS
ジャパン・コーマスケール：
Japan coma scale

第9章

産褥

CONTENTS

1. 産褥期の身体的変化
2. 産褥期の社会・心理的変化
3. 産褥期の褥婦の
   アセスメント
4. 母乳育児支援
5. 産後の指導
6. 社会的ハイリスク産褥婦
   の支援

1 産褥期の身体的変化

産褥とは，分娩終了，妊娠・分娩により生じた母体の解剖学的復古と生理機能の回復が非妊時(妊娠前)の状態に戻るまでの期間で，一般には分娩後約6〜8週間とされている.

産褥期における身体的変化は，主に退行性変化と進行性変化に分けられる. 退行性変化とは，母体の復古現象をいい，進行性変化とは，乳汁分泌作用など分娩後に新たに生じる変化をいう.

1 退行性変化

❶ 子宮復古

子宮復古とは，妊娠中に内腔が30cm以上も増大した子宮が，子宮収縮によって胎児および胎児付属物を娩出した後も収縮を続け，縮小していくことをいう.

分娩時には子宮筋層内の胎盤剝離面において，血管の断裂が無数に生じる. 分娩直後から急激に子宮が収縮することにより，子宮内腔の圧迫止血が行われる.

分娩後12時間(産褥1日目)には，一時的に子

宮は増大する．この理由は明らかではないが，分娩後に子宮内腔に貯留した血液成分の増加と，弛緩した骨盤底筋群の緊張に伴い子宮支持組織の牽引によるものと考えられている．

子宮は2日目以降は漸次縮小し，産褥2週間以内には腹壁から触知されず，骨盤腔内に戻り，産褥4週間後には妊娠前の大きさに戻る．子宮復古は，子宮筋組織の萎縮である（図1-1）．

❷ 悪露

悪露とは，産褥期に子宮腔内や産道から排出される分泌物をいう．内容物は，壊死脱落膜・赤血球・上皮細胞・細菌などである．

通常産褥4週間ころまで持続し，産褥8週後までに消失する．母体の年齢・分娩回数・出生時の体重・授乳状況などで悪露の持続期間を左右することはほとんどない．

赤色悪露

産褥4日目ごろまでは血液が主成分の赤色を呈し，通常凝血塊が混入することは少ない．

ヘモグロビン褐色悪露

産褥5日目以降14日目ごろまでは血液成分は減少し，白血球が増加する．子宮内に貯留していた血液中の赤血球が破裂しヘモグロビンが破壊されて変色し，漿液性浸出液に希釈され，褐色を呈する．

黄色悪露

産褥2週間以降は，さらに漿液性分泌も減少し，白血球が主体の子宮内膜腺からの分泌液のみになり，透明で淡黄色の黄色悪露が約2〜3週間持続する．

❸ 月経の発来

非授乳女性の場合には分娩後6〜8週でほぼ100％再開する．授乳女性の場合にはばらつきがある．早い場合には分娩後2か月後，遅い場合では分娩後1年半を経過してから発来する．

2 進行性変化

❶ 乳汁分泌

母乳は，新生児にとって理想な食物でありバランスのとれた栄養素を含むだけでなく，免疫物質や細胞の増殖・分化を促進する多くの成長因子も含んでいる．

免疫物質として免疫グロブリン（Ig），補体，リゾチーム，ラクトフェリンなどが含まれる．

特にIgAは，変性することなく児の腸管に達し，腸管粘膜をおおい，細菌の腸管粘膜への付着を防御している．

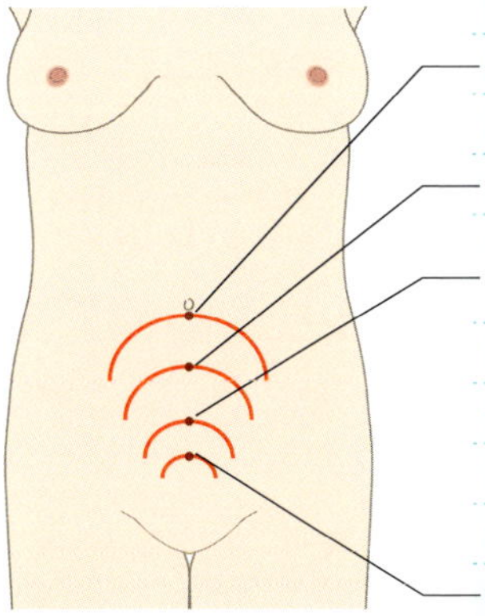

産褥日数	恥骨結合部上縁からの長さ	子宮底の高さ
分娩直後	約12cm	臍下3横指
産褥1日目	約15cm	臍下1横指
2日	約13cm	臍下2横指
3日	約12cm	臍下3横指
4日	約10cm	臍と恥骨結合上縁との中央上2横指
5日	約9cm	同上1横指
6日	約8cm	臍と恥骨結合上縁との中央
7日	約7cm	同下方1横指
2週間以内	腹壁上より触知できず	
4週目	ほぼ妊娠前に戻る	

図1-1 産褥日数と子宮底の高さ

リゾチームやラクトフェリンは非特異的な抗菌作用を持ち，侵入細菌に対して溶菌（細菌の細胞膜・細胞壁を破壊）または静菌的（発育や増殖を抑制）に作用する．

乳汁分泌のしくみ

プロラクチンやオキシトシンなどの内分泌因子や乳頭に対する機械的刺激が関与していることが知られている．

プロラクチンは下垂体前葉から分泌され，乳腺の腺房上皮に作用してラクトース（乳糖）の産生を促す作用がある．妊娠中はプロラクチンの血中濃度が10〜20倍に増加するが，胎盤から産生されるプロゲステロンがプロラクチンの作用を抑制している．

分娩が終了し，胎盤が排出されると，乳汁産生が促進される．同時に乳児の吸啜刺激により下垂体後葉からオキシトシンが分泌される．オキシトシンは乳腺の筋上皮細胞を収縮させて射乳を起こす（図1-2）．

乳汁の特徴

初乳は，水溶性半透明で産褥2日ごろから分泌される．ラクトアルブミン，ラクトグロブリンのような易消化性タンパク質を多量に含み，栄養価が高い．

移行乳は，産褥5日目ごろから分泌される成乳への移行段階にある乳汁である．

成乳は，産褥7〜10日目ごろから分泌され，白青色不透明となる．

❷ 全身の変化

体温の変化

分娩末期には発熱を伴うこともあるが，分娩24時間以内に解熱する．

循環器系の変化

分娩時の出血は分娩後の子宮収縮・子宮周囲の血管収縮により相殺され，循環血液量は維持される．

産褥2〜3週間で循環血液量・血圧ともに非妊時の値に低下する．

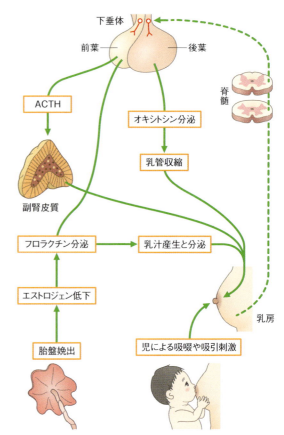

図1-2 乳汁分泌のしくみ

呼吸器系の変化

子宮増大により挙上されていた横隔膜は分娩後下降するため，胸式呼吸から胸腹式呼吸にもどる．

腎泌尿器系の変化

腎血漿流量と，糸球体濾過値は産褥6週までに非妊時の状態に戻る．

産褥早期には妊娠中に体内に貯留した水分が排出されるため，一時的に尿量が増加する．

引用・参考文献

1) 森 恵美ほか：母性看護学[2] 母性看護学各論，p.266-270，医学書院，2016
2) 医療情報科学研究所編：病気がみえる vol.10 産科，第2版，p.363-365，メディックメディア，2009
3) 日本産科婦人科学会：産婦人科研修の必修知識2016-2018，日本産科婦人科学会，2016

2 産褥期の社会・心理的変化

産褥期は児の誕生という大きな喜びと，妊娠状態からの解放感が大きく感じられる時期である．児の誕生に伴って変化するのは母親だけではなく，パートナー（父親），児のきょうだい，祖父母などにもさまざまな面で変化が訪れる．また，これまでとは異なるかたちで社会とかかわる場面も増えていく．

妊娠・出産に対する捉え方や感じ方は人それぞれであり，その背景にある因子も一様ではない．親の特性，児の特性，親子を取り巻く環境をよく観察し，各々の事例には個別性があることを念頭において適切な支援につなげていく．

1 母親の心理的変化

❶ 母親の役割適応

ルービンによれば，母親は受容期，保持期，解放期という3つの段階を経て役割に適応していく[1]．

受容期

分娩後24〜48時間程度．分娩直後で心身は回復の途上にあり，受身的，依存的な特徴がある．児をみつめる，指先で触れる，抱くなどのマターナルアタッチメントがみられる．

また，出産体験を繰り返し人に話す傾向がある．この時期にバース・レビュー（出産体験の振り返り）を行い，褥婦が出産体験をどのように捉えているか把握する．褥婦は語ることで自身の体験に意味付けをし，理解をし，次のステップへ進むことができる．

一方で，児の性別や障害・奇形の有無が分娩前の予想と大きく異なったり，分娩後損傷が大きい場合，望まない妊娠を継続した場合などは，出産体験や新生児に肯定的な感情を抱きづらくなることもある．そのような場合にも，褥婦の満たされなかったニーズに耳を傾け，ここは安心して気持ちを表出できる場であること，児に対する感想は流動的であること，経時的な変化を共に見守る姿勢であることを伝え援護する．

また，誤認を防ぐ・修正する，という観点からも分娩状況の事実の擦り合わせと共有は重要である．

保持期

出産後2〜10日頃．身体機能が戻りつつあり，依存的な状態から脱却し始める．児が示す反応や育児についての関心が強まってくる時期で，育児技術の学習に適している．その一方で，自身と看護師の技術を比較して落ち込んでしまうなど，不安や自信喪失にもつながりやすい．

育児技術を伝える際には，褥婦の行う児の世話を見守り保証する．そして，今は習得の過程にあるのだ，と伝えて支持する．退院前の育児経験を豊富にし，小さな達成感を積み重ねていくことで，育児への自信を褥婦が得られるよう，心理面でも技術面でもサポートしていく．

解放期

児の存在は自分とは別個であること，児をまじえての現実的な生活を受け入れ始めることで，親役割を引き受けていく．

母子関係は母から児への一方通行では形成されない．育児行動を変えると児の反応や健康状態も影響を受け，それを観察して児の欲求を察知できるようになることで自信につながる．

なお，児の持つ特性が愛着形成の障害となる場合もあることを理解しておく．反応や表情の強弱，運動の活発さ，睡眠時間の長さや周期，排泄や覚醒の規則性などである．授乳や寝かしつけの困難が強く長期間にわたると，母親の消耗は一層激しくなり，育児への意欲が減退する．

児に合った褥婦なりの育児を支持し，習熟した育児技術を培えるよう，必要であれば修正を加えて，電話訪問などで支援をするとよい．

❷マタニティブルーズ

産褥初期に見られる,比較的短期間で一過性の情緒不安定な状態である.抑うつ気分,涙もろさ,不安,集中力欠如,不眠,頭痛,食欲不振などを訴える.分娩や産褥期によるホルモンの変化との連動が原因として考えられているが,直接的な起因は明らかになっておらず,誰にでも起こりえる一過性の生理的変化として捉えられている.

ケアをする際には,不安定な感情の表出を受けとめ,見守る姿勢で対応し,十分な休息をとるようアドバイスする.また,事前に両親学級などで説明しておくことで,実際に体験した場合に褥婦自身も家族もうろたえることなく対応する心構えができる.

主訴が長引くようであれば産褥精神障害(p.285参照)の可能性もふまえ,診断が遅れないよう精神科スタッフと速やかに連携する.

2 父親の心理的変化

父親も母親と同様に,児の誕生への喜び,親役割を引き受ける不安,睡眠時間の減少などの生活の変化を経験する中で,児との相互作用を通して,父親役割を引き受けていく.

グリーンバーグによれば,子を迎え入れる父親には,エングロスメント(没入感情)という心理的特徴があり,新生児と早期接触を行うことで父親は児に夢中になり,積極的にかかわろうとする(表2-1)[2].

父親も分娩直後に児と接触すること,退院前から育児技術を習得することで,新生児の生理や感覚への理解,父親としての自信につながり,退院後の育児においても役割を引き受けやすくする.また,退院前から妻と協働で育児をすることは連帯感や信頼感を強める.

良好な家族関係の形成には,分娩前から今後について夫婦で話し合いをしておくことや,自治体の父子手帳(図2-1)の活用などをすすめる.家事・育児の分担,育児休暇や時短勤務の利用,親としての自己をどのように受けとめており,どのような家族になっていきたいか,などについて事前に共有することで,お互いの価値観・育児方針・生活感覚を確認・修正し,現実的にどのような生活を送っていくかを具体的に

表2-1 エングロスメントの特徴

①新生児に対する視覚的意識.
②新生児に対する触覚意欲.
③新生児の明確な特徴に気づく.
④子どもは完全なものと認知される.
⑤父親は新生児に強い魅力を感じ,その結果,わが子に注意力を集中するようになる.
⑥気分の極端な高揚を経験する.
⑦父親は自尊心の高まりを感じる.

(河野洋子:育児行動取得への支援.助産学講座7 助産診断・技術学Ⅱ[2]分娩期・産褥期.第5版[我部山キヨ子編],p.328,医学書院,2013)

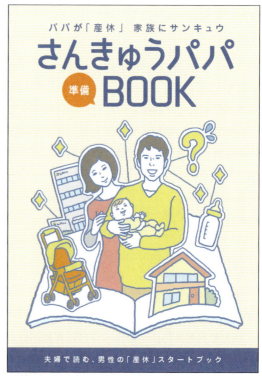

図2-1 父子手帳の一例

(内閣府:さんきゅうパパ準備BOOK,http://www8.cao.go.jp/shoushi/shoushika/etc/project/pdf/book/print_all.pdf [2017年9月14日検索])

考えられるようになる.

育児において父親の出番を必ずつくること,夫婦でお互いの働きを認め合いポジティブに高め合うこと,ときには育児から離れて2人だけの時間をもつ工夫も,良好な家族関係の形成には大事であると伝えたい.

3 きょうだいの心理的変化

上の子の年齢,発達段階,準備状況などから個別性はあるが,新生児は上の子にとって,ある種の衝撃をもたらす存在である.自分と両親との関係が大きく変化したと感じることから,上の子には退行現象(赤ちゃんがえり)がよくみられる.母親へのスキンシップの程度・頻度が増える,1人でできることを「できない」と言う,言葉遣いや排泄の退行,などが例として挙げられる.

退行現象の有無にかかわらず,両親は愛情表現や接する時間が新生児だけに偏らないよう気を配る必要がある.ぎゅっと抱きしめるなどのスキンシップ,じっくりと話を聞く,屋外で(父親などと共に)全身を使った遊びをするなど,上の子だけと過ごす時間を持つことを忘れないようにする.上の子が,自分は今までもこれからも愛されているのだと実感できるようにすることが大切である.

準備としては,妊娠中から母親の腹部を触らせる,検診時の超音波写真を見せて胎児について説明する,妊娠・出産についての絵本を読み聞かせるなど,胎児への理解を促すとよい.

誕生後には,育児の様子をそばで見せるなどして新生児に興味をもたせ,可能であれば育児において簡単なことを親と共に行うのもよい.それは親と心の通い合う共通の体験であると同時に,自分と新生児の区別をもたらす.そして,自分は兄または姉になったのだ,という精神的な成長ができる契機にもなり得る.新生児には上の子の性格や行動を語りかけることが,良好

な相互作用をもたらすきっかけともなる.

4 ソーシャルサポート (社会的支援)

❶ 退院前からの準備

児の健全な発育と,褥婦を孤立から防ぐためにも,ソーシャルサポートの利用は非常に重要である.まず出産前から,退院後の支援者の有無,関係性,費用や信頼度について確認し,計画的に準備しておくようすすめる.

退院後は,母乳外来,新生児訪問,地域の保健センターなども相談の場として利用できること,メンタルヘルスなどの予後に不安がある褥婦の場合は多職種で連携しながら退院後も母子ともに継続してフォローをしていく姿勢であることを伝える.

退院前に同時期入院者や両親学級の参加者と知り合うこともあるだろう.他にも地域の育児サークルや子育てサロン,双子や三つ子をもつ親の会,同じ疾病を持つ親の会の情報などを必要に応じて知らせる.境遇が似ている人が集うグループへの参加は,地域社会との結びつきや,児にも新しい出会いをもたらす可能性のある場である.その一方で,グループへの参加をきっかけに児の発育程度による気後れや競争心など,心理的負担がかからないよう,相談に適宜応じる.

❷ ソーシャルサポートとしての祖父母

産褥初期は心身共に不安や疲れが溜まりやすく,そのようなときに育児経験者である祖父母に支援してもらえることは心強いことである.

だが,場合によっては双方の心理的な負担を増す要因にもなり得る.もともと親密で風通しのいい関係ではない場合,時代・世代による価値観のずれ,金銭感覚の違いなどが衝突や葛藤の起因となってしまう場合である.

また,産褥期の過ごし方,育児方法,育児用

品などは，祖父母の世代から現代までの間に変遷し，意見の食い違いが生じやすい要素でもある．なお，祖父母の年齢によっては体力的に支援が難しいケースがあることも考慮する．

　育児の主体はあくまで母親とそのパートナー（父親）であることを双方が認識するには，退院前に話し合いの場を設けることが有効である．望ましいのは，児の両親とその双方の祖父母が同席し，児の両親が指導を受けた育児内容を全員で確認・共有することである．そして，育児は児の両親，家事を祖父母の担当，と棲み分けると混乱が起きにくい．

　最近は自治体による祖父母手帳(図2-2)や孫育て講座など，現代の育児方法を祖父母にわかりやすく伝える新たな視点からの後ろ盾も登場している．これらを活用しながら，双方に負担や混乱がない育児体制を築いていけるよう支援する．

❸ その他のソーシャルサポート

　産後ケアセンターへの入室や友人や近隣の住人，職場の人間関係(復職経験のある女性，育児休暇を取得した男性)，宅配サービス(スーパー，クリーニング，通信販売など)，保育士，家事代行業，など非常に多様なサポートが存在する．健康な親子関係の育成のために積極的な利用をすすめたい．

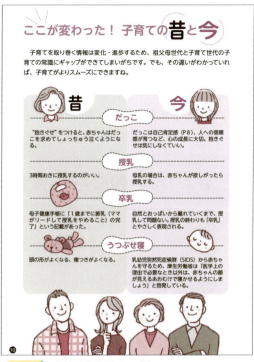

図2-2 祖父母手帳の一例

(さいたま市：さいたま市祖父母手帳，2015
http://www.city.saitama.jp/007/002/012/p044368_d/fil/sofubotechou.pdf [2017年9月14日検索])

引用・参考文献

1) 森　恵美ほか：産褥期における看護．母性看護学[2]母性看護学各論，p.270-278，医学書院，2016
2) 河野洋子：育児行動取得への支援．助産学講座7助産診断・技術学Ⅱ[2]分娩期・産褥期，第4版[我部山キヨ子編]，p.329-333，医学書院，2010
3) 河野洋子：家族への支援．助産学講座7助産診断・技術学Ⅱ[2]分娩期・産褥期，第4版[我部山キヨ子編]，p.334-336，医学書院，2010
4) 河野洋子：心理社会的側面の支援．助産学講座7助産診断・技術学Ⅱ[2]分娩期・産褥期，第4版[我部山キヨ子編]，p.312-314，医学書院，2010
5) 江守陽子：産褥経過は順調か．新看護観察のキーポイントシリーズ母性Ⅱ[前原澄子編]，p.49-60，中央法規出版，2011
6) 桑名佳代子：生後24時間以降の観察．新看護観察のキーポイントシリーズ母性Ⅱ[前原澄子編]，p.210-213，中央法規出版，2011
7) 江守陽子：褥婦のメンタルアセスメント．臨床助産師必携生命と文化をふまえた支援．第2版[我部山キヨ子編]，p.336-339，医学書院，2006

3 産褥期の褥婦のアセスメント

1 基本的情報

① 非妊娠時の情報

- 年齢：体力面，精神面での育児能力，分娩後の身体の回復の予測．
- 既往歴：合併症によるリスクや薬理治療の有無，薬剤の母乳への影響に関する情報も必要．

② 過去の妊娠・分娩経験と産褥経過

- 分娩の回数：頻産婦の場合，生殖器の復古が障害される可能性がある．
- 過去の育児・授乳経験：育児技術の程度，今回の児へのかかわり方に影響する．
- 過去の心身回復の状況・過程：今回の看護の方向性を見いだす有益な情報である．

③ 今回の妊娠・分娩経過

- 妊娠期：受診状況や保健指導などから，褥婦の健康に対する意識，家族との関係，子どもを迎え入れる準備状況などを把握する．
- 分娩経過：分娩様式，分娩所要時間，出血時間，分娩時の家族の対応，新生児への褥婦の反応などを確認する．
- 新生児の状態：出生体重，性別，疾患や奇形の有無，全身状態など褥婦の心理状態に大きく影響する．

④ 心理社会的健康状態

- 準備状況：親役割の受け入れ，育児への意欲，育児用品の準備など．
- 家族構成：未婚/既婚，児のきょうだいの有無，支援者の存在．
- 家庭環境：住環境，経済力，地域性など．
- 今回の妊娠の受け止め方：予定外の妊娠，望まない妊娠の継続など否定的感情はないか．

2 身体の状態

① 退行性変化・回復状態の観察

子宮

- 子宮底長，硬度，傾き（位置），など．子宮底長に変化がない場合，子宮収縮不全を考える．
- 子宮復古不全の場合，赤色悪露がつづく．悪露の性状や量の状態も観察する．

外陰部・肛門部

- 外陰部：視診により浮腫，血腫，発赤，腫脹を，触診で疼痛の有無と程度を見る．特に縫合状態など，縫合部からの出血や浸出液の有無を観察する．
- 肛門部：痔核や脱腸，疼痛の有無．整復可能であれば丁寧に帰納し，その抵抗，肛門括約筋の程度を確認する．

子宮・外陰部の観察

- 悪露などの分泌物に触れないよう，手袋をはめ，スタンダードプリコーションを実施する．
- 排尿後，仰臥位で膝を立て，腹壁を弛緩させる．プライバシーを尊重し，不必要な肌の露出を避ける．
- 子宮底は臍部より徐々に触れ，位置を確認して硬さを観察する．
- 外陰部は腫脹や縫合部，悪露の観察を行う．

悪露

- 悪露の性状，量，色，凝血の有無，悪臭の有無などを観察する．
- 産褥用パッドの装着時間・浸潤の程度より，悪露の量や性状を確認する．

尿

- 排尿困難や尿路感染症の徴候の有無を判断するため，自然排尿と尿意の有無を確認する．
- 排尿回数と量は，水分摂取，乳汁分泌，発汗，浮腫などの程度に影響される．

便
- 分娩時の食物や水分摂取量の減少，腹壁弛緩，外陰部疼痛や脱肛痛，発汗や乳汁分泌による水分量の減少などで排便しにくい状態である．
- 排便回数を把握し，排便困難の原因を明らかにし，必要であれば便通を促進する．

その他
- 血圧，貧血の有無などによっては，育児活動や日常生活において活動範囲を考慮する．

❷ 進行性変化の観察

乳房・乳頭部
- 大きさ，かたち：児の抱き方（授乳姿勢）と関連する．図3-1のように分類する．
- 乳頭：突出，扁平，陥没（仮性陥没・真性陥没）などに分類できる（図3-2）．乳輪部の柔らかさと併せて，児の吸着，吸啜に関連する．
- 乳頭部に亀裂や疼痛がある場合は，出血や炎症の有無，亀裂の深さ，疼痛の程度などの観察と，適切なケアが必要である．
- 亀裂や疼痛は褥婦にとって直接授乳の阻害因子となる．児が深く吸着できているか，外し方に問題はないか確認し，適切な授乳方法を指導する．なお，馬油や乳汁を塗り乾燥を防ぐことで，疼痛を予防できるといわれている．

乳汁の産生と分泌
- 触診によって，乳房所見（緊満や張りの度合いなど，やわらかさ）を確認する．
- 乳房緊満：産褥3～4日ごろ，圧痛や熱感を伴って乳房全体が固くなる．乳房への血流増加とリンパ液の滞留による生理的なもの．乳汁うっ滞（乳汁の分泌量が排出量より多いことが原因となる）とは異なる．
- 分泌状態：授乳前後に乳房を触り，緊満の状態（授乳後は張りが軽減されるか）などを比べる．また，乳頭乳輪部を圧迫し，乳汁の排出状態（色，性状，乳管の開口数など）を確認することで，乳汁分泌状態を推測する．

母乳量測定の推奨
- 児が飲んでいる量を測ることで，乳汁の分泌状態や量を把握する．
①おむつ交換をした後，授乳前の児の体重を

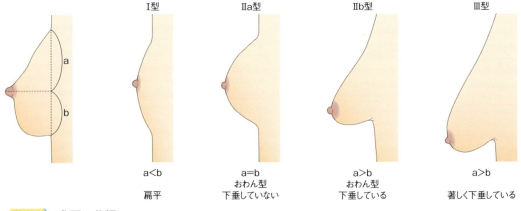

図3-1 乳房の分類

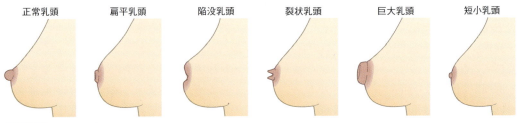

図3-2 乳頭の分類

測定し，授乳を行う．

②おむつ交換はせずに，授乳後の児の体重を測定する．

③授乳前後の体重の変化を比較し，差を哺乳量と考える．不足しているようであれば各施設の基準に従ってミルクで補う．

3 生活とセルフケア

❶ 活動と休息のバランス

分娩による会陰部の痛みや後陣痛，すぐ始まる育児などで褥婦は睡眠不足になりがちであり，非常に疲弊している．疲労度と休息の程度を把握し，育児などの活動のために休息がとれるようアドバイスする．

- 新生児と褥婦の睡眠パターン，授乳状況などの生活リズムを把握し，褥婦がセルフケアを行えているかどうか確認する．
- 分娩後の損傷や乳頭の亀裂などの疼痛緩和を実施し，行動が制限されないよう支援する．
- 退院後の育児・家事の分担や，ソーシャルサポートの活用など，自宅での過ごし方がイメージできるよう適宜相談に応じ，支援する．

❷ 栄養摂取

- 食事内容，量，回数などのバランスがとれた食事が望ましい．食生活を把握する．

❸ 排尿

- 分娩後の排尿困難の可能性がある．尿意がなくても3〜4時間ごとにトイレに行き，排尿を試みるよう促す．
- 排尿があれば排尿量や回数などを毎日確認する．残尿感や膀胱の充満感も確認する．

❹ 排便

- 分娩後は会陰部の疼痛や肛門痛などから便秘になりがちである．毎日の試みを促す．
- 妊娠前の排便習慣を把握し，食物繊維が豊富

な食品や十分な水分の摂取などをすすめる．

❺ 会陰部の清潔

- 産褥パッドは3〜4時間を目安に交換する．排尿・排便後は温水洗浄便座や陰部洗浄ボトルなどでの適切な清拭を指導する．

4 心理的サポート

- 産褥期は抑うつ気分や涙もろさがみられる．これはマタニティブルーズ(p.252参照)という一時的で生理的な変化であるとされている．
- 2週間程度経過しても症状が継続する場合は，産後うつ病(p.285参照)の可能性を疑う．パートナー(夫)が異変に気づくことも多く，すみやかに精神科や心療内科と連携をする．
- 早期診断と治療につなげられるよう，主訴の内容や継続期間を把握しておく．褥婦には，十分な休息と傾聴の姿勢が大切である．

5 周囲の人との関係・援助

- 褥婦は新生児と孤立していないか．パートナー(夫)との関係，協力体制．
- その他の支援者の有無，サポート体制は具体的にどのようになっているか．
- ソーシャルサポート(p.253参照)の知識，利用状況はどうか．活用を積極的にすすめる．

引用・参考文献

1) 森　恵美ほか：母性看護学[2]　母性看護学各論，p.270-278，医学書院，2016
2) 大山牧子：NICUスタッフ母乳育児支援ハンドブック，第2版，メディカ出版，2009
3) 石村由利子：産褥期のフィジカルアセスメント，助産学講座7助産診断・技術学Ⅱ[2]分娩期・産褥期，第4版[我部山キヨ子編]，p.284-295，医学書院，2010
4) 河野洋子：日常生活適応の支援，助産学講座7助産診断・技術学Ⅱ[2]分娩期・産褥期，第4版[我部山キヨ子編]，p.307-309，医学書院，2010
5) 江守陽子：褥婦の観察に必要な基礎技術，新看護観察のキーポイントシリーズ母性Ⅱ[前原澄子編]，p.6-13，中央法規出版，2011

4 母乳育児支援

1 早期母児接触

母と新生児が，出生直後から肌と肌を密着させることを早期母児接触という．できる限り臍帯切断前や出生直後の早期に開始し，1時間ほど続けられるとよいといわれている．

❶ 新生児の哺乳行動

母児接触をしていると，次第に児は哺乳前行動と呼ばれる探索的行動を開始する．自ら乳房に到達し，口を開けて吸着・吸啜し始めるのは出生後約1時間後といわれている[1]．

❷ 実施方法

- 児を娩出し，臍帯切断後，母の胸で抱っこできるように介助する．
- 母の胸元での十分な抱っこの後，児は別室にて計測を行い，SpO₂モニターを装着する．
- 母の処置が終了するまで，父が抱っこできるようにする．
- 母の処置が終了後，母が抱っこできるように介助する．このときに直母(乳房から直接母乳を授乳すること)を介助にて実施する．
- 介助者は，新生児の状態の観察を行いながら実施する．

2 早期授乳

児は母乳を欲しがるサインを出すが，そのサインに応じて授乳をすることが母乳育児を軌道に乗せるうえで重要となる．そのために，母児同室など母と新生児が常に一緒にいられる環境を整える．

❶ 飲みたがっているサイン

母子が落ち着いて授乳するには，母乳を欲しがっているサインに応じたタイミングで授乳することである．

表4-1のステート3〜5の状態が授乳に適しているといえる．啼泣している場合には，あやして落ち着かせてから授乳するとよい．

❷ 満腹のサイン

自律哺乳では，1日の授乳回数は8〜15回程度となる．児は十分に母乳を飲むと全身の力が抜け，自ら乳房から離れるか吸啜が弱くなる．

3 直接授乳の支援

❶ 経腟分娩の場合

産後6時間終了後，分娩室で直接授乳を行い，その後の母の体調により頻回授乳をすすめる．

産後1日目から母児同室を開始し，頻回に直母を実施する．ただし，希望により母児同室は当日からでもできる．

母乳のみでミルクを補足していない児は産後2日目で血糖を測定し，低血糖になっていないか観察する．

毎日体重測定を行い，体重減少8％になった場合にはミルクの補足を行うことを説明して実施する．

❷ 帝王切開の場合

手術直後から乳頭マッサージについて説明し，3時間ごとを目安に母親が実施する．

産後2日目から母児同室を行う．

同室開始後は頻回に直母の実施を行う．

表4-1 児の睡眠と覚醒状態と母乳育児の関連

状態	児の様子	母乳育児との関係
ステート1 深い睡眠	・目を閉じ，目の動きがない，規則的な呼吸 ・リラックスしている．身体の動きはなく，ときどき驚愕反射がみられる	・意図的に起こそうとしたときのみ覚醒する
ステート2 浅い睡眠	・素早い目の動きを伴うが，目は閉じている ・不規則な呼吸，吸綴，微笑，顔をしかめる・あくびをする ・わずかに身体の筋肉がピクリと動くときがある．多くの児の睡眠はこの状態である	・刺激で安易に覚醒する ・授乳するほどには覚醒しない
ステート3 うとうとした状態	・目は開いているかもしれない ・不規則な呼吸，軽い驚愕反応を伴うさまざまな身体の動きがみられる	・刺激で覚醒するが，容易に睡眠状態に戻る ・非栄養的吸綴がみられる．
ステート4 静かな覚醒	・目は開いている ・刺激に反応する．最小限の身体の動きがある	・他者と相互に関係する ＜授乳のタイミングである＞
ステート5 活動的な覚醒	・目は開いている ・早く不規則な呼吸．刺激や不快に対してより敏感である．活動的である	・おむつを替え，静かに話しかけ，啼泣が始まる前に授乳を開始する
ステート6 啼泣	・目は開けているか，ギュッと閉じている ・不規則な呼吸，啼泣し，とても活動的である．四肢を不調和にばたばたさせる動き	・授乳を試みる前に，あやして落ち着かせることが必要

(Koehm M, et al: Infant assesment. Breastfeeding and human lactation, 3rd edition（Riordan J ed.), Sudbury, Jones and Bartlett Publishers, p.591-620, 2005より改変)

❸ 実施方法

母の姿勢

クッションやタオル，足台などを使って工夫し，楽な姿勢で授乳できるようにする．

児の姿勢と状態

児の姿勢については，以下の4点がポイントとなる．

①耳・肩・腰の位置が一直線になる．

②身体が母親に密着する(母のお腹と児のお腹がくっついている)．

③母親に身体全身を支えられている．

④鼻と乳頭がまっすぐに向き合う(臍と臍が向き合う)．

❹ さまざまな授乳姿勢(図4-1)

横抱き(ゆりかご抱き)

体が安定しやすい姿勢．胸の高さで児を抱き，腹部が向かい合うよう密着させる．児の頭を母の肘・前腕辺りに置き，児の殿部・大腿を支える．母の肘の下にクッションなどを入れ安定させると抱きやすく，長時間の抱っこも可能である．

交差横抱き

飲ませる乳房と反対側の手と腕で児の肩と背中，耳の後ろを支える．もう一方の手で乳房を支えるが，吸着できたら手を外してよい．

児の頭や乳房の角度を調整しやすく，早産児や吸着が弱い児に適している．初回授乳時の抱き方としてもよい．

脇抱き(フットボール抱き)

児の身体を脇で支え，児の足が背中にくる抱き方である．手と腕で児の肩と背中を支え，指は耳の後ろに添える．もう一方の手で乳房を支える．その際，枕を使うと安定しやすい．

口元を確認しやすく，児の姿勢を調整しやすいため，乳房の大きな母親，吸綴の弱い児などに適している．また帝王切開の場合，創部を圧迫されずに授乳できる．

縦抱き

児の身体を起こして大腿にまたがらせるようにし，児の鼻が乳頭の高さにくるように正面から授乳する．深い吸着が難しい場合や小さめの児に適している．

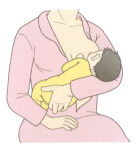 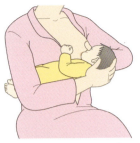 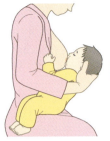 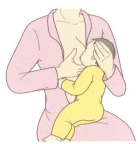

図4-1 授乳姿勢

横抱き(乳房Ⅱa・Ⅱb)　　交差抱き(乳房Ⅱa・Ⅱb)　　脇抱き(乳房Ⅲ)　　縦抱き(乳房Ⅰ・Ⅱa)

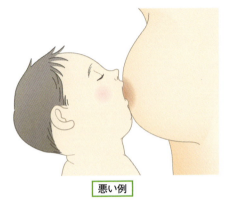 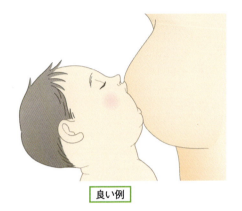

悪い例　　良い例

図4-2 浅い吸着(左)と深い吸着(右)

添え乳

向かい合って横になり児を胸の高さにし，腹部が向かい合うよう密着させる．枕を母親の頭・背中・足の間などに入れ，安定した姿勢をとるとよい．

母の体調が悪いときや夜中の授乳に適している．

児の窒息を防ぐため

横になるところは沈み込まないよう平坦で硬めのところにする．

終了時は腹臥位にならないようにする．

自分が寝込まないようにする．

4　効果的な吸着と吸啜

乳頭乳輪体で形成された吸い口を，児に深く含ませることがポイントである．

❶ 効果的な吸着

乳房を深く口に含み効果的に吸着している場合，児の頭が少し後ろに傾き，下顎は乳頭下方の乳房に向かい乳頭は鼻に向かう姿勢になる．

浅い吸着は乳頭痛・乳頭亀裂などといった乳頭トラブルの原因になることもあり，浅い吸着と深い吸着を見分ける必要がある(図4-2)．

❷ 不適切な吸着

吸着が不適切な場合，①口を開けないまたはおちょぼ口になっている，②唇を巻き込んでいる，③児の舌が見えない，④頬が張っているまたはくぼみがあるなど，さまざまなサインがみられる[2]．

その原因として，①人工乳首を使用している，②母親が母乳育児に慣れていない，③母乳育児困難だった経験がある，④児が小さいもしくは病気である，⑤強度の乳房緊満がある，⑥授乳開始の遅れがある，などがあげられる[2]．

5 直接授乳の観察

情報を共有する.

母乳ケアチェックリスト(図4-3)を活用することで，情報を共有することができる.

❶ 毎日の観察とカンファレンス

毎日，助産師や看護師が母乳の状況・授乳状況などを観察ケアし，カンファレンスで報告し

❷ 母乳ケアチェックリストの使用方法

・産科病棟へ転入してきた看護職員は，1か月間はほかの看護師・助産師とともに母乳の観

母乳ケアチェックリスト

○1人でできる　△助言があればできる一部できる　×できない

項目		評価の視点	1か月後 / サイン		3か月後 /		6か月後 /	
			自己	他者	自己	他者	自己	他者
知識	母乳の利点が言える	①早期からの直母をし，乳汁分泌を促す						
		②児の免疫機能を維持できる						
	当院の指導基準が言える	①分娩後すぐに直接母乳を実施する						
		②分娩後6時間より直接母乳を実施する						
		③帝王切開後早期より3時間毎のマッサージ 搾乳を実施						
技術	母乳分泌の観察ができる	①乳房の型						
		②乳頭の形態・大きさ						
		③乳首の伸展状況						
		④乳管開通本数						
		⑤乳房緊満状況						
		⑥母乳分泌状況						
	ポジショニングの観察ができる	①母の姿勢に無理がない						
		②児の耳・肩・臀部が一直線になっている						
		③児が母親の身体に密着している						
		④児の頭と肩を支えることができている						
		⑤児と母の臍が向き合っている姿勢である						
	ラッチオンの観察ができる	①児が吸着しやすいように乳房を把持できている						
		②児が大きく口を開けた時に吸着している						
		③児の下唇が外側にめくれている						
		④児の舌が乳頭に巻き付いている						
		⑤児の頬がくぼんでいない						
		⑥深く吸着している。吸着時の痛みがない						
指導・記録	指導・説明ができる	①乳房の形に合わせて、横抱き・交差抱き・脇抱きが説明できる						
		②授乳間隔・授乳量について説明できる						
		③頻回直接母乳の必要性について説明できる						
		④次回の授乳時間の調整・時間が説明できる						
		⑤児が母乳を飲みたがっているサインを指導できる						
		⑥児が母乳を飲んでいる状況を指導できる						
	記録・報告ができる	①母の母乳状況を乳房ケアテンプレートに記録できる						
		②直接母乳手技の状況を乳房テンプレートに記録できる						
		③指導内容を乳房テンプレートに記録できる						
		④系統だった観察・援助が必要な場合、報告・相談できる						

図4-3 母乳ケアチェックリスト

(東京都立墨東病院院内資料より)

察・授乳方法の指導等を一緒に行う．
- 母乳ケアチェックリストの内容をよく理解し，できるようになるまで実施する．
- 1か月後，実際の母乳ケアの場面を母乳ケアチェックリストに沿って評価を行う．
- 評価者はできないところをその場で指導し，できるようになるまで3か月ごとにチェックリストを用いて評価を行う．
- 新人看護師は，入職3か月後よりチェックリストを開始する．
- 全項目が○になるまで評価を実施する．
- 母親の乳房の形や児の哺乳意欲，母親の手技などに左右されるので，内容が理解でき実施できていれば○とする．
- 授乳指導は母親の考えや訴えをよく聞き，母親がどうしたいのかを引き出し，看護師が実施する方法を押し付けるのではなく，母親が選択し，実施できるように支援的にかかわることが重要である．

引用・参考文献

1) Widström AM, et al：New born behavior to locate the breast when skin-to-skin.Acta Paediatrica100(1)：79-85, 2011
2) NPO法人日本ラクテーションコンサルタント協会：母乳育児支援スタンダード，第2版，p.170，医学書院，2015
3) 中村和恵：トラブルはなぜ起こる？ 赤ちゃん編．ペリネイタルケア25（1）：22-27，2006

5 産後の指導

1 母児同室

母児同室の目的は，退院後，母が自宅での育児や授乳をスムーズに行えるように準備することである．

❶ 母児同室指導

母児をどのようにケアしていくかは，分娩施設の構造，職員数，母児の状況（ハイリスク妊婦か・胎児に合併症があるか）などによって異なる．ここでは，当院のシステムを紹介する（図5-1, 2）．

開始時期

産後1日目（帝王切開術後の場合には2日目）から開始する．

指導内容

- おむつ交換の方法．
- 授乳の実際（直母・瓶哺乳）．
- ミルクの温め方．
- 授乳表，同室時の注意事項の説明（図5-1, 2）．
- 体温管理．
- 検温の実施：11時，20時に母が検温を実施する．36.5〜37.5℃に管理できているか確認する．
- ベビーセンスの使用方法．
- 母乳量測定の方法．

これらはパンフレットに沿って説明する．外国人対応のため，英語や中国語などのパンフレットを作成しておくと対応しやすい．

❷ 期日前に同室希望がある場合

経腟分娩の場合

分娩後6時間程度経過した時点で母から同室希望があった場合には，その時点で同室指導を実施し，母児同室開始とする．

帝王切開の場合（帝王切開後2日間新生児科に入院しているため）

母が離床し，その日に同室希望の場合には，新生児科医師に報告し，児を新生児室に移動する．母に同室指導を実施し，同室を開始する．

❸ 母児同室

離床後は授乳や母児同室など新しい環境におかれることで，褥婦は活動量が増え休息がとりにくくなる．母児同室においては24時間同室を基本としているが，母児の体調などによって夜間は新生児室に預かることも可能としている．母が無理をせず退院後も育児ができるようにサポートすることが大切あり，精神的に追い詰めることがないように配慮しながら支援していく．

また，母児異室の場合は児の様子を知らせ，家族と喜び合える場を設定する．

2 退院指導

退院指導は，産後の母体の変化，退院後の育児や日常生活の過ごし方などについて指導することで，母親の不安を軽減するために行う．母親の体調に応じて，パンフレットやDVDを活用しながら実施する．

産後は，身体の回復に合わせて少しずつ元の生活に戻れるようにし，あまり無理をしすぎないように指導する．産褥期に無理をすることは，産後の回復が遅れる要因となりうる．

❶ 産後の家事

- 褥婦の身体がもとに戻るには，6〜8週間かかるといわれている．出産の疲労が蓄積しているため，バランスのよい食事をとり，さらに

新生児の安全のために

☆連れ去りを防ぐために
*新生児室には常時スタッフがいます．
*新生児室から離れるときには入口に鍵をかけています．
*スタッフが不在時に新生児室に御用の方は，調乳室のナースコールを押してください．
*母児同室中，シャワー・診察・指導・面会・電話など長時間部屋を離れるときには，新生児を新生児室に預けてください．トイレなど短時間の場合は部屋で寝かせていて大丈夫です．

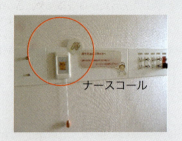
ナースコール

☆転落を防ぐために
*新生児はコットに寝かせて移動してください．　抱っこしたままでの歩行はやめてください．

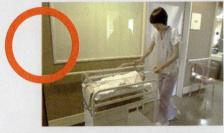 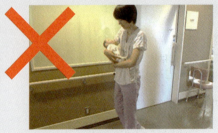

*ご自身のベッド上に寝かせたまま目を離すことや添い寝はやめてください

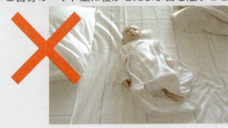 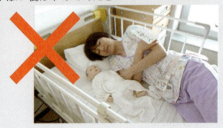

☆異常の早期発見のために
*無呼吸発作の発見のためにベビーセンスを全員に使用しています．
*新生児をコットに寝かせているときは必ずスイッチを入れてください．
*スイッチが入っているときは，緑のランプが点滅しています．
*ベビーセンス作動中にアラームが鳴った時はすぐに新生児室に連れて来てください．医師の診察が必要な場合があります．ナースコールを押して，スタッフが来るのを待たないでください！

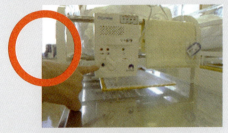 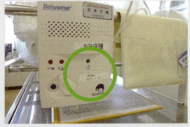
ベビーセンス　　　　　　　　　　　　スイッチが入っていると緑のランプが点滅

図5-1 母児同室時の説明事項

☆感染から守るために
*新生児を感染から守るため，面会制限をしています．
*15歳以下の方は産科病棟内には入れません．
*新生児は部屋と新生児室で，エレベーター前やデイルームへ連れ出さないようにお願いします．
*新生児の抱っこは基本的に，ご両親だけとしてください．
*新生児に触れる前には必ず手を洗いましょう．

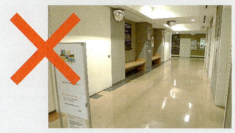
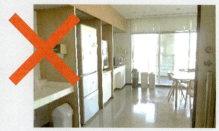

エレベーター前　　　　　　　　　　　　　　　　デイルーム

☆取り間違いを防ぐために
*新生児のコットには「○○○（お母様の名前）ベビー」と2か所表記させていただいています．
*新生児の手首・足首には分娩時からお母様と同じ番号で，お母様の氏名を書いたネームバンドを付けさせていただいています．
*新生児の受け渡しの際には，フルネームで名前を名乗っていただき，ネームバンドの名前と番号を照合させていただいています．
*ネームバンドが外れた場合は，付け直しますので，新生児室までお越しください．

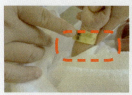
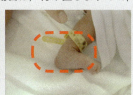
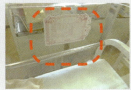
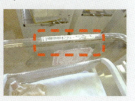

☆個人情報を守るために
*新生児室でお預かりする際にはガラス越しからコットの氏名がみえないように配慮しています．
*ガラス越しでの面会を希望の際は，スタッフにお申し出ください．
*ご自分のお子様以外の撮影はご遠慮ください．
*撮影時はフラッシュをつけずに撮影をお願いします．

☆災害発生時は避難誘導を行います
*母児同室中は児をバスタオルに包みしっかりと抱いて誘導に従ってください．
*新生児室に預けているときは，ご自分の身の安全を確保した後，新生児室に児を迎えに来てください．

図5-1 続き

疲れがたまりすぎないよう身体をいたわりながら快適に過ごす．
・炊事・洗濯・掃除などの家事は，しばらくの間，家族や協力者に手伝ってもらう．出産前からいつ，誰に，どのように手伝ってもらうのか，計画的に準備しておくとよい．
・家事代行サービスや宅配サービスなどを上手に利用して，ゆったりとした気持ちで生活できるようにする．自分でできるからと何でも自分で行ってしまうとそれがかえってストレスになり，母乳の分泌も減少していく．産後1か月かけて元の生活に戻ることを目安に，

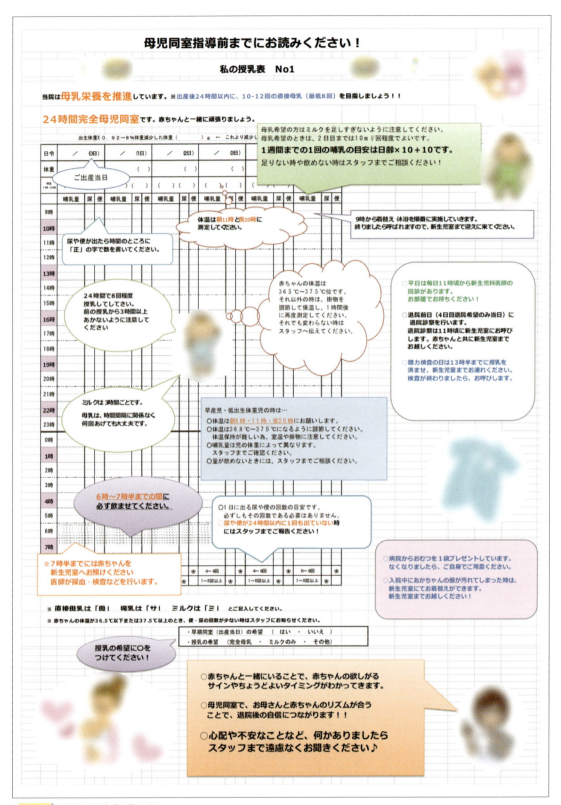

図5-2 母児同室指導用例

ゆっくりと調整していくことが大切である.

❷ 退院後の生活のスケジュール(例)

産後2週間目
- 入院中のような育児中心の生活を送り,疲れたらすぐに横になる.体調がよければ軽い家事ができる時期だが,無理はしない.
- 悪露は茶褐色から黄色に変化していく.ただし,授乳後に赤色悪露が出ることは問題ない.
- ナプキンはこまめに替え,細菌感染に気をつける.

産後3週間目
- 体は回復してくるが,少しずつ身体を慣らし,疲れたら横になるようにする.
- 長い立ち仕事,布団を干すなどの家事は避け,赤ちゃんの洗濯などから開始していく.
- 夜間の授乳で寝不足にならないように,赤ちゃんが寝たら一緒に横になるなどして昼寝をするようにする.
- 近所への買い物など,様子を見ながら少しずつ行動範囲を拡大していく.
- 悪露は次第に白くなり,量が減ってくる.

産後4週間目
- 床上げをする時期.力仕事以外の家事は行うことができるようになるが,無理をしない程度にする.
- 1か月健診を受診する.健診で問題なければ湯船に入れるようになる.
- お宮参りや出産祝いのお返しなどで忙しくなる時期だが,疲れないように計画的に行い,もし体調が悪ければ無理をしない.
- 悪露は透明になり,ほとんどなくなる.

産後5週間目
- 会陰部・膣の傷も治り,母体はほぼ回復する.
- 育児や家事が普通にできるようになる.
- 赤ちゃんとの生活のペースがつかめてくる.天候を見て外気浴を行う.

産後6〜8週間目
- 普通の生活に戻ることができ,外出や軽いスポーツができるようになる.
- 赤ちゃんが外気に慣れたら,徐々に日光浴をし始める.
- 仕事復帰の準備をはじめてもよい時期.産後休暇が終わる9週目から働くことができる.

　これらはあくまでも一般的な回復過程に沿ったものであり,人それぞれ身体の回復状況が異なる.自分の回復状況に合わせ,自分の体と相談しながら産後の生活を送れるよう指導する.

❸ 産褥期の注意

　産褥期は,母体が妊娠前の身体に回復しようとする時期である.この時期に無理をすると出血が増えたり,炎症を起こしたりする可能性がある.

　そのため,以下の症状がみられる場合には早めに受診する.
- 出血:生理の2日目以上の出血
- 発熱:37.5℃以上の発熱(肘で測定)
- 腹痛がある.

❹ 産後の性生活

- 性生活は,産後の1か月健診受診後より可能となる.
- 月経再開は早い人で2〜3か月,人によっては半年〜1年後になる場合もある.特に母乳授乳を続けていると月経の再来が遅く,本来の生殖機能を回復するまでに1年以上を要する場合もある.
- 産後の月経は不規則になりやすく,周期が一定になりにくい.周期が一定するまでは,避妊することが望ましい.
- 月経が始まる前には排卵があるため,避妊への心配りは十分に行う.

❺ 1か月健診

母の1か月健診
- 日時:産後,約4週間後に受診をする.退院診察時に産科医師と相談し予約する.
- 場所:産婦人科外来
- 受診前に尿検査を行う.
- 持参するもの:母子健康手帳,ナプキン

新生児の1か月健診

- 日時：出生後4週間ごろに受診する.
- 退院診察時に，新生児科医師と相談し予約する.
- 場所：新生児外来.
- 持参するもの：母子健康手帳，おむつ，着替えなど，授乳用品.

⑥ 出生届などについて

出生届

- 出生後14日以内に母子健康手帳，出生届，出生証明書，印鑑を持参して区市町村役場に届け出る.

社会保険出産育児一時金の請求

- 入院中に社会保険出産育児一時金の請求書を提出する.

出生通知書の投函

- 出生通知書を早めに投函する.
- 投函後に（母子手帳内にある），地域の保健センターの助産師が家庭訪問を行う．赤ちゃんの体重測定や育児相談ができるため利用を勧める.

3 母児の栄養指導

① 母の栄養

出産後・授乳期の栄養と食事

　出産後の栄養は，母の体力回復だけではなく，母と児の健やかな生活を送るうえでとても重要となる．この時期は子どもの食をはぐくむための準備期間でもあるため，家族全体の食生活を見直し，バランスのよい食事を心がける.

　母乳成分は，食事内容に影響される．母乳で育てる場合は，偏食にならないようにバランスを考えて食品を選ぶことが大切である（表5-1，2）.

　分娩後は，約6か月かけて体重を減らし，妊娠前の体重に戻ることが望ましいといわれている．無理なダイエットを行い体重が減りすぎないように気をつける.

表5-1 注意したいこと

①食事は1日3食，規則正しく摂る
②主食を中心におかずを組み合わせ，バランスよく摂る
③副食は良質のたんぱく質食品を選び，適量を心がける．カルシウム，鉄，亜鉛が不足しないように
④野菜料理でビタミン，ミネラル，食物繊維を摂る．ビタミンA，B2，B6，C，葉酸と食物繊維は不足しないように注意する
⑤食塩の取りすぎに注意する．加工食品や調味料の使い方に注意する
⑥ヨウ素を摂りすぎない．海藻を大量に摂ったり，昆布だしやインスタント和風だしを使いすぎたりしない
☆アルコールや喫煙は母乳に移行するといわれているため，子どもの発育を考え，控える

母乳の出がよくなる工夫

　産褥期は，以下にあげるような良質の動物性たんぱく質，脂質，カルシウム，鉄，ビタミン類などをバランスよく摂取することが大切である（表5-1，2）．一方，糖質や塩分のとりすぎなどには注意する.

- 動物性たんぱく質：肉類では，脂肪が少ない牛・豚のモモやヒレ，鶏肉など．魚類では，白身魚，エビ，イカ，タコ，牡蠣などの貝類など．脂肪が多いものも，少量にしてさまざまな食材を取り入れる.
- カルシウム：牛乳，ヨーグルト，チーズなど乳製品の他，煮干しやしらす干，干えびなどの小魚類，大豆，葉物野菜を摂取する.
- 鉄：レバー，赤身の肉や魚，煮干し，貝類，葉物野菜，ひじきなどを摂取する.
- ビタミン類：授乳中はビタミンKが少ないため納豆や緑黄色野菜などをとる.
- 水分：体を冷やす冷水などではなく，温かいものを十分に摂取する．水分を多く含んだスープなどの料理や果物もよい．母乳の出がよくなるレシピとして，野菜たっぷり具だくさんスープ（図5-3）がある.
- 捕食：食事だけでは量・質ともに十分な栄養がとれないため，鉄，カルシウム，ビタミンが

表5-2 1日にとりたい食品の量と目安

身体活動レベルⅡ

必要栄養量

	非妊娠時(20～30歳代)	妊娠初期(～13週)	妊娠中期(14～27週)	妊娠後期(28週～)	授乳期
エネルギー	2,000kcal	2,050kcal	2,250kcal	2,450kcal	2,350kcal
たんぱく質	50g	50g	60g	75g	70g
カルシウム	650mg	650mg	650mg	650mg	650mg
鉄	10.5mg(月経なし6.5mg)	(9mg)	(21.5mg)	(21.5mg)	13mg(月経なし9mg)
ビタミンA	650μgRAE	650μgRAE	650μgRAE	730μgRAE	1,100μgRAE

上記の他にビタミンB群、C、葉酸、マグネシウム、亜鉛、銅、ヨウ素、セレンも多く必要

目安量

栄養素と主な働き	食品群	分量(g)	非妊娠時(20～30歳代)	妊娠初期(～13週)	妊娠中期(14～27週)	妊娠後期(28週～)	授乳期	その他の食品例
【炭水化物】・活動の力や体温となります・「主食」を中心にとりましょう	穀類	600g	ごはん200g×2回、＋食パン6枚切り2枚(120g)×1回			ごはん100g(または食パン6枚切り1枚)	ごはん100g(または食パン6枚切り1枚)	うどん、そば、もち、パスタ等
	いも類	100g	ジャガイモ中1個		＋さつまいも60g	＋さつまいも60g	＋さつまいも30g	山芋、長芋等
	砂糖	20g	砂糖大さじ1杯					砂糖、はちみつ、ジャム、みりん等
					＋鉄補給飲料(120mL)	＋鉄補給飲料(120mL)	＋鉄補給飲料(120mL)	
【脂質】	油脂類	20g	植物油大さじ1杯、マヨネーズ大さじ1杯					バター、マーガリン、マヨネーズ、ごま等
【たんぱく質】・からだ作りの基礎となります・貧血の予防にも必要です・「主菜」はいろいろな食品でバランスよくとりましょう	大豆製品	50g	納豆小1パック		＋ナッツ類15g	＋ナッツ類15g	＋ナッツ類15g	豆腐、納豆、生揚げ、がんもどき、大豆
	魚類	60g	魚切り身小1切れ					イワシ、アジ、サンマ、サケ、エビ、貝類
	肉類	50g	肉薄切り2枚		＋レバー25g	＋レバー25g		牛肉、豚肉、鶏肉等
	卵類	40g	卵1個					鶏卵、うずら卵
	乳類	200g	牛乳コップ1杯		＋ヨーグルト小1個	＋ヨーグルト小1個	＋ヨーグルト小1個	ヨーグルト、チーズ、牛乳、スキムミルク
【ビタミン・ミネラル類】・からだの様子を整えます・不足しがちな栄養素は「副菜」でしっかりとりましょう	緑黄色野菜	150g	トマト小1/2個(60g)、青菜類3株(90g)		＋ブロッコリー2房(40g)	＋青菜類2株(60g)、＋ブロッコリー2房(40g)	＋青菜類2株(60g)、＋ブロッコリー2房(40g)	青菜、ブロッコリー、カボチャ、人参等
	その他の野菜	200g	カブ1個、キュウリ1/3本、玉ねぎ1/4個、なす1個					キャベツ、大根、ゴボウ、もやし、たけのこ、ネギ等
	海藻・きのこ	10g	乾燥ひじき5g、しいたけ1枚					のり、昆布、わかめ、シメジ、エノキダケ
	果物類	200g	りんご1個					りんご、オレンジ、イチゴ、カキ、メロン等

第9章　産褥

269

①鶏肉：皮をとり食べやすい大きさに切り，油で表面を焼き色がつくまで炒めておく.
②ウインナー：ななめに切れ目を入れておく.
③ジャガイモ：皮をむき食べやすい大きさに切る.
④人参：2cmくらいの厚さの輪切り.
⑤玉ねぎ：4つ割り.
⑥セロリ：筋をとり，好みの長さに切る.
⑦他にブロッコリーなど好みの野菜.
鍋に鶏肉，野菜類を入れ，水6カップ・固形スープの素1個，ロリエ1枚を入れ，具材が柔らかくなるまで煮込む.塩，こしょうで味づけし，ウインナーを入れて，ひと煮立ちさせたら出来上がり.
⑧野菜たっぷり具だくさん豚汁もよい.

図5-3 野菜たっぷり具だくさんスープの作り方

不足しないよう1〜2回の捕食をすすめるとよい.

- その他：冷凍食品や常備菜を活用することで時間短縮や手軽に品数を1品増やせるため，栄養バランスもよくなる.

❷ 児の栄養

母乳の利点

- 栄養のバランスと消化吸収がよい.
- 細菌やウイルスから児を守る免疫物質が含まれている.
- 直接肌を接して授乳することで，母児ともに心理的に安定し満足感がある.
- いつでもどこでも授乳できる利便性がある.
- 経済的である.
- 母乳哺育時のオキシトシン分泌が子宮復古を促進させるなど，母体の回復を促す.

母乳が不足している場合の合図

- 児の体重増え方が悪い.
- 1回の授乳時間が30分以上かかり，乳房をはなさない.
- 授乳間隔が短い.
- 便の量が少ない，または便秘である.
- 眠りが浅くすぐ不機嫌に泣く.

育児用ミルクを使用するタイミング

- 母乳育児外来等へ連絡し，相談する.
- 母乳不足が疑われるとき.
- 母乳育児によって母親の健康を損なう恐れがあるとき.

❸ 育児用ミルクの作り方 (図5-4)

器具を準備する

- 消毒した哺乳瓶と乳首
- 粉ミルク
- 一度沸騰させた湯(70℃程度に保温)

ミルクを作る

- 手を洗い，ミルクを作る場所も清潔に保つ.
- 哺乳瓶に湯を入れる.出来上がり量の1/2〜1/3まで湯を入れる.
- 専用スプーンを使用し適量の粉ミルクを哺乳瓶に入れる.スプーンですりきって計測する.
- 極力泡立てずに，哺乳瓶を水平にゆっくりと円を描くように混ぜる.
- 完成量まで湯を入れ(泡の下に目盛りを合わせる)，もう一度軽く振ってミルクを溶かす.
- 乳首をつけ冷まし，腕の内側に2〜3滴落とし温度確認を行う.少し温かいと感じる温度(40℃程度)にする.

調乳後の注意

- 調乳したミルクは早め(2時間以内)に使用する.
- 飲み残しは破棄する.
- 使用した器具は早めに洗浄する.

❹ 粉ミルクの取り扱い

- 賞味期限を確認し，開封後1か月以内に使用する.
- 直射日光が当たらず湿気のない涼しい場所に保管する.
- 湿気の原因となるため，冷蔵庫には入れない.
- 専用スプーンは缶から出し，別の容器で保管する.
- 乾燥した清潔なスプーンを使用する.

❺ 調乳器具の洗浄

- 使用後は洗剤とブラシを使用し，洗い残しのないように洗う.
- 底や口の部分は汚れがたまりやすいため，丁寧に洗浄する.
- 流水でよくすすぎ,洗剤が残らないようにする.

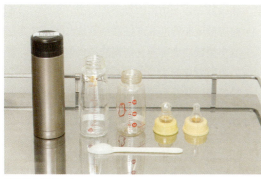

①物品を準備する

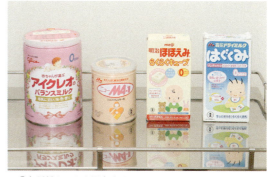

②各種粉ミルクを用意する

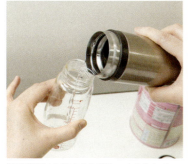

③哺乳瓶にお湯を入れ粉ミルクを入れる

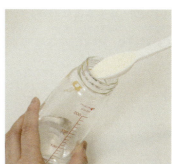

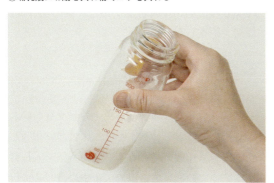

④泡立たないように軽く振って溶かす

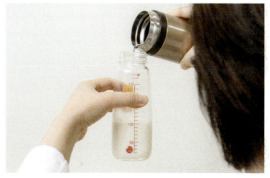

⑤出来上がり量まで湯を入れもう一度軽く振ってミルクを溶かす

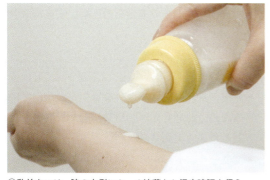

⑥乳首をつけ，腕の内側に2〜3滴落とし温度確認を行う．

図5-4 ミルクの作り方

❻ 調乳器具の消毒（図5-5）

煮沸消毒

- 大きな鍋に器具が隠れるくらいの水を入れて沸騰させ，哺乳瓶は10分，乳首は3分ほど煮沸する．
- 消毒用のはさみで挟んで取り出す．取り出す際はやけどに注意する．蒸し鍋で蒸気消毒してもよい．

薬品消毒

- 哺乳瓶が浸る大きさの容器に規定の濃度の消毒液を作り，溶液に浸す．哺乳瓶が水面から

第9章 産褥

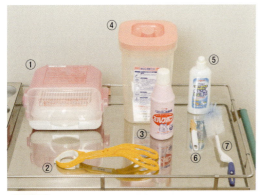

図5-5 さまざまな消毒器具
①電子レンジ用哺乳ビン消毒器，②消毒用はさみ，③消毒液，④消毒用容器，⑤哺乳ビン用洗剤，⑥哺乳ビン用ブラシ（小），⑦哺乳ビン用ブラシ（大）．

浮かないように注意する．
- 指定された時間哺乳瓶を消毒液に浸し，消毒後は乾燥させる（消毒液は毎日交換する）．

電子レンジ消毒
- 専用の容器を使用し，指定されたワット数と時間に合わせてレンジにかける．

❼ 調乳器具の保管
- 水気が取れたら，ほこりや虫がつかないように専用ケースで保管する．

4 産褥体操

　産褥体操を行うことは，体力回復や姿勢矯正，血行促進，気分転換などさまざまな効果があり，産褥期の心身の回復を促すうえで意義がある．

❶ 産褥体操の目的
- 妊娠や分娩によって弛緩した腹筋や骨盤底筋などの筋肉の緊張を回復し，腹腔内臓器の機能回復を促進する．尿失禁予防や便秘予防にもなり，排泄を整える．
- 妊娠中の胎児の成長に伴って生じていた骨盤の前傾，腰椎の前彎などといった反り身の姿勢を正しい姿勢へと矯正させる．腰痛や背部痛の除去と予防につながる．
- 血液循環を促進して妊娠や分娩によって変化した循環血液動態を妊娠前の状態に戻し，疲労の回復を促す．血行をよくし，母乳分泌や静脈瘤改善や血栓予防，痔や脱肛の軽減などの効果が期待できる．
- 悪露の排出を促し，子宮復古を促進する．それに伴い後陣痛も早期に消失させる．
- 身体を動かすことで気分が爽やかになり，育児や日常生活にもよい影響をもたらす．また，自己の健康への関心を高めることができる．
- 妊娠によって増加した体重を減らし肥満を防止することで，美容上の効果だけではなく成人病予防にもつながる．

❷ 開始時期

　産後すぐから開始でき，非妊娠時の状態に戻る産後6～8週間まで継続することで効果が期待できる．異常や合併症がある褥婦の場合は，経過を観察しながら行う．

❸ 産褥体操の方法

　例を**表5-3**に示す．
　ベッド上で行う場合は，枕を外しマットレスは硬めのものがよい．または，床に薄い布団かマットレスを敷いて行う．室内の空気を入れ替え，寒くない程度の室温で，音楽に合わせて行うとリラックスして楽しく行える．
　服装は，上下肢の運動を妨げない安楽なスタイルがよい．

❹ 注意点
- 産後の身体にはさまざまな負担がかかっているため，無理せず医師や助産師，看護師と相談しながら実施する．
- できそうなものから実施し，負担にならないよう様子をみながら徐々に回数を増やしていく．無理に回数を増やそうとしない．
- 疲れを感じた際は中断し，眠気が強いときは睡眠をとることを優先する．
- 退院後も継続して行えるような動機づけを行

表5-3 産褥体操の例

	実施方法	
産褥1日目	・胸式呼吸：仰臥位になり両膝を立て，両手は胸の上に置き，手が持ち上がる程度の呼吸をする ・腹式呼吸：仰臥位になり両膝を立て，両手は腹の上に置き，手が持ち上がる程度の呼吸をする ・足の先屈伸と足首の回転：仰臥位になり足首を曲げてふくらはぎを伸ばし，つま先を下向きに伸ばす 　左右の足首を，ゆっくり円を描くように回す ・下半身の引き締め運動：仰臥位になり両膝をくっつける 　殿部の筋肉，肛門，膣，尿道口の順に力を入れ引き締め，全体に力を入れたまま1〜2秒維持し，力を抜く	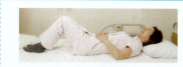腹式呼吸 足先の運動
産褥2日目	・胸腹式呼吸：1日目と同様 ・首の運動：仰臥位になり両膝を立て，腕は両脇に沿って伸ばす 　頭部を上下に動かす，上げるときに息を吐き，持ち上げたまま数秒間持続し，その後リラックスする ・足首の屈伸：両足をそろえ，つま先を伸ばす 　足首を強く曲げ，足の力を抜く（このとき力が入りすぎて膝が曲がらないよう注意する） ・片足ずつの足首の屈伸：交互に足首を曲げる ・肩の運動：座位または立位で肩を回す．内回しと外回しをゆっくりと行う	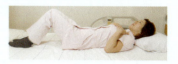胸式呼吸 首の運動 足の屈伸
産褥3日目	・手首の運動：手首の力を抜き，10回程度ぶらぶらさせる 　指先をグー・パーと開いたり閉じたりを繰り返す ・腹筋の運動：仰臥位になり膝を立てる．手の甲を上に向けた状態で両手を背中の下に入れる．手の甲で背中を押し上げるようにして，腹部に力を入れ，1〜2秒キープする ・ウエストの運動：背筋を伸ばし，足を伸ばした状態でL字型に座る．右の膝を立てて，左足の外側に置く 　ウエストをねじるように身体は右側にひねる 　ひねった状態で2〜3秒間キープする 　反対側も実施する	 手首の運動 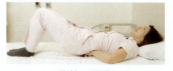 腹筋の運動 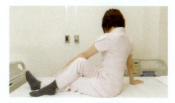 ウエストの運動

表5-3 続き

	実施方法	
産褥4日目	・腹筋の運動：3日目と同様 ・骨盤の運動：仰臥位になり膝を立てる．足底は床面につけ，手の甲を上にして両手は両脇に置く深呼吸しながら膝だけをゆっくり左右に交互に倒す ・足の運動：仰臥位になり膝を立てる．足底は床につけ，片足を上げて大腿部が床と直角になった状態でキープする．上げている足を真っ直ぐに上げ伸ばし，足全体が床に垂直になるように上げる交互に実施する	 骨盤の運動 足の運動
産褥5日目	・上体起こし：足を開いて立位になる．両膝を軽く曲げ上体だけを前に倒す．背骨の下から徐々に起こしていく イメージで，最後に頭を起こす 立ちくらみなどを起こさないようにゆっくり立位になる ・腹筋の運動：3日目と同様	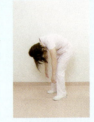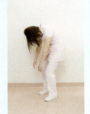 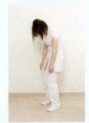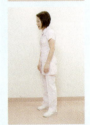 上体起こし

う．体操の目的や丁寧に意義を説明したり，励ますことが意欲の向上につながっていく．

引用・参考文献

1
1) 河野洋子：日常生活適応の支援．助産学講座7助産診断・技術学Ⅱ[2]，第4版[我部山キヨ子ほか編]，p.307, 309, 医学書院，2010

2
1) 前原澄子編：家庭・社会生活復帰への支援．新看護観察のキーポイントシリーズ母性Ⅱ，p.324, 中央法規出版，2011
2) 東京都立墨東病院総合周産期母子医療センター編：すくすく赤ちゃん．p.23. 東京都立墨東病院総合周産期母子医療センター，2017
3) てるてる編集室：退院後の過ごしかた．赤ちゃん情報誌あっぷ～ http://www.e-appu.jp/maternity/m4_3.html より2017年10月30日検索
4) 森 智恵子監：出産後の生活リズムはどうする？家事などのスケジュール例．マイナビウーマン子育て http://woman.mynavi.jp/kosodate/articles/61 より2017年10月30日検索
5) 江守陽子：褥婦への健康支援と保健指導．臨床助産師必携生命と文化を踏まえた支援，第2版[我部山キヨ子編]，p.347, 2010
6) 藤田八千代監：産褥期保健指導，看護必携シリーズ第11巻母性看護，p.220, 学研メディカル秀潤社，2002

3
1) 東京都立墨東病院総合周産期母子医療センター編：すくすく赤ちゃん．p.61, 64-67. 東京都立墨東病院総合周産期母子医療センター，2017
2) パンプキンズコーポレーション：マタニティーフードプラン http://www.pumpkins.co.jp/mfp/03jiki/006.htm より2017年10月30日検索
3) 前原澄子編：家庭・社会生活復帰への支援．新看護観察のキーポイントシリーズ母性Ⅱ，p.319-323, 中央法規出版，2011
4) 藤田八千代監：産褥期保健指導，看護必携シリーズ第11巻母性看護，p.206, p.218-220, 学研メディカル秀潤社，2002
5) 森永乳業：ミルクの作り方．妊娠・育児情報サイトはぐくみ https://ssl.hagukumi.ne.jp/milk/makemilk/ より2017年10月30日検索
6) 佐藤裕子監：粉ミルクの作り方！水はどうする？赤ちゃんに最適な温度は？ こそだてハック https://192abc.com/34476

4
1) 湯川 優監：産褥体操とは？目的や効果，方法は？産後いつから始めていいの？．こそだてハック https://192abc.com
2) 妊娠・出産・赤ちゃんDearMom：産後の心身の変化，母乳分泌，産後のマイナートラブルと異常について http://www.dear-mom.net より2017年10月30日検索
3) 藤田八千代監：産褥体操．看護必携シリーズ第11巻母性看護，p.211-212, 学研メディカル秀潤社，2002
4) 河野洋子：日常生活適応の支援．助産学講座7助産診断・技術学Ⅱ[2]，第4版[我部山キヨ子ほか編]，p.309, 医学書院，2010

6 社会的ハイリスク産褥婦の支援

第6章「12．社会的ハイリスク妊娠」(p.165)で述べたように，妊娠期からの特定妊婦への切れ目のない支援が求められている．

特定妊婦とは，出産後の養育について出産前において支援を行うことが特に必要と認められる妊婦のことをいう．子どもの命を守り，子どもが安全に育つことを念頭に，支援者は新たな子どもを迎える家族が母となり父となり家族になることを支援することによって，地域の中での家族の生活を支援し，予測される生活課題に対応していく必要がある．

本項では，社会的ハイリスク産褥婦の支援について，母児に必要な育児支援体制を整えるための流れを，当院の退院支援のプロセス（図6-1）に沿って述べていく．

1 支援の流れ

初診時に，「周産期支援スクリーニングシート」（図6-2）を用いてハイリスク群を抽出する．その後，抽出したハイリスク群の全例について，医療ソーシャルワーカー（MSW）が面談を行う．

次に，支援選定カンファレンスで，ハイリスク群の中から要支援者を抽出する．要支援者には，院内のMSWの介入によって育児環境の整備を進める．同時に，育児支援と退院支援に必要な情報について，「産後情報シート」（図6-3）に沿って内服の有無，母乳育児の実施の有無などの情報を収集し，妊娠期から育児支援・退院支援計画を立案する．

出産後は，計画に沿って育児支援および退院支援を行う．必要時にケースカンファレンスや地域合同カンファレンスを開催し，母児の退院後の生活についてアセスメントを行う．

母児に必要な育児支援体制を整えるために，関係各所と連携をとり，医師や周産期コーディネーター，地域支援施設などとともに協議して方針を決定していく．

2 退院に向けた支援

入院中は，「産後情報シート」に沿ってケア介入を行う．同時に「育児チェックシート」（図

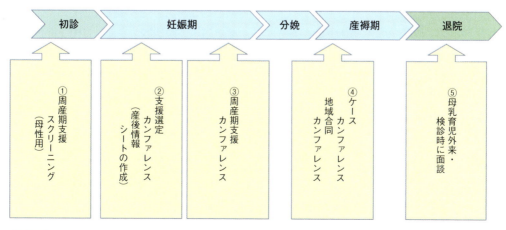

図6-1 退院支援のプロセス

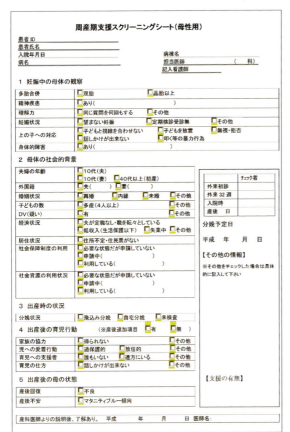

図6-2 周産期支援スクリーニングシート

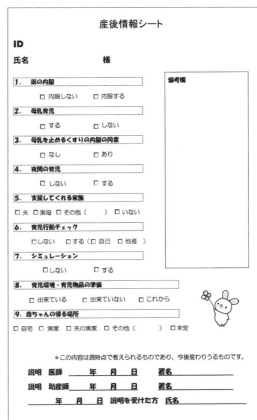

図6-3 産後情報シート

6-4)に沿ってチェックを実施し，退院時までに実施してほしい項目をピックアップし，それらができているかを判断する．

産後シミュレーションは，精神疾患合併や身体症状などによって育児になんらかの支障が出る可能性が予測された場合に，家族の育児能力を評価するために実施する．

産後シミュレーションでは，病棟内に家族が泊まり一緒に育児を実施する．育児状況を確認後，地域カンファレンスを開き，退院が可能かどうかを判断する．産後入院中に支援が必要と判断された場合には，MSWに情報提供し，地域サポートが受けられるよう調整を図る．

要支援者に関しては，入院中の育児状況について「情報と評価のシート」などを活用して状況や支援内容を評価し，退院後の支援につなげる．

母乳育児外来や健診時には，児の健康状態や体重増加などについてアセスメントし，面談を行う．

3 おわりに

このような一連の流れに沿った支援によって，短い入院期間で必要な育児支援を実施することが可能となる．また，家族の育児能力など知り得た情報を地域支援施設に提供することで，要支援者の状況を正確に伝達することが可能となる．

妊娠期から退院後も視野に入れて地域と連携し，安全な養育環境を整備していくことが重要である．

ID

育児チェックシート（他者）

【評価方法】 各項目の1～3のスケールで評価してください.

チェック項目	日付 説明・指導	/	/	/	/	/	/
体調管理	赤ちゃんの体温測定が出来ますか。 　1　体温が36.5度～37.5度に保たれている。 　2　体温が36.5度以下、37.5度以上の時に相談・対処できる。 　3　体温が36.5度以下、37.5度以上でも相談しない。							
	赤ちゃんのおしっことウンチは出ていますか。 　1　おしっこも、ウンチも出ている。 　2　おしっこ、ウンチの回数が少ない時に相談できる。 　3　おしっこ、ウンチの回数が少なくても相談しない。							
オムツ交換	オムツ交換ができる。 　1　オムツ交換が一人で出来る。 　2　オムツ交換のたびに介助を必要とする。 　3　オムツ交換が出来ない。							
哺乳	授乳の間隔を知っていますか。 　1　1日に8回以上、授乳を行っている。 　2　1日に6～7回授乳を行っている。 　3　1日の授乳が5回以下。							
	1回の哺乳量が分かりますか。 　1　直接母乳なら頻回に、ミルクで補っている場合なら日齢 　　に応じて哺乳している。 　2　一回量が哺乳できない時に相談できる。 　3　一回量が哺乳できなくても相談しない。							
愛着行動	赤ちゃんが泣いている時の対応ができる。 　1　哺乳感覚やおむつ交換、抱っこなど行い対応ができる。 　2　どうして良いか相談できる。 　3　そのままにし相談しない。							

【周産期情報支援シートから】 　　　　　　　　　担当

☆ 母乳育児 … する・しない　　　☆ 退院場所 … 実家・自宅・その他(　　　　　　　　　)

☆ 支援者 … いる(　　　　　　　　　　)・いない

☆ 地域合同カンファレンス … あり・なし

【コメント欄】《下記項目に対して、退院日または、退院前日に患者様に聞き取りを行ってください。》

☆ 育児指導に対して満足されましたか　①不満　②やや不満　③やや満足　④満足

図6-4 育児チェックシート

引用・参考文献

1) 石川祐香ほか：産褥支援情報シートを活用した妊産婦への退院支
援．臨床助産ケア7（2）：56-60，2015．

第10章 産褥の異常

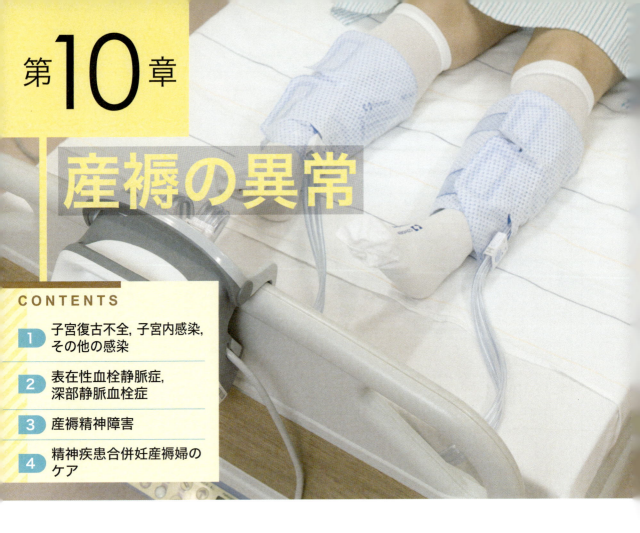

CONTENTS
1. 子宮復古不全, 子宮内感染, その他の感染
2. 表在性血栓静脈症, 深部静脈血栓症
3. 産褥精神障害
4. 精神疾患合併妊産褥婦のケア

1 子宮復古不全, 子宮内感染, その他の感染

子宮復古不全とは, 通常は一定の経過で子宮収縮していくが, 胎盤剥離面を修復していく子宮の修復機転が認められない状態をいう.

1 子宮復古不全

❶ 原因

子宮収縮を妨げる原因は, 器質性と機能性の2種類に分類される (表1-1).

❷ 診断

子宮が大きく柔らかく, 子宮収縮が障害され

表1-1 子宮復古不全の原因

器質性	・胎盤や卵膜など, 胎児付属物の遺残 ・悪露の子宮内腔貯留 ・子宮筋腫 ・子宮内膜炎, 子宮筋層炎などの子宮内感染など
機能性	・多胎妊娠, 巨大児, 羊水過多などによる子宮筋の過度の伸展による疲労 ・微弱陣痛 ・子宮収縮抑制薬の長期使用 ・授乳をしない ・母体疲労 ・過度の安静 ・膀胱や直腸の慢性的充満

(日本産科婦人科学会:産婦人科研修の必修知識2016-2018, p.304, 日本産科婦人科学会, 2016を抜粋して作成)

ているために止血が十分になされず悪露の量が多いことが主症状である．まれに悪露が少ない場合もある．

経腟超音波断層法で子宮の大きさを測定して診断を行う．子宮内の遺残や血液貯留が認められる．

❸ 治療

原因が器質性の場合には，子宮腔内遺残などの原因の除去が第一に選択される．

薬物療法として，子宮収縮薬の投与，抗菌薬の予防投与などを行う．薬物療法でも改善しない場合には，子宮内容清掃術を実施する．

❹ ケアの注意点

- 産褥早期に離床をすすめる．
- 母乳の授乳の開始を進める．
- 子宮底のマッサージを行う．
- 排便(便秘を避ける)．
- 排尿(膀胱の充満を防ぐ)を促す．

2 子宮内感染

産褥期の感染症で，産褥熱といわれる中でも子宮内感染症は主たる感染症である．軽症なも

のから重症なものに分類される．主な病型分類としては，波及部位により産褥子宮内膜炎，産褥子宮付属器炎，産褥子宮傍結合組織炎，骨盤内膿瘍，腹膜炎，敗血症に分けられる(表1-2)．

産褥熱は，「分娩終了24時間以降，産褥10日以内に38℃以上の発熱が2日以上続く場合」[1]と定義されている．

❶ 原因

主な産褥熱のリスク因子を表1-3に示す．これらの因子をきっかけにして，細菌が上行性に波及する．

❷ 症状

発熱，下腹部の自発痛や圧痛など(表1-2を参照)．

❸ 治療

起炎菌判定に時間がかかるようであれば，広域スペクトラムの抗菌薬を使用する．重要な初期治療の時期を逸しないためである．その後細菌培養で同定されれば，適正な抗菌薬を投与，必要であれば鎮痛薬の併用を行う．

敗血症に陥った場合は呼吸循環管理とともにγ-グロブリン治療，血漿交換などを行う．

表1-2 子宮内感染症の病態と症状

	病　態	症　状
産褥子宮内膜炎	長期間の悪露貯留により子宮内に細菌が繁殖して腐敗作用が持続した状態	発熱，悪露の異常(血液で悪臭を有する)，子宮を中心とした下腹部の自発痛・圧痛
産褥子宮付属器炎	子宮内膜炎がさらに付属器に波及した状態	発熱，疾患側に偏位した自発痛・圧痛
産褥子宮傍結合織炎	子宮内膜炎が子宮筋層を経てさらに子宮傍結合織に波及した状態	発熱，内診上子宮傍結合織，子宮後部から直腸，子宮窩に硬結と圧痛
産褥骨盤腹膜炎	子宮傍結合織炎が更に腹膜炎に波及した状態	発熱，下腹部の強い自発痛・反跳痛，悪心・嘔吐，ダグラス窩膿瘍
産褥敗血症	原因菌の全身感染にまで波及した状態	全身性炎症性反応症候群により，悪寒戦慄，呼吸促迫，意識低下，血圧低下，低酸素血症，代謝性アシドーシス，末梢血管拡張，乏尿

(日本産科婦人科学会：産婦人科研修の必修知識2016-2018．p.304，日本産科婦人科学会，2016を参照して作成)

表1-3 子宮内感染のリスク因子

分娩前	前期破水(24時間以上経過) 産道に対する機械的操作, 頻回の内診 細菌性腟症, 絨毛膜羊膜炎 切迫早産 抗菌薬の長期投与
分娩中	産科手術(帝王切開, 胎盤用手剥離) 遷延分娩 早産, 死産 大量出血
産褥期	産道に対する機械的操作, 頻回の内診 子宮内遺残(胎盤, 卵膜, ガーゼ) 低栄養状態
母体 合併症	妊娠高血圧症候群 糖尿病, 自己免疫疾患 免疫力低下(副腎皮質ホルモン服用, HIV 感染症) 子宮筋腫(悪露滞留)

(日本産科婦人科学会:産婦人科研修の必修知識2016-2018.
p.307, 日本産科婦人科学会, 2016)

❹ ケアの注意点

リスク因子を理解し, 症状のアセスメントならびにバイタルサインを適切に評価し, 指示の薬剤投与を確実に実施する.

3 乳腺炎

乳腺炎はうっ滞性乳腺炎と急性化膿性乳腺炎にわけられる. 乳腺炎は産後2〜3週目に起こりやすく, 発生頻度は2〜33%である[1].

❶ 原因

主な乳腺炎の要因は乳汁のうっ滞と感染であり, 乳腺の損傷や閉塞, 少ない授乳回数などが誘因とされる. 最も多く見られる感染の起因菌として, ペニシリン耐性黄色ブドウ球菌があげられる.

❷ 症状

うっ滞性乳腺炎の症状として, 局所の発赤, 腫脹, 圧痛, 熱感があげられ, 軽い発熱や腋窩リンパ節の腫脹を伴うこともある.

急性化膿性乳腺炎の症状としては, 局所の発赤, 腫脹, 硬結, 圧痛, 熱感があげられ, 発熱, 悪寒や身体の痛みなどの感冒様症状を伴う. 乳腺炎症状がおさまらず, 局所の発赤・腫脹が激しく波動に触れる場合は膿瘍形成の可能性がある.

❸ 治療

- 授乳のポジショニングの確認, 搾乳マッサージなどによる乳汁うっ滞の改善.
- 発赤部位への適切な冷罨法の指導.
- 母児同室, 日常生活や家事負担の調整などによる母親のストレスと疲労の改善.
- 授乳継続のための情緒的支援等による支持的カウンセリングと情報提供.
- 急速な症状悪化等がみられる場合, 抗菌薬による薬物療法.
- 膿瘍形成がみられる場合, 切開排膿.

❹ ケアの注意点

乳管閉塞などの初期段階で適切に対応し, 可能な限り予防に努める. 上記治療法を参考に, 母乳育児が継続できるよう乳腺炎の完治まで母親を支える.

4 尿路感染症:膀胱炎

産褥期に起こる主な尿路感染症には, 膀胱炎や腎盂腎炎などがある.

❶ 症状

排尿時痛・残尿感・頻尿などの膀胱刺激症状, 軽度の発熱, 尿の混濁, 血尿・膿尿・細菌尿がみられる. 自覚症状があまりみられず, その発現が遅れることもある.

❷ 原因

分娩を発端とする下部尿路感染や, 外陰・肛

門部の細菌による上行性感染が原因となる．ほとんどの起炎菌は，大腸菌をはじめとするグラム陰性桿菌である．

❸ 治療

水分をとるようにすすめるとともに，抗菌薬を投与する．また，体を冷やさないよう保温することも重要である．

❹ ケアの注意点

- 外陰部を清潔に保ち，バイタルサインを測定し適切に評価する．
- 頻尿などの下部尿路症状がある場合は，それらの症状を軽減するための支援を行う．

5 尿路感染症：腎盂腎炎

❶ 症状

悪寒や戦慄を伴う38℃以上の発熱，患側側の背部痛，膿尿・細菌尿がみられ，膀胱炎を併発する場合も多く，膀胱刺激症状がある．

❷ 原因

膀胱炎と同様，下部尿路感染や上行性感染に

よって発症する．

❸ 治療

抗菌薬を投与し，安静を保つ．

❹ ケアの注意点

- 外陰部を清潔に保ちながら，十分な休息・睡眠を心がけ，水分をとるようにすすめる．
- 全身の状態を観察し，バイタルサインを測定・評価する．

引用・参考文献

1) 日本産科婦人科学会：産婦人科研修の必修知識2016-2018，p.305-311，日本産科婦人科学会，2016
2) 森　恵美ほか：母性看護学[2]　母性看護学各論，p330-336，医学書院，2016
3) 牧野田　知ほか：産褥異常の管理と治療．日産婦誌61（12）：N632-636, 2009，子宮復古不全
www.jsog.or.jp/PDF/61/6112-632.pdfより2017年4月19日検索
4) 武内享介ほか：産科感染症の管理と知識．産褥熱．日産婦誌60（6）：N117-121. 2008
www.jsog.or.jp/PDF/60/6006-117.pdfより2017年4月19日検索

📖 略語

◆HIV
ヒト免疫不全ウイルス：
human immunodeficiency virus

◆PIH
妊娠高血圧症候群：
pregnancy induced hypertension

2 表在性血栓静脈症，深部静脈血栓症

1 原因

産褥期は血液の凝固能が亢進し，臥床による血流の滞留，産褥感染による血管内膜損傷，軟産道の損傷や帝王切開術などにより，静脈血栓ができやすい状態になっている．

産褥期に発症する血栓症は，発生部位により表在性血栓静脈症，深部静脈血栓症(DVT)に分けられる．この静脈に生じた血栓に感染が起こり炎症を伴うと表在性血栓性静脈炎といわれる．

妊娠・産褥期の発生は表在性血栓静脈症がほとんどを占める．

深部静脈血栓症は近年増加している，いわゆるエコノミークラス症候群としても問題になっている．周産期の場合，血栓症の家族歴，抗リン脂質抗体陽性，35歳以上の妊娠，肥満，長期ベッド上安静(切迫早産，妊娠高血圧症候群，帝王切開後など)がリスク因子となっている．

2 症状と治療

表2-1に表在性血栓静脈症と深部静脈血栓症の症状，検査，治療の概要を示す．

3 発症リスクに応じた予防

表在性血栓静脈症は問題となることはほとんどない．深部静脈血栓静脈症は肺血栓塞栓症を起こす可能性があるため，予防対策が重要であるため，これについて述べる．

正常分娩は低リスクであり早期離床や積極的な運動(下肢の運動)(図2-1)で予防する．

帝王切開術は中リスクであり，弾性ストッキングあるいは間欠的空気圧迫法で予防する．

高齢肥満妊婦の帝王切開術および静脈血栓塞栓症の既往あるいは血栓性素因のある経腟分娩は高リスクであり，間欠的空気圧迫法あるいは低用量未分画ヘパリンで予防する．

表2-1 表在性血栓静脈症と深部静脈血栓症の比較

	表在性血栓静脈症	深部静脈血栓症
病態	表在静脈の血管内皮細胞が傷害され血栓が形成され炎症を生じる	深部静脈の血栓ができ，静脈の灌流障害により下肢にうっ血をきたす
症状	表在静脈に沿った発赤，疼痛，腫脹，熱感	一側性の下肢の腫脹，浮腫，熱感，大腿部から腓腹部にかけての疼痛 ・ホーマンズ徴候 ・有痛性白股腫 ・有痛性青股腫
肺血栓塞栓症	合併しない	合併することがある
診断・検査	下肢静脈のエコー検査，静脈造影，血液所見(凝固・線溶系，CRP，赤沈)	エコー検査，D-ダイマー，造影CT
治療	局所の安静と冷却，弾性ストッキング使用，抗炎症薬，抗血小板薬	抗凝固薬療法，血栓溶解療法，下大静脈フィルター，血栓除去術，静脈血栓予防

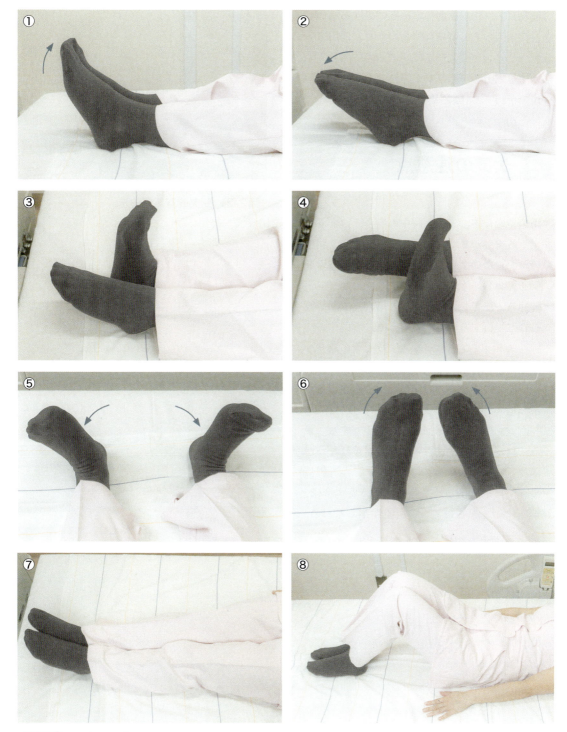

図2-1 下肢の運動
①,②背底屈運動.反動をつけずにゆっくりと足関節を背屈・底屈させる.
③,④背底屈運動を片足づつ行う.
⑤,⑥外転,内転運動を行う.
⑦,⑧下肢の伸展,膝を曲げて立てる.

最高リスクは静脈血栓塞栓症の既往あるいは血栓性素因のある帝王切開術であり，低用量未分画ヘパリンと間欠的空気圧迫法の併用あるいは低用量未分画ヘパリンと弾性ストッキングの併用で予防する（図2-2）．

4 ケアの注意点

- 切迫早産などで安静入院中の場合，ベッド上で下肢を動かす機会が減る．そのため，腹圧のかからないよう気を付けながら，下肢の運動を勧める．
- 弾性ストッキングを着用する場合，夜間や術後など歩行する機会が減るときに着用する．弾性ストッキングはヨレにより褥瘡になりやすいため，各勤務1回程度，皮膚症状はないか，循環障害による症状はないか観察する．
- 静脈血栓が見つかったときは，下肢の腫脹，左右差，疼痛，発赤部はないか観察する．また，両足背動脈が触れるか，左右差はないか確認していく．
- 動作時に呼吸困難感や胸痛を訴えた場合は，肺塞栓症を起こしている可能性があるため，ただちに医師に報告する．

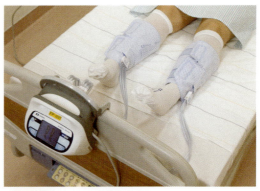

図2-2　間欠的空気圧迫法

略語
◆PTE
肺血栓塞栓症：pulmonary thromboembolism

◆DVT
深部静脈血栓症：deep vein thrombosis

◆VTE
静脈血栓塞栓症：venous thrombosis

引用・参考文献
1) 日本循環器学会：循環器病の診断と治療に関するガイドライン（2008年度合同研究班報告）肺血栓塞栓症および深部静脈血栓塞栓症の診断，治療，予防に関するガイドライン（2009年改訂版）http://www.j-circ.or.jp/guideline/pdf/JCS2009_andoh_h.pdf より2017年4月19日検索
2) 有森直子編：母性看護学Ⅱ　周産期各論，p.336-338，医歯薬出版，2015
3) 周産期医学編集委員会編：深部静脈血栓症．周産期医学必修知識．周産期医学41：328-331，2011

3 産褥精神障害

産褥期には身体的・社会的変化に伴うさまざまな要因・背景から，褥婦の多くが不安定な精神状態になりやすい．大別すると，マタニティブルーズと産褥精神障害に分けられる．

マタニティブルーズは産褥早期（分娩後1週間前後）に発症し得る一過性の情緒不安定な状態である．分娩後の数日間に誰もが経験する心理的現象の延長であるとも言える．

産褥精神障害の発症時期は産褥早期に限らない．広義に捉えるとさまざまな事例が加味されるが，ここでは代表的な病態として，産後うつ病，神経症状様病態，非定型精神病様状態について説明する．

いずれの場合も，褥婦の心理的負担を軽減することが発症リスクの軽減や早期治癒に繋がる．そのためには褥婦の異常を迅速に把握し，置かれている立場を理解し，種々の問題の解決をサポートする姿勢を示すことが重要である．

1 産後うつ病

産褥後数週間〜数か月以内に発症するうつ病の一形態であり，主訴は産褥期以外のうつ病と同様である．抑うつ状態があるという点ではマタニティブルーズと同様だが，産後うつ病は短期の一過性ではなく，精神科医との連携も必要となることから，早期診断を含めた積極的な治療が必要となる．

なお，産後うつ病のスクリーニングとして，エジンバラ産後うつ病自己評価票が有用である（表3-1）．

❶ 症状

・抑うつ，興味や幸福感の減退．
・日常生活の機能不全，疲れやすさ．
・体重や食欲の変化（増加・減少）．
・育児や授乳への不安，自責感．
・不眠や早朝覚醒．
・希死念慮など．

❷ 原因

褥婦個人の特徴に限らず，周囲との関係性，社会的な環境，妊娠・出産に伴う身体的変化などさまざまな要因が作用すると考えられている．個人によって各因子が影響する程度は異なる．
・精神疾患の既往歴．
・異常妊娠・分娩を経験した場合．
・パートナー（夫）との関係性．
・これまでの成育歴，家族との関係性．
・医療関係者，友人を含む周囲からのサポート体制の状況．
・生活環境・経済面での問題（家計支出，住環境，仕事など）．
・分娩に伴う身体的要因（後陣痛や創痛が強い，疲労，睡眠不足など）．

❸ 治療

精神科における精神療法，薬物療法が基本である．場合によっては入院加療も選択肢とする．

❹ ケアの注意点

安易な励ましはせず，いつでもそばにいる姿勢を示しながら，患者が求めたタイミングで情緒的・実質的なサポートができるよう準備しておく．

心身の観察

・言動や表情に違和感はないか．
・食事や睡眠の状況を把握．
・不安や心配ごとの有無，内容の確認．
・訴えに理解を示し，傾聴する．
・他の身体的疾患との鑑別．

表3-1 エジンバラ産後うつ病自己評価票

ご出産おめでとうございます．ご出産から今までのあいだにどのようにお感じになったかをお知らせください．
今日だけでなく，過去7日間にあなたが感じられたことに最も近い答えにアンダーラインを引いてください．
必ず10項目に答えてください．

例)幸せだと感じた． 　　　　　はい，常にそうだった
　　　　　　　　　　　　　　　<u>はい，たいていそうだった</u>
　　　　　　　　　　　　　　　いいえ，あまり度々ではなかった
　　　　　　　　　　　　　　　いいえ，全くそうではなかった

"はい，たいていそうだった"と答えた場合は過去7日間のことをいいます．この様な方法で質問にお答えください．

[質問]

1. 笑うことができたし,物事のおかしい面もわかった．
(0)いつもと同様にできた
(1)あまりできなかった
(2)明らかにできなかった
(3)全くできなかった

2. 物事を楽しみにして待った．
(0)いつもと同様にできた
(1)あまりできなかった
(2)明らかにできなかった
(3)ほとんどできなかった

3. 物事が悪くいったとき，自分を不必要に責めた．
(3)はい，たいていそうだった
(2)はい，ときどきそうだった
(1)いいえ，あまりたびたびではない
(0)いいえ，そうではなかった

4. はっきりした理由もないのに不安になったり,心配した．
(0)いいえ，そうではなかった
(1)ほとんどそうではなかった
(2)はい，ときどきあった
(3)はい，しょっちゅうあった

5. はっきりした理由もないのに恐怖に襲われた．
(3)はい，しょっちゅうあった
(2)はい，ときどきあった
(1)いいえ，めったになかった
(0)いいえ全くなかった

6. することがたくさんあって大変だった．
(3)はい，たいてい対処できなかった
(2)はい，いつものようにはうまく対処しなかった
(1)いいえ，たいていうまく対処した
(0)いいえ，普段通りに対処した

7. 不幸せなので，眠りにくかった．
(3)はい，ほとんどいつもそうだった
(2)はい，ときどきそうだった
(1)いいえ，あまりたびたびではなかった
(0)いいえ，全くなかった

8. 悲しくなったり，惨めになった．
(3)はい，たいていそうだった
(2)はい，かなりしばしばそうだった
(1)いいえ，あまりたびたびではなかった
(0)いいえ，全くそうではなかった

9. 不幸せなので，泣けてきた．
(3)はい，たいていそうだった
(2)はい，かなりしばしばそうだった
(1)ほんのときどきあった
(0)いいえ，全くそうではなかった

10. 自分自身を傷つけるという考えが浮かんできた．
(3)はい，かなりしばしばそうだった
(2)ときどきそうだった
(1)めったになかった
(0)全くなかった

(カッコ)内は点数．わが国の場合，合計9点以上で産後うつ病が疑われる．
(Cox JL, Holden JM, Sagovsky R : Detection of postnatal depression. Development of the 10-item Edinburgh Postnatal Depression Scale. The British Journal of Psychiatry 150 (6) : 782-786, 1987)

生活環境の調整支援
・パートナー（夫)や周囲からの支援状況について把握，理解と協力を得る．
・家庭において十分な休養や睡眠がとれているか．
・育児や家事を1人で負担していないか．
・適切な支援者がいない場合，社会資源の活用など．

・内服管理の状況．

地域・多職種連携
・ケースワーカーとの連携．
・母乳育児外来を活用したフォローアップの提案．
・地域・他職種との連携を図った継続的な支援．
・精神科スタッフとの連携．

2 神経症状様病態

不安や抑うつなどの精神症状に加え，易疲労感，頭痛，不眠，動悸などの神経衰弱様症状がある．

❶ 症状

軽度の不安，焦燥感，恐怖，パニック発作など，事例によって幅があり様相はさまざまである．

身体症状は自律神経亢進症状(頻脈，多呼吸，発汗，めまい，不眠，頭痛など)が顕著である．

❷ 原因

元来の性格傾向が神経質である個人に対し，さまざまの心理的ストレスが重圧となって発症するとされている．心理的ストレスとは，育児への不安，家事の負担，パートナー（夫）・家族との関係性の齟齬や軋轢などである．

❸ 治療

精神科における精神療法，薬物療法が基本である．

❹ ケアの注意点

産後うつ病のケアとほぼ同じであるが，易疲労感などの神経衰弱様症状があるため，育児が行えない場合が多い．

家庭で育児をするにはサポートが必要不可欠である．そのサポートを家族が担えない場合は，神経衰弱様症状の程度によって訪問看護に依頼するが，乳児院の入所を検討するなど地域と連携して対応する．

3 非定型精神病様状態

前駆症状(不眠，焦燥，抑うつなど)の後に，急激に幻覚や妄想が出現したり，意識変容を伴う錯乱，せん妄，興奮が生じる．

発症が比較的急激であること，治療に反応しやすいことなどから統合失調症と鑑別する．

❶ 症状

感情が不安定で症状が変化しやすく，抑うつ，あるいは躁状態を特徴とする．また，それらの感情障害とは同調せずに，幻覚や妄想などが出現・併存する．

❷ 原因

胎盤の娩出に伴ったエストロゲンの急激な低下など，分娩に関連する生物学的要因が関与しているといわれるが，その明確な起因は明らかではない．

既往の精神障害などについて把握しておくことも重要である．服薬の副作用が強い場合や，それにより拒薬の可能性がある場合は迅速に精神科医と連携・相談する．

❸ 治療

精神科における精神療法，薬物療法，入院が基本である．

可能であれば精神科母児ユニット(母児同室での入院)にて加療することが望ましいが，わが国ではその病床数が多くない．そのため，急性期は母児分離での入院加療が一般的であるが，必要以上の母児分離は行わない．

❹ ケアの注意点

入院中に幻覚や妄想が出現した場合は，速やかに医師に報告する．その後精神科での治療が開始されることになったら，育児に対してどのような対応をしていくのか，精神科の医師の意見を参考に検討する．

必要であれば通常母親に行っている育児指導をパートナー（夫）や家族に行う．また，地域に連絡し，家庭に児が帰った場合の検討を行う．

母児分離をすることがあれば，医療スタッフ立ち会いのもと児との面会を適宜実施する．

4 その他のケア

予防のためのケアとしては，分娩前にセルフケア能力を高める機会を作る（育児知識・技術を得る，他の妊産婦と仲間意識を持つ，母親になる自己イメージを持つなど），分娩後は何より休息を十分にとり，疲労や疼痛を緩和するなどが挙げられる．

既往の精神疾患がある場合には，妊娠期より精神科医との連携を密にし，服薬の継続について共有する．

なお，薬理的治療を選択する患者の場合は，薬剤が母乳を通じて新生児に移行することや，母乳育児のために夜間定期的に起きることで休息不足となり，精神症状が強くなるため，断乳の可能性も視野に入れておく．ただし，その際にも褥婦の希望を聴くこと，精神科医と連携・相談することは必須であり，断乳を強制する姿勢は避ける．

また，夫婦関係・家族関係のサポートにも気を配りたい．精神疾患を持つ褥婦に家族としてどう接するか，増悪した時の対応，日ごろの症状の観察方法などを具体的に説明する．

なお，良好な家族関係の形成と維持のためにも，寛解後も継続してサポートする姿勢があることを示す．

引用・参考文献

1) 岡野禎治：産褥期における心理変化と精神疾患，ペリネイタルケア，23(1)：34，2004
2) 有森直子編：母性看護学Ⅱ　周産期各論，p.338-340，医歯薬出版，2015
3) 丸山知子：褥婦の心理社会的変化とその特徴，助産学講座7助産診断・技術学Ⅱ[2]分娩期・産褥期，第4版[我部山キヨ子編]，p.256-263，医学書院，2010
4) 丸山知子：産褥期の心理社会的アセスメント，助産学講座7助産診断・技術学Ⅱ[2]分娩期・産褥期，第4版[我部山キヨ子編]，p.296-300，医学書院，2010
5) 神崎秀陽：産褥異常の管理と治療．日産婦誌54（7）：207-213，2002 http://fa.kyorin.co.jp/jsog/readPDF.php?file=to63/54/7/KJ00001774154.pdf（2017年9月4日検索）
6) 江守陽子：産褥経過は順調か—精神状態．新看護観察のキーポイントシリーズ母性Ⅱ[前原澄子編]，p.44-48，中央法規出版，2011
7) 田中静枝：産後精神障害．臨床助産師必携生命と文化をふまえた支援．第2版(我部山キヨ子編)，p.470-471，医学書院，2006

4 精神疾患合併妊産褥婦のケア

1 精神疾患を合併している妊婦の増加

近年，うつ病などの精神疾患患者が増加している．それに伴い，妊婦の中にもうつ病やパニック障害などの不安障害を合併している人の割合が増えている．

精神疾患を合併している妊婦に対する医療者および家族等による社会的な支援体制を確立することが，妊娠期以後の安心・安全な環境の確保につながっていく．

2 周産期の支援

本項では，当院の例を元に，精神疾患合併妊産褥婦に対する支援の実際について紹介する．なお，精神疾患合併妊産褥婦に対する支援の流れについては，第9章「6．社会的ハイリスク産褥婦の支援」を参照のこと（p.275）．

❶ 周産期スクリーニング

妊娠期における支援では，まず，「周産期スクリーニングシート」（図4-1）を活用したスクリーニングを行う．このシートは，妊娠期間や分娩後の育児期間を考慮し，個別の適切な療養・育児環境の整備と継続支援体制を提供する目的で活用している．

スクリーニングの対象者は，産科外来に通院している妊産褥婦，母体搬送され母体胎児集中治療室（MF-ICU）または産科病棟に入院している妊産褥婦である．なお，スクリーニングは，産科外来初診時・妊娠32週時・入院時・分娩後に行われている．

❷ 周産期支援選定カンファレンス

当院では，週1回の割合で，医療ソーシャルワーカー（MSW）主導による周産期支援選定カンファレンスを実施している．カンファレンスの参加者は，産科医師，周産期支援コーディネーター，MSW，MF-ICU助産師・看護師となっている．

周産期支援選定カンファレンスでは，「周産期スクリーニングシート」の結果を基に支援選定を行う．多職種間でカンファレンスを行うことによって，多角的に患者をとらえることができるようになる．また，情報の共有化が図られ，チームで要支援患者やその家族に対する医療・看護が提供でき，カンファレンス参加者の役割も再認識することができる．

3 分娩期の支援

要支援患者の入院時および分娩時には，MSWや周産期支援コーディネーターに状況を報告し，必要時に関連部署に連絡する．

また，向精神薬を服用している場合には，新生児科医師との連携も重要になる．

向精神薬を服用していた母体より生まれた児は，薬物離脱症状を示すことがあり，注意が必要である．このため，入院時は常用薬は何かを正しく申告してもらい内服状況について把握する．

4 産褥期の支援

❶ 支援の流れ

図4-2に，妊娠初期から産後健診までの支援

周産期支援スクリーニングシート（母性用）

患者ID
患者氏名
入院年月日　　　　　　　　　　病棟名
病名　　　　　　　　　　　　　担当医師　　　　　（　　科）
　　　　　　　　　　　　　　　記入看護師

1　妊娠中の母体の観察

多胎合併	☐双胎	☐品胎以上	
精神疾患	☐あり（　　　　　　　　　　　　）		
理解力	☐同じ質問を何回もする	☐その他	
妊娠状況	☐望まない妊娠	☐定期検診受診無	☐その他
上の子への対応	☐子どもと視線を合わせない ☐話しかけが出来ない	☐子どもを放置 ☐叩く等の暴力行為	☐無視・拒否
身体的障害	☐あり（　　　　　　　　　　　　）		

2　母体の社会的背景

夫婦の年齢	☐10代（夫） ☐10代（妻） ☐40代以上（初産）		
外国籍	☐夫（　　　） ☐妻（　　　）		
婚姻状況	☐再婚 ☐内縁 ☐未婚	☐その他	
子どもの数	☐多産（4人以上）	☐その他	
DV（疑い）	☐有	☐その他	
経済状況	☐夫が定職なし・職を転々としている ☐低収入（生活保護以下） ☐失業中 ☐その他		
居住状況	☐住所不定・住環境がない		
社会保障制度の利用	☐必要な状態だが申請していない ☐申請中（　　　　　　　） ☐利用している（　　　　　　）		
社会資源の利用状況	☐必要な状態だが申請していない ☐申請中（　　　　　　　） ☐利用している（　　　　　　）		

	チェック者
外来初診	
外来32週	
入院時	
産後	

分娩予定日

平成　　年　　月　　日

【その他の情報】
※その他をチェックした場合は具体的に記入して下さい

3　出産時の状況

分娩状況	☐飛込み分娩 ☐自宅分娩 ☐未検査

4　出産後の育児行動　（※産後追加項目 ☐有　☐無　）

家族の協力	☐得られない	☐その他
児への愛着行動	☐過保護的 ☐放任的	☐その他
育児への支援者	☐誰もいない ☐遠方にいる	☐その他
育児の仕方	☐話しかけが出来ない	☐その他

5　出産後の母の状態

産後回復	☐不良
産後不安	☐マタニティブルー傾向

【支援の有無】

産科医師よりの説明後、了解あり。平成　　年　　月　　日　医師名：

図4-1　周産期支援スクリーニングシート（当院の例）

の流れを示す．妊娠期から産褥に至る期間は，内分泌的な変化に加え，分娩時の疼痛や分娩後の育児の問題などが重なり，正常な妊婦であっても精神的に不安定になりやすい時期である．特に精神疾患合併褥婦の場合，疾患の増悪をきたす危険性が高くなる時期であるため，注意深い観察が重要となる．

分娩後は，産科病棟の病棟看護師が褥婦の精神状態や新生児の状態に応じて母児同室を検討する．

向精神薬の薬剤によっては，母乳育児ができない場合もある．そのような場合は，産科外来通院中に産科医師が母乳育児を行えるかどうかを判断し，分娩前に患者に説明する．その場合は，母乳育児を断念することに関する精神的なフォローが必要となる．

❷ 分娩後のケアの実際

分娩後は，休息や睡眠が十分取れる環境を提供し，精神状況を観察するとともに育児行動がとれるかどうかを判断する．褥婦の思いを受け止め，意向に沿ったかたちで育児行動ができるよう支援していくことが大切である．

当院の場合，向精神薬の服用によって夜間の授乳などの育児行動がとれないと判断された場合は，家族の支援状況を確認し，育児シミュレーションを実施している．その後，その結果を「育児トレーニングチェックリスト」（図4-3）を用いて評価している．

退院後は，担当助産師または外来助産師が，母乳育児相談外来や産後1か月健診でフォローを行っている．

また，新生児退院後3か月まで，MSWが各月の健診時に家族の育児能力習得状況をフォローしている．また，MSWは地域の保健師に入院中の情報を提供し，退院後も継続したケアが受けられるよう連携している．

5　助産師の役割

妊娠・分娩をとおして，精神疾患合併妊産褥婦は母児ともにハイリスクな状況におかれている．妊娠期間の心身の安定，安全な分娩経過，良好な育児環境整備のためには，産科医師，精神科医師，新生児科医師，臨床心理士，精神科認定看護師，助産師，看護師，周産期支援コーディネーター，地域の保健師・助産師らがチーム医療を提供していく必要があり，医療的・社会的側面からのサポートが重要である．

その中でも特に助産師は，妊婦・家族・社会資源のアセスメントを早期に行い，関連機関との連絡調整を行う存在といえる．同時に，育児トレーニング状況をアセスメントし児の安全確認を行いながら，褥婦および家族にとっては，育児力向上に寄り添う身近な存在でなければなら

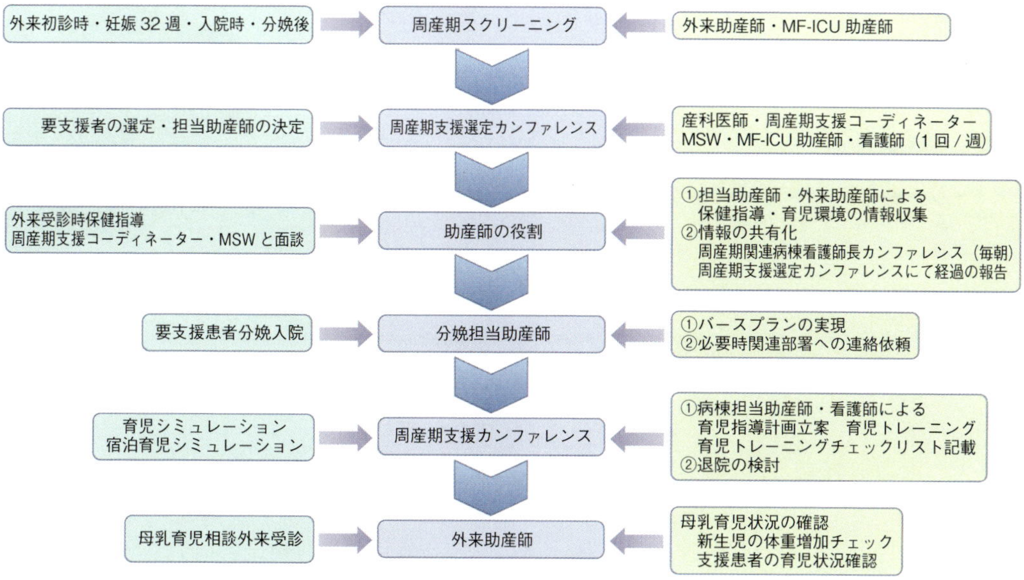

図4-2 妊娠初期から産後健診までの支援体制（当院の例）

ない．そのためには，妊娠早期からの関連部署との情報交換と共有が重要となる．

妊婦やその家族の妊娠・分娩・育児に対する考えを丁寧に聞き，信頼関係を築き，細かな観察と丁寧でわかりやすい指導を行いながら，支援の方法を一緒に考えていく姿勢が必要となる．

育児トレーニングチェックリスト

様　No.

＜評価方法＞ ○：ひとりで出来る（答えられる）　△：助言を受ければできる　×：ひとりでは出来ない（答えられない）

	チェック項目	/		/		/	
	担当者サイン						
	＜ 体調観察 ＞	自己	他者	自己	他者	自己	他者
1	首に体温計を挟み、皮膚を密着させる方法で体温を計ることができる						
2	赤ちゃんの正常体温を答えられる						
3	体温が低い時の対処ができる						
4	体温が高い時の対処ができる						
5	赤ちゃんの体調をどこで判断するか答えられる（手足を元気に動かす・ぐったりしていない・母乳またはミルクをしっかり飲んでいる・ミルクを噴水のように吐くことがない・排便・排尿がきちんとある・体重が増えているなど）						
6	受診をしたほうがよい目安が答えられる（熱がありぐったりしている・1日中ミルクを飲まない・何をしても泣き止まない・何回も吐き、水のような下痢を繰り返す・水分も受け付けないなど）＊育児書なども参考にしましょう！						
7	赤ちゃんの体調変化に困った時の対処がわかる（家族や身近な人に相談する・担当の保健師に相談する・医療機関を受診するなど）						
	＜ オムツ交換 ＞						
8	赤ちゃんに触れる前に手を洗うことができる						
51	② 粉ミルクを哺乳ビンに入れ、50 度のお湯を出来上がり量の 2/3 程度入れ、軽く振って溶かすことができる						
52	③ お湯を出来上がり量までつぎ足し、よく振り、きちんと溶けているか確認できる						
53	④ ミルクが適度な温度になるまで冷まし、確認することができる（人肌程度を腕の内側で確かめることができる）						

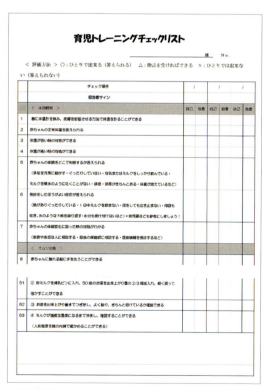

図4-3 育児トレーニングチェックリスト（当院の例）

引用・参考文献

1) 渕上幸子：精神疾患合併の妊産褥婦の看護．妊産婦と赤ちゃん4（6）：16-22，2012
2) 伊藤耕一ほか：精神科疾患合併妊娠のケア-精神科医の立場から．周産期医学38（5）：535-539，2008
3) 櫻井範子ほか：NICU入院児退院支援コーディネーター．周産期医学42（6）：725，2012
4) 今村美生：精神疾患合併妊婦の看護．妊産婦と赤ちゃんケア4（2）：38-42，2012
5) 冨田秋枝ほか：精神疾患合併褥婦に対する育児支援の実態．全国自治体病院協議会雑誌51（5）：736-739，2012

略語

◆**母体胎児集中治療室**
MF-ICU：
maternal-fetal intensive care unit

第11章 産前・産後の栄養

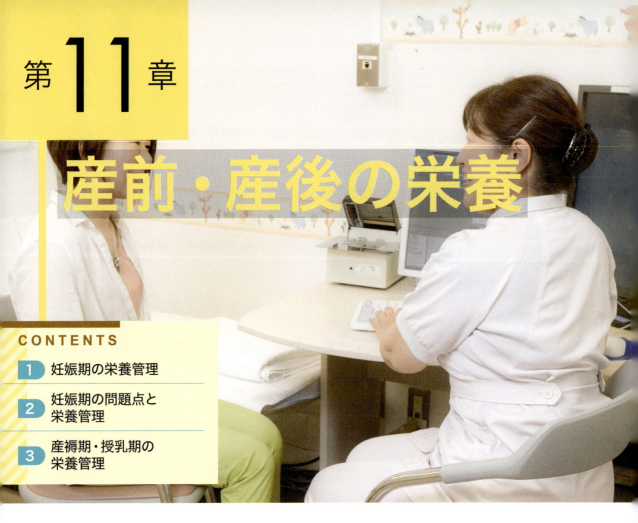

CONTENTS
1. 妊娠期の栄養管理
2. 妊娠期の問題点と栄養管理
3. 産褥期・授乳期の栄養管理

1 妊娠期の栄養管理

1 妊娠期の女性を取り巻く食生活の現状

近年,若い女性において,食に関する知識や技術不足などを背景として,朝食欠食やエネルギー・各種栄養素の過不足などがみられる.また,ダイエット志向などから,低体重(やせ)の女性(BMI＜18.5)の割合が増加していることにより,低出生体重児の増加や,神経管閉鎖障害の発生などが問題となっている.

その一方で,出産年齢が高くなることから肥満や糖尿病,妊娠高血圧症候群などを発症するリスクも高まっており,個別の対応が重要となっている.

こうした状況を踏まえ,妊娠期から授乳期における望ましい栄養管理のための食生活の指導は重要である(図1-1).

2 栄養管理のポイント

栄養は,母体の健康だけでなく,胎児や乳児の成長・発達に大きな影響を及ぼす.

母体は妊娠に伴って身体的・精神的変化が大きく,異常が生じやすいため,妊娠前からの栄

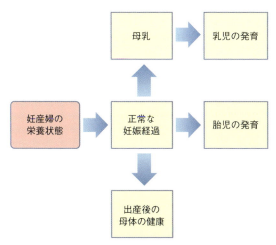

図1-1 妊産婦の栄養の必要性

養や健康に対する自覚と周囲の協力が必要である．

新生児にとって母乳は最良の栄養法であることから，その利点を認識し，母乳保育に取り組むことが重要である．

3 非妊娠時からの食事・生活指導

いつ妊娠しても正常な経過をたどる状態を保つようにする．そのために，健康増進の3原則である「栄養・運動・休養」に配慮して規則正しい生活を送ることが重要である．
①適正体重を維持する．
②適度な運動を行い，健康な身体づくりに心がける．なお，葉酸については妊娠前からのサプリメントで400mg/日の摂取が推奨されている．
③①②に適したエネルギーおよび各栄養素の摂取に努める．
④喫煙や過剰なアルコール摂取，不必要な服薬を避けるようにする．

4 妊娠中の食事の基本
(表1-1)

- 1日3食バランスのよい食事を心がける．
- 不足しがちなビタミン・ミネラル・食物繊維を十分にとる．
- 妊娠高血圧症候群予防のため，食塩をとり過ぎないようにする．
- 適正体重管理のため，油脂類や糖分のとりすぎに注意する．

5 妊娠中の体重管理

非妊娠時の低体重(やせ)は，低出生体重児や子宮内胎児発育遅延，切迫早産や早産，貧血に関連し，肥満は，糖尿病や巨大児分娩，帝王切開分娩，妊娠高血圧症候群に関連することが報告されている．

また，妊娠期に体重増加量が著しく少ないと，低出生体重児や切迫流産，切迫早産のリスクとなり，体重増加量が著しく多いと，前期破水や妊娠高血圧症候群，巨大児分娩，帝王切開分娩，分娩時の出血量過多，羊水混濁，胎児心拍数異常のリスクとなる．

表1-1 妊産婦のための食生活指針
（厚生労働省平成18年）

- 妊娠前から健康なからだづくりを
- 「主食」を中心に，エネルギーをしっかりと
- 不足しがちなビタミン・ミネラルを「副菜」でたっぷりと
- からだづくりの基礎となる「主菜」は適量を
- 牛乳・乳製品などの多様な食品を組み合わせて，カルシウムを十分に
- 妊娠中の体重増加はお母さんと赤ちゃんにとって望ましい量に
- 母乳育児も，バランスの良い食生活の中で
- たばことお酒の害から赤ちゃんを守りましょう
- お母さんと赤ちゃんの健やかな毎日は，からだと心にゆとりのある生活から生まれます

「健やか親子21」推進検討会報告書の妊産婦のための食生活指針に，妊娠期間を通じた推奨体重増加量と，1週間当たりの推奨体重増加量が示されている（表1-2）．

6 妊娠期に必要な栄養量

妊娠期は母体の健康維持や胎児の成長のために非妊娠時に比べて多くの栄養素が必要である．妊娠期に必要な栄養素は，非妊娠時の摂取基準を土台とした付加量が，妊娠各期に応じて「日本人の食事摂取基準2015」（厚生労働省）に示されている（表1-3，4）．

❶ 栄養素や食品の胎児への影響

ビタミンA

厚生労働省は，妊娠3か月以内または妊娠を希望する女性は，ビタミンAを含有するサプリメントなどやビタミンAを多量に含む食品（レバー,やつめうなぎなど）などの過剰摂取によっ

て水頭症や口蓋裂など，胎児奇形発生の危険度が高くなると注意喚起している．

ただし，緑黄色野菜に多く含まれるβカロテンは体内でビタミンAと同様の作用に働くが，ビタミンAに不足がなければビタミンAに変換されないため問題ないとされている．

葉酸

葉酸は，造血作用に重要な役割を果たすだけでなく，二分脊椎など神経管閉塞障害の発症リスクを低減させる．そのため，緑黄色野菜や納豆などに多く含まれる食事由来の葉酸のほかに，サプリメントからの葉酸を400μg/日摂取することが推奨されている．

ただし，胎児の中枢神経系は妊娠第2週から第5週ごろが最も奇形が発症しやすいとされており，妊娠に気づくころにはすでに神経をはじめ基本的な器官が完成しつつあるため，妊娠前から積極的に摂取しておく必要がある．

❷ 不足しがちな栄養素

鉄

妊娠期には胎児成長に伴う鉄貯蔵や，臍帯・

表1-2 体格区分別の推奨体重増加量

体格区分	妊娠全期間を通しての推奨体重増加量	妊娠中期から後期における1週間あたりの推奨体重増加量
低体重（やせ）：BMI18.5未満	9〜12kg	0.3〜0.5kg/週
ふつう：BMI18.5以上25.0未満	7〜12kg[#1]	0.3〜0.5kg/週
肥満：BMI25.0以上	個別対応[#2]	個別対応

・ 体格区分は非妊娠時の体格による．
・ 妊娠初期については体重増加に関する利用可能なデータが乏しいことなどから，1週間あたりの推奨体重増加量の目安を示していないため,つわりなどの臨床的な状況を踏まえ,個別に対応していく．

[#1] 体格区分が「ふつう」の場合，BMIが「低体重（やせ）」に近い場合には推奨体重増加量の上限側に近い範囲を，「肥満」に近い場合には推奨体重増加量の下限側に低い範囲を推奨することが望ましい．
[#2] BMIが25.0をやや超える程度の場合は，おおよそ5kgを目安とし，著しく超える場合には，他のリスク等を考慮しながら，臨床的な状況を踏まえ，個別に対応していく．

（妊産婦のための食生活指針 ―「健やか親子21」推進検討会報告書― 平成18年2月より）

表1-3 エネルギーの食事摂取基準

	非妊娠時身体活動レベル(kcal/日)			妊婦の付加量(kcal/日)			
	I	II	III	初期	中期	後期	授乳婦
18〜29歳	1,650	2,200	2,200	+50	+250	+450	+350
30〜49歳	1,750	2,000	2,300				

（「日本人の食事摂取基準2015」（厚生労働省）より）

表1-4 各栄養素の食事摂取基準（非妊娠時に対する付加量または目安量）

栄養素			非妊娠時	付加量または目安量			授乳婦
				妊婦			
				初期	中期	後期	
たんぱく質（g/日）			50	＋0	＋10	＋25	＋20
ビタミン	脂溶性	ビタミンA （μgRAE/日）[3]	650／700	＋0	＋0	＋80	＋450
		ビタミンD （μg/日）	5.5	7.0	7.0	7.0	8.0
		ビタミンE （mg/日）	6.0	6.5	6.5	6.5	7.0
		ビタミンK （μg/日）	150	150	150	150	150
	水溶性	ビタミンB₁ （mg/日）	1.1	＋0.2	＋0.2	＋0.2	＋0.2
		ビタミンB₂ （mg/日）	1.2	＋0.3	＋0.3	＋0.3	＋0.6
		ナイアシン （mgNE/日）	11／12	－	－	－	＋3
		ビタミンB₆ （mg/日）	1.2	＋0.2	＋0.2	＋0.2	＋0.3
		ビタミンB₁₂ （μg/日）	2.4	＋0.4	＋0.4	＋0.4	＋0.8
		葉酸 （μg/日）	240	＋240	＋240	＋240	＋100
		バントテン酸 （mg/日）	4	5	5	5	5
		ビオチン （μg/日）	50	50	50	50	50
		ビタミンC （mg/日）	100	＋10	＋10	＋10	＋45
ミネラル	多量	ナトリウム （mg/日）	600	－	－	－	－
		（食塩相当量） （g/日）	7.0未満	－	－	－	－
		カリウム （mg/日）	2,000	2,000	2,000	2,000	2,000
		カルシウム （mg/日）	650	－	－	－	－
		マグネシウム （mg/日）	270／290	＋40	＋40	＋40	－
		リン （mg/日）	800	800	800	800	800
	微量	鉄 （mg/日）	6.0／6.5	＋2.5	＋15.0	＋15.0	＋2.5
		亜鉛 （mg/日）	8	＋2	＋2	＋2	＋3
		銅 （mg/日）	0.8	＋0.1	＋0.1	＋0.1	＋0.5
		マンガン （mg/日）	3.5	3.5	3.5	3.5	3.5
		ヨウ素 （μg/日）	130	＋110	＋110	＋110	＋140
		セレン （μg/日）	25	＋5	＋5	＋5	＋20
		クロム （μg/日）	10	10	10	10	10
		モリブテン （μg/日）	20／25	－	－	－	＋3

非妊娠時の値（推奨量または目安量）について：（18〜29歳の値）／（30〜49歳の値）
妊婦，授乳婦の値　＋記載は付加量，数値のみ表記は目安量

（日本人の食事摂取基準2015より抜粋して筆者作表）

胎盤への鉄貯蔵，循環血流量増加に伴う赤血球増加による鉄需要の増加などから妊娠後期の付加量が考慮されている（表1-4）.

カルシウム

妊娠後期を中心として，カルシウムは母体から胎児に供給され蓄積される．一方，妊娠中は活性型ビタミンDやエストロゲンが増加し腸管からのカルシウム吸収率は著しく上昇するた

め，妊娠期にはカルシウムの付加量は必要ないとされている（表1-4）.

しかし，国民健康・栄養調査の結果から見ても，日本人のカルシウム摂取量は少ない傾向にあり，各年齢別のカルシウムの目安量を確実にとるよう勧める必要がある．また，妊娠高血圧症候群などで胎盤機能が低下している場合は，吸収率が増加しないため，相当量の付加が必要

表1-5 妊娠期間別栄養指導のポイント

妊娠初期	妊娠中期	妊娠後期
・妊娠3か月以内におけるビタミンAの過剰摂取に注意する ・葉酸の多い食品，栄養補助食品を用いて，摂取を心がける ・つわりがある場合は，その時の状況やし好に合わせて，食べられるものを食べる．空腹と満腹を避けるようにする	・つわりが終了したら，1日3食規則正しく食事をする ・妊娠前の食生活の問題点を是正する ・便秘予防のためバランスのよい食事摂取を心がける(便秘の項，p.52参照)． ・妊娠中の栄養，食生活の重要性を動機付ける ・1日の食事摂取目安量(表6-1)を具体的に示し，うす味の習慣をつける ・食事準備の負担が大きくなりすぎないよう，状況に応じ市販惣菜等の利用も含め指導する ・過剰体重にならないよう，食事摂取状況を確認し，必要に応じ指導する ・貧血予防のため，鉄の多い食品の摂取をすすめる(妊娠貧血の項，p.101参照)．	・妊娠高血圧症候群の予防のため，たんぱく質摂取は標準体重×1.2～1.4g/day程度と不足しないようにする．うす味を継続する ・子宮の増大により胃が圧迫され1回の食事量が減少する場合は，1日4～5回に食事を分けて食べるようにする ・引き続き便秘に注意する(便秘の項，p.52参照)

である．

❸ 1日に取りたい食品の量と目安

　厚生労働省の「すこやか親子を目指して，妊産婦のための食生活指針」の中では「食事バランスガイド」(料理と食品の組み合わせをコマに例えて栄養バランスを表現)を用いて食事の適量を示している[1]．ホームページにアクセスすれば容易に確認できる．

　妊娠期間別の栄養指導のポイントを表1-5に，当院で患者指導に利用しているシートを表1-6に示す．

7 献立作りのポイント

・毎食，主食，主菜，副菜をそろえる．

・主菜は肉・魚・卵・大豆製品をバランスよくとる．

・不足しがちなビタミン・ミネラルを，副菜でしっかりとる．

・油脂類や砂糖などは，調理に応じて用いる．

・果物，乳製品も適量とる．

・味付けは薄味とし，汁物のとりすぎにも注意し，食塩摂取を控える．

引用・参考文献

1) 厚生労働省：すこやか親子を目指して　妊産婦のための食生活指針リーフレット
http://www.mhlw.go.jp/houdou/2006/02/dl/h0201-3b02.pdfより2017年4月5日検索
2) 厚生労働省：妊産婦のための食生活指針－「健やか親子21」推進検討会報告書－ (食を通じた妊産婦の健康支援方策研究会)平成18年2月
http://www.mhlw.go.jp/houdou/2006/02/h0201-3a.html より2017年4月5日検索
3) 厚生労働省：「日本人の食事摂取基準(2015年版)策定検討会」報告書　平成26年3月28日
http://www.mhlw.go.jp/stf/shingi/0000041824.htmlより2017年4月5日検索
4) 都立病院栄養科：栄養食事指導シリーズNo11 「貧血の食事」

表1-6 1日にとりたい食品の量と目安（何をどれだけ食べればよいか）（再掲）

第11章 産前・産後の栄養

必要栄養量（身体活動レベルⅡ）

	非妊娠時（20〜30歳代）	妊娠初期（〜13週）	妊娠中期（14〜27週）	妊娠後期（28週〜）	授乳期
エネルギー	2,000kcal	2,050kcal	2,250kcal	2,450kcal	2,350kcal
たんぱく質	50g	50g	60g	75g	70g
カルシウム	650mg	650mg	650mg	650mg	650mg
鉄	10.5mg（月経なし6.5mg）	(9mg)	(21.5mg)	(21.5mg)	13mg（月経なし9mg）
ビタミンA	650μgRAE	650μgRAE	650μgRAE	730μgRAE	1,100μgRAE

上記の他にビタミンB群、C、葉酸、マグネシウム、亜鉛、銅、ヨウ素、セレンも多く必要

目安量

栄養素と主な働き	食品群	分量(g)	非妊娠時（20〜30歳代）	妊娠初期（〜13週）	妊娠中期（14〜27週）	妊娠後期（28週〜）	授乳期	その他の食品例
【炭水化物】・活動の力や体温となります ・「主食」を中心にとりましょう	穀類	600g	ごはん200g×2回、＋食パン6枚切り2枚(120g)×1回			ごはん100g（または食パン6枚切り1枚）	ごはん100g（または食パン6枚切り1枚）	うどん、そば、もち、パスタ等
	いも類	100g	ジャガイモ中1個		＋さつまいも60g	＋さつまいも60g	＋さつまいも30g	山芋、長芋等
	砂糖	20g	砂糖大さじ1杯		＋鉄補給飲料(120mL)	＋鉄補給飲料(120mL)	＋鉄補給飲料(120mL)	砂糖、はちみつ、ジャム、みりん等
【脂質】	油脂類	20g	植物油大さじ1杯、マヨネーズ大さじ1杯		＋ナッツ類15g	＋ナッツ類15g	＋ナッツ類15g	バター、マーガリン、マヨネーズ、ごま等
【たんぱく質】・からだ作りの基礎となります ・貧血の予防にも必要です ・「主菜」はいろいろな食品でバランスよくとりましょう	大豆製品	50g	納豆小1パック					豆腐、納豆、生揚げ、がんもどき、大豆
	魚類	60g	魚切り身小1切れ					イワシ、アジ、サンマ、サケ、エビ、貝類
	肉類	50g	肉薄切り2枚		＋レバー25g	＋レバー25g		牛肉、豚肉、鶏肉等
	卵類	40g	卵1個					鶏卵、うずら卵
	乳類	200g	牛乳コップ1杯	＋ヨーグルト小1個	＋ヨーグルト小1個	＋ヨーグルト小1個	＋ヨーグルト小1個	ヨーグルト、チーズ、牛乳、スキムミルク
【ビタミン・ミネラル類】・からだの様子を整えます ・不足しがちな栄養素は「副菜」でしっかりとりましょう	緑黄色野菜	150g	トマト小1/2個(60g)、青菜類3株(90g)		＋ブロッコリー2房(40g)	＋青菜類2株(60g) ＋ブロッコリー2房(40g)	＋青菜類2株(60g) ＋ブロッコリー2房(40g)	青菜、ブロッコリー、カボチャ、人参等
	その他の野菜	200g	カブ1個、キュウリ1/3本、玉ねぎ1/4個、なす1個					キャベツ、大根、ゴボウ、もやし、たけのこ、ネギ等
	海藻・きのこ	10g	乾燥ひじき5g、しいたけ1枚					のり、昆布、わかめ、シメジ、エノキダケ
	果物類	200g	りんご1個					りんご、オレンジ、イチゴ、カキ、メロン等

297

2 妊娠期の問題点と栄養管理

1 つわり・悪阻

❶ つわり

つわりは妊娠5〜7週ころから始まり，おおむね12〜16週くらいに自然に回復する．

主に起床時や空腹時にみられる．この時期には，胎児の発育のために付加するエネルギーや栄養量は少ないので，母体の健康維持を中心に指導する（表2-1）．

❷ 悪阻

悪阻はつわりの重症例で，ほぼ毎日嘔吐し，ケトン体陽性，持続的な体重減少の時に診断される．

特に重症悪阻の場合はビタミンB_1の欠乏症である．ウェルニッケ脳症を起こすリスクがあるため注意する．頭痛，めまい，嗜眠，昏睡などの神経症状を呈するときは特に注意する．

経口摂取が不可能で脱水症状が認められた場合は，輸液での補給を行うが，食事がとれずにビタミンB_1が低下状態にあるところに，糖質の輸液でさらに欠乏症に陥りやすくなる．

食事への注意は，つわりの時の食事に準じる．心理的影響も大きいといわれているため安静を保ち，精神的負担をかけないようにする．

2 肥満とやせ

❶ 肥満

肥満は生活習慣病の発症要因であることから，順調な妊娠・分娩だけでなく，その後の生活のためにも注意が必要である．周産期における肥満は，表2-2に示す重篤な病態に影響するリスクのあることを指導する必要がある．

肥満による何らかのリスク上昇を伴う肥満妊婦については2006年厚生労働省「健やか親子21」において妊娠前BMI≧25と定義している．この場合の妊娠期間を通しての推奨体重増加量および妊娠中期から末期における1週間当たりの推奨体重増加量についてはp.294の表1-2を参照．

肥満妊婦の栄養管理のポイントとして以下が挙げられる．

表2-1 つわり時の栄養管理のポイント

①嘔気や食欲不振で少量しか食べられないときは，妊婦の嗜好や要求によって食べやすいものを食べやすく調理する
②空腹時に嘔気をおぼえやすいので，空腹状態をなくし，間食も加えながら少量ずつ食べるようにする．一度にたくさん食べると嘔吐を誘発することもある
③食後は安静を保つ
④においに敏感になっている場合は，調理を代行してもらったり，外食や市販食品などの利用をしたりしながら乗り切ることも方法である．また，食べやすい方法としては，冷たいものや食事を冷まして食べるとよいこともある
⑤嘔吐で水分が失われるので水分補給に注意する．水分はお茶，果汁，果物，スープ，牛乳などで補給する．食事量が減少することで便秘にもなりやすいので，水分補給は重要である

表2-2 肥満の影響

項目	内容
妊娠中	妊娠高血圧症候群，常位胎盤早期剝離，子癇，脳出血，妊娠糖尿病，腎不全，腰痛
分娩時	微弱陣痛，分娩時大量出血，回旋異常，産道損傷，児頭骨盤不均衡，難産（帝王切開）
帝王切開時	創部感染，創部離開，静脈血栓症，肺塞栓症
新生児	巨大児，低血糖，子宮内胎児発育障害
その他	産褥卵巣機能回復遅延，続発性不妊症，産後の生活習慣病

（山内有信：妊娠期，授乳期．栄養科学イラストレイテッド応用栄養学［栢下淳ほか編]．p.78，羊土社，2014）

①摂取エネルギーの制限と消費エネルギーの増加.
②良質のたんぱく質の摂取：魚以外は脂肪の少ない部位を選び，動物性脂肪の過剰摂取を抑える.
③油脂は植物油を中心とし摂取量を適正にする．揚げ物など油を多く使用する料理は控える.
④炭水化物(主食類，いも類，砂糖，菓子類，果実類,甘味飲料類など)の過剰摂取を避ける.
⑤微量栄養素(ビタミン，ミネラル)をしっかり摂る.
⑥妊娠高血圧症候群の発症を予防するため味つけを薄味にする.
⑦積極的に家事労働を行う，買い物で早歩きなど，日常の動作を増やしてエネルギー消費量を増加させる．妊婦体操などを取り入れるのもよい.

❷ やせ

妊娠前のやせや10歳代の若年妊娠の場合，母体体重の増加量が少ない傾向にある．こうした場合，胎児が低出生体重児や子宮内発育遅延児となるリスクが高いとされている.

また，胎児期に低栄養状態で出生した後，短期間で体重増加した場合に，成長後に生活習慣病のリスクが高まるといわれている.

わが国では，やせていることが自慢となるような風潮がある．極端なエネルギー制限をしたり，食事を抜いたりと，不健康な生活で体重を落とすと，最終的には母体の健康を害することになる．また，自分の体型が子どもに影響するということを知り，妊娠を契機に自分の体重を見つめ直すよう促すことも重要であり，食生活

の見直しが必要である.

周産期におけるやせは，表2-3に示すリスクとなることを指導する必要がある.

3 妊娠性貧血

妊娠期の貧血は「妊娠性貧血」と「妊娠母体偶発合併疾患としての貧血」に大別される.

妊娠性貧血とは，妊娠に起因する貧血で，貧血を起こす合併症のない妊婦の妊娠中に認められる貧血で，Hb11g/dL未満，およびHt33％未満と日本産科婦人科学会栄養問題委員会は定義している.

妊娠母体偶発合併疾患としての貧血には，鉄欠乏性貧血，溶血性貧血，巨赤芽球性貧血，再生不良性貧血などがある.

妊娠中に生じる貧血は，表2-4のリスクとなる.

❶ 日常生活指導

・妊娠前より，朝食の欠食，偏食傾向，痩身願望などで食事量の少ない，偏った嗜好が習慣化していないかなど,貧血に至る背景を探り，自ら改善する意欲が持てるよう指導する.
・規則正しい生活を習慣化させ，食欲増進につなげる.
・重度の貧血(Hb9.0g/dL未満)では鉄剤の処方もされるが，それと並行して食生活改善に取り組めるようにする.
・運動で血流を促すことにより骨髄での造血機能が促進することから，運動不足にも注意する.

表2-3 やせの影響

項目	内容
妊娠中	子宮内胎児発育遅延，貧血
分娩時	切迫早産，早産
新生児	低出生体重児
その他	児の将来の生活習慣病のリスクが高まる

表2-4 妊娠中の貧血のリスク

項目	内容
妊娠中	疲れやすい，頭痛，めまい，動悸，息切れ，胎児の発育が悪くなる，妊娠高血圧症候群の合併
分娩時	微弱陣痛
産後	大量出血，子宮の回復の遅れ

❷栄養管理のポイント

造血には，**表2-5**に示す栄養素が関与しているので，各栄養素を多く含む食品の摂取を指導する.

- 主食，主菜，副菜のそろったバランスのよい食事を心がける.
- 良質なたんぱく質と鉄分の多い食品の摂取.
- 鉄の吸収を促すビタミンCの摂取.
- 欠食や偏食をなくし，さまざまな食品から鉄の補給と造血に必要な栄養素の摂取.
- 鉄の吸収を阻害するタンニン(お茶の成分)，シュウ酸(生のほうれん草)，フィチン酸(穀類の外皮)などは摂取量や摂取タイミングに注意する(例:お茶は食事時ではなく食間に飲むなど).
- 胃酸の働きにより鉄の吸収率が上がるので，適度に香辛料を使用し胃酸の分泌を促すとよい.
- 鉄などの栄養補助食品やサプリメントを使用する際は，許容上限量が設けられていることを考慮に入れ過剰摂取にならないよう注意する.

❸ヘム鉄と非ヘム鉄

食品中の鉄には，赤身肉や赤身の魚など動物性食品に含まれるヘム鉄と，豆類や緑黄色野菜などに多く含まれる非ヘム鉄がある.

貧血の予防や治療では吸収率の高いヘム鉄の摂取が望まれるが，上記に示したレバーはビタミンAも同時に摂取してしまうことから，非ヘム鉄を含む植物性食品も織り交ぜ，いろいろな食品から摂取することが望ましい.

非ヘム鉄は吸収率においてヘム鉄に劣るが，ビタミンCで吸収率が上昇する.

4 便秘

妊娠中の便秘の原因については別項第3章マイナートラブル「便秘」(p.52)および第6章合併症妊娠「消化器疾患」(p.139)参照.

以下の予防のポイントを指導する.

- 食物繊維を十分に摂取する.
- 水分を十分に摂取する.
- ヨーグルトやオリゴ糖など，腸内環境適正化に有効な食品を摂取する.
- 毎朝，一定の時刻に排便する習慣をつける.
- 適度な運動もこころがける.

食物繊維の多い食品に**表2-6**がある. 腸内環境の適正化には，腸内菌叢を活性化する，プレバイオティクス，プロバイオティクス，シンバイオティクスが有効とされている. プレバイオティクスは，プロバイオティクスの働きを助け

表2-5 造血に係る栄養素とその生理作用および多く含む食品例

栄養素	生理作用	多く含む食品
たんぱく質	・赤血球産生に必要 ・鉄吸収促進	肉類，魚介類，卵，大豆製品，乳製品
鉄	・ヘモグロビン構成成分	レバー，赤身肉，赤身の魚，うなぎ，牡蠣，卵黄，そら豆，大豆，小松菜，プルーン
銅	・造血成分(ヘモグロビン合成)	レバー，ゴマ，ひじき，わかめ
ビタミンB$_{12}$	・赤血球成熟(核酸合成)	レバー，あさり，牡蠣，しじみ，鰯，卵，チーズ
葉酸	・赤血球成熟(核酸合成) ・ヘモグロビン合成においてポルフィリン環形成	レバー，牡蠣，アスパラガス，ブロッコリー，レタス，ほうれん草，きのこ
ビタミンB$_6$	・タンパク質代謝の補酵素	肉類(レバーを含む)，卵，チーズ，ニンジン，ほうれん草
ビタミンC	・非ヘム鉄の還元促進(鉄吸収促進)	新鮮な野菜，果物

※レバーは鉄をはじめとして造血に係る栄養素を多く含むが，同時にビタミンAも多く含む. 妊娠初期におけるビタミンAの過剰摂取は胎児に奇形や先天性代謝異常などの影響を与えるとされているので，妊娠初期には勧められない.

(渡邊早苗ほか編:新しい臨床栄養管理第2版(補訂)，p.85，医歯薬出版，2005より改変)

表2-6 食物繊維の多い食品と腸内環境正常化に役立つ食品

食物繊維の多い食品	腸内環境正常化に役立つ食品
葉菜類：ほうれん草，小松菜，キャベツ，白菜など 根菜類：ごぼう，れんこん，にんじん，かぶ，大根など いも類：じゃが芋，サツマイモ，里芋，こんにゃく類 海藻類：わかめ，ひじき，寒天，ところてんなど きのこ類：しいたけ，しめじ，えのき茸など 果物：プラム，かんきつ類，パイナップル，メロン 豆類：納豆，おから，大豆，きな粉など	プレバイオティクス 　ヨーグルト，乳酸菌飲料 プロバイオティクス 　オリゴ糖 シンバイオティクス 　上記の両方を摂取する

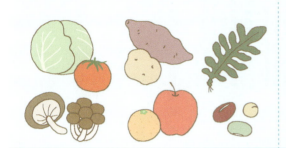
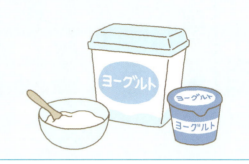

る物質で，プロバイオティクスのエサとなる働きがある．プロバイオティクスは，腸内菌叢のバランスを改善する生きた微生物で，プロバイオティクスとプレバイオティクスは，同時に取るのが効果的とされる．プロバイオティクスとプレバイオティクスの両方を含む食品や製剤などをシンバイオティクスという．

5 妊娠高血圧症候群

妊娠高血圧症候群の定義，原因・リスク，症状などの説明は別項に譲る（p.103参照）．

❶ 日常生活の指導

- 適切な体重コントロールが重要である．
- 精神的に落ち着いた生活が必要であり，家庭あるいは職場環境に配慮する．
- 疾患に関する理解度を確認しつつ，定期的な健診を欠かさないよう促していく．

❷ 栄養管理のポイント

エネルギー摂取量は，p.294の表1-3の推奨値に示されていることを参照する．

過食を避け摂取エネルギーを適正にする．
- 嗜好飲料，菓子などを控える．
- 動物性脂肪を多く含む食品を控える（バター，ベーコン，肉の脂身など）．

食塩を制限する．
- うす味を心がけ，食塩を多く含む加工食品に注意する（「食塩制限をされる方のために」（図2-1），「食品に含まれる食塩量」（図2-2）参照）．

たんぱく質を十分に摂取する．
- 毎食，肉・魚・卵・大豆製品・乳製品を摂取する．
- 腎機能障害が認められる場合（GFR70mL/分以下，BUN20mg/dL以上，血中Cr1.5mg/dL以上）は，症状に応じて50g/日未満の低たんぱく質食とする．
- 胎盤機能の低下がある場合はカルシウムの付加が必要である．

6 糖代謝異常

近年わが国において，20歳代の出産率が大きく低下し，30歳代の出産率が上昇傾向になるな

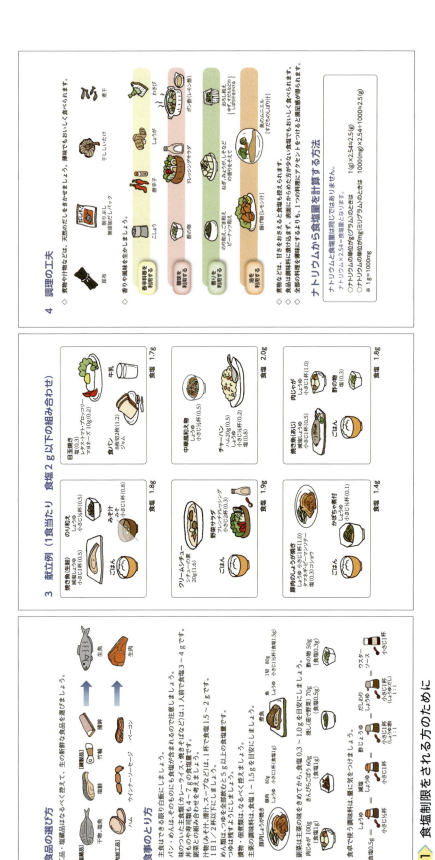

図2-1 食塩制限をされる方のために

(都立病院栄養科：栄養食事指導シリーズNo20「食塩制限をされる方のために」)

第11章　産前・産後の栄養

外食に含まれている食塩量の目安

料理名	食塩g	料理名	食塩g
【和風めん類（めんつゆを含む）】		【中華風一品料理・めん】	
ざるそば	2.7	酢豚	3.0
きつねうどん	5.8	麻婆豆腐	3.2
なべ焼きうどん	5.8	焼き餃子（たれ除く）8個	1.5
【ご飯もの】		肉シュウマイ（たれ除く）5個	1.5
天丼	3.0	チャーハン	2.6
親子丼	3.8	ラーメン（めんつゆを含む）	6.0
うな重	3.6	冷やし中華（酢じょうゆの含む）	4.8
【すし（つけじょうゆは除く）】		あんかけかた焼きそば	5.
にぎりずし（1人前10貫）	2.6	【ファーストフード】	
ちらしずし（江戸前）	3.6	フライドチキン（骨付き1本　87g）	1.7
いなりずし（2個）	1.4	ハンバーガー（Mサイズ 108g）	0.5
【和風一品料理】		フライドポテト（Mサイズ 135g）	1.5
さば味噌煮	2.5	チーズバーガー（1個　122g）	2.1
あじの塩焼き	0.9	ホットドッグ（1個 104g）	1.6
天ぷら盛り合わせ（天つゆを含む）	1.7	牛丼（並盛）	3.8
豚肉しょうが焼き	1.0	【コンビニ弁当・惣菜】	
焼き鳥（正肉　たれ）2本	1.0	幕の内弁当	3.3
焼き鳥（つくね　たれ）2本	1.2	鮭弁当	3.8
【洋風一品料理】		おにぎり（明太子）1個 106g	1.2
海老フライ（ソース込み）	1.4	サンドイッチ（ミックスハム野菜）1袋	1.3
ハンバーグステーキ（焼100g（ソース20g））	1.4	ポテトサラダ（大盛）	3.3
チキンカレー	3.4	コールスローサラダ	1.9
スパゲッティミートソース	2.8	野菜漬物（大根,人参,高菜等）	2.8
ピザ（Mサイズ25cm　½切れ）	0.7		

注）①上表はあくまでも目安です。それぞれの店によって差があります。また同一制品のある時は、できるだけ外食は控えるかわずかの栄養です。その飲食店の栄養成分の表示を参考にしましょう。
②食塩制限のある場合は、めん類のつゆや定食に付いている汁物、調味料は食べないように
しましょう。
出典：毎日の食事のカロリーガイド改訂版　女子栄養大学出版部をもとに作成

（都立病院栄養科：栄養食事指導シリーズNo.19「食品に含まれる食塩量」）

食品に含まれる食塩量のめやす

注）表中の食品重量はあくまでも目安量ですので、各食品に表示された食塩量を確認しましょう。

（香川芳子監：五訂食品成分表2004．女子栄養大学出版版2004 を参考にして作成）

図2-2　食品に含まれる食塩量

表2-7 母体血糖コントロール目標値(学会別)

		日本糖尿病学会	日本産婦人科学会	日本糖尿病・妊娠学会
血糖値	空腹時(mg/dL)	70〜100	≦95	<100
	食前(mg/dL)	−	≦100	−
	食後1時間(mg/dL)	−	−	<140
	食後2時間(mg/dL)	<120	≦120	<120
HbA1c　(%)		<6.2	≦6.2	<5.8
GA　(%)				<15.8

(日本糖尿病学会:糖尿病診療ガイドライン2016, p367-390, 南江堂, 2016をもとに作成)

表2-8 糖代謝異常妊婦における食事エネルギー量

妊娠時期	日本糖尿病学会	日本産婦人科学会
妊娠初期	・非肥満(非妊娠時BMI<25): 標準体重×30＋50kcal ・肥満(非妊娠時BMI≧25): 　標準体重×30kcal	・普通体格の妊婦(非妊娠時BMI<25): 標準体重×30＋200kcal
妊娠中期	・非肥満(非妊娠時BMI<25): 標準体重×30＋250kcal ・肥満(非妊娠時BMI≧25): 　標準体重×30kcal	・肥満妊婦(非妊娠時BMI≧25): 標準体重×30kcal
妊娠末期	・非肥満(非妊娠時BMI<25): 標準体重×30＋450kcal ・肥満(非妊娠時BMI≧25): 　標準体重×30kcal	

(日本糖尿病学会:糖尿病診療ガイドライン2016, p367-390, 南江堂, 2016をもとに作成)

ど女性の晩婚化・晩産化が進んでいる. そのため, 今後, 糖代謝異常妊婦は増加すると予想される.

妊娠糖尿病には, 妊娠糖尿病(GDM)と糖尿病合併妊娠がある. その定義や糖代謝異常妊娠における母児合併症については別項の説明に譲る(p.126, 第6章合併症妊娠「耐糖能異常合併妊娠」参照).

❶ 血糖コントロール目標値

糖代謝異常妊婦に対する栄養管理の目標は, 健全な児の発育と母体の良好な血糖コントロールを維持し, 過度な体重増加をきたさないことである.

血糖コントロール目標は表2-7に示すとおりで血糖値, HbA1c, グリコアルブミン(GA)が使用される.

❷ 糖代謝異常妊婦の栄養管理

摂取エネルギー量の指標は下記のとおりである(表2-8).

食後高血糖を予防するため1日3食に加え2, 3回の間食に分け, 1日5, 6回の分割食を行う場合がある. このことにより, 食前や真夜中の低血糖対策にも効果が期待される.

過度のエネルギー制限, 特に糖質制限や長期の空腹状態はケトン体を増加させ, ケトアシドーシスに陥りやすいため注意する. 少なくとも200gの炭水化物の摂取が進められる.

「糖尿病食事療法のための食品交換表」を参考にバランスのよい食事に留意する. 食事療法のみで血糖コントロールがつかない場合はインスリンの管理となるため, 特に食事摂取に留意する必要がある.

引用・参考文献

1) 栢下　淳ほか:栄養科学イラストレイテッド　応用栄養学, 第1版, p.62-87, 羊土社, 2015
2) 森　基子ほか:応用栄養学－ライフステージからみた人間栄養学－, 第10版, p.29-63, 医歯薬出版, 2016
3) 都立病院栄養科:栄養食事指導シリーズNo20 「食塩制限をされる方のために」
4) 都立病院栄養科:栄養食事指導シリーズNo19 「食品に含まれる食塩量」
5) 日本肥満学会:肥満症診療ガイドライン2016, p.90-91, ライフサイエンス出版, 2016
6) 日本糖尿病学会:糖尿病診療ガイドライン2016, p.367-390, 南江堂, 2016
7) 日本糖尿病学会:糖尿病食事療法のための食品交換表　第7版, 光文堂, 2013

📖 略語

◆GA
グリコアルブミン: Glycoalbumin

3 産褥期・授乳期の栄養管理

1 産褥期

❶ 産褥期と栄養管理の目的

分娩が終了すると胎児，羊水，臍帯の晩出，分娩時の出血，不感蒸泄により体重は5～6kg減少する．その後もしばらく，悪露や循環血流量の減少，授乳に伴い体重減少が続く．産後3～6カ月で妊娠前の体重に戻すのが望ましい．産褥期の栄養管理の目的は，母体の回復と乳汁分泌，授乳を含む新生児の養育，哺育である．

❷ 産褥期の栄養管理

出産直後は分娩の疲労があるが，食欲があれば易消化で栄養価の高い食品を摂る．食品の選択と食生活上の注意として，以下を指導する．
- 体力回復と授乳のため，十分な栄養摂取が必要である．食事摂取基準を満たす良質の食品を選んで，栄養バランスを整える．
- 良質のたんぱく質と鉄を確保するため，動物性たんぱく質を十分にとる．
- 牛乳を中心とした水分摂取を心がける．
- 便秘に注意する．
- 間食・補食を含め食事回数を4～5回にする．
- 薄味の調理を心がける．

血液循環をよくすることで，母体の回復や乳汁分泌が促されるため軽い体操なども進められる．

精神的安定と休養が大切である．育児や家事による睡眠不足や疲労が残らないようにすることも大切であり，周囲の協力も必要である．

2 授乳期

❶ 授乳期の栄養管理の目的

乳汁分泌を減少させる要因に，異常分娩，妊娠糖尿病，妊娠高血圧症候群などの合併症，初産婦，高齢出産，精神的ストレスがある．母乳分泌の維持には十分な睡眠と精神的安静，母体の健康，良好な栄養状態，母乳哺育に対する理解と自信が必要である．授乳婦の推定エネルギー量は1日の泌乳量をもとに，妊娠中に増加した体重量を勘案して350kcalを付加量する．

授乳を行わない場合は付加量を加える必要はない．産後の肥満は，次回の妊娠時に各種の合併症を生じやすいため，産後6か月ごろまでに非妊娠時の体重に戻すことが望ましい．そのために適切な食事摂取と適度な運動が重要である．

❷ 授乳期の栄養管理

産褥期と同様であるが，次の点にも留意する．
- 主食，主菜，副菜がそろった食事を心がける．
- 赤身肉や魚など良質なたんぱく質を摂取するとともに鉄も補給する．
- 便秘を予防するために，いも類，豆類，野菜類，きのこ類，海藻類，果物の摂取に配慮する．
- 油脂類や砂糖のとりすぎはエネルギー過剰と乳腺炎の誘因ともなるため，脂っこいもの甘いもののとりすぎに注意し，調理に応じて適量使用する．
- コーヒー，紅茶のカフェイン，アルコールは乳汁に移行するので摂取を控える．

育児などの多忙により，食生活がおろそかになることもある．市販の食品なども含めて栄養バランスをとるなど，手をかけずに食べられる食事の工夫についてのアドバイスも必要である．

引用・参考文献

1) 都立墨東病院：授乳期栄養教室「妊娠初期から出産後までのお母様と赤ちゃんの栄養」．墨東病院栄養科，2015
2) 都立墨東病院の管理栄養士・病院専門調理師が考えた家族みんなで健康ごはん．東京都病院経営本部，2017

第12章 助産業務管理

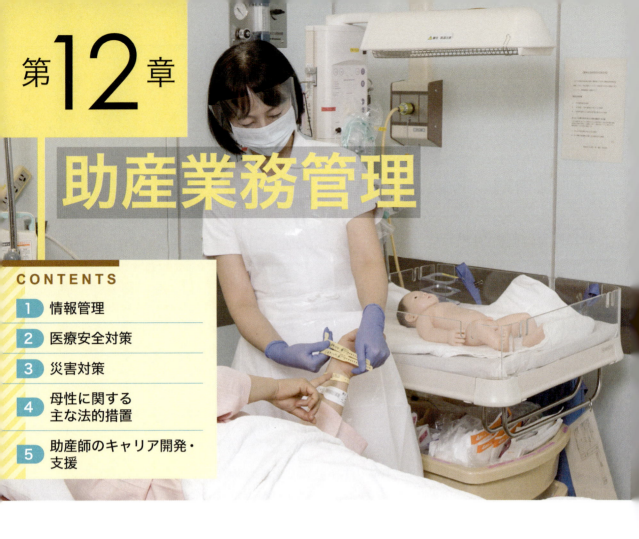

CONTENTS
1. 情報管理
2. 医療安全対策
3. 災害対策
4. 母性に関する主な法的措置
5. 助産師のキャリア開発・支援

1 情報管理

1 記録

❶ 法的な位置づけ

　助産師は助産録を使用し，分娩介助の際の助産に関する事項を記載する．この助産録は保健師助産師看護師法第42条第1項に記載の義務が定められており，その保存期間は同条第2項によって5年間と義務づけられている(表1-1)．また，記録事項については，保健師助産師看護師法施行規則第34条に定められている(表1-2)．
　現行の保健師助産師看護師法上に看護記録に

表1-1 保健師助産師看護師法における助産録の記載と保存

第42条　助産師が分べんの介助をしたときは，助産に関する事項を遅滞なく助産録に記載しなければならない．
　2　前項の助産録であって病院，診療所又は助産所に勤務する助産師が行った助産に関するものは，その病院，診療所又は助産所の管理者において，その他の助産に関するものは，その助産師において，5年間これを保存しなければならない．
　3　第1項の規定による助産録の記載事項に関しては，厚生労働省令でこれを定める．

表1-2	保健師助産師看護師法施行規則における助産録記載事項

第34条　助産録には，次の事項を記載しなければならない.

一　妊産婦の住所，氏名，年齢及び職業
二　分べん回数及び生死産別
三　妊産婦の既往疾患の有無及びその経過
四　今回妊娠の経過，所見及び保健指導の要領
五　妊娠中医師による健康診断受診の有無（結核，性病に関する検査を含む.）
六　分べんの場所及び年月日時分
七　分べんの経過及び処置
八　分べん異常の有無，経過及び処置
九　児の数及び性別，生死別
十　児及び胎児付属物の所見
十一　産じよくの経過及びじよく婦，新生児の保健指導の要領
十二　産後の医師による健康診断の有無

関する規定はないが，入院基本料の施設基準として看護記録がなされている必要があり，医療法施行規則における施設基準と診療報酬の算定要件となっている．そのため，助産録には妊産褥婦の基本情報やアセスメント，結果と評価の記載なども必要となる．

❷ 記録の考え方

　助産にかかわる記録は，妊娠，分娩を通して事実が正確に記載された，助産師の責任と助産の質を示すものである．情報提供，情報開示，

事故などが起こった場合の証拠として記載者以外にも利用されることを想定し，公的記録の条件(真正性，客観性，迅速性，見読性，完全性)を満たす記録とすることが重要である．

2　情報提供と情報開示

❶ 情報提供

　看護者は，患者が積極的に診療にかかわりその方針や内容について自己決定できるように，可能な限り医療・看護，疾患に関する情報や入手方法などについて情報提供する．助産師も同様に，妊産褥婦の自己決定を支援するために情報提供を行う．

　また，患者の診療のために必要である場合は，患者の同意を得て，他の医療者に対して診療情報の提供を求めることができる．同時に，診療情報提供を求められた場合は，患者の同意を得たうえで，診療情報を提供する．

　看護行為ごとに説明を行い，同意を得て実施することを基本として助産業務の範囲内で積極的な情報提供を行い，よりよい医療・助産につなげていく．

診療情報の提供に関する看護者の基本的責務

・患者の知る権利と自己決定権を尊重し実施す

表1-3	看護者の倫理綱領　2003年 日本看護協会（一部抜粋）

4．看護者は，人々の知る権利及び自己決定の権利を尊重し，その権利を擁護する．

　人々は，自己の健康状態や治療などについて知る権利，十分な情報を得た上で医療や看護を選択する権利を有している．看護者は，対象となる人々の知る権利及び自己決定の権利を擁護するために，十分な情報を得る機会や決定する機会を保障するように努める．

　診療録や看護記録などの開示の求めに対しては，施設内の指針等に則り誠意をもって応じる．

　自己の判断に基づき決定するためには，十分な情報を得るとともに，その内容を理解したり受け入れたりすることへの支援が不可欠である．看護者は対象となる人々の理解度や意向を確認しながらわかりやすく説明し，意思表示をしやすい場づくりや調整，他の保健医療福祉関係者への働きかけを行う．さらに，必要に応じて代弁者として機能するなど，これらの権利の擁護者として行動する．

　自己決定においては，十分な情報に基づいて自分自身で選択する場合だけでなく，知らないでいるという選択をする場合や，決定を他者に委ねるという選択をする場合もある．看護者は，人々のこのような意思と選択を尊重するとともに，できるかぎり事実を知ることに向き合い，自分自身で選択することができるように励ましたり，支えたりする働きかけも行う．個人の判断や選択が，そのとき，その人にとって最良のものとなるように支援する．

る看護について説明を行う.
- 組織の基準や手順に沿って診療情報の提供を行う.
- 患者の自己決定の支援のための情報提供と, 看護実践に関する情報提供に責任を持つ.

助産師としての情報の取り扱いに関する留意点
- ケアに必要で利用目的に沿った情報のみを収集する.
- 情報収集は本人の同意を得たうえで行う.
- 情報の閲覧は必要な情報のみとする.

表1-4 診療情報の提供等に関する指針：厚生労働省医政局医事課　平成22年9月17日改正（一部抜粋）

1　本指針の目的・位置付け
　インフォームド・コンセントの理念や個人情報の考え方を踏まえ，医師，歯科医師，薬剤師，看護師その他の医療従事者及び医療機関の管理者の診療情報の提供等に関する役割や責任の内容の明確化・具体化を図るものであり，医療従事者等が診療情報を積極的に提供することにより，患者等が疾病と診療内容をより理解し，医療従事者と患者等が共同して疾病を克服するなど，医療従事者等と患者等とのより良い信頼関係を構築することを目的とするものである.

2　定義
　○「診療情報」とは，診療の過程で，患者の身体状況，病状，治療等について，医療従事者が知り得た情報をいう.
　○「診療記録」とは，診療録，処方せん，手術記録，看護記録，検査所見記録，エックス線写真，紹介状，退院した患者に係る入院期間中の診療経過の要約その他の診療の過程で患者の身体状況，病状，治療等について作成，記録又は保存された書類，画像等の記録をいう.
　○「診療情報の提供」とは，①口頭による説明，②説明文書の交付，③診療記録の開示等具体的な状況に即した適切な方法により，患者等に対して診療情報を提供することをいう.
　○「診療記録の開示」とは，患者等の求めに応じ，診療記録を閲覧に供すること又は診療記録の写しを交付することをいう.

3　診療記録の開示
（1）診療記録の開示に関する原則
　○医療従事者等は，患者等が患者の診療記録の開示を求めた場合には，原則としてこれに応じなければならない.
　○診療記録の開示の際，患者等が補足的な説明を求めたときは，医療従事者等は，できる限り速やかにこれに応じなければならない．この場合にあっては，担当の医師等が説明を行うことが望ましい.
（2）診療記録の開示を求め得る者
　○診療記録の開示を求め得る者は，原則として患者本人とするが，次に掲げる場合には，患者本人以外の者が患者に代わって開示を求めることができるものとする.
　　①患者に法定代理人がいる場合には，法定代理人．ただし，満15歳以上の未成年者については，疾病の内容によっては患者本人のみの請求を認めることができる.
　　②診療契約に関する代理権が付与されている任意後見人
　　③患者本人から代理権を与えられた親族及びこれに準ずる者
　　④患者が成人で判断能力に疑義がある場合は，現実に患者の世話をしている親族及びこれに準ずる者
（3）診療記録の開示に関する手続
　○医療機関の管理者は，以下を参考にして，診療記録の開示手続を定めなければならない.
　　①診療記録の開示を求めようとする者は，医療機関の管理者が定めた方式に従って，医療機関の管理者に対して申し立てる．なお，申立ての方式は書面による申立てとすることが望ましいが，患者等の自由な申立てを阻害しないため，申立ての理由の記載を要求すること，申立ての理由を尋ねることはは不適切である.
　　②申立人は，自己が診療記録の開示を求め得る者であることを証明する.
　　③医療機関の管理者は，担当の医師等の意見を聴いた上で，速やかに診療記録の開示をするか否か等を決定し，これを申立人に通知する．医療機関の管理者は，診療記録の開示を認める場合には，日常診療への影響を考慮して，日時，場所，方法等を指定することができる．なお，診療記録についての開示の可否については，医療機関内に設置する検討委員会等において検討した上で決定することが望ましい.
（4）診療記録の開示に要する費用
　○医療機関の管理者は，申立人から，診療記録の開示に要する費用を徴収することができる.

・情報は適切に使用する．

❷ 情報開示

情報開示は，診療記録の開示を求める本人に行うことを原則に，施設で決められている開示方法に沿った手続きに則って行う（表1-3）．厚生労働省は「診療情報の提供などに関する指針」において，患者本人に代わって開示請求できる者を規定している（表1-4）．

また，日ごろから情報開示を前提とした記録を心がけることが重要である．

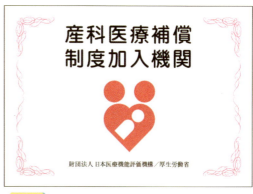

図1-1 産科医療補償制度加入機関のシンボルマーク

3 産科医療補償制度

❶ 産科医療補償制度の目的

産科医療保障制度とは，①分娩に関連して発症した重度脳性麻痺児とその家族の経済的負担を速やかに補償すること，②脳性麻痺発症の原因分析を行って同様の事例の再発防止に役立つ情報を提供すること，③これらにより紛争の防止・早期解決および産科医療の質の向上を図ること[1]，を目的として2009年に創立された制度である．制度の運営は，日本医療機能評価機構が行っている．

この制度の加入機関の院内には，産科医療補償制度のシンボルマークが掲示されている（図1-1）．

❷ 補償対象の範囲と考え方

産科医療補償制度では，2009年1月1日から2014年12月31日までに出生した場合と，2015年1月1日以降に出生した場合で，補償対象基準が異なる．

表1-5，6に示す事項を満たし，かつ除外基準（先天性や新生児期などの要因によらない脳性麻痺であること），および重症度基準（身体障害者手帳1・2級相当の脳性麻痺であること）を満たし，運営組織が「補償対象」として認定した場合に，補償金が支払われる．

❸ 産科医療保障制度にかかわる助産師の役割

・「加入施設で出産すること」により，産科医療保障制度は利用可能になる．加入医療機関で

表1-5 補償対象基準：2009年1月1日～2014年12月31日までに出生した子ども

1. 在胎週数33週以上，かつ，出生体重2,000g以上のお産で生まれていること
または
2. 在胎週数28週以上であり，かつ，次の(1)または(2)に該当すること
　(1) 低酸素状況が持続して臍帯動脈血中の代謝性アシドーシス（酸性血症）の所見が認められる場合（pH値が7.1未満）
　(2) 胎児心拍数モニターにおいて特に異常のなかった症例で，通常，前兆となるような低酸素状況が前置胎盤，常位胎盤早期剥離，子宮破裂，子癇，臍帯脱出等によって起こり，引き続き，次のイからハまでのいずれかの胎児心拍数パターンが認められ，かつ，心拍数基線細変動の消失が認められる場合
　　イ　突発性で持続する徐脈
　　ロ　子宮収縮の50％以上に出現する遅発一過性徐脈
　　ハ　子宮収縮の50％以上に出現する変動一過性徐脈

表1-6 補償対象基準：2015年1月1日以降に出生した子ども

1. 在胎週数32週以上，かつ，出生体重1,400g以上のお産で生まれていること
   または
2. 在胎週数28週以上であり，かつ，次の(1)または(2)に該当すること
   (1) 低酸素状況が持続して臍帯動脈血中の代謝性アシドーシス(酸性血症)の所見が認められる場合(pH値が7.1未満)
   (2) 低酸素状況が常位胎盤早期剥離，臍帯脱出，子宮破裂，子癇，胎児母体間輸血症候群，前置胎盤からの出血，急激に発症した双胎間輸血症候群等によって起こり，引き続き，次のイからチまでのいずれかの所見が認められる場合
   イ　突発性で持続する徐脈
   ロ　子宮収縮の50%以上に出現する遅発一過性徐脈
   ハ　子宮収縮の50%以上に出現する変動一過性徐脈
   ニ　心拍数基線細変動の消失
   ホ　心拍数基線細変動の減少を伴った高度徐脈
   ヘ　サイナソイダルパターン
   ト　アプガースコア1分値が3点以下
   チ　生後1時間以内の児の血液ガス分析値(pH値が7.0未満)

分娩する場合は，妊娠中に説明を行う．自己負担金はない．

- 分娩に関連した事故などが起こった場合，運営機関は，分娩機関の診療録などに記載されている情報，および保護者からの情報に基づき，医学的観点から原因分析を行う．分娩にかかわった助産師は，妊娠，分娩を通して事実を正確に記録する必要がある．
- 運営機関は複数事例の分析から再発防止策などを提言することになっているが，各施設でもそれぞれの事例を分析し，再発防止策を作成・実施していくべきである．助産師は事例分析・再発防止策の検討過程に責任をもってかかわることが求められる．

引用・参考文献

1
1) 福井トシ子編：新版　助産師業務要覧．第2版．[I 基礎編] 2017年版．日本看護協会出版会，2017
2) 日本看護協会：看護記録および診療情報の取り扱いに関する指針．p.17, 2005 https://www.nurse.or.jp/home/publication/pdf/kangokiroku.pdf より2017年9月13日検索
3) 厚生労働省：他の医療関係記録に関する現行法令上の規定(抜粋)．第10回医療安全確保に向けた保健師助産師看護師法等のあり方に関する検討会資料，2005 http://www.mhlw.go.jp/shingi/2005/10/s1005-14b.html より2017年9月13日検索
4) 厚生労働省：看護記録に関する現行法令上の規定(抜粋)．第10回医療安全確保に向けた保健師助産師看護師法等のあり方に関する検討会資料，2005 http://www.mhlw.go.jp/shingi/2005/10/s1005-14a.html より2017年9月13日検索

2
1) 厚生労働省：診療情報の提供等に関する指針 http://www.mhlw.go.jp/shingi/2004/06/s0623-15m.html より2017年4月5日検索
2) 日本看護協会：看護記録および診療情報の取り扱いに関する指針 https://www.nurse.or.jp/home/publication/pdf/kangokiroku.pdfより2017年4月5日検索
3) 福井トシ子編：新版　助産師業務要覧．第2版．[I 基礎編] 2017年版．日本看護協会出版会，2017
4) 福井トシ子編：新版　助産師業務要覧．第2版．[II 実践編] 2017年版．日本看護協会出版会，2017

3
1) 日本医療機能評価機構：産科医療補償制度 http://www.sanka-hp.jcqhc.or.jp/index.htmlより2017年9月29日検索
2) 日本看護協会：看護記録および診療情報の取り扱いに関する指針 https://www.nurse.or.jp/home/publication/pdf/kangokiroku.pdfより2017年9月29日検索

2 医療安全対策

1 助産における医療安全

　安全な医療を提供するためには，システムとしての医療安全管理を行い，より質の高い安全な医療体制を構築しなければならない．

　当院においても，「医療安全マニュアル」を指針とした医療安全対策室を設置し，安全な医療を提供するために職員全体で取り組んでいる．

　助産は医療行為であるが，保健師助産師看護師法第37～42条によって，助産師は正常分娩の介助にかぎり独自の判断で規定された業務を実施することができる．

　本来，妊娠・出産は病気ではなく生理的で自然なものとされているが，母体または胎児，または双方に生命の安全を脅かす緊急事態が発生することも常に予測される．そのため助産師には，妊産褥婦の健康診査において正常からの逸脱を早期に発見する「予見義務」と，異常の発生を未然に防ぐための助産行為として「回避義務」が課せられている．

❶ 産科領域における医療安全対策

　産科領域で生じうるリスクには，分娩に関連した脳性麻痺の発症や，新生児の取り間違い，連れ去り，転落，窒息などがあり，医療安全対策を行い，これらの発生を防止する．

産科医療補償制度

　産科医療補償制度は，2009年1月より始まった制度で，分娩時に関係し発症した重度脳性麻痺児の看護・医療の保証金を褥婦が受け取ることができる制度である．現在，病院や診療所，助産所の多くが加入している．

取り違え防止

　取り違えを防止するために，分娩直後に母親と児のそれぞれに同じ番号の母児標識を装着して，児の標識を明確にする方法をとる．また，標識を取り外す際は，母親とともに行う．

　当院では，母親の氏名を記入し，同じ番号の母児標識を出生直後に手と足の2か所に装着している（図2-1）．また装着した母児標識は，記入されている氏名と番号が母親のものと一致しているかを母親と一緒に確認することにより，新生児の取り違え防止に努めている（図2-2）．

連れ去り防止

　厚生労働省は2006年に，院内で発生する乳児連れ去りなどへの取り組みに関する検討を行い，「医療機関における安全管理体制について」をまとめた．その中で，「産科，小児科，新生児室」における連れ去り防止対策を示している．

　具体的には，新生児室に職員が常駐し，関係

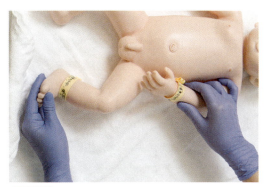

図2-1　母児標識の装置

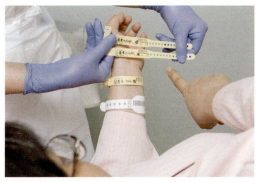

図2-2　母児標識の確認

者以外の入室を禁止すること，窓や出入口の施錠管理などの対策をとること，母児同室エリアでは児から離れることがないよう母親に説明することを求めている．

当院はナースステーションの前に新生児室が設置されており，新生児担当のスタッフが常駐している．ガラス張りの新生児室であるため，通常はブラインドを下げ，母親や新生児氏名の不必要な露出を避けている．また母親への引渡し時は，出生後より装着している母児標識で毎回確認を行っている．

転落防止

新生児の転落は，とくに沐浴や体重測定・診察などの処置時や，児の母親への受け渡し時に起こりやすい．そのため，新生児の移動や受け渡し時はコットの使用を原則とし，手から手への移動は最小限とすること，やむを得ず直接手から手への受け渡しを行う場合は，渡す側，受ける側双方が両手を使用し，受ける側が確実に抱っこできたことをお互いに手と声で確認してから渡す側は離れることを原則とする．

窒息防止

寝具やおもちゃ，授乳時に使用するガーゼのハンカチなどで顔を塞ぐことがないよう，児の顔周囲に物は置かない．

新生児がコットにいるときは1人にせず，必ず呼吸感知センサーマット（ベビーセンス）を使用する．乳幼児突然死症候群（SIDS）防止のため，寝かせるときは仰臥位を原則とし，うつぶせ寝や添い寝は行わない．

授乳後排気が十分に行えていないときは，児の顔を横に向けたり側臥位にすることで溢乳による誤嚥や窒息を予防する．

カンガルーケア

出生直後の児を母親が抱っこするカンガルーケアは，出生後，児のバイタルサインが安定し

ていることを確認してから行う．その際，児に呼吸抑制によるチアノーゼや心肺停止・気道閉塞などが発生し，神経学的後遺症が残ったり死亡に至ったりする危険性がある．そのため，カンガルーケア中は新生児にSpO_2モニターを装着し，スタッフ立会いの下に注意深く行う．

❷ 医療事故への対応

医療事故が起きた場合は，以下の点に心がけて各施設のマニュアルに沿った対応を行う[1]．

- 患者中心の医療の理念のもと，救命・救急処置に全力を尽くす．
- 事故発生直後の対応を迅速に行うとともに，的確に報告する．
- 事故に関する情報は，事実に基づいて正確に伝える．
- 妊産婦や家族の気持ちを真摯に受け止め，コミュニケーションを大切にする．

---

2 産科病棟の感染管理

❶ 医療施設における感染対策

医療施設における感染対策においては，すべての職員が標準予防策（standard precaution）および感染経路別予防策（transmission-based precautions）を実施することが重要である．

米国疾病予防管理センター（CDC）の『隔離予防策のためのCDCガイドライン 2007』では，感染微生物の伝播予防のため，標準予防策と感染経路別予防策の 2 段階の予防策を提唱している．

標準予防策は医療現場におけるすべての患者に適用し，感染経路別予防策は，伝播性の強い，あるいは疫学的に重要な病原体が感染・定着していて標準予防策のみでは病原体の感染経路を完全に遮断できない患者に適用するとしている．

📖 略語

◆SIDS
乳幼児突然死症候群：
sudden infant death syndrome

❷ 標準予防策

標準予防策は，すべての湿性生体物質はなんらかの感染性を持っている可能性があるという概念を前提にした対策の総称である(表2-1).

感染の有無にかかわらず，医療施設でケアを受けているすべての患者に適用され，湿性生体物質との接触が予想される場合は個人防護具(PPE)を使用し，処置の前後には手指衛生を行うことが基本となる(表2-2).

一方，感染経路別予防策は，接触予防策，飛沫予防策，空気予防策に分けられ，複数の感染経路がある疾患では予防策を組み合わせて行うが，いずれの場合も必ず標準予防策に加えて行う.

以下に，当院での標準予防策[1]を参考に，手指衛生および個人防護具の基本を述べる.

❸ 手指衛生

手指衛生は感染対策の基本である.自分自身を病原体から守り，手指を介した院内での病原体の伝播・拡散を防ぐことが目的である.病原菌の伝播・拡散を防ぐために手を清潔に保つことは，患者・家族を感染から守ることにもつながる.

2009年には，WHOが「医療における手指衛生におけるガイドライン」をまとめ，手指衛生が重要な感染対策であることを示している.

手指衛生の基本

臨床で手指衛生を行う際は，前提として以下の点を実施する.

- ・爪を短く切る.
- ・指輪を外す.
- ・腕時計を外す.
- ・白衣は半袖，あるいは手首が洗えるよう袖をまくる.

手指衛生の定義

手指衛生には，石けんと流水による手洗いと擦式手指消毒剤を用いた手指消毒がある(図2-3).大別すると目に見える汚れがある場合は手洗い，目に見える汚れがない場合には手指消毒を行う.手指衛生が必要な場面(図2-4)によって，手洗いと擦式手指消毒の使い分けることが重要である(表2-3).

擦式手指消毒剤は，ウィルスを含むほとんどの微生物を除去することができ，短時間で効果が得られ手荒れしにくいという特徴がある.常に使用できるよう携帯するとよい(図2-5).

❹ 個人防護具の使用

湿性生体物質に触れる可能性がある場合には，個人防護具を使用することが重要である.それによって患者，医療者双方の感染のリスクを減少させることができる.

個人防護具の使用目的は，以下のとおりである.

①湿性生体物質による医療者の身体・衣類の汚染を予防する.

②清潔処置時，医療者の持っている微生物による清潔野の汚染を予防する.

③有害な薬剤から医療者の身体を守る.

個人防護具には，手を覆う手袋，胴体を覆うエプロン・ガウン，目・鼻・口などの粘膜を守るマスク・フェイスシールド・ゴーグル，キャップ，靴カバーなどがある.

個人防護具を使用する際の注意点を，表2-4

表2-1　標準予防策の項目

1. 手指衛生
2. 防護用具の使用
3. 呼吸器衛生/咳エチケット
4. 鋭利器具の取り扱い
5. 患者に使用した医療器具の取り扱い
6. 患者配置
7. 環境対策
8. リネンの適切な取り扱い
9. 安全な注射手技
10. 腰椎穿刺時の感染防止手技

表2-2　湿性生体物質の種類

- ・血液
- ・汗を除く体液，分泌物，排泄物
- ・粘膜
- ・損傷した皮膚

手指衛生	手洗い	普通石けん（非抗菌石けん）と流水による手洗い 普通石けんを用いた手洗いによって汚れや一過性の細菌叢を除去することができる
	手指消毒 — 擦式手指消毒	手の常在菌数を減らすために擦式手指消毒薬を手指に擦りこむこと 手指消毒薬の効果はアルコールの種類，濃度，接触時間，使用量などや使用時に手が濡れていたかどうかによって影響される
	手指消毒 — 手洗い消毒	消毒薬配合の製剤と流水による手洗い
	手指消毒 — 手術時手指消毒	手指の一過性最近叢を除去し常在菌叢を減少させる手洗い消毒または擦式手指消毒．従来ブラシを用いた方法が一般的だったが，手荒れのリスクの減少を考え，ブラシを使用しない方法が推奨されている

図2-3 手指衛生の分類と定義（当院）

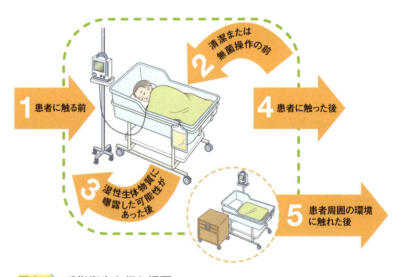

図2-4 手指衛生を行う場面

①患者に触れる前，②清潔または無菌操作の前，③湿性生体物質に曝露した可能性があった後，
④患者に触れた後，⑤患者の周囲の物品に触れた後
（WHO：Guideline on hand hygiene in health care．p.27, 2009.を翻訳し，もとに作成）

表2-3 手洗いと擦式手指消毒の使い分け

手指衛生を行う場面	条件	手指衛生方法の選択
医療処置の場面	目に見える汚染なし	手洗いor擦式手指消毒
	目に見える汚染あり	手洗い
	アルコールの効果が期待できない微生物への接触後	手洗い
食事前，トイレ後，勤務開始終了時		手洗い

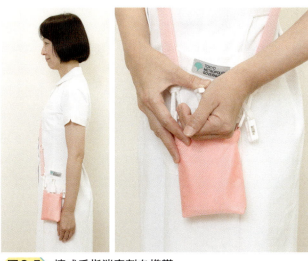

図2-5 擦式手指消毒剤を携帯
常に使用できるよう携帯する

表2-4 個人防護具使用時の注意事項

- 個人防護具は湿性生体物質に曝露することが考えられる際に，必要な用具を使用する．
- 個人防護具を装着する直前に手指衛生を行う．
- 全病室の入口に個人防護具を設置し，防護用具が使用しやすい環境を整える．
- 個人防護具は，同一患者の異なる身体部位のケアを行う際には交換する．
- 個人防護具は，患者ごとに交換する（交換時も手指衛生を行う）．
- 個人防護具を外す際は，汚染面に触れないように注意し脱ぐ．
- 使用後の個人防護具はすべて，感染性廃棄物として廃棄する．
- 個人防護具を外した直後に手指衛生を行う．

に示す．また，主な個人防護具の使用場面と使用時の注意事項を表2-5に示す．

⑤ 産科病棟の感染管理[2], [3]

産科病棟では，分娩の取り扱い，血液・体液，

表2-5 主な個人防護具の使用場面と使用時の注意事項

	使用場面	注意事項
手袋	・採血や注射時など鋭利な器材を扱う時． ・点滴抜去や吸引，排泄物の処理など湿性生体物質に接触する可能性がある時． ・包帯交換時など傷のある皮膚や覆っているガーゼに接触する可能性がある時． ・汚染器材を取り扱う時．	・手袋は使用直前に装着する．手袋を装着したまま，環境やパソコンなどに触れない． ・同一患者でも微生物が高濃度に存在する部位に接触した後は，他の部位へ処置を移動する時には交換する． ・処置ごとの手袋交換が原則である．使用した手袋を装着したまま，患者搬送を行ったり，非感染物や他の患者に接したりしない． ・手袋を外した後は，必ず手指衛生を行う．
マスク（サージカルマスク）	・血液・体液・排泄物などが飛散し，飛沫が発生する恐れがある処置やケアを行う場合． ・侵襲的処置を行う時に，ケア提供者の飛沫から患者の感受性の高い局所（創傷・中心静脈ライン挿入部）を保護する時． ・職員自身が咳・くしゃみ・鼻汁等の呼吸器症状を有する場合．	・マスクは使用のつど，使い捨てる． ・マスクは水や湿気により効力が減少するため，汚染したり，濡れたりした場合は交換する． ・マスクは必要な場面で適切に使用し，過度の使用は控える．
エプロン・ガウン	・血液・体液・排泄物などのしぶきや飛沫により皮膚や衣類を汚染する可能性がある場合． ・抗がん薬ミキシング時，高レベル消毒薬の取り扱い時（ガウン着用）．	・体幹のみの汚染の場合はエプロンを使用．体幹の他，上肢等の汚染が考えられる場合はガウンを選択する． ・エプロン・ガウンは1回ごとの使い捨て使用とする．
フェイスシールド・ゴーグル	・血液・体液・排泄物などが飛散し，顔面への飛沫が予想される場合． ・抗がん薬ミキシング時，高レベル消毒薬の取り扱い時．	・フェイスシールド付きマスクを使用する場合はそのつど，使い捨てる． ・ゴーグルは，シード部分が明らかに汚染したらシールド部分を交換する．

分泌物および排泄物の曝露の機会が多く，免疫機能が十分ではない新生児を取り扱うという感染管理上の特性がある．これらの特性を踏まえつつ，全職員が常に標準予防策および感染経路別予防策を実施することが重要となる．

分娩の取り扱い

分娩の取扱いについて，前述のCDCガイドラインでは，分娩介助者は滅菌されたガウン，手袋，マスク，ゴーグル，靴カバーを着用するとしている．(図2-6)．

新生児への感染防止

産科病棟では，新生児間で感染が起こらないように注意する．原則として，一度退院した新生児が感染の疑いで再入院する場合は，新生児室へは入院させない，医療従事者に感染あるいはその可能性がある場合は，直接新生児に接することを避ける．さらに新生児室(産科病棟)の勤務者は可能な限り，ほかの病院内施設に出入りしないよう心がける．

手袋着用の有無にかかわらず新生児の処置や物品に触れる場合は，その前後に必ず抗菌石けんで10秒間手を洗う．

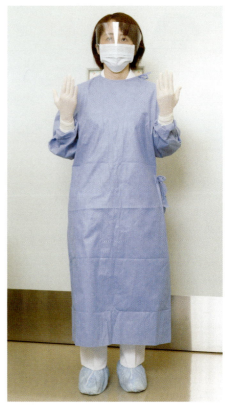

図2-6 分娩介助時の防護用具使用例

引用・参考文献

1
1) 東京都病院経営本部サービス推進部事業支援課:医療事故が起きたら，医療事故予防マニュアル，2016
http://www.byouin.metro.tokyo.jp/hokoku/anzen/documents/jikoyobo0402.pdf より2017年9月29日検索
2) 日本看護協会:医療安全推進のための標準テキスト，2013
3) 厚生労働省医政局:「医療機関における安全管理体制について(院内で発生する乳児連れ去りや盗難等の被害及び職員への暴力被害への取り組みに関して)」について(医政総発第0925001号)，2008
4) 福井トシ子編:新版 助産師業務要覧，第2版，[基礎編] 2017年版，日本看護協会出版会，2017
5) 福井トシ子編:新版 助産師業務要覧，第2版，[Ⅱ実践編] 2017年版，日本看護協会出版会，2017

2
1) 都立墨東病院院内感染対策マニュアル．
http://bokutoh-hp.metro.tokyo.jp/hp_info/kansenkanri_manual.html より2017年9月29日検索
2) 高木健次郎:院内感染防止策．クリニカルカンファレンス(一般診療・その他)．日本産婦人科学会誌59 (9):508，2007
3) American Academy of Pediatrics and American Collage of Obstetrics and Gynecology:Guideline for Perinatal Care.

5th Ed, 2002.4) 隔離予防策のためのCDCガイドライン 2007 (抜粋)，ヤクハン製薬，2007
http://www.yakuhan.co.jp/di/qa/pdf/Q63.pdf より2017年7月25日検索
5) 福井トシ子編:新版 助産師業務要覧Ⅱ実践編．第2版，p235-242，日本看護協会出版会，2012
6) 日本産科婦人科学会，日本産婦人科医会:産婦人科診療ガイドライン-産科編2014，p6，日本産科婦人科学会，2014
http://www.jsog.or.jp/activity/pdf/gl_sanka_2014.pdf より2017年7月25日検索
7) 日本産科婦人科学会編:産婦人科用語集・用語解説集，改訂第3版，日本産科婦人科学会，2013

略語

◆CDC
米国疾病予防管理センター:
Centers for Disease Control and Prevention

◆PPE
個人防護具:
Personal protective equipment

3 災害対策

わが国は地震・津波や台風・豪雨・豪雪などといった自然災害の発生が多く，とくに2011年3月11日に発生した東日本大震災は，いまだ記憶に鮮明である．

医療機関においては，日ごろより，災害に対する備えとして，防災マニュアルや危機管理体制の整備，災害ネットワークの形成，防災訓練，災害に関する教育等を行うことが重要となる．

1 災害と災害医療

災害予防，災害応急対応，災害復旧・復興などの防災に関する国の災害対策の基本は，災害対策基本法によって規定されている．また，災害時の医療体制は，都道府県が指定する災害拠点病院を中心として組織され，災害対応が行われる．

災害対策基本法では，災害は自然災害と事故災害にわけられ，自然災害は「地震，豪雨等異常な自然現象による被害」，事故災害は「対規模な火事・爆発又は放射性物質の大量放出，多数の者の遭難を伴う船舶の沈没等の大規模な事故による被害」と定義されている．

災害医療とは，狭義的には，災害(地震，火災，津波，豪雨水害・豪雪，火山噴火，または航空機事故などの大規模な事故,その他)によって，対応する側の医療能力を上回るほど多数の医療対象者が発生した際に行われる災害時の急性期・初期医療のことをさす．

また，災害看護は，「刻々と変化する状況の中で被災者に必要とされる医療および看護の専門知識を提供することであり、その能力を最大限に生かして被災地域・被災者の為に働くこと」と定義されている[1]．

2 災害時の医療機関の機能

❶ 医療機関の機能

災害時の医療機関の機能には，表3-1のようなものがある[2]．

❷ 病院, 地域における全体トリアージ訓練の意識

災害時は傷病者の救助活動が優先され，妊産婦は優先度が低くなる可能性がある．そのため

表3-1 災害時の医療機関の機能

①安全性の確認：災害直後は，まず個々が自分の安全を確保する．その後，ライフラインを中心とした被害状況，入院・外来患者，来訪者，職員の被害状況の把握と報告を行う.建物の危険性によっては現場ごとに一次避難(エリア内)を決める.

②保安の確認：人の出入りが多くなるためセキュリティを厳重にする．特に貴重品の管理，遺体の安置，患者搬送経路の円滑化に注意を払う.

③医療ケアの提供：通常の医療体制で機能できるか査定する．緊急体制に切り替える場合，トリアージスポットと各エリアでの外来者の動線を病院全体で周知し保持する.

④情報の管理：ライフラインの状況によって，病院として広域搬送が必要かを判断する.

⑤人材の管理：全職員とその家族の安否，無事な場合は通勤経路の状況確認(通勤・帰宅可能か)，休暇職員を含む勤務調整などを行う．ボランティアの受け入れは，受付窓口を一元化する.

⑥外部との連携：原則，災害対策本部を通して連携をとる．災害の規模や種類によって，病院全体での対応や，マスメディアとの折衝，記者会見などを行う場所や人の設定を行う.

⑦物品・備品の調整：インフラの状況によっては災害後の物流が遅延するため，医療消耗品(例えは分娩キット)の現在数を確認して本部が調整する．不足する物だけでなく，余剰がある場合も申告しておく.

(中根直子：災害への備えと復興支援．新版助産師業務要覧　第2版　I巻[基礎編] 2017年版[福井トシ子編]．p.208, 日本看護協会出版会, 2017)

にも，日ごろから，災害時の妊産婦や新生児の処置・分娩や緊急手術時の助産師や産科医の確保のための体制整備が重要である．

❸ 施設における災害時の妊産婦および新生児へのケア

緊急の災害時の混乱の中で，以下についてはできる限り準備しておくことが望ましい．

妊婦への意識づけ

妊婦と家族への意識づけとして，災害時は母子健康手帳が情報源となることを想定し，日ごろから母子健康手帳の携帯の必要性を説明する．

また，出産前学級や入院時オリエンテーションなどの機会をとらえて，母乳育児の推進，災害時に分娩に至る可能性の説明，緊急時の病院・家族との連絡方法の確認など，災害対策への意識を高めるよう情報提供を行う．

分娩進行中の対応

分娩進行中は，まずは分娩室内の状況によって分娩対応が可能かどうかを確認する．避難が不要であれば分娩介助を継続する．避難が必要な場合は，分娩状況によって避難準備を行う．

分娩第Ⅰ期では避難準備を行う．第Ⅱ期では分娩を進行させ終了させる．新生児は，低体温を防止するために保温に努め分娩介助者が抱っこし産婦とともに避難する．分娩第3期，4期では状況に応じて避難する．

分娩中の産婦の避難については，分娩の進行状態や分娩室内の機能状況に合わせた判断基準や行動を決め，マニュアルに記載するとよい．

3 災害対応マニュアルと災害訓練

その他，日ごろより災害への備えとして，関係職種への教育による意識づけ，母子のケアを意識した災害マニュアルの作成・見直し，災害訓練の実施，地域・行政とのネットワーク作り等を行う必要がある．

❶ 関係職種への教育

医師，助産師，看護師，その他の関係職種において，災害発生時の対応と関係職種の役割分担を明確にしておく．施設内外の連携，行政との連携など母子に関する災害ネットワークの形成や災害時に活用できる情報ツールの把握も大切になる．

❷ 災害対応マニュアル

災害対応マニュアルは，自施設の具体的な災害対策と行動指針を含めたものであり，職員が非常時でも冷静に自分の役割を遂行できるためのものである．

日ごろから災害時に行動できるように必要なマニュアルの作成と定期的な見直しを行っておくとよい．表3-2に，被災直後に必要なマニュアルの主な項目を示す．

❸ アクションカード

アクションカードは，緊急時に個々の役割と何をすべきかを具体的に記載したカードである．災害発生時に最低限必要な行動を簡単かつ具体的に示したもので，優先行動規定カードともいう．図3-1に，アクションカードの例を示す．

表3-2 被災直後に必要なマニュアルの主な項目

・災害発生時の行動手順	・トリアージ
・病棟見取り図と避難経路	・助産師と看護師の役割分担
・災害時体制・連絡方法	・災害時の避難・誘導
・リーダー・メンバーの行動	・非常持ち出し物品
・役割分担	・ライフラインが確保できない場合の助産ケアの提供方法
・指揮命令系統	
・アクションカード	・部署別の基本的対応
・被害状況チェックリスト	・診療能力の評価（産科外来）
・持続点滴中の切迫流早産への対応	・入院受け入れ
・分娩中の対応	・家族への対応

（日本看護協会：被災直後に必要なマニュアルの作成．分娩施設における災害発生時の対応マニュアル作成ガイド，p.23-50，日本看護協会，2013をもとに作成）

全員で実施

①災害発生から通常業務に戻るまでの手順

〈発災直後〉
□トイレ、水道の使用禁止（貼り紙、口頭）
□「災害対策本部との連絡専用」電話の表示
□患者確認および誘導
□患者および患者家族対応
□伝令、記録

〈各部署で配慮すべき役割分担〉
・指揮者
・記録・情報整理担当
・患者対応
・伝令
・片付け

〈発災後１時間以内〉
□非常用トイレのセッティングおよび使用方法の徹底
□ライフラインの状況に応じて医療機器電源の整理
□患者持ち込み電気機器の使用禁止指示
□片付け
□防寒対策

〈ある程度落ち着いたら‥〉
□勤務外職員の安否確認
□面会者対応
□院からの供給品の搬入、配布（搬送）
□勤務調整、休息

災害時業務整理 1/5

全員で実施

②業務チェックシート

□連絡事項の確認
□全体の申し送り（最低限）
□急変対応
□記録 急変時の経時記録のみ
□点滴管理（重要薬剤等）
□巡視（ラウンド）時間を決めて・巡視実施チェック
□検温（重症/急変/術後/意識クリアでない患者）
□吸引（最低限）
□与薬（内服/吸入）
□BSチェック（低血糖有症状時に限り実施）
□緊急手術の対応（被災による傷害・産科緊急）
□緊急CAG/PCI
□受け持ち患者の申し送り

□創処置
□体位変換 □オムツ交換（必要時）
□食事介助 □経管栄養

<ひと息ついたら>
□回診 □創処置 □清潔ケア

<ふた息ついたら>
□SOAP記録 □予定手術 □予定検査

災害時業務整理 3/5

図3-1 アクションカードの例

❹ 防災訓練

大規模災害が発生した際，病院には在院患者の安全確保，新たな傷病者を受け入れるための病院機能の維持およびスペースの確保といった役割が求められる．災害時にこのような役割を発揮するために，平時より防災訓練を通じて災害時の具体的な対応を病院の各部門，各スタッフが理解していることが重要である．

いつどこで発生するかわからない災害に対しては，日常から防災意識を高め，現実味を持った訓練を定期的に行う必要がある．防災訓練は，マニュアルやアクションカードや避難グッズなどを実際に使用しながら実施すると対策の不備や問題点に改めて気づくことも多い．

病棟・外来等では，火災や災害発生時に患者確認が必要となるため，図 3-2 のように非常時持ち出し物品の中に患者リスト，病棟マップ（どの患者がどの部屋のどのベッドにいるかわかるもの），患者の緊急連絡先を入れておき，毎日更新することが重要である．

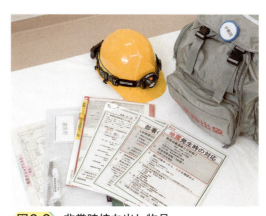

図3-2 非常時持ち出し物品

引用・参考文献

1) 災害看護支援機構：災害看護とは http://www.saigaikango.jp より2017年9月16日検索
2) 福井トシ子編：新版 助産師業務要覧.第2版.[Ⅰ基礎編]2017年版.p.208, 日本看護協会出版会, 2017.
3) 日本看護協会：分娩施設における災害発生時の対応マニュアル作成ガイド，日本看護協会，2013.
4) 福井トシ子編：新版 助産師業務要覧.第2版.[Ⅱ実践編] 2017年版, p.251-258, 日本看護協会出版会, 2017
5) 東京都立墨東病院防火・災害対策マニュアル.Ver.2.2.p.33-39, 2017

4 母性に関する主な法的措置

妊産褥婦を保護するための法律を理解することは，周産期にかかわる看護者が妊産褥婦を支援する際に非常に重要となる．それら関連法を正しく理解し，妊産褥婦に有効な情報提供や働きかけを行うことが求められる．

1 母子保健法

母子保健法は，母性と乳幼児の健康の保持増進を目的とし，母性，乳幼児に対する保健指導・健康診査・医療の措置などを定めている．

第1章総則の第1条で，目的を以下のように述べている．

「この法律は，母性並びに乳児及び幼児の健康の保持及び増進を図るため，母子保健に関する原理を明らかにするとともに，母性並びに乳児及び幼児に対する保健指導，健康診査，医療その他の措置を講じ，もつて国民保健の向上に寄与することを目的とする」

第2章は母子保健の向上に関する措置，第3章は母子保健施設に関する規定である．

その他，母子保健法の条文と措置内容を表4-1にまとめた．

妊娠の届出については，母子保健法第15条で，妊娠した者が自ら速やかに市町村長に届け出ることとしている．それを受け市町村では，妊産婦およびその家族に対して必要に応じて健康診査や保健指導，訪問指導等を行い，母子健康手帳を交付する．

また乳幼児に対しても同様に，健康審査や保健指導，訪問指導等を行い，褥婦およびその家族からの育児に関する相談に応じ，必要な指導・助言，支援をとおして母子保健に関する正しい知識の普及を図る内容となっている．

2 就労女性の労務管理に関連する主な法規

近年，女性の社会進出の進展に伴い，共働き世帯数は，1997年には片働き世帯を上回り，その後も増加し続け，妊娠中や出産後も労働する女性が年々増加している（図4-1）．

周産期にかかわる看護者は，産前・産後・育児・子の看護に関する就労女性に対する母性健康管理措置・女性保護規定について正しい情報を持ち，就労女性が社会資源を十分に活用できるように支援しなければならない．

母性健康管理の措置は，主に労働基準法，男女雇用機会均等法，育児・介護休暇法，健康保険法によって規定されている．また，それをもとに各施設の就業規則にも規定がある．

3 就労女性の母性健康管理

❶ 労働基準法

労働基準法には，母性保護の観点から生理休暇や産前・産後に関する措置，育児時間などの規定がある．以下に，主な関連規定をあげる．

表4-1 ▶ 妊娠期から分娩までに関係するもの

・知識の普及（第9条）
・保健指導（第10条）
・健康診査（第13条）
・栄養の摂取に関する援助（第14条）
・妊娠の届出（第15条）
・母子健康手帳（第16条）
・妊産婦の訪問指導等（第17条）

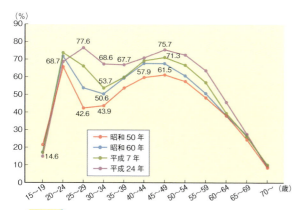

図4-1 女性の年齢階級別労働力率の推移

労働力率は15歳以上人口に占める労働力人口（就業者＋完全失業者）の割合

（総務省「労働力調査（基本集計）」平成26年による）

解雇制限
第19条で，産前・産後の女性が産前産後休暇およびその後30日間は解雇してはならないとしている．

年次有給休暇
第39条で，産前・産後休暇の期間は出勤したものとみなすとしている．

危険有害業務の就業制限
第64条第3項で危険有害業務の就業制限が義務づけされている．

危険有害業務とは，重量物を取り扱う業務，有害ガスを発散する場所における業務その他妊産婦の妊娠，出産，哺育等に有害な業務をいう．

産前・産後休暇
第65条第1項，第2項で，産前・産後休暇について義務づけされており，女性を就業させることはできない．産前休暇は，分娩予定日を起算日とした産前6週間（多胎妊娠の場合は14週間）であり，産後休暇は，出産日の翌日を起算日した産後8週間の休暇である．

軽易な業務への転換
第65条第3項で義務づけされている．

使用者は，妊娠中の女性が請求した場合に，他の軽易な業務に転換させなければならない．

変形労働時間制の適用制限
第66条第1項で，変形労働時間制の適用が制限されている．変形労働時間制とは，労働基準法上の労働時間の規制を，1週および1日単位ではなく，単位期間における週あたりの平均労働時間によって考える制度をいう．

時間外労働，休日労働，深夜業の制限
第66条第2項，第3項により，妊産婦の時間外労働・休日労働・深夜業を制限する規定である．

育児時間
第67条の規定により，生後1年に達しない生児を育てる女子は1日2回少なくともそれぞれ30分の育児時間を請求できる．

生理休暇
第68条で，「使用者は，生理日の就業が著しく困難な女性が休暇を請求したときは，その者を生理日に就業させてはならない」と規定されている．

罰則
第119条で，危険有害業務の就業制限（第64条第3項），産前・産後休業（第65条），妊産婦の時間外労働（第66条），育児時間（第67条）の規定に反した場合，6か月以下の懲役または30万円以下の罰金に処せられる．

❷ 男女雇用機会均等法

男女雇用機会均等法は，男女平等に加えて女子労働者が母性を尊重され，しかも性別により差別されることなくその機能を発揮し，職業生活と家庭生活の調和を図ることを目的とし，その中で母子保健法の規定による保健指導・健康診査の時間の確保が規定されている．

なお，妊娠・出産等に関するハラスメント防止措置義務が新設され，2017（平成29）年1月より施行されている．

以下に，主な関連規定をあげる．

妊娠・出産などを理由とする不利益取扱いの禁止
第9条で，妊娠・出産などを理由とする不利益取扱いの禁止制限があり，事業主は，解雇やその他の不利益取扱い行為をしてはならない．

以下に，不当な取扱いと考えられる主な例をあげる．

- 解雇すること.
- 期間を定めて雇用される者について, 契約の更新をしないこと.
- あらかじめ契約の更新回数の上限が明示されている場合に, 当該回数を引き下げること.
- 退職または正社員をパートタイム労働者等の非正規社員とするような労働契約内容の変更の強要を行うこと.
- 降格させること.
- 就業環境を害すること.
- 不利益な自宅待機を命ずること.
- 減給をし, または賞与等において不利益な算定を行うこと.
- 昇進・昇格の人事考課において不利益な評価を行うこと.

職場における妊娠, 出産等に関する言動に起因する問題に関する雇用管理上の措置

第11条2項で, 妊娠・出産等に関するハラスメントの防止措置として, 事業主は, 上司や同僚が職場で妊娠・出産・育児休業などを理由に就業環境を害する行為をすることがないよう防止措置(周知・啓発・相談体制の整備等)を講じなければならないとしている.

妊娠中および出産後の健康管理に関する措置

第12条によって, 妊産婦のための保健指導または健康審査を定期的に受診するために必要な時間を確保できるようにすることについて, 下記の頻度で確保するように規定されている.

1. 妊娠中
- 妊娠23週までは, 4週間に1回.
- 妊娠24週〜妊娠35週までは, 2週間に1回.
- 妊娠36週以後出産までは, 1週間に1回.

2. 産後(出産1年以内)
- 医師の指示に従い, 必要な時間を確保.

指導事項を守ることができるようにするための措置

妊娠中および出産後の女性労働者が, 健康診査などを受け, 医師などから指導を受けた場合, その指導を守ることができるよう, 第13条で, 指導事項を守れるようにするための措置とし

て, 次の規定がある. 事業主は, 勤務時間の変更や勤務の軽減等の必要な措置を講じなければならない.

- 妊娠中の通勤緩和(時差出勤, 勤務時間の短縮などの措置).
- 妊娠中の休憩に関する措置(休憩時間の延長, 休憩回数の増加などの措置).
- 妊娠中または出産後の症状などに関する措置(作業の制限, 休業などの措置).

紛争の解決

事業主によって母性管理措置が講じられなかった際の, 女性労働者と事業主との紛争解決については第15条〜27条で規定されている.

❸ 育児・介護休業法

育児・介護休業法は, 労働者の仕事と育児や介護を両立できるように支援するための法律である.

事業主は, 雇用した男女労働者から, 育児や介護の申請があった場合, 雇用関係を継続したまま, 一定期間の休暇を与えることを認めるよう義務づけている.

なお, 2017(平成29)年3月に改正育児・介護休業法が交付され, 10月から施行されている.

この改正によって, 保育園には入れない場合などは, 2歳まで育児休業が可能となったほか, 事業主は対象者やその配偶者が妊娠・出産したことを知った場合, 育児休業制度について個別周知を実施すること, 特に男性の育児参加を促すため育児目的休暇を導入することについての努力義務が盛り込まれた.

育児休業

第5条に, ①1歳に満たない子を養育するための休業, ②1歳6か月に満たない子を養育するための休業の規定がある. 適用対象者は, ①同一の事業主に雇用された期間が1年以上, ②子が1歳6か月に達する日までその労働契約が満了することが明らかでないときである.

子の看護休暇

第16条の2に, 子の世話を行うための休暇

(看護休暇)を取得することができる規定がある．これによって，所定労働時間が4時間以上の労働者は，年5日(未就学児が2人以上の場合は10日）1日未満の単位で看護休暇を取得することができる．

④ その他

給与・待遇

育児休業中の給与などに関する取り扱いには，雇用保険第61条の4による政府からの支給，厚生年金保険法第81条の2による保険料免除の規定がある．

妊娠中絶時の休暇

妊娠4か月以降の流産・早産・人工妊娠中絶であれば出産と同じ扱いになり，8週間の産後休暇対象となる．死産の場合は，母体保護のため，8週間の産後休暇対象となる．本人の希望や医師の診断があれば産後6週間以降に勤務復帰することができる．

4 出生届・出生証明書

出生届の根拠は，戸籍法第49条，第52条により規定されている．出生届は父または母が記入し，父や母が記入方法がわからない場合は，エンピツ書きにし，役所の職員にたずねてから，ボールペンや万年筆で記入するようアドバイスする．誤記入では，基本的には出生証明書の再発行はしていないため注意が必要である．出生証明書はおおむね医師または助産師が作成する．

- 手続き対象者：父，母，同居者．
- 提出時期：出生した日から14日以内(国外で出生したときは3か月以内)．
- 提出方法：出生届を作成し子の出生地，本籍地または届出人の所在地の市役所，区役所または町村役場に届ける．

5 助産師の業務に関連した法律

保健師助産師看護師法で助産師の業務に課せられている義務には，以下のようなものがある．

① 証明書等の交付義務

「分べんの介助または死胎の検案をした助産師は，出生証明書，死産証明書又は死胎検案書の交付の求めがあった場合は，正当な理由がなければ，これを拒んではならない」(保健師助産師看護師法第39条第2項)．

② 異常死産児の届出義務

「助産師は，妊娠4ヶ月以上の死産児を検案して異常があると認めたときは，24時間以内に所轄警察署にその旨を届出なければならない」(保健師助産師看護師法第41条)．

引用・参考文献

1) 我部山キヨ子ほか編：助産学講座6 助産診断・技術Ⅱ[1] 妊娠期，p.284-288，医学書院，2013
2) 福井トシ子編：新版 助産師業務要覧，第2版，[Ⅱ実践編] 2017年版，p.227-229，246-250，222-223，日本看護協会出版会，2017
3) 福井トシ子編：新版 助産師業務要覧，第2版，[Ⅰ基礎編] 2017年版，p.70-73，日本看護協会出版会，2017
4) 母子保健法(2016年最終改正)
http://law.e-gov.go.jp/htmldata/S40/S40HO141.html より2017年9月16日検索
5) 厚生労働省：働く女性の母性健康管理措置，母性保護規定について．
http://www.mhlw.go.jp/bunya/koyoukintou/seisaku05/01.html より2017年9月16日検索
6) 労働基準法(2015年最終改正)
http://law.e-gov.go.jp/htmldata/S22/S22HO049.html より2017年9月16日検索
7) 雇用の分野における男女の均等な機会及び待遇の確保等に関する法律(2016年最終改正)
http://law.e-gov.go.jp/htmldata/S47/S47HO113.html より2017年9月16日検索
8) 厚生労働省：雇用における男女の均等な機会と待遇の確保のために
http://www.mhlw.go.jp/stf/seisakunitsuite/bunya/koyou_roudou/koyoukintou/danjokintou/index.html より2017年9月16日検索
9) 厚生労働省：育児・介護休業法について
http://www.mhlw.go.jp/stf/seisakunitsuite/bunya/0000130583.htmlより2017年9月16日検索
10) 法務省：出生届
http://www.moj.go.jp/ONLINE/FAMILYREGISTER/5-1.html より2017年9月16日検索

5 助産師のキャリア開発・支援

1 助産師のクリニカルラダー

これまで助産師の現任教育の検討や整備は，看護職全般の理念や目標のもとに個々の医療機関に委ねられられてきた．そのため，施設によって助産師の実践能力が偏在してしまう状況から，助産師の実践能力を保証するキャリア開発の促進が大きな課題となってきた．

キャリア開発には，個人が目標達成を目指して自らのキャリアをデザインし，自己の成長につなげていく「個人の視点」と，組織がその目的達成のために，組織メンバーのキャリアをマネジメントし組織の発展に寄与する「組織の視点」がある[1]．

クリニカルラダーは，それら双方のニーズを統合し，個人の知識や技術の熟達の度合いを測るものであり，助産師のキャリア開発・支援の支えるツールの1つと位置づけることができる．クリニカルラダーを活用することで，助産師として必要な能力を客観的に評価することが可能となる．

2015（平成27）年に日本看護協会は，助産実践能力の維持・向上を目的として，助産師として獲得すべき専門的な技術・知識を一覧として示す「助産師実践能力習熟段階（クリニカルラダー）（Clinical Ladder of Competencies for midwifery Practice，以下CLoCMiP®）」を策定した．助産師の卒後教育では現在，CLoCMiP®を活かした教育体系を構築することが，どの施設でも求められるようになっている．

東京都立病院では，日本看護協会によるクリニカルラダーに対応した「都立病院助産師クリニカルラダー」を作成し，助産師の育成に取り組んでいる．都立病院助産師クリニカルラダーの対象者，および都立病院における看護師を対象とし「都立病院キャリアラダー」との比較を表5-1に示す．

ここでは，「都立病院助産師クリニカルラダー」の運用を例に，助産師のキャリア開発とその支援について解説する．

2 評価方法と時期

都立病院助産師クリニカルラダーは，都立病院キャリアラダーと併用して使用する．評価時期は2月の年1回である（レベル新人Ⅰは10月・2月の年2回）．

3 レベル新人の自己評価

日本看護協会による『新卒助産師研修ガイド』内の「マタニティケア能力チェックリスト」を使用する．このリストは本来，入職1か月・3か月・6か月・1年頃を評価時期としているが，都立病院では，都立病院助産師クリニカルラダー評価に合わせて，6か月は10月頃，1年時点の評価は2月頃に行う．

マタニティケア能力チェックリストには，新卒助産師の到達目標が示されている．新卒助産師は各自で自己評価を行い，到達目標に達して

表5-1 都立病院助産師クリニカルラダーの対象

都立病院助産師クリニカルラダー	都立病院キャリアラダー	備考
レベル新人	レベルⅠ研修生	実務経験1年未満
レベルⅠ	レベルⅡ・Ⅲ研修生	実務経験2～3年
レベルⅡ	レベルⅢ修了者	実務経験4～5年程度
レベルⅢ	原則レベルⅣ修了者	実務経験6～7年程度以上
レベルⅣ	原則レベルⅤ修了者	実務経験10年以上

いないところはシミュレーションを繰り返すことなどにより，自ら工夫して能力を獲得することを期待している．

4 レベルⅠ・Ⅱ・Ⅲの自己評価

日本看護協会による『医療機関における助産ケアの質評価　第2版』を用いて，自己評価を行う．未経験や経験数が少ない助産技術がある場合は，勤務調整や研修参加などを行い，各助産師が自分で指導者と相談し，獲得すべき専門的な技術・知識が身につくよう行動することを求め，病棟での助産経験数カードを掲示するなどして，本人の努力を促す(図5-1)．

また，キャリアシートを作成することにより，自身のキャリアデザインを明確にするようにしている(図5-2)．

5 指導者による他者評価の実際

設定した到達目標に対象者を導くためには，対象者がどのような学習ニードをもっているかを，

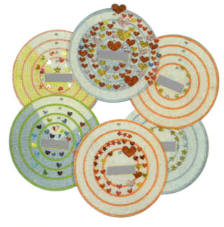

図5-1　病棟での助産経験数カード

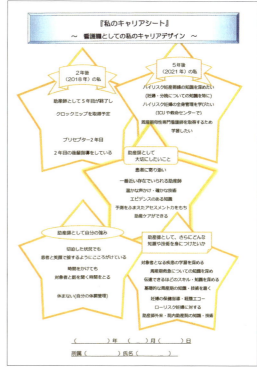

図5-2　キャリアシート

指導者が知ることが必要である．各都立病院には新卒助産師実地指導者と新卒助産師教育担当者が配置されているが，両者が協力し，対象者とコミュニケーションを良好に保ち，獲得すべき専門的な技術・知識が身につくよう支援していく．

また，他者評価は新卒助産師実地指導者が単独で行う必要はなく，状況に応じて新卒助産師教育担当者や所属内で指導的立場にある助産師と共に行ってもよいこととしている．

チェックリストなどを用いるだけでは評価が難しい場合は，テストやレポートの提出，実際の現場を確認するなど，複数の手段を用いて評価する．

図5-3に「CLoCMiP®」の総合評価シートを示す．

6 助産実践能力習熟段階(クリニカルラダー)®レベルⅢ認証申請に向けて

都立病院助産師クリニカルラダーのレベルⅢ

が認証されると，次は助産実践能力習熟段階（ク
リニカルラダー）®レベルⅢ認証に向けて，各自
が取り組みを開始する．

助産実践能力習熟段階（クリニカルラダー）®レ
ベルⅢ認証制度は，助産実践能力が一定水準に達
していることを客観的に評価する仕組みであり，

			レベル新人	レベルⅠ	レベルⅡ	レベルⅢ	レベルⅣ
倫理的感応力	【ケアリング】評価基準		・ケアリングの姿勢は，マタニティケア能力，専門的自律能力のすべての項目に共通する姿勢であり必須能力である ・総合評価の際，ケアリング単独で評価するのではなく，日々の助産実践の中にケアリングの姿勢が反映されているかで評価する				
		A					
		B					
		C					
		D					
マタニティケア能力	【助産実践能力】評価基準		・助産ケアは，助産実践を通して評価する ・助産実践能力は，立案した助産計画，記録物等をもとに，事例の振り返りをして，発言内容やアセスメント・計画内容を評価する	・助産ケアは，助産実践を通して評価する ・立案した助産計画，記録物等をもとに，事例の振り返りをして，発言内容やアセスメント・計画内容を評価する．また，対象からの評価も参考とする	・助産ケアは，助産実践，カンファレンス等を通して評価する ・立案した助産計画，記録物等をもとに，事例の振り返りをして，発言内容やアセスメント・計画内容，個別的な助産ケア実践する．また，対象からの評価も参考とする	・助産ケアは，助産実践，カンファレンス等を通して，ケア内容が個別的に自律しているかを評価する．また，対象からの評価も参考とする	・助産ケアは，助産実践，カンファレンス等を通して，創造的な助産実践を展開しているかを評価する．また，対象からの評価も参考とする
		A					
		B					
		C					
		D					
専門的自律能力	【教育】評価基準		・院内外の研修会や勉強会の参加状況が，レベルに合っているか確認する	・継続教育プログラムへの参加状況を確認し，学習状況，課題への取り組み，成果を確認する	・継続教育プログラムへの参加状況を確認し，学習状況を評価する	・新人・後輩・学生に対して臨床指導者の役割を遂行できているか，また助産実践を自身のキャリアに活かし病棟に貢献しているかを評価する	・施設内の教育について，企画運営も含めて中心的な立場で効果的に病棟内外に反映させているかを評価する ・自己のキャリアプランの計画・具体策は適切かを評価する
		A					
		B					
		C					
		D					
	【研究】評価基準		・院内外の看護研究発表会の参加状況を確認する	・日常の行動の中で，その根拠を述べることができるかを確認する	・日常の実践から，研究的視点で疑問を見出し表現できるかを評価する	・調査・研究の結果を院内で発表できたか評価する	・研究結果を臨床実践に応用するよう病棟スタッフに働きかけ，業務改善や問題解決に活かせているか，評価する
		A					
		B					
		C					
		D					
	【コミュニケーション】評価基準		・日々の看護ケアにおける言葉遣いや態度において，対象者の尊厳を守る行動が実践できているか，評価する	・対象者の尊厳を守る行動を実践しコミュニケーション技法を活用しているか，評価する	・対象者のニーズや問題を適切に理解しているか，コミュニケーション技法を活用して対象者に説明し同意を得ているか，評価する	・日々の看護ケアの実践において，その場の状況を適切に把握し，アサーティブに対応しているか，評価する	・コミュニケーション技法を効果的に活用し，対象者と円滑な人間関係を維持できているか，評価する
		A					
		B					
		C					
		D					

			レベル新人	レベルⅠ	レベルⅡ	レベルⅢ	レベルⅣ
専門的自律能力	【倫理】評価基準		・医療従事者としての自覚と責任をもち，社会人として責任ある行動の実践と適切な報告・連絡・相談ができるかを評価する ・助産倫理は，マタニティケア能力，専門的自律能力のすべての項目に共通する考え方であり専門職としての必須能力である．総合評価の際，倫理単独で評価するのではなく，日々の助産実践の中に倫理的姿勢が反映されているか評価する			・日々の看護業務において，組織行動の必要性と職場規律の遵守を理解し，責任をもって行動できているかを評価する	
		A					
		B					
		C					
		D					
	管理	【安全】評価基準	【安全管理】 ・助産基準・助産手順に基づいた安全な助産ケアを実践しているか，評価する ・インシデント発生時のインシデントレポートの記載内容が適切か評価する 【感染予防】 ・感染予防行動が適切か評価する 【災害・防災管理】 ・災害・防災管理，災害発生時の行動が適切か評価する 【情報管理】 ・情報管理体制について理解し，それに則って行動できるか評価する		【安全管理】 ・インシデント事例の振り返り・分析・対策が考えられるか評価する ・事故発生時に適切に対応できるか評価する 【感染予防】 ・感染予防行動が適切か評価する 【災害・防災管理】 ・災害訓練での初期対応を評価する 【情報管理】 ・情報管理体制について理解し，それに則って行動できるか評価する	・安全管理の視点に基づきケアを実践できているか，評価する ・安全管理に関して中心的役割がとれるか評価する ・備品・医療材料に関する法令（PL法等）への理解度を確認し評価する ・防災訓練への参加状況，災害発生時の行動や役割・責任を理解しているか評価する	・安全管理に関して中心的役割がとれるか評価する ・インシデント／アクシデント発生時に，職場の問題の発見，解決策立案・周知・実施について，上司とともに中心的役割を担っているか評価する
		A					
		B					
		C					
		D					
		【経済性】評価基準	・物品や時間の無駄がないように行動しているか評価する	・物品や時間の無駄がないように行動しているか評価する ・自分の勤務の時間配分を考えながら行動しているか評価する	・物品や時間の無駄がないよう工夫して行動しているか評価する ・工夫・調整して時間内に助産ケアを行うことができるか評価する	・自施設の物流システムを理解しているか，確認し評価する ・医療制度（診療報酬制度等）に関する知識を確認し評価する	・自部署の物品管理に積極的に取り組んでいるか，確認し評価する ・医療制度（診療報酬制度等）に関する知識について，自施設への活用を意識しているあるいは適用できているか，確認し評価する
		A					
		B					
		C					
		D					
		【リーダーシップ】評価基準	・同僚や他職種とのコミュニケーションが協働的であるか評価する	・チーム医療の構成員として役割が果たせているか評価する	・看護チームの円滑な業務のためにリーダーシップを発揮しているか，評価する	・他部門との連携・調整が円滑にできているか評価する	・看護部の理念に基づき，看護目標達成に向けた活動に主導的な立場で取り組んでいるか，またそれらが実践に活かされているか，評価する
		A					
		B					
		C					
		D					
総合評価		A					
		B					
		C					

※クリニカルラダー総合評価：基本的に同じ項目を，本人・他者・上司（師長）が評価する

図5-3 「CLoCMiP®」総合評価シート（日本看護協会）

（http://www.nurse.or.jp/nursing/josan/pdf/suishin/guide.pdfより転載）

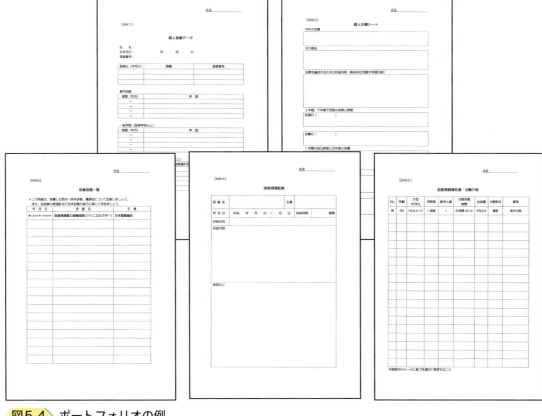

図5-4 ポートフォリオの例

レベルⅢに至っていることを審査認証する制度である．この制度は，日本の助産関連5団体（日本看護協会，日本助産師会，全国助産師教育協議会，日本助産評価機構）によって創設され，日本助産評価機構によって認証される．これまでに1万1,002名の「アドバンス助産師」が誕生しており，これは就業助産師の3割強にあたる．

レベルⅡまでの認証には分娩介助実施例数などは設定されていないが，レベルⅢ認証には分娩介助実施100例以上などが必要となり，勤務の調整などの職場の協力が必要になる．

実施例数以外にも，必須研修（「分娩期のモニタリング［分娩監視装置］に関する研修」など）や，ステップアップ研修（「出血時の対応に関する研修」など）の受講が求められる．日本看護協会や各都道府県の看護協会，医師会などが企画した必須研修やステップアップ研修があるので，各自が機関誌やインターネットを利用して情報を得るように努める．

看護管理者や指導者は，認証への進捗状況をポートフォリオ（図5-4）などで確認する．

ポートフォリオの内容で助産師たちに不足している経過値をシミュレーションの企画や学習会，病棟間での交流研修を実施することで補えるよう指導者や管理者が調節する．

都立病院助産師クリニカルラダーがレベルⅢになった助産師は，助産実践能力習熟段階（クリニカルラダー）®レベルⅢ認証に向けて申請をする．

引用・参考文献

1) 日本看護協会：助産実践能力習熟段階（クリニカルラダー）活用ガイド 解説編
https://www.nurse.or.jp/nursing/josan/oyakudachi/kanren/sasshi/pdf/guide-kaisetsu.pdfより2017年9月17日検索
2) 日本看護協会：新卒助産師研修ガイド
http://www.mhlw.go.jp/file/06-Seisakujouhou-10800000-Iseikyoku/0000078005.pdfより2017年9月17日検索
3) 日本看護協会：医療機関における助産ケアの質評価-自己点検のための評価基準，第2版
https://www.nurse.or.jp/home/publication/pdf/fukyukeihatsu/jyosan-hyouka2.pdf より2017年9月17日検索
4) 日本看護協会：CLoCMiP．包括的母子保健推進における看護機能の強化，日本看護協会ホームページ
https://www.nurse.or.jp/nursing/josan/clocmip/index.htmlより2017年9月17日検索

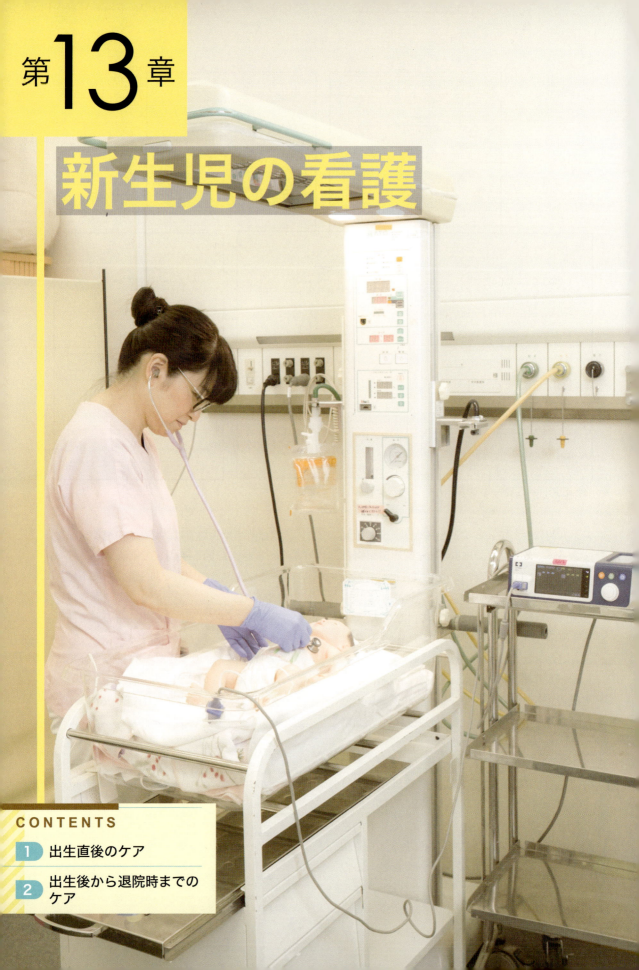

第13章 新生児の看護

CONTENTS
1. 出生直後のケア
2. 出生後から退院時までのケア

1 出生直後のケア

1 出生直後のケアの注意点

出生直後の児は呼吸・循環系などの生理機能が大きく変化する．そのため胎内環境から胎外環境に適応するための観察やケアが重要となる．

環境温度や羊水でぬれた身体から気化熱が奪われ，輻射，対流，蒸散，伝導による熱喪失の影響を受けやすく体温が低下しやすいため，出生直後は保温に努める．

2 出生前の情報収集

産科情報，胎児情報，分娩に関する情報から，ローリスク新生児またはハイリスク新生児であるかをアセスメントする（表1-1）．

3 出生前の準備

❶ 分娩室または手術室の準備

- インファントウォーマーとパルスオキシメータ（図1-1）．
- 新生児用プローブ（図1-2）．

❷ 人工呼吸に必要な物品の準備

以下に示す人工呼吸に必要な物品を準備する．
- 酸素流量計とブレンダー．
- 人工呼吸に必要な物品一式：自己膨脹式バッグ（リーフバルブがついているため，マノメーター不要），流量膨脹式バッグ（マノメーターが必要）．

- リザーバーは，自己膨脹式バッグで高濃度酸素を使用する時に必要．
- 酸素マスク．
- 挿管チューブ（固定用テープ）．
- スタイレット．
- 呼気CO_2検出器．
- 新生児用喉頭鏡．
- 聴診器．
- 吸引カテーテル．

物品の準備のほか，新生児科医師を含めたスタッフの調整や児の収容体制を整える．NICU，GCUや新生児室での入院準備を行う．

4 出生直後のケア

児が出生したら，新生児蘇生法（NCPR）のアルゴリズムにそって評価を行う（図1-3）．

①早産児，②弱い呼吸，啼泣，③筋緊張の低下による評価を行い，①〜③の項目を認めない場合は，母のそばで通常のケア（保温，気道確保，皮膚乾燥）を行い，さらに評価を継続する．

①〜③の項目でいずれか1つでも認める場合は，「初期処置」として保温，体位保持，気道開通（吸引での胎便除去を含む），皮膚乾燥と刺激を実施する．呼吸・心拍を確認し，パルスオキシメータの装着をし，アルゴリズムに則って蘇生処置を行う．

出生直後から通常のケアまたは蘇生を要する処置を実施している間は，常に児が低体温にならないよう体温維持に努める．

体温の低下は，血液循環の悪化，肺血流量の減少，代謝性アシドーシスの進行，肺動脈が十分に開かないなどの障害を起こす要因となる．

第13章 新生児の看護

表1-1 ハイリスク新生児の要因

	リスク因子	児に起こる可能性のある問題
家族歴 妊娠歴	・家系に遺伝性疾患	・奇形，遺伝性疾患
	・流早産・胎児死亡・新生児死亡，奇形などの既往	・同様の疾患
母体に関する因子	・母の年齢（35歳以上）	・染色体異常（ダウン症候群など），低体重児
	・糖尿病，妊娠糖尿病	・奇形，巨大児，子宮内胎児発達遅延（IUGR），分娩外傷，低血糖，多血症，呼吸窮迫症候群（RDS），高ビリルビン血症，低カリウム血症，心肥大
	・甲状腺機能亢進症	・胎児・新生児甲状腺機能亢進症，子宮内胎児発育遅延
	・副甲状腺機能亢進症	・胎児・新生児低カルシウム血症
	・重症筋無力症	・胎児・新生児重症筋無力症，呼吸障害
	・全身性エリテマトーデス	・IUGR，新生児ループス症候群，完全房室ブロック
	・先天性心疾患	・先天性心疾患，IUGR
妊娠中の因子	・TORCH症候群	・感染症，IUGR，奇形
	・妊娠高血圧症候群	・IUGR，早産児，新生児仮死
	・切迫流早産	・未熟児，感染症，奇形
	・多胎	・多血症，貧血，胎児間輸血症候群
	・胎児機能不全	・新生児仮死，中枢神経系異常
	・羊水過多症	・中枢神経系異常，上部消化管閉塞
	・羊水過少症	・腎・尿路系の先天異常，IUGR
	・RhまたはABO血液型不適合	・黄疸，溶血性貧血，胎児水腫
	・喫煙	・IUGR
	・アルコール依存症	・奇形（胎児アルコール症候群），IUGR
	・薬剤服用	・奇形，IUGR，出血傾向など
分娩に関する因子	・早産	・無呼吸，低体温など
	・前期破水・母体発熱	・感染症
	・羊水混濁	・新生児仮死，胎便吸引症候群，感染症
	・分娩第2期遷延	・新生児仮死，分娩外傷，頭蓋内出血，中枢神経系異常
	・骨盤位・他の胎位異常	・分娩外傷
	・吸引分娩	・帽状腱膜下血腫
	・鉗子分娩	・分娩外傷
	・帝王切開分娩	・一過性多呼吸症，RDS，sleeping baby

（桑名佳代子：出生直後〜生後24時間（移行期）の観察．新看護観察のキーポイントシリーズ母性II［前原澄子編］，p.152，中央法規出版，2011を改変）

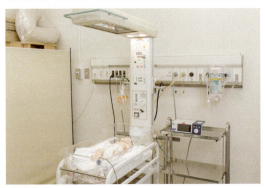

図1-1 インファントウォーマーとパルスオキシメータ

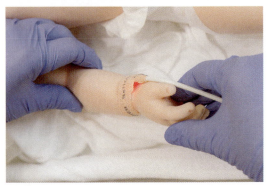

図1-2 新生児用プローブ

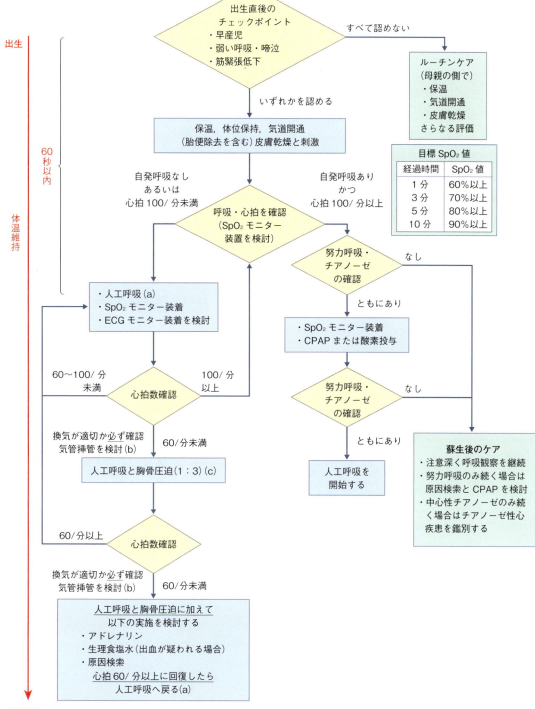

図1-3 2015年版NCPRアルゴリズム

(a) 人工呼吸：新生児仮死では90％以上はバッグ・マスク換気だけで改善するので急いで挿管しなくてよい．はじめ空気で開始し皮膚色，またはSpO₂値の改善がなければ酸素を追加．
(b) 適切に換気できていない場合は，胸骨圧迫にステップを進める前に，換気の確保・実施に専念する．
(c) 人工呼吸と胸骨圧迫：1分間では人工呼吸30回と胸骨圧迫90回となる．

（日本蘇生協議会監：新生児の蘇生．JRC蘇生ガイドライン2015．p.247，医学書院，2016）

5 Apgar（アプガー）スコア

Apgarスコアは，出生時の状態を評価する指標として一般的に使われている．生後1分値，5分値における①心拍数，②呼吸，③筋緊張，④刺激に対する反射，⑤皮膚色の5項目について観察と採点を行い評価する（図1-4）．

Apgarスコアは8〜10点が正常，7点未満が新生児仮死，4〜6点が第1度仮死，0〜3点が第2度仮死としている．5分値は児の神経学的予後と相関があるとされている．

6 出生直後の全身の観察

❶ 性別の判定

出生直後は外性器の形態での判定となる．

形態からの判別が難しい場合は安易な判定はせず，染色体やホルモンなどの精密検査を要する．

❷ 先天奇形の有無

先天奇形は臨床的に構造と機能の異常である大奇形と，微小な形態の異常である小奇形がある（表1-2）．

❸ 分娩外傷の有無

帽状腱膜下血腫，骨折，神経損傷などがある．分娩外傷の危険因子と種類を図1-5に示す．

7 出生直後のケア終了後

母児が触れ合う早期母児接触の機会をつくる

徴候	スコア（点数）		
	0点	1点	2点
心拍数	欠如	100回/分以下 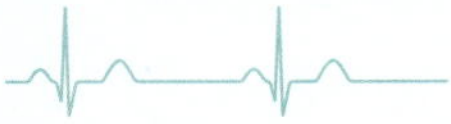	100回/分以上 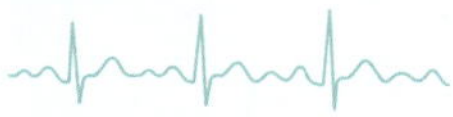
呼吸	欠如 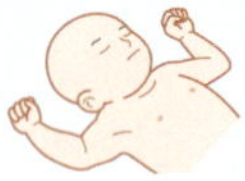	弱い啼泣 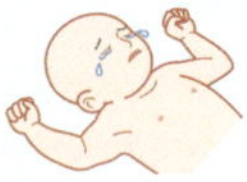	強い啼泣 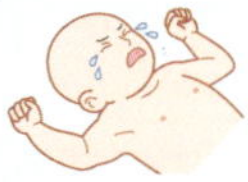
筋緊張	だらんとしている 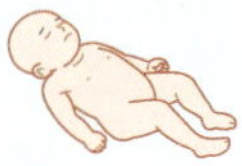	四肢をやや屈曲 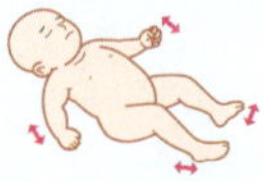	四肢を活発に屈曲 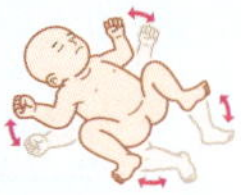
刺激に対する反射	無反応 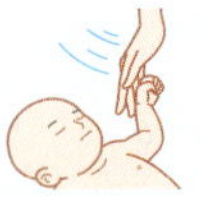	やや動く 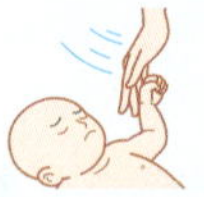	啼泣 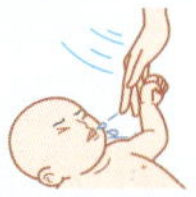
皮膚色	暗紫色, 全身蒼白 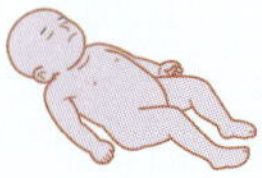	体幹は淡紅色, 四肢はチアノーゼ 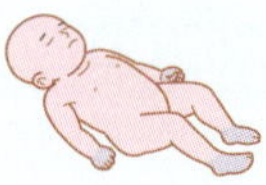	全身淡紅色 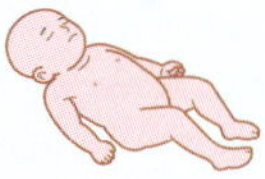

図1-4 Apgarスコア

表1-2 主な外表奇形

部位	大奇形	小奇形
頭顔面	○無脳児 ○水頭症 ○脳ヘルニア ○小頭症 ○単前脳(単眼・猿頭など) ○頭皮欠損	○短頭 ○後頭部突出 ○前頭部突出 ○後頭部扁平 ○円形顔, 扁平な顔, 三角顔 ○下顎後退
口唇口蓋口	○口蓋裂 ○口唇裂 ○小下顎症 ○口唇側裂(横裂)	○小口 ○高く狭い口蓋 ○大口 ○口角の下がった口
眼	○単眼 ○無眼球症 ○小眼球症 ○眼瞼欠損 ○虹彩欠損	○眼瞼裂斜走(上向・下向) ○内眼角贅皮 ○短い・長い眼瞼裂 ○両眼隔離(接近) ○眼瞼下垂 ○眼球陥没(突出)
耳	○耳介の変形・低位・欠損 ○小耳症 ○外耳道閉鎖症 ○耳ろう孔	○軽度の耳介変形・低位 ○副耳 ○大耳 ○軽度の小耳
鼻	○鼻孔異所開存	○小さい鼻 ○高い鼻根部 ○鞍鼻
頸部	○頸部ろう孔	○短頸 ○翼状頸
骨部	○先天性脊柱弯曲 ○髄膜瘤	

部位	大奇形	小奇形
胸腹部	○臍ヘルニア ○臍帯ヘルニア ○胸筋欠損 ○腹壁破裂 ○胸骨破裂(心脱出を含む)	○胸郭変形 ○腹直筋離開 ○臍ヘルニア(軽症) ○臍帯ヘルニア(軽症)
外陰部	○鎖肛 ○尿道下裂 ○性不確定 ○膀胱外反症	○停留精巣 ○小陰茎 ○大陰唇低形成
四肢	○多指(趾)症 ○合指(趾)症 ○欠指(趾)症 ○短肢症(上肢・下肢) ○上(下)肢欠損奇形 ○裂手(足) ○先天性絞扼輪症候群	○短指, くも指 ○深い足底のしわ ○小指短小, 内弯 ○拇指低形成 ○扇型足底, 船底状足底 ○爪の形成不全 ○指趾の重なり
気管消化管	○気管食道瘻 ○食道閉鎖	
皮膚	○巨大な(多発)色素斑 ○巨大な(多発)血管腫 ○魚鱗癬 ○皮膚欠損	○母斑 ○血管腫
その他	○ダウン症候群 ○結合双生児	

(桑名佳代子:出生直後〜生後24時間(移行期)の観察. 新看護観察のキーポイントシリーズ母性Ⅱ[前原澄子編], p.160, 中央法規出版, 2011)

(図1-6).

早期母児接触には, ①母と児の皮膚が触れ合うことで(母親の皮膚の常在細菌叢が児へ伝播し, 感染を防衛する)児の状態が安定する, ②母と児の絆を深める効果があるとされている.

ただし, 早期母児接触は児が出生直後の胎児から新生児へと呼吸・循環の適応がなされる時期に行われる. 循環動態は不安定な状態であるため, 表1-3の早期母児接触の留意点をもとに十分な説明を行い, 同意を得てから実施する必要がある.

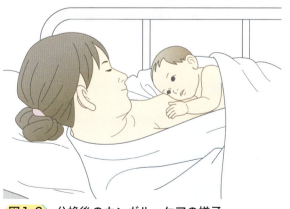

図1-6 分娩後のカンガルーケアの様子

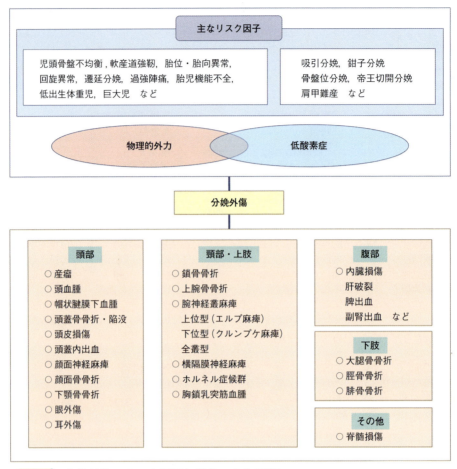

図1-5 分娩外傷のリスク因子と外傷の主な種類

(桑名佳代子:出生直後~生後24時間(移行期)の観察.新看護観察のキーポイントシリーズ母性Ⅱ[前原澄子編],p.161,中央法規出版,2011を改変)

表1-3 早期母児接触の留意点

- 早期母児接触の実施にあたっては事前の説明と同意(効用と有害事象に関する)を得る
- 早期母児接触中,児状態を見守る人員の配置と経過の記録
- 児体温保持のための工夫
- パルスオキシメータなどによる呼吸監視

引用・参考文献

1) 日本産科婦人科学会, ほか:産婦人科診療ガイドラインー産科編 2014, p.366, 日本産科婦人科学会, 2014
2) 桑名佳代子:出生直後~生後24時間(移行期)の観察. 新看護観察のキーポイントシリーズ母性Ⅱ[前原澄子編], p.152, p.160-161, 中央法規出版, 2011
3) 日本周産期・新生児医学会:新生児蘇生法普及事業 http://www.ncpr.jp/guideline_update/2015algorithm.html より2017年4月5日検索
4) 細野茂春:日本版救急蘇生ガイドライン2015に基づく 新生児蘇生法テキスト, 第3版, p.43-57, メジカルビュー社, 2016
5) 日本蘇生協議会監:新生児の蘇生. JRC蘇生ガイドライン2015, p.247, 医学書院, 2016

略語

◆NICU
新生児集中治療室:neonatal intensive care unit

◆GCU
新生児強化治療室:growing care unit

◆NCPR
新生児心肺蘇生法:neonatal cardiopulmonary resuscitation

◆IUGR
子宮内胎児発育遅延:intrauterine growth retardation

◆RDS
呼吸窮迫症候群:respiratory distress syndrome

◆TORCH
トーチ症候群:toxoplasma, others, rubella, cytomegalovirus, herpes simplex syndrome

◆SpO_2
経皮的動脈血酸素飽和度:saturation of percutaneous O_2

◆CPAP
持続気道内陽圧呼吸:continuous postive airway pressure

2 出生後から退院時までのケア

1 出生後から退院時までのケアの注意点

体温，呼吸状態，活動性，皮膚色，哺乳状況，尿・便の排泄状況などの全身状態を定期的に観察する．

早期からの母児同室と母乳育児を支援する．

2 全身状態の観察

出生後，早期母児接触を終えたあとは，児を新生児室に収容する．

新生児チェックリストに沿って児の状態を観察する(図2-1)．観察は新生児室入室時，入室後1時間，入室後2時間のように定期的に実施する．

出生直後の児は健常と思われても，その後に異常がみられる場合もある．胎外環境への移行期(出生直後〜出生後24時間)において，児は出生後のストレスと合併症発症のリスクがあるため，出生後24時間は全身状態の観察とアセスメントにより，異常徴候の早期発見に努めていく必要がある(図2-2)．

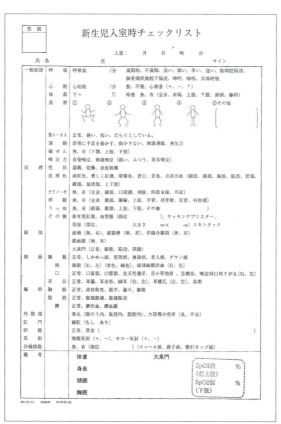

図2-1 新生児入室時チェックリスト(東京都立墨東病院)

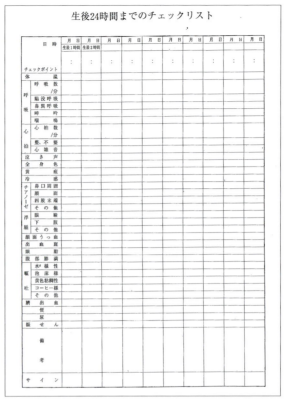

図2-2 生後24時間までのチェックリスト（東京都立墨東病院）

3 バイタルサインの測定

① 呼吸

呼吸数の正常範囲は30〜60回/分．新生児の呼吸は腹式呼吸である．

呼吸数と呼吸パターン，呼吸音の観察を行う（図2-3）．

多呼吸，鼻翼呼吸，陥没呼吸，呻吟，無呼吸

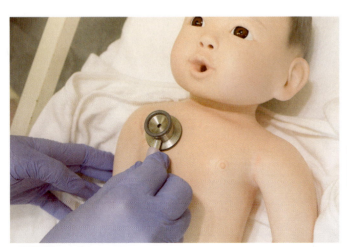
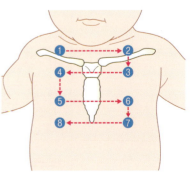

図2-3 呼吸音の聴取
①〜⑧の順で聴診器を当てる．

などの異常呼吸の有無を観察する．

　呼吸窮迫症状の重症度をみるために，シルバーマン・アンダーソンスコア(図2-4)が用いられる．

　パルスオキシメータを装着している場合はSpO$_2$値を継続的に観察し，SpO$_2$値低下の場合は医師に報告する．

❷ 心拍

　心拍数は出生直後150 ～ 180回/分．出生後24時間ごろには130 ～ 140回/分前後に安定する．

　心音を聴取して回数，不整の有無，雑音の有無などを観察する(図2-5)．

❸ 体温

　体温の正常範囲皮膚温36.5 ～ 37.5℃．

　出生後はインファントウォーマーに児を収容し保温する．

　新生児室入室2時間経過後，児の状態が安定していればインファントウォーマーを中止とし，着衣やおくるみなどで保温する．

　定期的に体温測定を行い，体温の低下には注意していく．

❹ 全身状態の観察

　姿勢，筋緊張，運動，けいれん，皮膚色，皮膚の状態，チアノーゼ，冷感，浮腫，大泉門，骨縫合，産瘤，頭血腫の有無などチェックリストに沿ってフィジカルイグザミネーションを用いて観察を行う(図2-6)．

　なんとなく元気がない(not doing well)ということで異常が発見される場合もある(表2-1)．

徴候	胸と腹の動き	肋間の陥没	剣状突起部の陥没	下顎の沈下 (鼻翼呼吸)	呼気時のうめき (呻吟)
0点	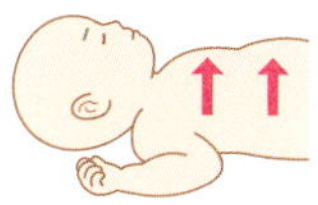 胸と腹が同時に動く	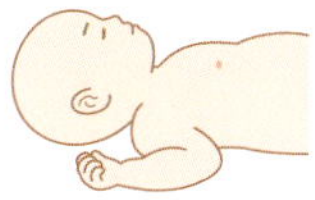 なし	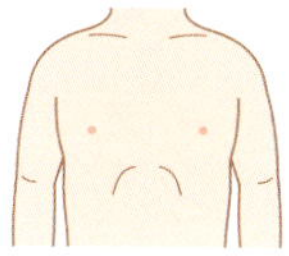 なし	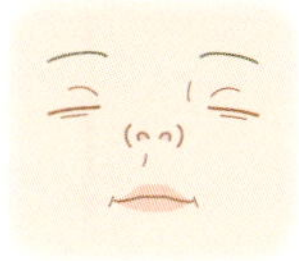 なし	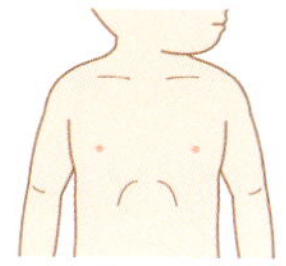 なし
1点	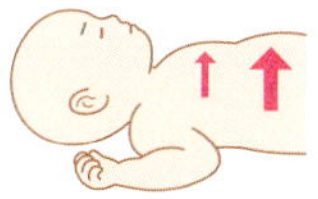 胸はわずかに動く．腹は大きく上下	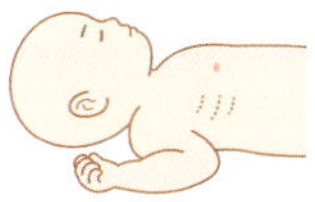 わずかにみえる	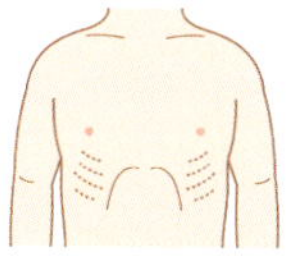 わずかにみえる	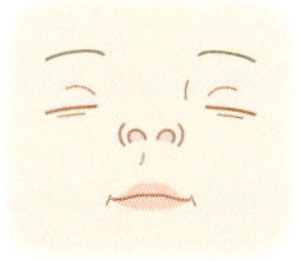 顎沈下で口閉．鼻翼は軽度拡大	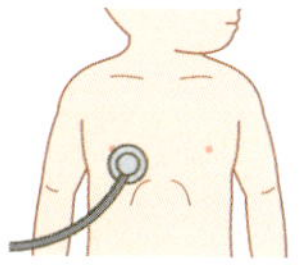 聴診器で聴取される
2点	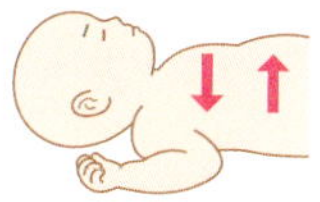 シーソー呼吸 (腹が上がると胸が下がる)	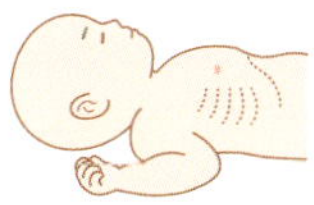 よくみえる	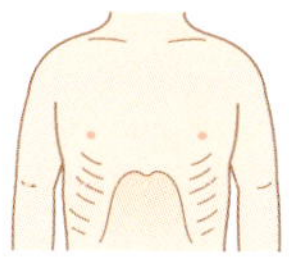 よくみえる	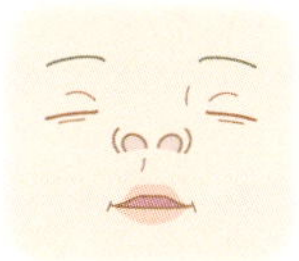 顎沈下で口を開く (鼻翼呼吸著明)	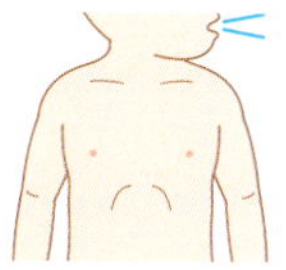 聴診器なしで聴取される

*合計点数 0～1点：正常，2～4点：呼吸窮迫，5点以上：重篤

図2-4 シルバーマン・アンダーソンスコア

(Silverman WA, 1961)

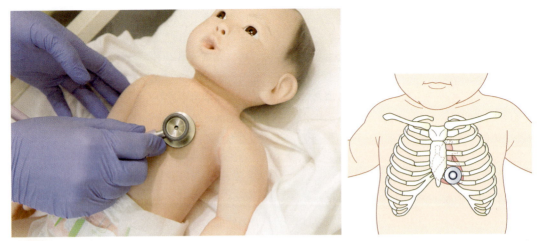

図2-5 心音の聴取
第5肋間胸骨左縁に聴診器を当てる．

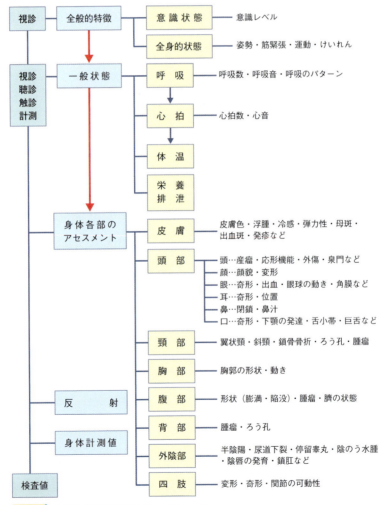

図2-6 新生児の観察フローチャート
(桑名佳代子：新生児の観察に必要な基礎技術．新看護観察のキーポイントシリーズ母性Ⅱ[前原澄子編], p.120, 中央法規出版, 2011)

表2-1 なんとなく元気がない

- 動きが少ない
- ベッドにいる時，両手足が常にマット面についている
- うとうとしていることが多い
- 体温の変動が大きい
- 哺乳する力が弱い
- 泣き声が弱く，時間が短い
- 全身の皮膚色が悪い

❺ 排泄

新生児の初回排尿は生後24時間以内，初回排便は24時間以内にみられる．

排便は，胎便（出生後から2日ぐらいまで，暗緑色で無臭），移行便（2日から3日ごろ，胎便に黄色が混じる），乳便（3日から4日以降，母乳を飲み始めるため黄色い泥状）と便性が変化する．

4 生後24時間以降の観察

移行期間を経過し胎外環境に適応状態となっても，児の状態が生理的な症状か病的な症状かを鑑別して異常の早期発見に努めていく．

❶ 体重（図2-7）

新生児の体重は生後一時的に減少し生後5日ごろから体重が増加傾向となる．

体重の減少は一般的に出生時体重の10％であり，これを生理的体重減少という．

❷ 黄疸

新生児の黄疸のスクリーニング法として，非侵襲的方法である経皮的ビリルビン濃度測定器が使用されている．

経皮的ビリルビン濃度測定器は，前額部と胸部での2点で測定し，皮下組織のビリルビン値が測定できる（図2-8）．

❸ 嘔吐

新生児の嘔吐は生理的嘔吐と病的嘔吐に分けられる．

哺乳後に排気とともに吐く吐逆や口角から流れる溢乳は生理的嘔吐である．

悪心を伴うもの，噴水様嘔吐，泡沫状嘔吐は病的嘔吐である．

❹ 皮膚

出生時に羊水でぬれていた皮膚は湿潤していたが，徐々に乾燥傾向となる．

新生児中毒性紅斑，斑状紅斑，点状紅斑は生後1～3日でみられ数日で消失する．

落屑と言われる手首や足首など角質層の剥離する状態や，肛門周囲炎などは生後3～5日でみられることがある．

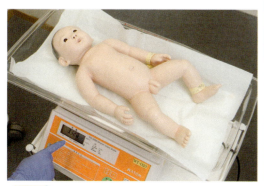

図2-7 体重測定

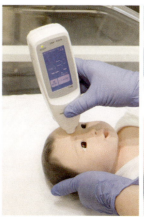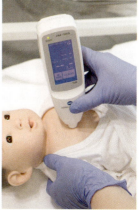

図2-8 経皮的ビリルビン濃度測定器

5 栄養の観察

授乳開始は，健常新生児であれば生後6時間以降となる．

授乳は3時間おき8回/日程度で開始する．

授乳前中後の悪心・嘔吐の有無と性状も観察し，病的な嘔吐なのか，授乳に影響するものであるのか観察とアセスメントを行う．

母には母乳育児の利点を説明し，母子ともに健康であれば早期母児同室により母乳育児を支援していく．

母乳での授乳を行うときは，児が体をもぞもぞと動かす，手を口や顔にもってくる，探索反射をするなどのおっぱいを欲しがっている授乳サイン（表2-2）を参考にタイミングよくすすめる必要がある．

児が適切に吸着（ラッチ・オン）できているかを観察し，不適切な場合には授乳姿勢（ポジショニング）などを母に説明していく（表2-3，図2-9）．

母乳のみで育つ児の体重増加は，1日18～30gが理想的である．

母乳のみの授乳回数は1日8回以上になることもあり，排泄は排尿5～6回/日，排便3～8回/日保たれていればよい．

授乳と授乳の間の児の満足そうな様子などで，母乳が足りているかアセスメントする．

体重増加が少ない場合などは，適切に授乳が行われているかをアセスメントし，支援していく．必要により補足していくが，第1に搾母乳とし，搾母乳の不足などがあるときは，母への説明同意のもと人工乳を用いる．

表2-2 児からの授乳サイン

- 体をもぞもぞさせたり，手足を握りしめる．
- 何かを探すようなしぐさをする．
- 手を顔や口にもっていく．
- 乳首を吸うように口を動かす．
- 舌を出したり，「クー」というような声を出す．

(ILCA [2014]．Clinical guideline for the establishment of exclusive breastfeeding, 3rd ed, p11．ILCAより作成)

表2-3 不適切なラッチ・オンのサイン

- 児が口を開けない，おちょぼ口になっている．
- 児が唇をまきこんでしまっている，舌が見えない．
- 児の頬が張っている，またはえくぼができる．
- 授乳の間，常に吸う動きが早い．
- 舌で舌打ちをするような音を鳴らす．
- 授乳中に痛みを感じる．
- 授乳後にも痛みを感じ，乳頭が平らになったり，すじができている．
- 母乳が十分に飲み取られないため，乳房が張ってしまう．

(WHO/UNICEF [1993]．Breastfeeding counselling : a training course. Participants' manual. Breast observation form http://www.who.int/maternal_child_adolescent/documents/pdfs/bc_participants_manual.pdf?ua=1 [2017年8月31日検索]より作成)

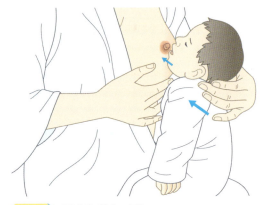

図2-9 授乳姿勢（一例）
①児の頭をやや後方へ傾ける．
②児の胸と肩を母親自身の身体に引きつける．
③乳首は児の上唇より上に位置するようにする．
④児の下唇は乳首の下方約3～4cm．

6 育児環境の調整・指導

母子関係だけではなく，父親の愛着行動を含め良好な親子関係が築けるよう支援していく．育児指導としては，授乳方法だけでなくおむつ交換や沐浴，必要時内服の方法といった日々の育児技術や，自宅での室内環境の整備，保清，児の観察についてなど行い，退院後の自宅での生活が円滑にすすめられるようにする．

沐浴とおむつ交換の技術を示す（図2-10，11）．

❶沐浴

沐浴により，新生児の皮膚の保護と清潔を維持し，生理機能を促進させる．また母子に加え父親とのスキンシップを図ることで，愛着行動を含め良好な親子関係が構築できる．

環境整備

室温は約25℃前後にし，室温が変動する冷暖房機や窓の近く，風通しのある部屋では行わないようにする．湿度は約55％前後とする．

沐浴槽やベビーバスは清潔にし，周辺に落下物が落ちてこない環境であることを確認する．

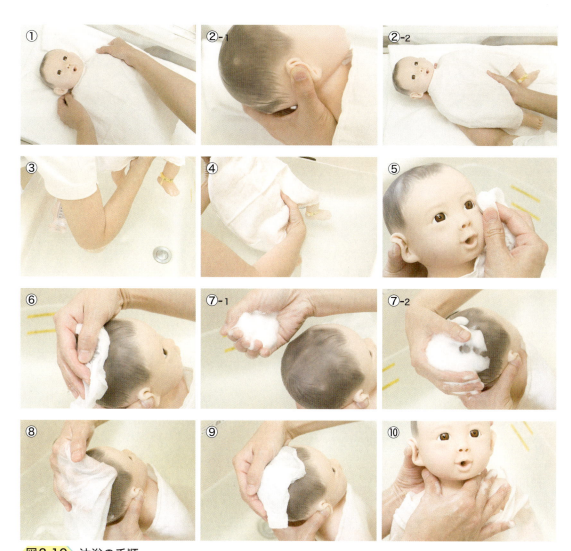

図2-10　沐浴の手順

①沐浴布で覆う．胸と腕を覆うようにする．
②児の頭頸部を片方の手の中指と母指で固定し，もう片方の手で股間から殿部を固定する．
③沐浴槽の湯温度は38〜40℃に設定（温度計にて）．沐浴前に肘から前腕半分くらいをお湯に入れ温度感覚を確認する．
④足から殿部の順につけ，身体にお湯をかける．
⑤お湯を浸したガーゼで顔や目元，耳を拭く．耳の後ろや耳介も丁寧に拭く．
⑥同様にガーゼで頭部全体を濡らす．
⑦ボディソープをよく泡だて，頭部につけて洗う．泡タイプのものは使いやすい．
⑧お湯に浸したガーゼで頭部のボディソープを洗い流す．
⑨湯を絞ったガーゼで頭部を拭き取る．
⑩続いてボディソープで母指と示指の指腹で頸部を洗う．

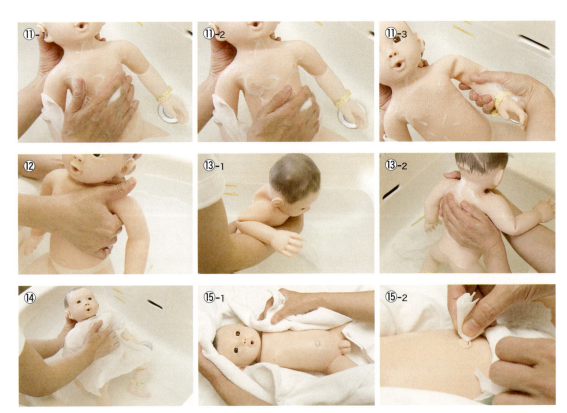

図2-10 続き
⑪胸部，腹部と上肢を洗う．
⑫背部を洗う．片方の手で頭頸部をささえ，もう片方の手の4本の指を腋窩に入れ，母指を肩の上にして支える．
⑬児の両腕や顎，胸を手に乗せて，背部，後頸部，殿部を洗う．
⑭右手で児を保持しながら，お湯で温める．
⑮バスタオルで軽くタッチするように水分を拭き取り，臍をアルコール綿で消毒し，綿棒で鼻穴を拭く．臍の消毒は，アルコール綿で拭いたときにカス状のものや出血が付いていなくなれば終了してよいと説明する．

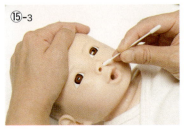

実施するときは装飾品をはずし，爪は切っておき，石けんなどを使って丁寧に手指を洗浄しておく．

使用するお湯の温度は夏は38℃，冬は40℃程度に調整する．

沐浴をする場所は，お風呂場，流し台などさまざまあるが，沐浴する人にとって片付けのしやすい場所がよいとアドバイスするとよい．

必要物品
- 沐浴槽やベビーバス．
- 沐浴布（手ぬぐいやタオル大のガーゼ地の布，または児が着ていた新生児用の下着で薄手のもの．薄手のものであれば水を吸ったときに重くならない材質のものがよい）．
- ガーゼのハンカチ．なければ薄手のタオルのハンカチ．
- ボディソープ（泡タイプのものが使いやすい）．
- 湯温計．
- バスタオル．
- おむつ，おむつカバー．
- 綿棒（新生児用）．
- 肌着・衣服．
- アルコール綿．
- 体を洗う布についてよく質問がある．ガーゼ地か薄手のタオル，または手ぬぐい素材のタオルでよいと説明する．

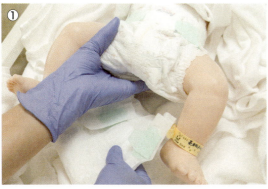 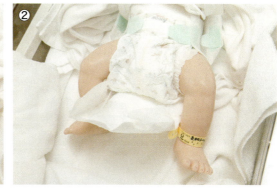
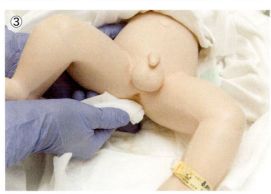 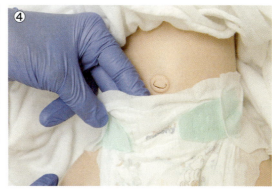

図2-11 自宅でのおむつ交換方法
①②新しいおむつを用意し，児の殿部の間に差し込む．
③児のおむつのテープをはずし，おむつを広げて便や児の肌の様子を観察する．お湯に浸した綿花で前から後ろに向かって，面を1回ずつ変えながら拭く．
④児におむつを装着する．おむつに指2本分のゆとりをもたせて固定する．

❷ おむつの交換

児の身体の清潔の維持とおむつによる皮膚炎を防ぐとともに，児の尿や便の性状の観察を行う（図2-11）．

準備物品
- おむつ・おむつカバー．
- 手袋．
- 綿花やウェットティッシュやおしりふき．
- 病院で使用している紙おむつのメーカーを尋ねられることがある．おむつメーカーにより型は少しずつ違う．いろいろ試し，児の体格に合わせたものを使用するように話す．特に病院で使用しているものがよいわけではない．
- おむつかぶれなどがある時は，おむつ交換時によく観察する．おむつかぶれの原因は便であることが多いため，おむつかぶれができたときは，陰部に便が付着しにくいように，馬油や亜鉛華単軟膏などを使用する．亜鉛華単軟膏はたっぷりと塗布する．必要時には薬を塗布する．
- 便が肛門周囲に付着し十分に取りきれないと感じる時は，ウェットティッシュにベビーオイルや馬油をつけるとよく取れる．

引用・参考文献

1) 前原澄子編：新看護観察のキーポイントシリーズ　母性Ⅱ　第2版．中央法規出版，2011
2) 日本産科婦人科学会ほか：産婦人科診療ガイドライン－産科編2014．日本産科婦人科学会，2014

第14章 新生児の異常

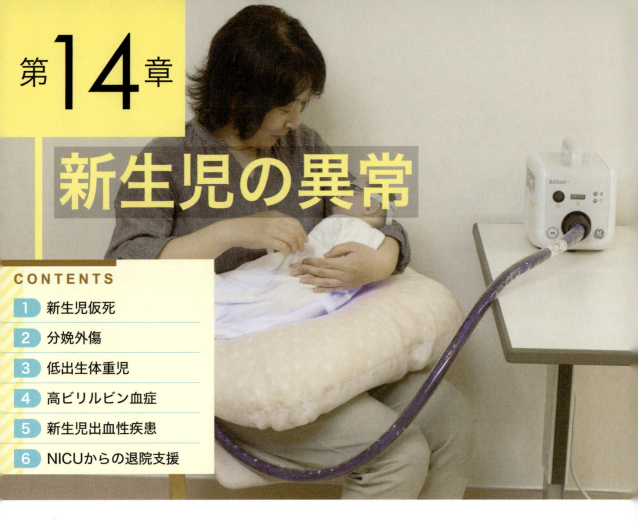

CONTENTS
1. 新生児仮死
2. 分娩外傷
3. 低出生体重児
4. 高ビリルビン血症
5. 新生児出血性疾患
6. NICUからの退院支援

1 新生児仮死

新生児仮死は，胎内から胎外生活への移行に必要な酸素供給と血液還流が円滑に行われない呼吸循環不全状態を主徴とする症候群である．

蘇生に成功しても，低酸素性虚血性脳症（HIE）（脳性麻痺やてんかんなどの脳障害を残す），遷延性肺高血圧，急性腎不全，DICなどで死亡に至ることがある．

1 原因・症状

新生児仮死の原因には，母体因子，臍帯胎盤因子，胎児因子がある（表1-1）．これらの因子

表1-1 新生児仮死の原因

母体因子	母体ショック，子宮破裂，妊娠高血圧症候群，母体基礎疾患（心疾患，糖尿病，膠原病など），麻酔，分娩遷延，過強陣痛など
臍帯胎盤因子	常位胎盤早期剥離，胎盤機能不全，前置胎盤，臍帯脱出，臍帯巻絡など
胎児因子	早産児，子宮内胎児発育不全，先天異常（横隔膜ヘルニア，先天性心疾患，先天性神経筋疾患，染色体異常など），胎児水腫，胎児貧血，肺拡張障害，多胎など

（美馬　文ほか：新生児仮死．周産期医学46増刊号：559，2016をもとに作成）

表1-2 新生児仮死に伴う臨床症状

中枢神経系	低酸素性脳虚血性脳症(HIE) 脳室周囲白質軟化症(PVL) 頭蓋内出血
呼吸器系	胎便吸引症候群(MAS) 肺出血 気胸・縦隔気腫
循環系	遷延性肺高血圧症候群 心筋虚血,心不全
消化器系	壊死性腸炎(NEC) 肝機能障害
腎臓	急性腎不全 尿細管壊死
代謝	アシドーシス 低カルシウム血症 低ナトリウム血症 高カリウム血症 血糖異常
血液	播種性血管内凝固(DIC)

(美馬　文ほか：新生児仮死, 周産期医学46増刊号：559, 2016を抜粋して作成)

表1-3 Apgarスコア

	0点	1点	2点
心拍数	なし	100/分未満	100/分以上
呼吸努力	なし	緩徐,不規則	良好,啼泣
筋緊張	なし	四肢をわずかに屈曲	活発に運動
反射	なし	顔をしかめる	咳,くしゃみ
皮膚色	蒼白,全身チアノーゼ	四肢のみチアノーゼ躯幹淡紅色	全身淡紅色

Apgarスコアを用いた新生児仮死の程度

重症仮死	Apgar 0〜3点
軽度仮死	Apgar 4〜7点
正常	Apgar 8点以上

・Apgarスコア4点以下を重症仮死とする場合もある.
・Apgarスコア5分値は神経学的予後と相関すると考えられている.

による分娩中の胎児機能不全に引き続いて新生児仮死が起こる.

新生児仮死の症状は呼吸循環不全にはじまり,種々の臓器障害を起こす.主なものを表1-2に示す.

2 診断

重症度評価には,Apgarスコア(表1-3),血液ガス分析(pH, BEなど),生化学的検査(乳酸値,CPK,肝機能,LDHなど),低酸素性虚血性脳症に対するSarnatの分類(表1-4),画像診断(頭部エコー,CT,MRIなど),生理学的検査(脳波,aEEG,聴性脳幹反応など)が用いられる.

Apgarスコアで重症度が評価される.心拍数,呼吸,筋緊張,反射,皮膚色を0〜2点で評価し,10点満点で表1-3のように評価する.また,仮死の神経障害の評価として,Sarnatの重症度分類が用いられ,Stage I は正後24時間以内であれば予後は正常,Stage II が1週間以上継続す

る場合は20〜40%に後遺症あり,Stage IIIでは予後不良と分類される[2].

3 治療

臓器不全を回復し,全身状態の安定を目指す.そのため呼吸・循環動態,代謝,電解質の補正を行う.

中等症から重症の低酸素性虚血性脳症に対する脳保護には低体温療法が推奨されている.

大規模臨床試験で効果と安全性が確立されたプロトコールには,生後6時間以内に治療を開始し,72時間冷却,復温は少なくとも4時間以上時間をかけることが示されている.

低体温療法は,冷却開始の時点で生後6時間を超える場合や在胎週数36週未満,出生体重1,800 g未満,大きな奇形の存在などは適応から除外される[4].

低体温療法の副作用には,徐脈,不整脈,低血圧,血小板減少,凝固異常,肺高血圧などがある.

4 ケアの注意点

臓器が受けたダメージとその程度によって臨床症状は多岐にわたる．症状に合わせてのケアのポイントは変化する．

❶ 体温管理

低体温療法の適応となる児を除き，至適体温（深部温36.5〜37.5℃）を保つことは重要である．

36.0℃未満の低体温や38.0℃以上の高体温は新生児死亡率や脳室内出血，肺出血，低血糖，敗血症などの罹患率を上昇させる[6]．

❷ 安静の保持

血圧を変動させるような処置（吸引，肺理学療法，体重測定，おむつ交換など）はタイミングの検討と評価を行い，必要最低限とする．

❸ 呼吸管理

呼吸状態（無呼吸発作，努力呼吸，SpO_2など），気道分泌物の状況，血液ガスデータ，X線所見などを観察する．

安楽な呼吸・換気が維持できるよう気道確保，ポジショニング，人工呼吸管理，気道浄化を行う．

❹ 循環管理

血圧，心拍，チアノーゼ，末梢冷感，浮腫，水分出納バランス，薬剤の効果と副作用などの観察と昇圧薬や利尿薬など点滴管理を行う．

❺ 神経症状の観察

けいれんの有無，不随運動の有無，筋緊張，意識レベル，頭蓋内圧亢進症状，瞳孔の大きさ，対光反射などを観察する．

新生児の低酸素性虚血性脳症の重症度分類にはSarnatの分類がある（表1-4）．

❻ 低体温療法

合併症の徴候がないか観察する．

バイタルサインのモニタリング，尿量の減少がないか，点状出血の出現や吸引時の出血，胃内吸引物に血液の混入がないか，冷却器具の接

表1-4 Sarnatの低酸素性虚血性脳症の重症度分類（1976）

	stage I	stage II	stage III
意識レベル	不穏状態	嗜眠または鈍麻状態	昏迷状態
神経筋コントロール			
筋緊張	正常	軽度低下	弛緩
姿勢	軽度の遠位部屈曲	高度の遠位部屈曲	間欠的除脳姿勢
腱反射	亢進	亢進	減弱〜消失
原始反射			
呼吸反射	減弱	減弱〜消失	消失
Moro 反射	顕著：容易に誘発	減弱：不完全に出現	消失
眼球前庭反射	正常	亢進	減弱，消失
緊張性頸反射	軽度に出現	高度に出現	消失
自律神経機能	交感神経優位	副交感神経優位	抑制状態
瞳孔	散瞳	縮瞳	瞳孔不同，対光減弱
心拍	頻脈	徐脈	不定
気管，唾液分泌	低下	増加	不定
消化管蠕動	正常〜減弱	亢進（下痢）	不定
けいれん発作	なし	通常あり	通常なし
予後	正常	正常〜後遺症〜死亡	後遺症〜死亡

（平原史樹：新生児の管理と治療．日本産科婦人科学会雑誌．54（11）：519，2002）

触に伴う凍傷や皮膚の圧迫損傷がないか観察する.

低体温療法導入から72時間は血圧や酸素化が安定してくるが,脳内では再灌流によってけいれんが起こる場合があるため,神経症状の観察も行う.

脳波モニターのaEEGを装着している場合,電極接着部位の皮膚損傷を回避するために1回/日は装着し直す.電極は温めた生理食塩液でふやかすと刺激が少なく剥離できる.

新生児低体温療法のマニュアルによれば,導入したあとのモニタリングと検査,観察,復温方法を以下のように示している[5].

- 1時間に1回は心拍数,血圧,呼吸数,吸入酸素濃度,SpO_2などを記録
- 一般に深部体温33〜35℃では心拍数は100回/分前後.120回/分以上の心拍数はけいれんや何らのストレスサインの可能性がある
- 8時間に1回は大泉門と骨縫合の状態,覚醒状態,筋緊張,姿勢,原始反射やけいれん発作の有無を記録
- 冷却開始から72時間で復温を開始.体表からの急激な加温は,末梢血管拡張による低血圧,ショックを招く危険性があり,1時間に0.5℃を超えない範囲で4時間以上かけて,通常6〜8時間程度で37℃に到達させる.
- 復温中はけいれんや低血圧が起こりやすいので,観察を強化する.
- 復温終了後にリバウンドで高体温を示すことがある.6時間は深部体温をモニタリングする.

❼ 家族への配慮

順調な妊娠経過をたどった家族にとって,新生児仮死による出生はあまりにも突然の出来事で家族は危機的状況となりうる.

家族は気持ちが動揺し,状況や病状の説明を受けても情報整理が困難な可能性や意志決定が難しい場合があるかもしれない.妊娠,分娩,児に対する想いを表出できるよう環境を整える.

引用・参考文献

1) 美馬 文ほか:新生児仮死.周産期医学46増刊号:559,2016
2) 桑名佳代子:異常のある新生児の観察－新生児仮死.新看護観察のキーポイントシリーズ母性Ⅱ,第2版[前原澄子編],p.220,中央法規出版,2012
3) 平原史樹:新生児の管理と治療.日産婦誌54(11):517-535,2002
http://www.jsog.or.jp/PDF/54/5411-517.pdfより2017年4月5日検索
4) 武内俊樹:マニュアル基本編－低体温療法の適応基準と除外基準実践編2010CoSTRに基づく適応基準.CONSENSUS2010に基づく新生児低体温療法実践マニュアル[岩田欧介編],p.32-33,東京医学社,2011
5) 岩田欧介:マニュアル基本編－冷却維持期のモニタリングと検査.CONSENSUS2010に基づく新生児低体温療法実践マニュアル[岩田欧介編],p.68,東京医学社,2011
6) 鍋谷まこと:マニュアル基本編－復温方法の実際.CONSENSUS2010に基づく新生児低体温療法実践マニュアル[岩田欧介編],p.86,東京医学社,2011
7) 細野茂春監:日本版救急蘇生ガイドライン2015に基づく第3版新生児蘇生法テキスト,p.89,メジカルビュー社,2016

📖 **略語**

◆HIE
低酸素性虚血性脳症:
hypoxic ischemic encephalopathy

◆HIE
低酸素性脳虚血性脳症:
hypoxic ischemic encephalopathy

◆PVL
脳室周囲白質軟化症:
periventricular leukomalacia

◆MAS
胎便吸引症候群:
meconium aspiration syndrome

◆NEC
壊死性腸炎:
necrotizing enterocolitis

◆DIC
播種性血管内凝固:
disseminated intravascular clotting

◆aEEG:
amplitude-integrated electroencephalogram

2 分娩外傷

分娩外傷とは，分娩時に新生児が受けた外傷性の損傷をいう．

1 危険因子・種類

皮膚の損傷などの軽度のものから頭血腫，帽状腱膜下出血，頭蓋内出血，脊髄損傷などの重度のものまである．

分娩外傷の危険因子には，胎児因子として児頭骨盤不均衡，胎児機能不全，巨大児などがある．母体因子として軟産道強靱，胎位・胎向異常，過強陣痛など，分娩因子として吸引分娩，鉗子分娩，帝王切開分娩，肩甲難産などがある．

主な分娩外傷を表2-1に示す．

表2-1 主な分娩外傷

部位	外傷
頭部	産瘤，頭血腫，帽状腱膜下出血，頭蓋骨骨折/陥没，頭皮損傷，頭蓋内出血，顔面骨折，顔面神経麻痺，下顎骨骨折，眼損傷，耳損傷
頸部・上肢	鎖骨骨折，上腕骨骨折，腕神経叢麻痺，横隔膜神経麻痺，ホーナー症候群，胸鎖乳突筋血腫
腹部	肝破裂，脾破裂，副腎出血など
下肢	大腿骨骨折，脛骨骨折，腓骨骨折
その他	脊髄損傷

(桑名佳代子：出生直後～生後24時間（移行期）の観察．新看護観察のキーポイントシリーズ母性Ⅱ，第2版［前原澄子編］，p161，中央法規出版，2012をもとに作成)

2 頭部の分娩外傷

❶ 産瘤(図2-1)

分娩の際に児頭先進部の中心にできる皮下組織と帽状腱膜間に貯留した血性の腫瘤である．出生直後に表れて，生後2～3日で吸収され消失する

❷ 頭血腫(図2-1)

児頭の産道通過時もしくは吸引分娩時に骨膜が剥離し，骨膜下に生じた出血で骨縫合縁を越えないものである．閉鎖腔の出血であることから高ビリルビン血症を伴うことがある．

生後1～2日で明確になるが，出生直後は産瘤との鑑別が難しい場合もある．血腫は通常2～3か月で自然吸収される．

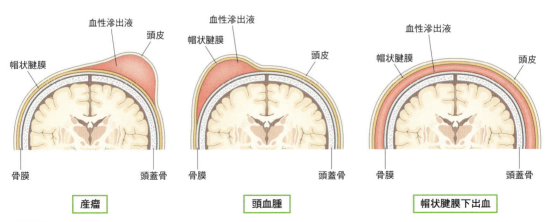

図2-1 産瘤・頭血腫・帽状腱膜下出血の発生部位

❸ 帽状腱膜下出血(図2-1)

吸引分娩などで，頭皮下の帽状腱膜と骨膜の間の血管の破綻によって生じる出血をさす．

生後12〜48時間かけて徐々に範囲が拡大し，眼瞼周囲，耳介周囲，前額にわたることもある．頭部全体が腫脹，皮膚は暗赤色になる．

大量の出血で，著しい貧血や出血性ショックになり，まれに死亡に至ることもある．

❹ 頭蓋骨骨折

その多くは線状骨折であるが，鉗子分娩や不正軸進入の際に生じることがまれである．硬膜下血腫やくも膜下出血などを伴うこともあるため頭部CTで確認する．

❺ 顔面神経麻痺

分娩の際の顔面の圧迫などで生じる．患側の眼瞼は閉じず，泣くと口角は健側に引きつられゆがむ．多くは2〜3週間で自然治癒する．

3 頸部・上肢・下肢の分娩外傷

❶ 腕神経叢麻痺

骨盤位や肩甲難産で肩の娩出が困難なとき，分娩時に加わった外力により神経根が損傷を受ける．

上腕型麻痺(Erb麻痺)では，上腕は伸展し，内転位をとり，上肢の挙上が困難になる．

前腕型麻痺(Klumpke麻痺)では，手関節や手指の運動障害が生じ，把握反射が消失する．

❷ 鎖骨骨折・上腕骨骨折・大腿骨骨折

骨盤位や肩甲難産などで牽引時に外力が加わると，四肢や躯幹の骨折が生じる．

鎖骨骨折では，患側上肢を動かさない，片側のMoro反射がみられない．

長管骨の骨折では上腕骨と大腿骨の骨折が多

い．患部の腫脹や運動障害が生じる．患肢安静のためギプス固定や牽引を必要とする．

4 腹部の分娩外傷

大きな外力が加わると，肝臓，脾臓，副腎に破裂や出血が生じることがある．

腹腔内出血に至ると出血性ショックや多臓器不全など極めて重篤な経過を辿る．

5 脊髄損傷

上部脊椎損傷では，上肢を極度に屈曲させ，手を口周りにもっていくような姿勢がみられる一方で下肢は完全に弛緩した状態を示す．

6 ケアの注意点

分娩外傷では以下の点に留意して観察する．
・視診・触診による左右対称性．
・関節可動域の異常．
・けいれん．
・易刺激性．
・無呼吸発作．
・眼球運動異常．
・嘔吐．

上記のような脳神経機能の異常で気づかれることが多い．

特に吸引分娩や鉗子分娩，帝王切開など機械操作が加わった分娩で出生した児の場合は，出生後の初期処置の際，観察を強化する．

❶ 頭部の分娩外傷

頭血腫

頭血腫で貧血に至ることはないが，高ビリル

ビン血症を起こし黄疸が出現することがある（黄疸の看護については「高ビリルビン血症」の項p.355参照）.

帽状腱膜下出血

帽状腱膜は，帽子をかぶっているかのように各頭蓋骨をまとめるように覆っているため，帽状腱膜下で出血が生じると広い範囲の大出血に至る.

頭囲の拡大は出血量推測の指標になる．頭囲が1cm拡大するごとに約40mLの血液が帽状腱膜下腔に貯留したと推測できる．出血性ショックへの移行を念頭に置き，心拍数や血圧，呼吸数，酸素飽和度，無呼吸発作の有無・程度，尿量などバイタルサインのモニタリングを行う.

顔面神経麻痺

吸引分娩や鉗子分娩に使用した吸引カップや鉗子が接した部分に注意する．眼球周囲にかかっていれば眼球周囲の損傷を疑い，耳管から顔面神経が出てくるところにかかっていれば顔面神経麻痺に留意する.

顔面神経麻痺ではほとんどは数週間で自然軽快するが，その間，角膜の乾燥を防ぐため点眼や眼瞼固定を行う.

❷ 頸部・上肢・下肢の分娩外傷

腕神経叢麻痺

Erb型の腕神経叢麻痺では，関節拘縮を起こさないよう腋窩に軽い砂嚢などを挿入して良肢位を保ち，整形外科にコンサルテーションする.

鎖骨骨折

鎖骨骨折では，症状を示さないこともあるが，出生初期ケアでは鎖骨を触診する．児が痛みで泣くこともあるが，不思議なほど痛み症状を呈しないこともある.

また鎖骨を触診すると鎖骨の連続性が消失している.

発症は近年まれであるが肩甲難産などになることが多いが，そうでない分娩の時にも生じることがある.

生後1週間くらいで化骨により自然治癒することが多い．特に何もすることはないが，母親は大きなショックを受けることがあるため，話をよく聞き，不安をやわらげるよう努める.

引用・参考文献

1) 桑名佳代子：出生直後〜生後24時間（移行期）の観察．新看護観察のキーポイントシリーズ母性Ⅱ，第2版[前原澄子編]，中央法規出版，2012
2) 石井トクほか：分娩経過中の産婦の把握．新看護観察のキーポイントシリーズ母性Ⅰ[前原澄子編]，中央法規出版，2011

3 低出生体重児

1 分類

　低出生体重児(LBW)とは，在胎週数にかかわらず出生体重2,500g未満の児をさす．その2/3は在胎37週未満の早産児だといわれている(図3-1)．

　低出生体重児はさらに出生体重1,500g未満の極低出生体重児(VLBW)と出生体重1,000g未満の超低出生体重児(ELBW)に分類される(図3-2)．ほかにも，在胎週数による分類(図3-2)，発育による分類などがある．

2 低出生体重・早産による影響

❶ 体温

　低出生体重児は，体重の割に体表面積が広く皮下脂肪も薄いため，温度変化の影響を受けやすく，容易に低体温や高体温を呈す．

　新生児へ及ぼす体温変動の影響は，酸素消費量を増加させ余分なエネルギーを使用しなくてはならない状況になることである．

❷ 免疫

　新生児は免疫能・皮膚のバリア機能の未熟性に加え，子宮内では無菌状態にあり，新生児自身の免疫系を賦活したことがないため，免疫不全の状態にあるといえる．

免疫グロブリン

　胎盤を通じて，受動免疫として感染防御に重要な役割を果たす免疫グロブリン(IgG)を母胎からのものを受けるが，在胎33週未満で出生した早産児では，その過程が十分に行われないま ま出生するため，IgGはきわめて低く，易感染の状態だといえる(図3-3)．

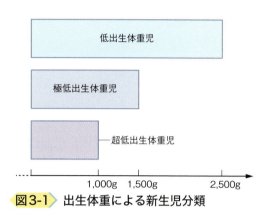

図3-1 出生体重による新生児分類

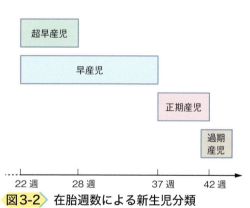

図3-2 在胎週数による新生児分類

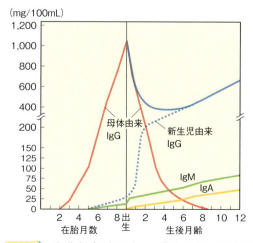

図3-3 血清免疫グロブリン濃度の年齢別変化

(Miller ME: Host defenses in the human neonate. Grume & Stratton, 1978)

皮膚バリア

新生児の皮膚は未熟である．特に角質層が未発達で，在胎28週ででき始め，在胎30週でも2～3層しかない(成人や正期産児では10～20層)．

角質層の発達には時間を要し，在胎23週で出生しても8週間，在胎28週で出生しても3週間はかかる．

角質層の役割はバリア機能であり，角質層の破綻は感染の侵入門戸を意味するため，角質層が発達するまでの間のスキンケアは特に重要だといえる．

❸ 栄養

哺乳・嚥下に必要な咽頭筋群の協調運動不全による誤嚥のリスクがある．吸啜，嚥下，呼吸の調和が可能となってくるのは修正34週ころ以降であり，それまでは経管栄養を必要とする．

低出生体重児ではグリコーゲンの貯蓄も少ないため低血糖を認める場合も多く，ブドウ糖液の輸液を必要とする．

早産児では，子宮外発育遅延(EUGR)が問題となっており，体重増加率が低いほど精神運動発達に与える影響が大きいことがわかっている．

対策として出生後早期から経静脈栄養(アミノ酸製剤や脂肪製剤の投与)や早期授乳を開始する栄養管理法(aggressive nutrition)が行われる．

❹ 呼吸

低出生体重児は明らかな呼吸障害が認められなくても無呼吸発作を起こす可能性があるため，呼吸モニタリングが必要である．

呼吸窮迫症候群

早産児においてはその未熟性に応じてさまざまな呼吸状態を示す．呼吸確立を大きく左右するのは肺サーファクタントの産生である．

在胎22～24週に産生が開始されるが，在胎34週未満ではその産生量は不十分である．肺サーファクタントが十分でないと呼吸窮迫症候群(RDS)の臨床症状を呈す(表3-1)．

表3-1 RDSの臨床所見

臨床症状	胸部X線所見	血液ガス所見
チアノーゼ 多呼吸 陥没呼吸 呻吟	気管支透亮像 網状顆粒状陰影 すりガラス様陰影	低酸素血症 高二酸化炭素血症 アシドーシス(混合性)

異常呼吸

周期性呼吸(20秒未満の呼吸停止で心拍数や酸素飽和度の低下がない状態)は，未熟な呼吸であり，異常な状態ではない．異常呼吸には，無呼吸発作，呻吟，陥没呼吸，鼻翼呼吸，シーソー呼吸がある．

3 ケアの注意点

❶ 体温管理

最小のエネルギー代謝で体温(基準値：36.5～37.5℃)を保持できる中性温度環境(至適温度環境)を提供する．

コット収容児であれば，室温25～26℃，湿度40％が必要となり，必要に応じて，帽子着用やおくるみ，かけものの併用を検討する．

おおむね体重2,000gを下回るような低出生体重児の場合は保育器へ収容する(表3-2)．

❷ 感染防止

水平感染の防御

手指衛生を徹底する．接触を必要とするケアではグローブを着用し，体液曝露の可能性があればマスクやゴーグル，ガウンを併用する．体

表3-2 保育器内温度・湿度の目安

出生体重(g)	温度(℃)	湿度(%)
750未満	36～38	90以上
750～1,000	35～36	80以上
1,000～1,500	34～35	70以上
1,500～2,000	33～34	60～70以上
2,000～3,000	32～34	

温計や聴診器など個別化できる物品は個別使用とする．

分泌型IgAやプロバイオティクスの利用

母乳中(特に初乳)には分泌型IgAやラクトフェリンなどの液性免疫物質や食菌能をもつ好中球が含まれているため，経腸栄養や母乳の口腔内塗布(図3-4)は児の免疫能獲得に有用とされている．

❸ 栄養管理

直接授乳

長期間NICUに入院している児の母親は，健康で直接授乳をしている児の母親に比べて産後2週間以降の母乳分泌量は増えにくく，減少の傾向にあることがわかっている[3]．これにより，母乳分泌を維持するためには，産後7〜10日くらいの時期は最大限搾乳することが重要であることを指導し母親へ意識づけが必要となる．

経口哺乳

経口哺乳の開始時期は，哺乳行動発達の視点から吸啜リズムが成熟する修正32〜33週を目安に開始することが望ましく，遅くとも修正35〜36週までには経口哺乳を試みることが大切だといわれている．哺乳の原始反射が減弱する修正2か月までには積極的な哺乳支援を行う必要がある．

哺乳パターン

早産児では，吸啜・嚥下・呼吸の調和が未熟である．

哺乳パターンが未熟な場合，吸啜の際に息を止めてしまい，吸啜しながら呼吸をすることができない．吸啜を止めたときに呼吸をするため呼吸をしていない時間があり，また嚥下中に呼吸をしようとしてむせたりすることで酸素飽和度の低下がみられる．児を観察し，正しい哺乳パターンの獲得をめざしていく．

❹ 呼吸管理

安楽な呼吸の体位

仰臥位では，新生児は後頭部が大きいので肩枕を挿入すると気道確保の体位がとれる．蘇生時以外であれば，腹臥位も呼吸に有利な体位といえる．

気道浄化

経口・鼻腔吸引では，咽頭を刺激すると迷走神経反射を引き起こし徐脈や無呼吸発作を誘発する可能性があるため，カテーテルは深く挿入しない．吸引操作は5秒以内にとどめる．

気管内吸引はきわめて侵襲性が高い処置である．気管内吸引の必要性をアセスメントしたうえで実施する．

異常呼吸への対応

無呼吸発作時には，足底や背中を刺激して呼吸(啼泣)を誘発する(一次性無呼吸発作)．啼泣しなければ肩枕を入れ，気道確保しバッグ＆マスクする(二次性無呼吸発作)．分泌物による気道閉鎖が疑われれば吸引し気道浄化を図る．

多呼吸，呻吟がみられるときは，分泌物の除去，環境温度の適正管理，指示のもと確実な酸素投与，安定化などを行う．呻吟の際は，適切な呼気終末陽圧(PEEP)管理，指示のもとに酸素管理などを行う．

❺ 発達促進

光環境への配慮

視覚機能が安定するのは修正34週以降だといわれている．それ以前では光に対する保護対策が必要となる．

修正32〜36週ごろ以降では，昼夜サイクルをつけることで体重増加が良好となることがわかっており，光に対する保護から明環境と暗環

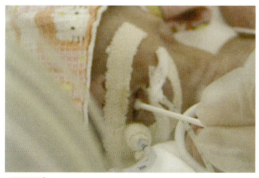

図3-4 母乳の口腔内塗布の様子

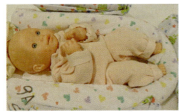 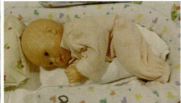 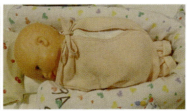

仰臥位　　　　　　　　　　側臥位　　　　　　　　　　腹臥位

図3-5 ポジショニングの一例

境の提供へケアを転換させる必要がある.

ポジショニング

早産児は筋緊張が弱いため，重力の影響を受け，容易に不良肢位になってしまう．良肢位の保持を目的に仰臥位，側臥位，腹臥位などのポジショニングを提供する(図3-5).

❻ 愛着形成促進・親役割行動獲得

保育器管理や母子分離となることから，親子関係の確立に十分考慮する必要がある.

児との接触，育児ケアへの参加，医療者との協働などを勧め，愛着形成促進，さらには親役割獲得への支援を行う.

引用・参考文献

1) 仁志田博司：新生児学入門，第4版．医学書院，2012
2) 坂木晴世：手洗いと手指消毒，手袋着用の優先順位とタイミングは？．ネオネイタルケア26 (3)：91-92, 2013.
3) WHO : Guideline on hand hygiene in health care. p.27, 2009. http://www.who.int/gpsc/5may/tools/who_guidelines-handhygiene_summary.pdf より2017年10月19日検索
4) 大山牧子：NICUスタッフのための母乳育児支援ハンドブック，第2版．メディカ出版，2010
5) 髙木のぶ子ほか：ハイリスク新生児栄養管理・母乳育児Q&A [内山温編]，ネオネイタルケア2015年秋季増刊：185, 2015
6) 蜂屋朋美ほか：NICUの音環境　児と看護婦にとっての快適環境を考える．日本新生児看護学会誌 8 (1)：18, 2001
7) 西田志穂．小児看護学　子どもと家族の示す行動への判断とケア，第7版[筒井真優美監，江本リナほか編]，日総研，2014
8) 大城 誠編著：新生児感染管理なるほどQ&A．基礎から実践までわかる！できる！自信がつく！．ネオネイタルケア2014年秋季増刊：38-43, 2014

📖 **略語**

◆**LBW**
低出生体重児：
low birth weight infant

◆**VLBW**
極低出生体重児：
very low birth weight infant

◆**ELBW**
超低出生体重児：
extremely low birth weight infant

◆**EUGR**
子宮外発育遅延：
extrauterine growth restriction

◆**RDS**
呼吸窮迫症候群：
respiratory distress syndrome

◆**PEEP**
呼気終末陽圧：
positive end-expiratory pressure

4 高ビリルビン血症

1 生理的黄疸と非生理的黄疸（表4-1）

❶ 生理的黄疸

新生児では生理的現象としての黄疸を，生後5〜6日までに大部分で認める．

❷ 非生理的黄疸

生理的な範囲を超える黄疸は非生理的黄疸または高ビリルビン血症と呼ばれる[1]．

新生児の黄疸では全身や眼球結膜が黄染する．血中ビリルビン濃度は5〜6mg/dL程度になると可視することができ，血中ビリルビン濃度の上昇ともに黄染が頭部から下肢に進展し，減少とともに下肢から頭部へと消褪していく．

非生理的黄疸は早発黄疸，重症黄疸，遷延性黄疸にわけられる（表4-1）．

表4-1 新生児の生理的黄疸と非生理的黄疸（高ビリルビン血症）

生理的黄疸	生後2〜3日に可視黄疸が出現し，生後5〜6日にピークとなり，その後減少する
非生理的黄疸 　早発黄疸 　重症黄疸 　遷延性黄疸	生後24時間以内に出現する黄疸 血清総ビリルビン値が正常域を超えて高い黄疸 生後2週間を過ぎても持続する黄疸

2 原因

ビリルビンの代謝は，成人ではアルブミンと結合したビリルビンが肝細胞内でグルクロン酸抱合を受け，胆汁として腸管に排泄される．腸管に排出された直接ビリルビンは腸管粘膜中のグルクロン酸分解酵素によって間接ビリルビンになり，多くは便として排出される．

一方，新生児は胎児のときのように間接ビリルビンの排泄を胎盤や母体を介してできなくなる．そのため成人同様に胆汁として腸管に排出するが，そのグルクロン酸抱合の活性は出生後1〜2か月は低く，直接ビリルビンが腸管内で加水分解により再度間接ビリルビンとなり血中に再度吸収されやすくなる（図4-1）．

また，赤血球の寿命は成人120日に比べ，新

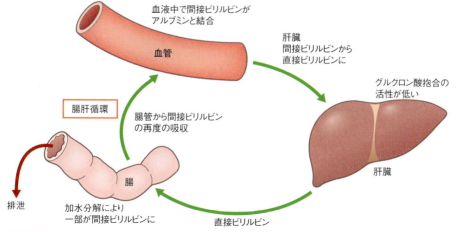

図4-1 新生児のビリルビン代謝と腸肝循環

生児は60〜90日と短い．出生後は酸素供給が十分であり，胎児期よりも赤血球を必要としないため，赤血球の崩壊は早い．そのためビリルビン産生量が多くなり，排泄が滞ることで高ビリルビン血症となる

以上のように高ビリルビン血症は①ビリルビン代謝・排泄の遅延②ビリルビン産生の亢進，が原因である．

3 症状

高ビリルビン血症によって核黄疸（ビリルビン脳症）を示すことがある．ビリルビンは脳血流関門をこえ，脳内の神経細胞に取り込まれることにより，神経細胞を傷害し，早期に適切な治療を行わないと後遺症を残すことになる．

核黄疸はその臨床症状から4期に分類されている（表4-2）．

4 検査

早期スクリーニングと核黄疸への進展予防のため，その検査，診断，鑑別が重要である．

表4-2 ▶ Praaghによるビリルビン脳症の分類と臨床症状

1期	発症2〜3日	モロー反射減弱，嗜眠傾向，筋緊張低下，嘔吐，甲高い鳴き声
2期	発症3日〜1週間	四肢の著明な硬直，後弓反張，けいれん，発熱
3期	発症後1週間以降	筋緊張亢進の減退
4期	1年〜1年以降	アテトーゼ型脳性麻痺，聴覚障害，上方凝視麻痺，知的障害

（仁志田博司：黄疸の基礎と臨床．新生児学入門．第4版，p.308，医学書院，2015／細野茂春：高ビリルビン血症（黄疸）．新生児の疾患・治療・ケア．第2版（楠田聡編），p.131，メディカ出版，2015を参照して作成）

検査には，経皮的ビリルビン濃度測定，血液検査，血液型，甲状腺刺激ホルモン測定などがある．

血液検査では，総ビリルビン濃度(TB)，遊離ビリルビン濃度(UB)，Hct，Hb，網状赤血球数，総蛋白(TP)，アルブミン(ALB)，AST，ALT，血糖値を調べる．

溶血が疑われる場合は，血液型(Rh式，ABO式)，直接／間接クームス試験，不規則抗体検査を行う．

黄疸が遷延する場合は，甲状腺刺激ホルモンTSH，サイロキシンfT4を測定する．

高ビリルビン血症が遷延や交換輸血を行ったケースは，ビリルビン脳症の評価のため聴性脳幹反応(ABR)，頭部MRIの検査を行う．

5 治療

光線療法，薬物治療，交換輸血に分けられる．一般的には安全性と有効性から光線療法が行われるが，核黄疸が疑われる場合は交換輸血が考慮される．

❶ 光線療法

皮膚に波長420〜520nmの青色〜緑色の可視光線（蛍光灯または青色発光ダイオード(LED)）を照射すると，ビリルビンの光異性体化により，皮下に存在するビリルビンが血中に取り込まれやすくなり，胆汁より便に排泄される．

光線療法の開始基準に明確なものはないが，交換輸血に至らないように安全性を重視した基準にて行う（図4-2）．

❷ 薬物療法

輸液による脱水状態の補正，アルブミン補充療法，抗体依存性の溶血反応を抑制するγ-グロブリン療法が行われる場合がある．

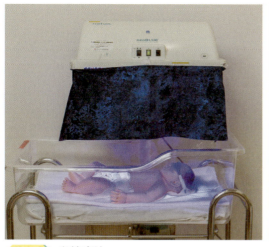 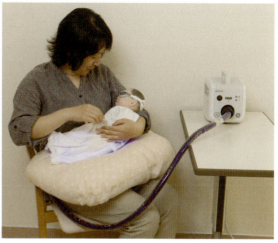

図4-2 光線療法
①ベッド式光線療法器，②ライトパッド光線療法器：児の背部より光をあてている

❸ 交換輸血

特に核黄疸(ビリルビン脳症)のリスクが高い場合に適応される．

核黄疸のリスク回避に交換輸血を行うことがある．交換輸血により除去されるビリルビンは1割程度であり，交換輸血後に再びビリルビン値は上昇するが，溶血しやすい感作赤血球や抗体を除去できる．

6 予防

早期の黄疸のスクリーニングと核黄疸への進展予防が重要である．一般的な予防対策には表4-3がある．

母乳栄養児では，早期(生後30分から1時間以内)から頻回に授乳(生後24時間以内に7回以上)を行う[2]．

7 光線療法のケア

- 児の体温上昇，または低下に注意し，体温測定のうえで環境温度を調整する．
- 光線療法で不感蒸泄が増加するので，水分の摂取を十分に行う．
- 水分減少に伴う体重減少，大泉門や眼窩部の陥没，皮膚の弾力低下，尿量減少，口唇の乾燥などに注意する．
- 眼と性腺保護を行う．
- アイマスク(図4-3)は角膜損傷や鼻腔を覆ってしまい無呼吸発作の誘因とならないように注意する．
- シールタイプでは皮膚損傷，バンドタイプは体動によるずれに注意が必要である．
- シールタイプのアイマスクには皮膚保護の観点から，治療中は付けたままにしておくことが多い．母子のアイコンタクトによる授乳ができなくなるため，前もって母親に説明しておく．

表4-3 高ビリルビン血症の予防策

①臍帯の早期結紮(娩出後10秒以内)
②早期授乳
③光エネルギーによるビリルビン代謝の促進(部屋を明るく)
④頻回授乳
⑤胎便の排泄の促進

(山内芳忠：黄疸．周産期医学37増刊：436-441，2007を抜粋して作成)

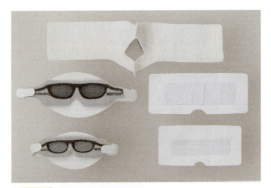

図4-3 種々のアイマスク

- 光エネルギーを確保できるよう，体表面積を大きくするために，おむつの当て方や児の姿勢を調整する．
- 照射距離が短いほうがエネルギーは強くなるため，光源と児の距離は50cm以内とする．
- 便中にビリルビンが便や下痢で排泄され，肛門周囲の皮膚トラブルを起こしやすい．発赤や発疹の有無に注意し，清潔にする．
- 浣腸や肛門刺激により，ビリルビン便の排泄を促す．
- 光線療法によるライトからの保護のため，ケアを行うスタッフも眼の保護を行う．ケア中にはライトを消したり，専用ゴーグルを使用する．
- 光線療法がはじまると母親が一緒に過ごすことが難しくなる．母親によっては治療がはじまることで，心配で涙を流すことがある．児が治療をしている様子を見せて安心させたり，話を聞いたりすることで，心配する気持ちを少しでもやわらげることが必要である

略語

◆UB
遊離間接ビリルビン：unconjugated bilirubin

◆TB
総ビリルビン：total bilirubin

◆UB
遊離ビリルビン（アンバウンドビリルビン）：unbound bilirubin

◆TP
総タンパク：total protein

◆ALB
アルブミン：Albumin

◆AST
アスパラギン酸アミノトランスフェラーゼ：aspartate aminotransferase

◆ALT
アラニン・アミノトランスフェラーゼ：alanine aminotransferase

◆ABR
聴性脳幹反応：auditory brainstem response

◆MRI
磁気共鳴映像法：magnetic resonance imaging

引用・参考文献

1) 仁志田博司：黄疸の基礎と臨床．新生児学入門．第4版，p.301-315，医学書院，2015
2) 山内芳忠：黄疸．周産期医学37増刊：436-441，2007
3) 米本大貴ほか：新生児高ビリルビン血症と核黄疸．周産期医学46増刊：725-727，2016
4) 長田郁夫ほか：黄疸．小児看護34（11）：1487-1492，2011
5) 水本 洋：黄疸の管理．NICUベッドサイドの診断と治療，第2版[河井昌彦編]，p.163-166，金芳堂，2007
6) 細野茂春：高ビリルビン血症（黄疸）．新生児の疾患・治療・ケア，第2版[楠田 聡編]，p.128-131，メディカ出版，2015
7) 丸尾良浩：母乳性黄疸．周産期医学46増刊：732，2016
8) 橋谷順子：光線療法器．小児看護33（5）：681-685，2010
9) 伊藤孝一：高直接ビリルビン血症．周産期医学46増刊号：728-731，2016
10) 片山義規：日齢1の皮膚黄染．ネオネイタルケア29（12）：41-45，2016
11) 中村 肇：高ビリルビン血症の管理．神戸大学小児科編：未熟児新生児の管理，p.225-240，日本小児医事出版，2000
12) 中尾 厚：図解でよくわかるお母さんと赤ちゃんの生理とフィジカルアセスメント．ペリネイタルケア2017新春増刊：211，2017

5 新生児出血性疾患

1 種類

出生後早期に起こる出血性疾患には表5-1のようなものがあげられる．

新生児は凝固因子が生理的に減少することから止血能が低下している．そのうえに新生児仮死，胎児機能不全，感染症，母体合併症，先天性疾患などで出血する機会が多い．

本項では出血性疾患のなかでも脳室内出血，新生児メレナ，ビタミンK欠乏性出血症について述べる．

2 脳室内出血

❶ 原因

新生児の頭蓋内出血のうち，出生時体重が2,500g以上ではくも膜下出血が最も多い．低出生体重児（早産児）では脳室内出血（IVH）が多く，出血部位は成熟児では分化し喪失している脳室上衣下胚層に，生後72時間以内に多く見られる．

原因は分娩前後の脳静脈圧上昇や新生児期の低酸素，低血圧，虚血状態などである．

❷ 症状

けいれん，無呼吸発作の増加，血圧低下，突然の徐脈，自発運動の減少，筋緊張の低下，急激な貧血・代謝性アシドーシスの進行，大泉門の膨隆がある．

❸ 検査・診断

頭部超音波検査や頭部CTにより診断する．最近ではVolpeの分類（頭部超音波検査）により評価することが多い（表5-2）[1]．

❹ 治療

予防が最も重要である．

妊娠34週までの早産では，母体へのステロイド投与が有効である．またリスク回避のため帝王切開術を選択する．

出生後は正常血圧を維持し呼吸循環機能の変動を避ける．

急性期は対症療法として，貧血の進行には輸血，けいれんには抗けいれん薬，脳浮腫には濃グリセリン・果糖注射液を投与する．

表5-1 出生後早期の主な出血性疾患

頭部	頭蓋内出血	硬膜外出血，硬膜下出血，くも膜下出血，脳室内出血
	分娩外傷	帽状腱膜下出血，頭血腫
消化管		急性胃粘膜病変，肝破裂，脾破裂，副腎出血，腎出血
全身		新生児メレナ ビタミンK欠乏性出血症

表5-2 超音波・CT検査による脳室内出血の重症度分類

グレードⅠ	上衣下出血，脳室内出血はないか，あっても脳室の10％以下
グレードⅡ	脳室の10〜50％を占める脳室内出血
グレードⅢ	脳室の50％以上を占める脳室内出血で，多くは脳室拡大を伴う
付加事項	脳室周囲のエコー輝度（出血性梗塞）

(Volpe JJ : Neurology of the Newborn. 5th ed. Philadelphia, p483-588, W.B. Saunders, 2008)

合併症として出血後水頭症を発症し脳室拡大が著しい場合は，腰椎穿刺，リザーバー留置で髄液排泄を行う[2]．

❺ ケアの注意点

- 急性期はミニマルハンドリング（侵襲が最小限となるようにケアすること）．
- バイタルサインの変動，特に血圧の変動に注意する．
- けいれんの有無，ある場合は継続時間，目や手足の動きの程度，顔色の観察を行う．
- 大泉門の膨隆の有無を観察，グレードⅡ以上の場合は定期的な頭囲測定を行う．
- 頭部の出血やけいれん症状に対する母親，家族が感じる不安を傾聴し，受容的な態度でサポートする．

3 新生児メレナ

新生児メレナとは新生児消化管出血のことで，嘔吐や下血がある状況をさす．

❶ 原因

ビタミンK欠乏により，ビタミンK依存性の凝固因子（第Ⅱ，Ⅶ，Ⅸ，Ⅹ因子）の活性が低下し，出血傾向を生じる[3]．

成人ではビタミンKは常在腸内細菌叢による産生と野菜などの食事で補われる．新生児では成人のように常在腸内細菌叢は確立されておらず，母乳からのビタミンK供給のみに依存しているが，その含有量は少ない．そのため，分娩前に母体から供給され体内に蓄積されたビタミンKを消費し，出生後5日程度で欠乏状態にいたる．

そのほか血液の凝固因子低下に関する母体への薬剤投与（抗けいれん薬，抗凝固薬，抗結核薬），児の胆道疾患なども考慮にいれる必要がある．

現在は出生時にビタミンKが予防投与されるので減少している．

❷ 症状・検査・診断

症状としては，消化管出血による吐血および下血，その他消化管以外の臍，鼻口腔な粘膜などがある．

新生児メレナは医原性，母体，胎児由来で表5-3のように分類される．

出血が認められたら，医原性出血の疑いの除去，母体由来か胎児由来かをApt試験にて確認する．児が原因であれば血液凝固のスクリーニング検査を行う．ヘパプラスチンテスト低値，PIVKA-Ⅱが高値なら診断が確定する．

❸ 治療

出血量が多い場合は，絶食として輸液管理を開始し，すぐにビタミンK_2注射用製剤を静脈注射する．必要に応じて胃洗浄を施行する．

静脈注射後数時間で効果がなければ新鮮凍結血漿を投与，赤血球濃厚液の投与を行う．

❹ ケアの注意点

- 吐血・下血の量・回数の観察を行う．
- 臍や鼻腔・口腔の出血がある場合は，部位，性状，量の観察を行う．
- 出血性ショックの症状（心拍数や呼吸数の増加，血圧低下，全身蒼白・チアノーゼ・冷感・活気の有無など）の観察を行う．
- ビタミンK_2製剤の確実な投与と輸液管理を行う．
- 皮膚，粘膜の保清を行う．
- 不必要な刺激は避け，啼泣を少なくし，安静

表5-3 新生児メレナの分類

仮性メレナ	出生時に児が飲み込んだ母体血が吐物や便中に混じる
真性メレナ	ビタミンK欠乏症による
症候性メレナ	種々の原因による消化管粘膜の障害

（篠田現：消化器疾患の管理―新生児メレナ（新生児出血性疾患）．NICUベッドサイドの診断と治療，第2版［河井昌彦編］，p177-178，金芳堂，2007を抜粋して作成）

の保持に努める.
・体温管理(保温)を行う.

4 ビタミンK欠乏性出血症

❶ 分類

　ビタミンK欠乏による出血をいい,ビタミンK欠乏性出血症は発症する時期で分類される.

　生後7日目までに発症する新生児ビタミンK欠乏性出血症とそれ以降の乳児期に発症する乳児ビタミンK欠乏性出血症にわけられる.乳児ビタミンK欠乏性出血症はさらに,母乳栄養以外に誘因が認められない特発性乳児ビタミンK欠乏性出血症と,胆汁分泌障害,遷延する下痢や抗菌薬の投与など母乳栄養のほかにも誘因がみられる二次性乳児ビタミンK欠乏性出血症に分類される[4](表5-4).

❷ 治療

　ビタミンK製剤の投与により予防でき,わが国では表5-5に示すように行っている.

　呼吸障害などで内服が難しい新生児には,ビタミンK_2注射用製剤を緩徐に静注する[8].

❸ ケアの注意点

・退院後にビタミンK_2シロップの内服が必要な場合は,母親・家族が実施できるよう,用法・容量の指導を行う.

表5-4 ビタミンK欠乏性出血症の分類

出生後7日までに発症	新生児ビタミンK欠乏性出血症	
出生後8日以降の乳児期に発症	乳児ビタミンK欠乏性出血症	特発性乳児ビタミンK欠乏性出血症:母乳栄養が誘因
		二次性乳児ビタミンK欠乏性出血症:母乳栄養の他に誘因がある

表5-5 成熟新生児を対象とした予防対策

1回目	出生後	・数回の哺乳を行い,確立したことを確かめてビタミンK_2シロップ1mL(2mg)を滅菌水10mLに薄めて,経口的に1回与える
2回目	生後1週間(退院時)	・ビタミンK_2シロップ1mL(2mg)を前回と同様に与える ・人工栄養の場合はミルクに混ぜて与えてもよい
3回目	生後1か月	・ビタミンK_2シロップ1mL(2mg)を経口的に与える

＊低出生体重児や疾患のある場合は別に検討する.
(日本小児科学会:新生児・乳児ビタミンK欠乏性出血症に対するビタミンK製剤投与の改訂ガイドライン(修正版)」,2010を抜粋して作成)

・母乳栄養の場合は,モロヘイヤや春菊などの野菜,納豆,チーズなどビタミンKを多く含む食品摂取について栄養指導を行う.

引用・参考文献

1) Volpe JJ:Neurology of the Newborn. 5th ed. Philadelphia, p.483-588, W.B. Saunders, 2008
2) 菅野啓一:新生児頭蓋内出血.周産期医学46増刊:713-717, 2016
3) 篠田現:消化器疾患の管理―新生児メレナ(新生児出血性疾患).NICUベッドサイドの診断と治療,第2版[河井昌彦編],p.177-178,金芳堂,2007
4) 日本小児科学会:新生児・乳児ビタミンK欠乏性出血症に対するビタミンK製剤投与の改訂ガイドライン(修正版)」,2010
5) 白川嘉継:出血性疾患.周産期医学46増刊:734-737,2016
6) 金城唯宗:脳室内出血.新生児の疾患・治療・ケア,第2版[楠田聡編],p.102-105,メディカ出版,2015
7) 喜田義継:頭蓋内出血.周産期医学37増刊:714-718,2007
8) 水本洋ほか:仮死・痙攣・低酸素性虚血性脳症の管理―頭蓋内出血.NICUベッドサイドの診断と治療,第2版[河井昌彦編],p.131-134,金芳堂,2007 http://www.jpeds.or.jp/uploads/files/saisin_110131.pdfより2017年2月27日検索
9) 仁志田博司:血液系の病態と臨床.新生児学入門,第4版,p.177-178,医学書院,2015
10) 白川嘉継:貧血.新生児の疾患・治療・ケア,第2版[楠田聡編],p.132-137,メディカ出版,2015
11) 白井勝:血液系―貧血と多血.小児看護34(11):1499-1504,2011

略語

◆IVH
脳室内出血:
intraventricular hemorrhage

6 NICUからの退院支援

1 在宅支援の必要性

❶ 新生児集中治療室（NICU）の現状

NICUに長期入院している児は，医療機器・医療ケアに依存する子どもが多く，退院後にも同様の在宅支援を必要とすることが多い．しかしNICUを退院した子どもを受け入れる地域での在宅支援の整備は十分ではない．そのため，在宅に移行することに問題があれば，退院できずに入院生活が長期化し，NICUのベッドは常に満床の状況になる．

このような状況下で，母体搬送は早産や前置胎盤などのハイリスク妊婦が多く，その新生児はNICUに入院する場合が多い．NICUが満床では母体搬送を受けることができないという悪循環に陥ってしまう．

❷ 地域包括ケアシステム[1]

厚生労働省は，在宅で生活している医療的ケア児やその家族が必要な訪問診療や訪問看護などの医療を受けながら生活することができる体制作りをめざしている．

医療的ケア児に関する地域のニーズや地域資源を把握し，療養・療育できる支援に向けての体制を計画的に整備し，包括的かつ切れ目のない支援と地域包括ケアシステムの構築を推進している．

医療依存度の高い児が自宅や地域に帰り，家族の力だけで在宅療養を送るのではなく，小児在宅医療を整備・充実させることが求められている．

2 NICUからの退院支援の必要性

❶ 医療的ケア児の増加

最近30年で出生数は減少しているが，極低出生体重児（1,000～1,500g），超低出生体重児（1,000g未満）の割合は増加している．そのためNICUに入院する児が多く，退院後も医療機器や医療的ケアに依存せざるを得ない子どもが増加している．

❷ ファミリーセンタードケアの必要性

低出生体重児を持つ母親は，今までの不妊治療や死産流産などの喪失体験，NICUで医療機

ファミリーセンタードケア	愛をはぐくむ
●NICU治療の初めから，家族が子どもから離れずに過ごせる場所の確保 ●ケア（タッチングやカンガルーケア，沐浴など）に参加	●プライベートな部屋で家族が一緒に過ごす時間と場所の提供 ●宿泊シミュレーション
自信をつける	**安心と信頼**
●シミュレーションや外泊などで自信をつける	●入院中から家族と在宅医療を支えるチームとの密な連携

図6-1 NICUからの退院支援

器に囲まれたなかで頑張っている児への母親としての無力感を感じているほか，長期の母子分離により母親の子どもへの愛着形成が阻害されやすく，退院後の育児困難や乳幼児虐待(身体的，性的，ネグレクト，心理的)などが危惧される．

さらに成長が進むと，哺乳困難や体が小さいこと，言葉が遅い，学習困難などが母親の頭を悩ませる．そのため子どもが家族の一員として受け入れられるようにすることが必要である．

スタッフ一丸となって連携し家族の信頼を得て，ケアに参加することによって，家族が児に対する愛情をはぐくみ，自信をつけることこそが，NICUでの退院支援のはじめの一歩となる．

NICUからの退院支援は，ファミリーセンタードケアの理念のもと，愛情をはぐくむ，自信をつける，安心と信頼の構築に努める(図6-1).

3 周産期退院支援の目的

- 母となり，父となり，家族になることを支援する．
- 子どもの命を守り，子どもが安全に育つことを支援する．
- 家族が地域の中での生活を支援し，予測される生活課題に対応していく．

4 周産期退院支援コーディネーター

支援が必要なNICU入院児では，医学的問題と社会的問題の両方の課題を見極め，適切な養育環境へ移行することができるよう，支援体制を構築する必要がある[2]．そのため，周産期退院支援コーディネーターは，多職種をコーディネートし，退院へ向けて支援を行っている．

周産期退院支援コーディネーターは助産師または看護師・MSW（医療ソーシャルワーカー）の2職種で構成されており，医療的問題には助産師または看護師，社会的問題にはMSWが対応している．

しかし，医療的問題と社会的リスクは混在して存在していることが多く，さまざまな問題を重複して抱えているため，助産師・看護師・MSWは連携して対応を行っている．

当院では医学的問題と家族の養育力をアセスメントし，図6-2に示す4モデルに応じた支援を行っている[2]．

5 NICU入院児の退院支援のプロセス

当院で行っている新生児の退院支援プロセスを図6-3に示す．

入院時に，周産期支援スクリーニングシート(新生児用)(図6-4)を用いてハイリスク群を抽出する．

周産期支援スクリーニングシート(新生児用)を用いて支援選定カンファレンスで話し合い，新入院児全員を対象に要支援者を選定する．また周産期支援スクリーニングシート(新生児用)のみの情報だけではなく，面会の様子・両親の発言なども参考にして選定する．

要支援者には，NICU入院児退院支援コーディネーターの介入を行う．家族と面談を行い，育児へのとらえ方，協力状況などを把握する．

退院支援カンファレンスでは，多職種による情報共有を図り，医療管理上の課題・生活上の問題点を抽出し，ケースに合わせた課題などをアセスメントする．

NICUでは，家族の始まりを支え，両親の力で家族を発展させるため，親役割の獲得に向けた支援を行う．患者家族と良好な関係を構築し，家族の思いを受け止め，退院後のニーズを把握していく．把握したニーズは関係スタッフと共

有する．

GCUでは，退院がみえてくるため積極的な育児参加を促す．具体的な育児手技獲得の支援および技術習得状況の確認を行う．また，居住する環境整備の支援と地域への情報提供を行う．

両親・家族の育児参加の状況や入院生活の様子，必要なケアを踏まえたうえで，今後自宅でのケアについてケースカンファレンスを行う．

ケースカンファレンスで訪問医（往診）や訪問看護師，保健師との情報共有が必要と判断された場合は，地域の関連機関に連絡し，地域合同カンファレンスを開催する（図6-5）．

その中で話し合われた内容から，退院に向けて調整を行っていく．必要な医療機器の調達方法，訪問看護時の内容，頻度，使用できる制度の手続きなどを行う．

母乳育児外来や健診時に児の健康状態や体重増加，家庭での問題などについて母親と面談し，今後の支援について検討する．

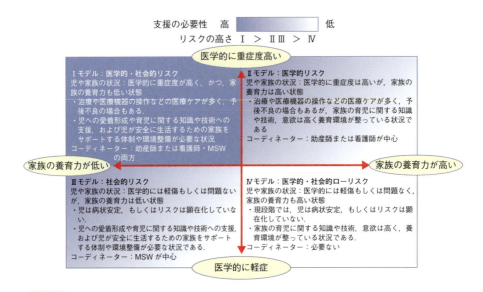

図6-2 医学的問題と家族の養育力に着目したマトリックス表

（東京都立墨東病院編：NICU入院児支援コーディネーターのためのハンドブック，p6-7，東京都福祉保健局医療政策部救急災害医療課，2012を改変）

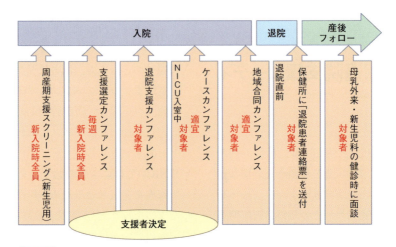

図6-3 新生児退院支援のプロセス

周産期支援スクリーニングシート（新生児用）

患者ID　　患者氏名　（性）（年齢）　母親ID：
入院年月日 平成 年 月 日　病棟名　病名
担当医師 （新生児科）　記入看護師

【チェック者】
入院時：
GCU移動時：
コット移床時：

入院当日に記入（出産時の基本情報）	
出生週数	□37週以上 □37週未満 在胎 週 日）
胎児数	□単胎 □多胎 （ 胎 番目）
出生場所	□院内 □院外 （搬送施設： ） □未受診
分娩方法	□経膣 □帝王切開
入院児計測値	体重： 身長： 頭囲： 胸囲：

Ⅰ 入院当日から48時間以内に記入（家庭環境の情報）	
両親の年齢	母親の年齢（ 歳） □母親の年齢若年・高齢 父親の年齢（ 歳） □父親の年齢若年
両親の婚姻状況	□内縁　□未婚
兄弟姉妹	□無　□有（ 人 番目）
両親の精神疾患	□母親（ ） □父親（ ）
両親の外国籍	□両親外国籍　□不法滞在

Ⅱ GCU移動日またはGCU入院当日から7日以内に記入（家庭環境及び継続的医療ケアの情報）	
面会	□無く、病院からの連絡にて来る
言葉がけ	□面会時ない
経済状況	□問題あり（ ） □生活保護受給
育児能力	□子どもの世話が出来ない □子どもを無視・放置
予測される医療処置	□有 □経管栄養　□酸素療法 □胃婁　□気管切開 □ストマ　□人工呼吸器

GCU移動日：	
コット移床日：	

Ⅲ コット移床から7日以内に記入（育児環境の情報）	
児への対応 母親）	□触らない □抱かない □児と視線を合わさない
児への対応 父親）	□触らない □抱かない □児と視線を合わさない
退院後の養育場所	□自宅外（ ） □乳児院
退院後の養育者	□母親か父親のどちらか □両親以外
育児への不安	□言葉で不安を表出している □泣いている
育児への支援者	□近隣にいない □誰もいない

Ⅳ 入院当日から退院までに記入（社会的支援・サービス情報）	
看護相談	□利用あり
MSW	□連絡済み
社会保障制度の利用状況	□必要な状態だが申請していない □申請中　□利用している
社会資源・サービスの利用状況	□必要な状態だが申請していない □申請中　□利用している

図6-4 周産期支援スクリーニングシート（新生児用）

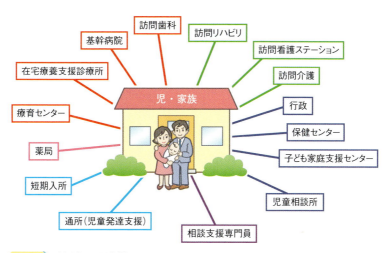

図6-5 地域の関連機関

引用・参考文献

1）厚生労働省：医療ケア児の支援に関する保健，医療，福祉，教育等の連携の一層の推進について．平成28年6月3日
2）東京都立墨東病院編：NICU入院児支援コーディネーターのためのハンドブック，p5-7，東京都福祉保健局医療政策部救急災害医療課，2012

略語

◆NICU
新生児集中治療室：neonatal intensive care unit

◆MSW
医療ソーシャルワーカー：medical social worker

◆GCU
新生児強化治療室：growing care unit

第15章 遺伝相談

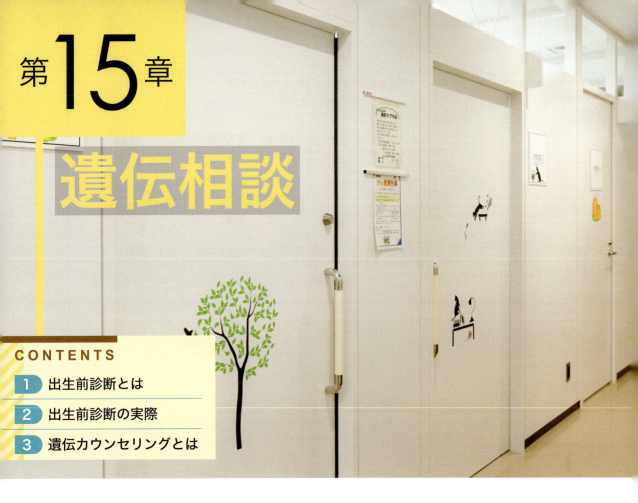

CONTENTS
1. 出生前診断とは
2. 出生前診断の実際
3. 遺伝カウンセリングとは

1 出生前診断とは

1 出生前診断とは

「赤ちゃんが元気に，健康に生まれてきてほしい」というのはどの親も願うことであろう．

現実には新生児の数%が，「生まれながらになんらか他と異なるもの」(先天異常)をもっている．生きていくうえで何も困らないものから，生命を左右するようなものまでさまざまである．

また，生まれる前からわかるもの，生まれて初めてわかるもの，成長の過程でわかるもの，あるいは，目に見えるような形態の異常であったり，目に見えない機能の異常であったり，など非常に多彩である．

具体的には，表1-1のように，あらゆる臓器にあらゆる形で現れる[1]．これらの異常の頻度はおおよそ3〜5%であり，染色体の異常はその一部(約1/4)にしか過ぎない．

❶ 出生前診断の種類

胎児は受精後約38週間の期間を経て出生してくるため，「先天異常」「生まれながらに」のなかにも，いくつかの成り立ちがある．

受精卵ができた時点からの染色体異常や遺伝子異常，発育途中のウイルス感染症，薬剤の影響，放射線被曝などによってもたらされる異常もある．そして，これらの「検査・診断」を「生まれる前」に行えば，広い意味では「出生前診断」といえる．

羊水や臍帯血を採取して検査することも，超

表1-1 代表的な先天異常心室中隔欠損

全頻度：2.47%

1	心室中隔欠損
2	ダウン症候群
3	口唇・口蓋裂
4	動脈管開存
5	心房中隔欠損
6	耳介低位
7	十二指・小腸閉鎖
8	横隔膜ヘルニア
9	多指症
10	大動脈縮窄
10	尿道下裂
12	ファロー四徴
13	鎖肛
14	口唇裂
15	水頭症
16	耳介変形
16	髄膜瘤
16	大血管転位
19	耳瘻孔
20	口蓋裂
20	食道閉鎖

（横浜市立大学先天異常モニタリングセンター：平成26年度外表奇形等統計調査https://www.icbdsrj.jp/2014date.htmlより2017年10月25日検索）

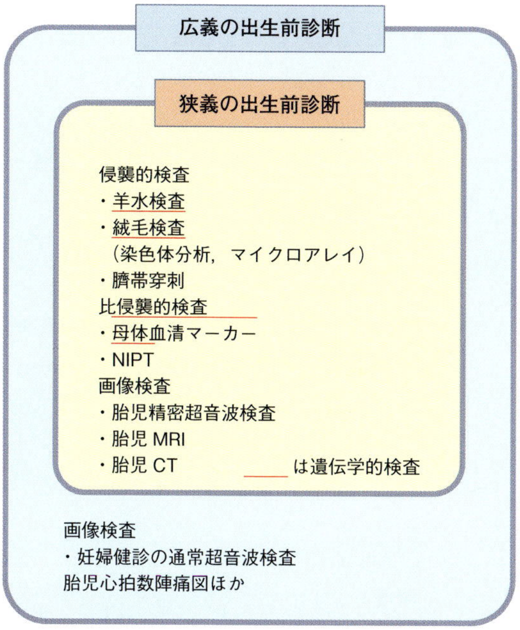

図1-1 出生前診断のいろいろ

音波検査も，胎児心拍数陣痛図も，広い意味ではすべて該当する．

しかし一般には，「出生前診断」といえば，羊水検査や無侵襲的出生前遺伝学的検査（NIPT）といった遺伝医学的な検査，精密胎児超音波検査や胎児MRI・胎児CTなどの画像検査，羊水や臍帯血の生化学的検査と，それに基づく診断を指す（図1-1）．

❷ 出生前診断に伴う問題

出生前診断は，親（妊婦および夫）にとっては，「生まれてくる児に異常がないだろうか」という不安・心配を解消するためのものである．

一方で胎児の立場に立ってみれば，いずれ生まれて愛情を注がれるはずのところに，「ふるいにかけられる」ようなものともいえる．

親子の愛着関係に影響したり，あるいは結果によっては人工妊娠中絶を選択され，生を受ける機会を奪われたりなど，自身の意思を表明できない状況で自身以外の者に運命を左右される，という面ももっている（図1-2）．

出生前診断を行うにあたっては，そういった観点をも踏まえて，相当の倫理をもって臨む必要がある．

「心配だから」との産婦の要望に対し無条件に応じるものではない．検査の背景にある次項に示すような課題を，検査を受けようとする産婦や夫が十分に理解していることを確認すべきで，そのために遺伝カウンセリングが必須となってくる．

2 具体的な課題

❶ 「異常」は「疾患」か

現代の医療は，いろいろな病気を発見し克服してきた．医療機器や検査技術が高性能化し，今までわからなかったものがわかるようにもなった．

それでも現実的には，白黒はっきりつけられる検査というものは存在しない．病気を見逃しなく見つけよう（感度を上げる）とすればするほど，実

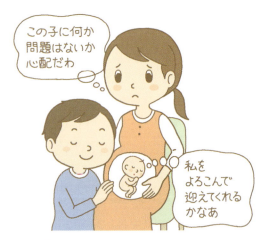

図1-2 ▶ 母親・胎児にとっての不安

際に病気でないのに「異常」と判定されるものが増えてしまう（偽陽性が多くなる）。その結果、病気を見つけようと検査をすることで、多数の無用な不安をあおってしまうことにつながる。

実態や機序がわかっていない病気の場合や、検査・診断の意義がまだ十分わからないものなどは、なおさらである。

❷「異常」は不幸か

「異常」があるということは客観的な表現であるが、「異常」があることとそれが幸福か不幸かについては、根本的に独立したことであり、まったくもって個々人の主観である。

出生前診断の場合、診断される本人（胎児）の思いを知ることができないままに、親や周囲の医療関係者が、「児が異常を抱えて生まれ、生きていく」ことについていろいろと考えるしかできない。

すでに生まれた児に、何か異常が見つかったら、どうするだろうか？いろいろな検査を受け、親には異常の内容・治療の選択などが示されることになるだろう。何歳ころに見つかるかにもよるが、児自身がどう感じているかは、親は、たとえ会話ができなくとも児の表情、声、動作など、直接児を感じることができる。

一方、胎児のうちに異常が見つかったらどうか？胎動を感じるとか、超音波写真で児を見るくらいことはあるだろう。この状況で異常が見つかったとしたら、親は「生きている実感も十分にないまま『異常な児が生まれてくる』」と感じることもあるし、「『異常がある』といってもこんなに元気に生きている」と感じることもあるだろう。とらえ方はさまざまで、医療側の一方的な考え通りとは限らない。

❸「知る」ことの影響

生まれてくる児に「異常がない」と願うことは、親として自然なことである。しかし、「異常」がないかどうかを知ろうとすることには、医療者ですら想像しにくい落とし穴がある。

「異常」は必ずしも「疾患」でない。他と異なる何か（＝「異常」）があると知ってしまったら、その児が生まれ育っていくとき、何か心配なことがあると、すべて「実は、その『異常』のせいではないだろうか」という不安に延々と悩まされることもある。

あるいは、「異常」であっても、幸せに生きていくこともあるのに、その「異常」を前もって調べてその児の運命を左右することを一時的にせよ考えることに、後々罪悪感をもってしまう人もいる。

また、検査結果も100％ではないから、偽陽性によって不要な心配を抱いた挙句、児に愛着がなかなかもてなくなったり、あるいは、偽陰性のために、思いがけない「重篤」な結果に、より一層落胆したりすることもある。検査結果を「知る」ことは知らない状態にはもどれない。

医療者は、結果にかかわらず検査をすることそのものによる影響を、検査の前に十分理解してもらい、自身も十分理解する必要がある。

参考・引用文献

1) 日本産科婦人科学会：出生前に行われる遺伝学的検査および診断に関する見解．2013
http://www.jsog.or.jp/ethic/H25_6_shusseimae-idengakutekikensa.htmlより2017年7月29日検索

略語

◆NIPT
無侵襲的出生前遺伝学的検査：
non-invasive prenatal genetic testing

2 出生前診断の実際

1 出生前診断の適応

　出生前診断は，妊婦や夫婦の意思に基づくものであり，「適応」は存在しない．強いて言うならば，検査を受けようと希望する夫婦すべてである．また，希望しない検査は行われるべきではない．

　どのような夫婦に出生前診断が行われるか理想的なことを言えば，生まれてくる「赤ちゃん」の健康についての不安を抱く夫婦に，遺伝カウンセリングが行われ，何らかの「出生前検査」がその不安解消に役立つ場合に，検査が行われる．

　不安にもいろいろなものがあるが(表2-1)，分娩の母体年齢が上昇するとダウン症候群児の出生頻度が増加する(図2-1)など，世のなかにいろいろな情報があふれるようになったこともあって，現実的には「心配だから調べておきましょう」と検査が行われることが少なくなく，カウンセリングや検査の機会もすべての夫婦にいきわたるにはほど遠い．

表2-1　不安の例

- お産するときは38歳になるし……
- 兄の子がダウン症なので……
- 3回も流産して，4回目でやっとここまで育ってきてるんです……
- 私たちいとこ同士なんです……
- 気づくのが遅くて，先月風邪薬を飲んじゃったんです……

どんな不安も一律に解決できる検査はない

女性の年齢	ダウン症の子が生まれる頻度	出生千対	染色体異常をもつ子が生まれる頻度	出生千対
20	1/1667	0.6	1/526	1.9
25	1/1250	0.8	1/476	2.1
30	1/952	1.1	1/384	2.6
31	1/909	1.1	1/384	2.6
32	1/769	1.3	1/323	3.1
33	1/625	1.6	1/286	3.5
34	1/500	2.0	1/238	4.2
35	1/385	2.6	1/192	5.2
36	1/294	3.4	1/156	6.4
37	1/227	4.4	1/127	7.9
38	1/175	5.7	1/102	9.8
39	1/137	7.3	1/83	12.0
40	1/106	9.4	1/66	15.2
41	1/82	12.2	1/53	18.9
42	1/64	15.6	1/42	23.8
43	1/50	20.0	1/33	30.3
44	1/38	26.3	1/26	36.5
45	1/30	33.3	1/21	47.6
46	1/23	43.5	1/16	62.5
47	1/18	55.6	1/13	76.9
48	1/14	71.4	1/10	100.0
49	1/11	90.9	1/8	125.0

【資料：Hook EB(Obstetrics and Gynecology 58:282-285, 1981)，Hook EB, Cross PK, Schreinemachers DM(Journal of the American Medical Association 249(15):2034-2038, 1983)を基に母子保健科にて作成】

図2-1　女性の年齢と子どもの染色体異常の頻度

(「不妊に悩む方への特定治療支援事業等のあり方に関する検討会」報告書より)

ダウン症候群をはじめとした染色体異常を出生前診断することは，まだまだ社会的・倫理的問題を孕んでいる．特に無侵襲的出生前遺伝学的検査(NIPT)，母体血による胎児染色体検査が近年行われるようになったが，現在のところ「児の染色体異常の可能性が上昇している妊婦」に対象を絞り，十分にカウンセリングを行ったうえで，臨床研究の一環として，日本医学会が認めた施設でのみ検査が行われるようになっている．

対象を限定する理由は，「安易な生命の選別につながる」という理由である．海外では，対象が限定されず希望すれば検査を受けることができる国もあり，文化や社会の差と言えるだろう．もし，将来，必要とする夫婦に遺伝カウンセリングが『十分に』行われれば，「安易な」ものにはならず，対象を限定する理由もなくなるかもしれない．

また，夫婦どちらかに遺伝性疾患をもつ親族がいる場合や，これまでに遺伝性疾患の児を出産している場合，生まれてくる「赤ちゃん」がその疾患をもっていないかどうか心配になる．その場合，その疾患について十分に調べ，生まれてくる児が発症する可能性について検討する(図2-2)．

遺伝子が同定されている疾患については，後に述べる羊水検査や絨毛検査で胎児の細胞が採取できれば，出生前診断が可能である．

しかし，遺伝性疾患であっても，子どものうちには大きな問題を起こさないものであれば，出生前診断を行う意義に乏しく，その児が成長し，自身で検査を受けるメリット・デメリットを判断できるくらいになってから，自身の意思で行うべきである．

2 検査法

❶ 染色体異常

生まれてくる児の異常の頻度はおおよそ3〜5%である．染色体の異常はその約1/4である．

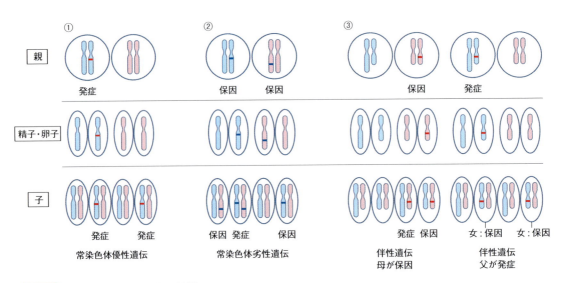

図2-2▶ 遺伝性疾患の発症可能性
①常染色体優性遺伝(AD)：1対のうちどちらか片方に異常があれば発症する(両方だとより重症となることがある)．1/2が発症し，1/2が正常である．
②常染色体劣性遺伝(AR)：1対の両方に異常があれば発症する(片方だけだと『保因者』である)．1/4が発症，1/2が保因者，1/4が正常となる．
③伴性遺伝(X連鎖性劣性遺伝：XR)：X染色体に異常がある男性は発症する(X染色体の両方に異常がある女性も発症する)．母が保因者であれば女性は1/2が正常で1/2が保因者，男性は1/2が正常で，1/2が発症する．父が発症者であれば，女性は必ず保因者，男性は必ず正常となる．

染色体の数の異常を妊娠初期に評価する方法が，その需要に伴っていろいろ用意されている（表2-2）．

確定検査（羊水検査，絨毛検査）は，児の細胞を採取し染色体数を調べる方法であり，侵襲的な検査である．検査の施行により流産のリスクが0ではない．

羊水検査（p.40参照）は，羊水中に漂っている胎児の皮膚などから由来する細胞を採取し，妊娠15週くらいから可能である．

絨毛検査は，絨毛間腔に漂う絨毛細胞を採取し，それぞれ，採取した細胞を培養し染色体分析を行う（図2-3）．

また，体外受精した受精卵の一部の細胞を採取し調べ，「正常」と判定されたものを胚移植する「着床前診断」も確定診断であるが，日本では厳重な倫理審査に基づいたごく限られた症例に行われるのみである．

確定検査の最大の短所である「侵襲的」な部分

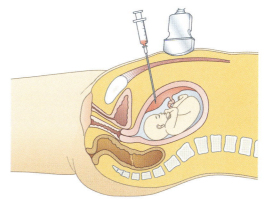

図2-3 絨毛検査

を減らすために，主として母体血液や超音波を用いた非確定検査がある．

非確定検査の最大の特徴は，結果が「異常」「正常」ではないところにある．通常，「『異常』がある確率は1：xxxである」といった形の結果が出る．検査を受けた夫婦は，その確率をもって確定検査を受けるかどうかを考えることになる．

表2-2 出生前診断のためのさまざまな検査

	超音波マーカー検査(NTなど)	クアトロ検査	母体血中胎児染色体検査	絨毛検査	羊水検査
非確定的検査/確定検査	非確定的検査			確定検査	
実施時期	11-13週	15-18週	10-22週	11-15週	15週以降
対象疾患	ダウン症候群 18/13トリソミー	ダウン症候群 18トリソミー 開放性二分脊椎	ダウン症候群 18/13トリソミー	染色体疾患全般（感度99.1%）	染色体疾患全般（感度99.7%）
感度（ダウン症候群に対して）	80-85%	80-85%	99.1%	99.9%	99.9%
検査の安全性	非侵襲的	非侵襲的	非侵襲的 採血のみ	流産率約1% 腹部に穿刺	流産率約0.3% 腹部に穿刺
特徴	ダウン症候群の80%以上を検出	母児に無侵襲 ダウン症候群の検出率が高く偽陰性が少ない（0.1%以下）妊娠10週から可能	確定診断		
				早期からの診断可能	妊娠15週以降に施行
限界	偽陽性率が高い（5%程度）		羊水検査でわかる染色体疾患の2/3程度の異常しか検出できない（羊水検査でのFISH法での診断と同様）胎盤性モザイクの検出	侵襲性（腹部に穿刺）流産・破水・出血・母体損傷などの副作用リスク	
				胎盤性モザイクの検出	

（NIPTコンソーシアムホームページ：http://nipt.jp/botai_04.htmlより2017年10月20日検索）

母体血清マーカーも初期胎児超音波検査も，蓄積されたデータと照らし合わせて結果を得るので，項目ごとに適切な週数がある(図2-4).

したがって，非確定検査の結果により確定検査に進むことを考える(その先に人工妊娠中絶も選択しうる)場合，「1：xxxより高い確率だったら，羊水検査を受けよう」というように，非確定検査を受ける時点である程度の目安を夫婦のなかでもっておいてもらうほうが，その後の意思決定に役立つ.

❷ 形態異常

染色体異常以外の形態異常についての検査は，胎児精密超音波検査，胎児MRI，胎児CTなどが考えられる．出生直後から何らかのサポートが必要と考えられる場合，出生前に診断することが有用である．

超音波は手軽で胎児への影響の心配がいらず，血流など動きのあるものを観察するのに優れているが，画像を取りうる範囲が狭く，鮮明さに欠ける．

胎児MRIも明らかな胎児への影響は知られてはおらず，子宮内の全体にわたって鮮明に画像を得ることができ，いろいろな断面の写真を得ることができる．

胎児CTは，特に骨を描出するのに優れており，立体画像の構築もでき，妊娠中に数回の撮影であれば，胎児への影響も許容範囲と考えられている．目的に応じて，方法を選択する．

3 診断法

❶ 血清マーカー，超音波のソフトマーカーの理屈

「検査結果」や「計測値」は正規分布する．あるいは，正規分布するように補正することができる．そのデータを集積して，有病者の分布，正常者の分布が求めることができる．

各マーカーについて，検査結果が，正常者だとしたらどれくらいの確率なのか，有病者だとしたらどれくらいの確率なのかを，それぞれ求め，そして，母体の年齢固有の有病率に（有病者だとしたらの確率）／（正常だとしたらの確率）を掛ける．これをマーカーごとに行い，すべて掛け合わせることで，個別化した数字が得られる(図2-5).

検査結果を正規分布に補正し，確率分布を得るだけのデータを集積できれば，血液検査でも超音波検査でもいくらでも組み合わせはできるのだが，しかしどれだけ項目数を増やしたところで，確定検査に至るわけではない．

現在，表2-3のように，母体血清マーカー，初期胎児超音波ソフトマーカー，および初期胎

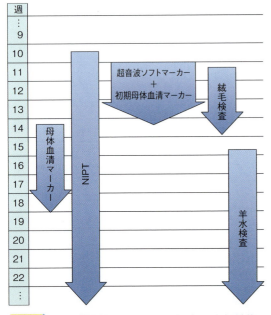

図2-4 出生前診断のための各検査の施行時期

表2-3 母体血清マーカー

トリプルマーカー（αFP, uE3, βhCG）
クワトロテスト（αFP, uE3, βhCG, inhibin-A）
胎児が染色体正常であるときと比較

	αFP	uE3	βhCG	Inhibin-A
21トリソミー	↓	↓	↑	↑
18トリソミー	↓	↓	↓	—

↑：上昇，↓：低下

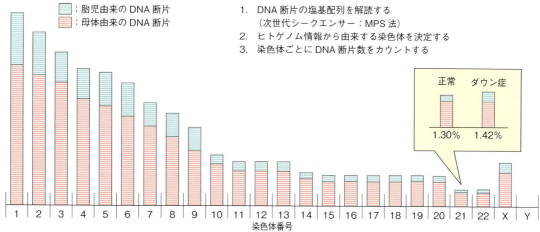

図2-6 NIPT検査の仕組み

(関沢明彦:FAQ母体血を用いた新しい出生前検査. 週刊医学界新聞, 3037号, 4, 2013)

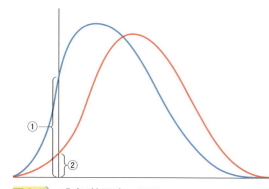

図2-5 感度/特異度の理屈

Likelihood Ratio (LR) =②(有病者だとしたらの確率)/①(正常だとしたらの確率)
得られる結果＝母体の年齢固有の確率×LR(項目)×LR(項目)×……

児超音波ソフトマーカーと初期母体血清マーカーの組み合わせなどが実用化されている．

❷ NIPTの統計的な理屈

NIPT(図2-6)は，異常があれば99％「陽性」という結果が得られ(感度99％)，正常であれば99.9％「陰性」という結果が得られる(特異度99.9％)．これは，検査をする側から示すことのできる情報提示であるが，これではなかなかイメージがわかない．一見すると「陽性」と出たら，ほぼ異常であるように感じるかもしれない．

たとえば，28歳の妊婦に100,000人のダウン症候群があるかを考える(有病率1,000分の1)とすると，もともと100人ほどにダウン症候群があることになる．また99,900人が正常である．

表2-4 NIPTの解釈

感度99％：100人の異常ありのうち1人『陰性』と出る．
特異度99.9％：1000人の異常なしのうち1人『陽性』と出る．
100,000人の女性が受けたとする

28歳(確率約1,000分の1)	『陽性』	『陰性』
異常あり(100人)	99	1
異常なし(99,900人)	100	99,800
すると…	陽性的中率 49.5％	陰性的中率 99.99999％

40歳(確率約100分の1)	『陽性』	『陰性』
異常あり(1,000人)	990	10
異常なし(99,000人)	99	98,901
すると…	陽性的中率 90.9％	陰性的中率 99.99％

感度99%なら,ダウン症候群100人のうち99人が「陽性」となり1人が「陰性」となる.一方,特異度99.9%なら,正常の99,900人のうち,99,800人が「陰性」となるが,100人は「陽性」となる.

つまり,199人が「陽性」となるが,内訳は,ダウン症候群99人正常100人,すなわち陽性的中率約50%である.また,「陰性」となる99801人のうち1人にダウン症候群がある.すなわち陰性的中率は約99.999%である.

これが,40歳の100,000人の妊婦では,有病率は100分の1であるので「ダウン症候群」があるのは1,000人ほどになり,99,000人が正常である.ダウン症候群のうち990人が「陽性」となり,10人が「陰性」となる.一方,正常の99,000人は,98,901人が「陰性」となり,99人が「陽性」となる.つまり,1,089人「陽性」となるうち,ダウン症候群990人正常99人,すなわち陽性的中率91%,また,陰性となる98,911人の中で10人にダウン症候群がみられるので,陰性的中率は99.99%である(前ページ表2-4).

3 遺伝カウンセリングとは

1 カウンセリングとは

「カウンセリング」は，「説明」や「インフォームドコンセント」とは明確に異なる．

「カウンセリング」はクライアント（通常，患者と呼ばない）のニーズに基づいて行われ，そのニーズに対する情報や関連情報を十分提供し（この部分は「説明」と共通かもしれない），クライアントがそのニーズに対して理解を深め意思決定ができるように医療が支援する，一連のコミュニケーションプロセスである．その意思決定は自律的なものであって，医療が誘導するようではいけない．

「インフォームドコンセント」は，治療や侵襲的検査のために医療側のニーズに基づいて行われる必ず必要なものである．「カウンセリング」は，同じような状況の人にみな必要というものでもないし，検査や治療が必要かどうかにかかわらず行われるものである．

現在，遺伝医学の進歩は目を見張るほどであり，さまざまな遺伝性疾患の原因が遺伝子レベルで明らかになっている．また，検査手法も，より短時間に網羅的に行うことができるようになってきている．

しかし，このように遺伝医学が「進歩」することは，すべての人のニーズにプラスに働くわけではない．クライアントのニーズの解決につながる情報は年々膨大になり，クライアントが意思決定をするのが非常に困難となってしまっている．「知る」ことによって苦悩はますます増えるという側面もある．

今のところ，「遺伝カウンセリング」はまだ十分に普及しているとは言えない．年々臨床遺伝専門医が誕生してはいるものの，医療側が提供できる「遺伝カウンセリング」は，数量的に限界

がある．また，医療者自身にも「遺伝カウンセリング」は十分に理解されているとはいえず，「詳しい説明」「インフォームドコンセント」と混同したままであることは根深い問題である．

出生前検査を受けるクライアントには「遺伝カウンセリング」が行われるべきである．なぜなら，診断を受けるか受けないか，診断の結果をどう受け止め，どう行動するかは，クライアントの意思なくては決まらないし，クライアントは十分に理解を深め，自律的な意思をもつべきだが，「遺伝カウンセリング」こそが，そのプロセスを支援するからである．

クライアントのニーズは，何を心配しているのか，それは遺伝的に本当に心配しなければならないのか，本当に心配しなければならないなら，可能性はどれほどか，可能性を避ける方法はないのか，あるならどうやって，……などさまざまである．「遺伝カウンセリング」では，そのニーズの源を十分に聞き取って，多くの情報提供を行うことが重要である．

2 遺伝カウンセリングとは

❶ カウンセリングの原則

「遺伝カウンセリング」は，心理カウンセリングなど他のカウンセリングと同様，非指示的対応，共感的理解，受容的態度のカウンセリングの3原則を守る必要がある（図3-1）．自律的であって，医療誘導的でない意思決定に導くためには工夫が必要である．

まず，遺伝カウンセリングの最重要の基本は，遺伝カウンセラーとクライアントとのお互いの信頼感を良好に築きつつ進めることである．そのためにはまず，クライアントが話しやすくすることが非常に重要である．とかく「説明」しな

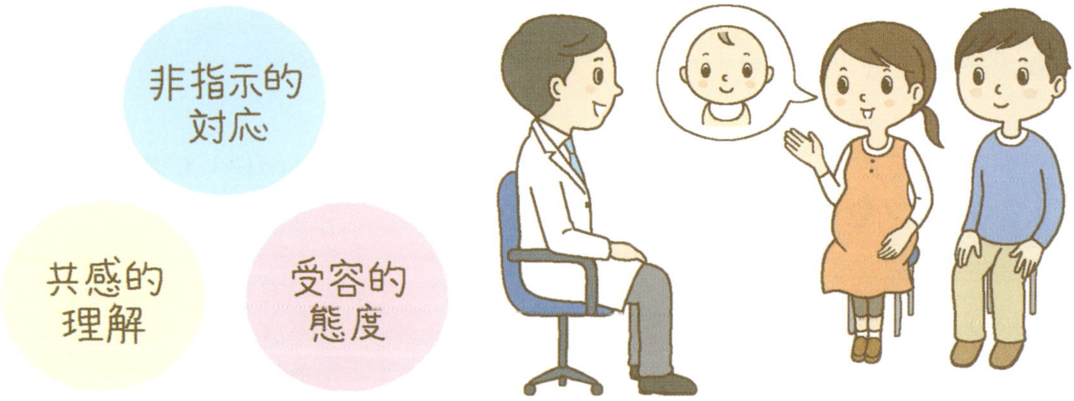

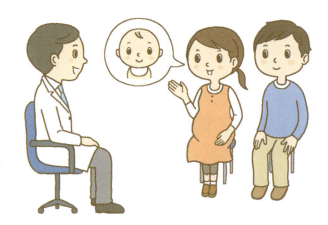

図3-1　カウンセリングの三原則

ければ，という医療側の思いは，強ければ強いほど，一方的に医療側が話すばかりになってしまう．

クライアントが何に困っているかを，自分の言葉で言ってもらうような話の進め方が大事である．クライアントが言葉に詰まるようならYes-Noクエスチョンも時には有効であるが，濫用すると自分の言葉がかえって出にくくなるかもしれない．クライアントが「われわれにはわからないからお任せするしかない」という言葉を言わないようにすることが，1つのわかりやすい目標であろう．

クライアントは，1人1人，不安，知識，価値観，感受性，また医療に対する信頼などさまざまであり，同じような状況だからといって一様なカウンセリングを進めるわけにはいかない．

❷ 遺伝カウンセリングの準備

「遺伝カウンセリング」は事前の予約制で行うといろいろな面で有利である．予約を取るときに，相談の内容や，どのような解決方法を望んでいるのかなどを聞いておき，血縁者の情報を集めておくように伝えておくと，来院してからの話が円滑に進む．

原則としてクライアントは問題をかかえる個人あるいは夫婦である．夫や妻の家族が同席する場合には特別に注意が必要である．どうしても「どちらかの責任」という発想が生まれがちなので，心理的葛藤が起こりやすくなる．

「遺伝カウンセリング」を行う場所は，静かなゆったりした環境が望ましい．一般の診察室で行うにしても，できるだけ人の通行が少なく，静かな場所を選ぶ．遺伝カウンセラーは時間にも心にもゆとりをもって臨む．

❸ 遺伝カウンセリングの流れ

クライアントといちばん初めに顔を合わせる際は，自己紹介ののち，「暑い中大変でしたね？」とか「今日は道は混んでましたか」など，無難で答えやすい問答から始めるなど，自分なりの「アイスブレイキング」(図3-2)を用意しておくことが望ましく，つねに相談しやすい，クライアントが話しやすい雰囲気を醸し出すように心がける．

・今日は暑いですね
・電車は混んでいましたか
・お仕事は，何をしていらっしゃいますか？
・休みの日は……？　実は私は……

図3-2　アイスブレイクの例

❹ 遺伝カウンセリングの手順

出生前検査を希望する人は増えている．それだけ関心が高まっているといえるが，たとえば染色体異常についての出生前検査にしたところで，「羊水検査で正常なら，胎児の先天異常はほぼない」とか「姉の子が水頭症だったから，羊水検査をやっておきたい」など，理解が十分とはいいがたいケースはしばしばみられる．

自分たちの目的は何なのか，何を心配しているのか，検査で何をはっきりさせようとしているのかなどを，できるだけ自分たちの言葉で述べてもらうように話を向ける．

そして，遺伝医学的な正しい知識をわかりやすく説明しクライアントに理解してもらい，自分たちの心配は具体的な数字ではどれくらいか，その心配を解決するのには，どのような検査が最も適切かなどを説明していく（表3-1）．

すでに明らかとなっている疾患についての遺伝カウンセリングでは，診断が正しいのか，どのようになされたのかを確認することは重要である．十分に確認できない場合や，確認した内容が予約の際に聞いた内容と異なる場合などは後日あらためてカウンセリングを行うくらいの慎重さが必要かもしれない．

また，胎児について血縁者の情報を得る際は，例えば父方に疾患がある場合でも，父方だけでなく母方についても同様に聞く姿勢が重要である．情報収集の段階から「やっぱり，自分の血筋の責任なんだ」などという早合点を防ぐことにつながる．

確定診断がなされ，血縁者に関する十分な情報を得て，正確な家系図をつくることは，遺伝カウンセリングを円滑に進めるうえでの土台となるものである（図3-3）．

そして，疾患の症状，診断，治療，合併症，予後，頻度，遺伝医学的な発症機序，遺伝様式などをわかりやすく説明するが，説明を始める前に，クライアントに「疾患についてどのように考えていたか」を尋ね自分で語ってもらえれば，クライアントの理解を確認することができ，よ

表3-1 遺伝カウンセリングの手順

1. 正しい診断をつけ，遺伝学的原因を明らかにする
2. 家族・親族の臨床症状に関する情報を集め，詳細な家系図を作成する
3. 遺伝的危険率を推定する
4. 再発率によっては，出生前診断，保因者診断など，回避可能かどうかを示す．検査を希望する場合の施設，方法などを紹介する
5. これらを，クライアントの社会・文化的背景，理解度を考慮したうえで，意思決定の援助をする

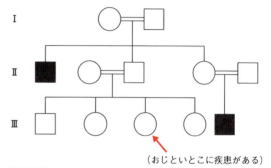

（おじといとこに疾患がある）

図3-3 家系図の例

り説明しやすいだろう．

このように，遺伝カウンセリングにおいては，遺伝医学の知識をいかに正確にわかりやすく伝えるか，というプロセスによって，クライアントやその家族の不安のかなりの部分を取り除くことができる．

遺伝カウンセリングを終わるときには，クライアントに簡単に内容をまとめて語ってもらうと理解度がよくわかるだろう．また，「今日のお話で，わかりにくかったところや疑問に思ったところははありませんか？」「その他，何でもいいので気になっていることがあればおっしゃってください」など語りかけることは基本的なことである．さらに，「あとでわからないことや質問を思いついたら，いつでもご連絡ください」など，今後も継続して対応してもらえることを認識してもらうことは，安心感を与えることができ重要である．

第16章 不妊治療とケア

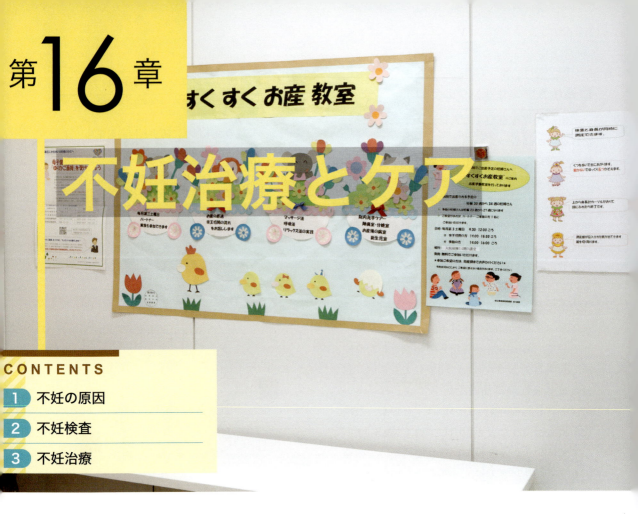

CONTENTS
1. 不妊の原因
2. 不妊検査
3. 不妊治療

1 不妊の原因

　生殖可能な年齢にある男女が，避妊することなく性交渉を行っていても妊娠せず，その状態がある期間続いた場合を，不妊という．妊娠しない期間が何年続けば不妊とするかについて，かつては3年，その後は2年とされていたが，海外では1年とする場合が多く，わが国でも2015年から，1年とされている．
　また，何らかの理由で性交渉そのものが行えないような状態も不妊症とみなし，診療の対象となる．

1 さまざまな不妊原因

　不妊の状態には，一度も妊娠したことのない原発性不妊と，少なくとも一度妊娠したことのある続発性不妊がある．また，不妊の原因が男女のどちらにあるかにより，女性不妊と男性不妊に分けられる．多くの場合，診療の開始が女性であるため，女性側の原因が強調されがちだが，男性側に原因のある例も，同程度にみられる．
　排卵障害，卵管障害，男性側因子の3つを不妊症の3大要因と呼ぶことがあるが，これらの

要因はさらに細分化されていて，また複数の原因が複合している場合もある．原因のはっきりしない原因不明不妊と呼ばれる状態も少なくない．

2 女性不妊症の原因

女性側の不妊の原因は，排卵因子（排卵障害），卵管因子（卵管障害）のほかに，子宮因子，着床因子，頸管因子，免疫因子などが考えられる（図1-1）．

❶ 卵管因子

排卵された卵子は卵管采から卵管内に取り込まれ，子宮方向へと移動する．精子との受精は通常，卵管膨大部で起こり，受精卵はさらに子宮腔内へ向けて移動を続ける．

妊娠の成立に必要なことは，卵管が疎通していることだけでなく，卵管上皮の線毛の機能が保たれ，受精卵の子宮腔内への移動に支障がないこと，および卵管采の機能が保たれていることである．したがって，子宮内膜症による卵管周囲の癒着などに起因する物理的な卵管閉塞だけでなく，炎症により卵管の機能が障害を受けた場合も，卵管因子による不妊とみなされる．

炎症により卵管が障害を受ける原因疾患として，現在では，クラミジア感染症が多数を占める．

❷ 排卵因子

思春期を迎えた女性には初経が発来し，周期的な月経がみられるようになる．思春期には，月経は必ずしも周期的ではないが，徐々に周期が確立していく．性成熟期には，周期日数が25～38日の場合に，正常な月経周期とみなされる．

性機能が正常であれば，次の月経開始日の約14日前ごろに排卵が起こることになる．排卵を境に，その前を卵胞期，後の約14日間を黄体期という．これは，卵巣における卵胞発育の時期と排卵後の黄体形成から命名されたものである（第1章p.15を参照）．

卵胞期には，下垂体の卵胞刺激ホルモン（FSH）分泌が上昇し，卵胞発育とエストロゲン分泌が促進される．エストロゲンは，月経により剥脱した子宮内膜を再生させ増殖させる作用をもち，子宮内膜は徐々に肥厚する．卵巣内のいくつかの卵胞は，FSHの作用により徐々に大きさを増し，ごく一部が胞状卵胞の状態から，排卵直前のグラーフ卵胞（直径約20mm）へと発

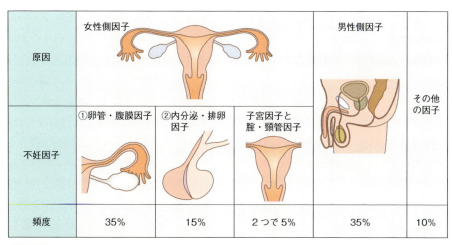

図1-1 不妊症の原因

（落合慈之：監：婦人科・乳腺外科疾患ビジュアルブック第2版．p.127，学研メディカル秀潤社，2017）

育する.

血中エストロゲンがある濃度に達すると, 通常のエストロゲンによるネガティブフィードバックではなく, この時期特有のポジティブフィードバックが起こり, 黄体化ホルモン(LH)の急上昇が引き起こされる. これをLHサージと呼び, このLHサージによりグラーフ卵胞の破裂が起こり, 卵胞液とともに卵子の排卵が起こる.

卵胞発育から排卵に至る一連の内分泌機序が十分に機能しないことにより, 無排卵が起こりうる. 多嚢胞性卵巣症候群(PCOS)や高プロラクチン血症のような疾患のほか, 体重減少やストレスにより, 無排卵, さらに無月経となる例が知られている.

❸ 子宮因子, 着床因子

LHはサージ後に下降するが, サージを起こしたLHは排卵の終わった卵胞の黄体化を促し, 黄体からはプロゲステロンが分泌されるようになる. プロゲステロンは, すでに肥厚している子宮内膜を, 受精卵の着床に適した状態へと変化させる.

プロゲステロンの作用により分泌期の状態となった子宮内膜に, 受精卵の着床が起これば妊娠が成立し, 黄体は存続して, さらにプロゲステロンを分泌し続ける. しかし, 着床が起こらなければ, 黄体は退縮へと進み, プロゲステロンとエストロゲンのどちらも下降する. 両ホルモンの下降により子宮内膜には炎症様の反応が起こり, 組織は剝離し, 出血とともに月経となる. 黄体の形成から退縮までの期間は12〜14日で, ほぼ一定である.

受精卵が子宮腔内に着床するためには, 卵胞期のエストロゲン作用により十分に増殖した子宮内膜が, 排卵後に卵巣から分泌されるプロゲステロンの作用により, 分泌期の組織像を呈していなければならない.

黄体機能不全のためにプロゲステロン分泌が不十分であると, 着床障害を起こしうる. また, 子宮内腔が広汎に癒着するアシャーマン症候群や, 子宮粘膜下筋腫や子宮腺筋症, 子宮内膜ポリープの存在は, 子宮に起因する着床障害である. 双角子宮や中隔子宮などの子宮形態異常も, 不妊の原因となりうる.

子宮に起因するこれらの因子は, 不妊の原因だけでなく, 妊娠が成立した後の流産の原因としても重要である.

❹ 頸管因子

子宮頸管から分泌される粘稠な分泌物である頸管粘液は, 精子の子宮腔内への進入や受精能獲得に重要な役割を果たす. 頸管粘液はエストロゲンの作用により, 排卵期に分泌量が増し, 精子が子宮内に進入しやすくなるように性質が変化する.

排卵期の良好な頸管粘液は, 無色透明で増量し, 10cm以上に糸をひき(牽糸性), シダの葉状の結晶を形成する. 頸管粘液の産生が少なかったり, 性質が良好でない場合は, 不妊の原因となる.

❺ 免疫因子

精子を不動化する精子不動化抗体を保有する女性では, 頸管粘液や卵管液中に抗体が分泌され, 精子の運動障害を起こすことにより, 不妊の原因となる.

❻ 加齢

女性の妊娠を考えるうえで, 近年最も注目されているのが, 加齢による妊孕能の低下であろう. 妊孕能を規定する因子の1つが卵子の数であり, 卵巣予備能とも表現される.

卵子の数は胎生20週ごろに600万〜700万個のピークを迎えた後, 減少を続け, 出生時には約200万個, 初経を迎える思春期には20万〜30万個となる. ようやく周期的な排卵を始めるものの, 大多数の卵胞はアポトーシスにより閉鎖し, 閉経を迎える50〜51歳に残っている卵胞は, 約1,000個に過ぎない. 胎生期以降, 新たな卵子が補充されることはない(図1-2). すなわち, 生まれる前に準備された卵子を使って妊娠を成立させていくのであり, 加齢とともに卵

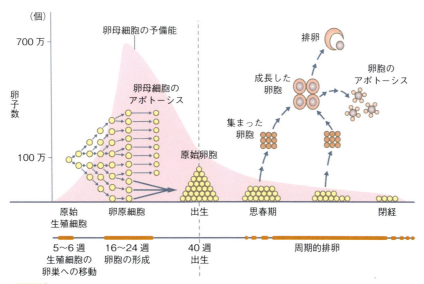

図1-2 女性の出生前から閉経までの卵子数の変化

(Johnston RS, Wallace WHB: Normal ovarian function and assessment of ovarian reserve Pediatr Blood Cancer 53 (2) : 296-302, 2009)

子の質も低下していくことになる．つまり，卵子の数と質の両面から加齢は妊娠成立にとって不利な条件となる．

しかしながら，加齢とともに妊孕能が低下するのは，加齢に伴う生理現象ともいうべきものであり，厳密には不妊症ではない．最も早発卵巣不全のように，異常に早く妊孕能が極度に下降する状態は，不妊症とみなされる．

障害と精路通過障害に分けられる．

造精機能障害には，精索静脈瘤のように原因の明らかなもの，また原因不明のものや先天性のものがあり，治療方針に影響する．これらのほかに，射精障害，逆行性射精や勃起障害など，精子の所見には異常のないものも不妊治療の対象となる．

3 男性不妊症の原因

男性因子は，精液検査所見により，精子減少症，無精子症，精子無力症，奇形精子症に分類される．さらにこれらの原因として，造精機能

> **略語**
> ◆PCOS
> 多嚢胞性卵巣症候群：polycystic ovary syndrome
> ◆FSH
> 卵胞刺激ホルモン：Follicle stimulating hormone
> ◆LH
> 黄体化ホルモン：Luteinizing hormone

2 不妊検査

1 一般産婦人科診察

他の疾患と同様，不妊の患者に対する診療も，問診に始まる．問診は，月経の状態，過去の妊娠歴，子宮筋腫や子宮内膜症などの診断・治療歴，他の内科的・外科的疾患の合併症の有無および既往歴，などの一般的な項目のほか，不妊期間，性交の状況，生活様式について，特に詳細に聴取することが必要である．

不妊期間は，実質的な不妊期間を指す．結婚の時期を聴くだけでは不十分であり，結婚前における性交を不妊期間に含めるとともに，結婚後でも避妊していた時期があれば，不妊期間に含めない．また，結婚していても実際には性交をほとんど行っていなかったり，男性側女性側それぞれの要因で性交が行えない状況のこともある．このような例では，本人の自発的な発言を待つのでなく，医療者が積極的に質問することにより，初めて明らかになることも多い．

生活様式は，食生活，睡眠の状況，タバコやアルコール摂取，体重の増減などを男女双方に聴取し，女性の排卵障害，男性の精子所見の悪化の可能性を探る．

他の産婦人科疾患同様，腟鏡診，内診，超音波検査を行い，不妊の原因となりうる異常所見の有無を調べる．

2 基礎体温

基礎体温とは，心身ともに安静な状態で測定した体温のことで，通常，毎朝覚醒時に口腔内で，専用の体温計を用いて測定する．

プロゲステロン分泌の影響を受ける黄体期には高温を示し，他の時期には低温となる．低温相と高温相の差は0.3℃以上であり，二相性を示す場合には，排卵を有することの所見といえる．

基礎体温の測定値から排卵を予知することは難しいが，排卵の有無の判定や，過去の排卵日を推測することにより，おおよその排卵の周期を知ることができる．また，黄体機能不全の有無の診断にも利用される．

不妊症に対する検査のなかで最も基本的なものであり，治療中は常に測定し続けることが望ましい．

3 ホルモン測定

不妊診療の初期に行うべきホルモン検査は，ゴナドトロピン〔LH（黄体化ホルモン），FSH（卵胞刺激ホルモン）〕，プロラクチン，エストラジオール，および甲状腺機能検査などである．

❶ ゴナドトロピン，エストラジオール

ゴナドトロピンとエストラジオールは，月経周期中に値が大きく変動するので，最も低くなる卵胞期初期に基礎値を測定しなければならない．通常，月経開始後5日目前後での測定が勧められている．ゴナドトロピンとエストラジオールは，早発卵巣不全や高度の下垂体機能不全などの診断には必須であり，下垂体機能と卵巣機能を総合的に示すものである．

❷ プロラクチン，甲状腺機能検査

プロラクチンと甲状腺機能検査も，同時期の卵胞期初期に測定を行う．プロラクチン測定は，高プロラクチン血症の診断に必要である．甲状腺機能検査は，甲状腺機能亢進または低下によ

る不妊の診断が目的であり，甲状腺刺激ホルモン(TSH)，遊離トリヨードサイロニン(FT3)，遊離サイロキシン(FT4)を測定する．

❸ その他のホルモン検査

プロゲステロンも診療の初期に行うべき検査項目の1つであるが，黄体機能不全の有無の診断に用いられるので，黄体期中期に測定しなければならない．また，多嚢胞性卵巣症候群(PCOS)が疑われる症例では，アンドロゲンの測定が有用であり，遊離テストステロンを卵胞期初期に測定する．

近年，抗ミュラー管ホルモン(AMH)の血中濃度が妊孕能を表すとして注目されている．AMH値は，残存卵胞数，すなわち卵巣予備能を反映している点は，血中FSHや，血中インヒビン値と同様であるが，30歳前後という早い年齢から下降が始まるという特徴をもち，「若い時に卵巣の年齢を知る」手段といわれている．しかしながら，AMH値には個人差が大きく，得られた数値によって妊娠しやすさを判断できるものではない．測定する時期は，ゴナドトロピン同様，卵胞期初期である．

4 超音波検査

超音波検査は，不妊の原因となる疾患の有無の診断のために，初期に行うことが必要だが，そのほかに，卵巣における卵胞の発育状況をモニターして，排卵の時期を予測することにも用いられる．この目的のためには，月経周期中に複数回の超音波検査を要することが通例である．

また，排卵誘発のために薬剤を用いて卵巣を刺激している場合には，排卵の予測以外に，卵巣過剰刺激症候群(OHSS)を予防するために，超音波検査は必須である．

このほかに残存卵胞数，すなわち卵巣予備能を診断する目的で，卵胞期早期の両側卵巣の胞状卵胞数を計測することもある．これらの超音

波検査は通常，経腟的に行われる．

5 子宮卵管造影法(HSG)

HSGは，子宮内に留置したバルーンカテーテルを通して，X線透視下に造影剤を注入してX線写真を撮影するもので，卵管疎通性を調べることを主な目的とする検査である．

しかしながら，卵管疎通性を正確に診断できるものでないので，注意が必要である．特に造影剤が卵管を通過する像が得られない場合に，「卵管疎通性なし」と診断を行うことには，慎重でなければならない．卵管疎通性以外にも，卵管の走行の異常，子宮内腔の形態異常などの所見が得られるので，不妊症診療において，初期にスクリーニングとして行うべき検査である．

月経終了から排卵までの卵胞期に行うのが望ましく，子宮内操作を伴うことから，抗生剤投与を併用する．造影剤には，油性造影剤と水溶性造影剤がある．油性造影剤は明瞭な画像が得られるものの，卵管内の長期残留や血管内流入による塞栓発生のリスクがあり注意を要する．水溶性造影剤はそれらのリスクは低い．いずれもヨード薬剤であるので，ヨード過敏症の既往のある患者や重篤な甲状腺疾患患者には禁忌である．

最近では，X線を使用せず超音波専用の造影剤を使って行う超音波子宮卵管造影法も行われている．

6 腹腔鏡検査

腹腔鏡検査は，子宮・卵管周囲の骨盤内環境を正確に把握し，不妊原因を診断するために有用な検査である．子宮の形状，子宮筋腫の有無，卵巣の腫瘍性病変の有無，子宮内膜症の有無，卵管留水症や留膿症の有無，およびこれらの臓

器相互の間隙や，腸管・腹膜との癒着の有無と程度，などが観察項目である．

卵管に子宮側から色素を注入し，卵管采からの流出の有無を見ることにより，卵管疎通性の診断も正確に行える．ただし，子宮内腔の形状や異常所見の有無は腹腔鏡ではわからず，この点については，HSGのほうが優れている．

診断のみでなく，同時に必要な治療を行うことが可能なことも，腹腔鏡の特徴である．子宮内膜症による卵巣腫瘍の摘出，子宮内膜症病変の焼灼，癒着剥離などの処置を同時に行う．

7 女性に行われる その他の検査

❶頸管粘液検査

頸管粘液検査は，エストロゲンの作用により性質が変化する頸管粘液を採取して，排卵の時期を推定するものである．逆に，超音波検査などの所見から排卵期と推定される時期に頸管粘液量が少ない例では，粘液腺細胞の異常が考えられる．

❷ヒューナーテスト

ヒューナーテストは，性交後検査とも呼ばれるもので，精子と頸管粘液の適合性の検査として，標準的に行われる検査である．性交の後の頸管粘液中での精子の数や運動性を顕微鏡下に観察するものであり，頸管粘液量が十分な排卵期に行われることが前提である．しかしながら，統一された判定基準がない．

❸ミラー・クルツロック試験

ミラー・クルツロック試験は，精子と頸管粘液の適合性を，体外で判定する試験である．頸管粘液と精液をそれぞれ採取したうえで，スライドグラス上に互いに接するように配置し，その境界面を顕微鏡下に観察する．統一された判定基準はない．

❹子宮鏡検査

子宮鏡検査は，子宮内腔の観察の目的で行われる．施行中は通常，生理食塩液や糖質液などを灌流させて視野を得る．かつては炭酸ガスを灌流媒体として用いることもあったが，塞栓のリスクがあることから，現在は用いられない．

子宮形態異常，子宮内膜ポリープや子宮筋腫などの器質的疾患を観察することができ，ポリープは直ちに摘出することも可能である．

8 男性に行われる検査

精液検査は，不妊診療開始初期にスクリーニングとして必ず行わなければならない．2日以上の禁欲期間を経た後に採取された精液を用いて，精液全量，精子濃度，総運動率，前進精子率，正常形態率を測定する．この検査により，無精子症，精子減少症，精子無力症などが診断される．

精液検査に異常がみられた場合，精管造影や精巣生検などの原因検索のための検査へと進む．

📖 **略語**

◆**LH**
黄体化ホルモン：luteinizing hormone

◆**FSH**
卵胞刺激ホルモン：follicle stimulating hormone

◆**TSH**
甲状腺刺激ホルモン：thyroid stimulating hormone

◆**FT3**
遊離トリヨードサイロニン：free triiodothyronine

◆**FT4**
遊離サイロキシン：free thyroxine

◆**PCOS**
多嚢胞性卵巣症候群：polycystic ovary syndrome

◆**AMH**
抗ミュラー管ホルモン：anti-Mullerian hormon

◆**OHSS**
卵巣過剰刺激症候群：ovarian hyperstimulation syndrome

◆**HSG**
子宮卵管造影法：hysterosalpingography

3 不妊治療

不妊に対する治療は，不妊原因を明らかにし，その原因に応じた治療を行うことが原則である．しかしながら，不妊に対する診断から治療へと進めていく間にも，当該女性の加齢は進行し，また，原因不明不妊とされる病態も少なくない．そのため，必ずしも不妊原因に適した治療が行われるとは限らず，また，不妊症であるか否かとは無関係に，不妊治療が行われることも少なくない．これは，診療の目的が不妊原因を取り除くことではなく，子どもを得ることにあるという，他の疾患とは異なる不妊診療の特徴による．

1 タイミング指導

不妊カップルに対する諸検査で，明らかに不妊の原因となる因子が見出されない場合に，初めに行われる手段である．比較的若いカップルで，不妊期間があまり長くない場合には，諸検査を施行する前に，まずタイミング指導のみを行ってもよい．

タイミング指導には，基礎体温を計測したグラフのみを用いて排卵時期を推定するものから，経腟超音波検査を断続的に行って卵胞の発育状態と子宮内膜の厚みをモニターし，頸管粘液の量と性状を観察することにより，より正確に排卵日を推定するものまで，患者の希望と通院状況に応じて行われる．

どのような手段をとるにせよ，薬剤や治療的手技を用いて妊娠に導くのではなく，排卵のある女性の自然な妊娠成立を補助するものであり，厳密な意味での治療ではない．

2 排卵障害に対する治療

ホルモン検査，超音波検査などの検査により明らかな排卵が認められない女性に対して行われる治療であり，排卵誘発と呼ばれる．

❶ クロミフェン内服

クエン酸クロミフェン（クロミッド®）の内服が，第一選択薬として用いられる．クロミフェンの有する抗エストロゲン作用により，中枢へのエストロゲンによるフィードバック作用を抑制することで，卵胞刺激ホルモン（FSH）の分泌を促進することが目的となる．したがって，下垂体のゴナドトロピン分泌作用が保たれていることが条件である．

卵胞期早期（通常，月経開始後5日目前後）に50～150mg/日を内服開始し，5日間で終了する．その後は，超音波検査により卵胞発育を観察する．クロミフェンに代えて，シクロフェニル（400～600mg／日）を用いる場合もある．

❷ ゴナドトロピン療法

クロミフェン療法が無効の場合や，高度の下垂体機能不全を有している場合に対して行われるのが，ゴナドトロピン療法である．ゴナドトロピン療法は，FSH製剤やヒト閉経期尿性腺刺激ホルモン（hMG）製剤など，ゴナドトロピン活性を有する薬剤を用いて，卵巣を外因性に刺激して排卵へと導く治療法である．注射薬を用いて連日投薬し，超音波検査で卵胞の発育状況を観察しながら，必要に応じて用量を増量する．

❸ 卵巣過剰刺激症候群（OHSS）の発症リスク

これらの卵巣刺激による排卵誘発療法で特に

注意が必要なことは，卵巣への刺激が過剰となる卵巣過剰刺激症候群(OHSS)の発症である．OHSSを発症すると，卵巣が腫大するだけでなく，胸腹水貯留，血液電解質バランスの異常，血液濃縮，乏尿など，多彩な所見を呈し，時に重症化する．また，妊娠が成立した場合には重症化が著しい．このため，卵巣刺激中の超音波検査による観察は欠かすことができず，特にゴナドトロピン療法では要注意である．

❹ その他の治療法

排卵障害を起こす特殊な原因に対して，それぞれの原因に応じて行われる治療法もある．

高プロラクチン血症がある場合に，プロラクチンの下降を目的としたブロモクリプチン(パーロデル®)やカベルゴリン(カバサール®)の内服の適応となり，これらとクロミフェン療法，ゴナドトロピン療法を併用することもある．高プロラクチン血症の原因が下垂体腫瘍の場合は，腫瘍摘出術の適応となる．

多嚢胞性卵巣症候群に対して，クロミフェンやゴナドトロピンが無効な場合は，腹腔鏡下卵巣開孔術の適応となる．その他，肥満や体重減少が排卵障害の原因と考えられる場合には，食事指導や運動療法が行われる．

3 卵管因子，子宮因子に対する治療

卵管閉塞や卵管周囲癒着に対しては，腹腔鏡下の卵管采形成術，卵管開口術，卵管吻合術などの手術療法や，卵管カテーテルを用いた卵管形成術を考慮する．卵管留水腫や卵管留膿腫は，手術により摘出する．

子宮筋腫を不妊因子とみなして核出するか否かは，子宮筋腫の位置や大きさ，不妊期間により個別に判断する．一般に，粘膜下筋腫は不妊原因となることがあり，核出を考慮してよい．また，不妊期間の長い例や子宮内腔の変形を認

める例では，核出を要する場合も少なくないが，筋腫核出術を行うと術後の一定期間(3〜6カ月)妊娠を控えることが望ましく，術前のGnRH(性腺刺激ホルモン放出ホルモン)アゴニスト投与による卵巣機能抑制期間も含めると，長期間妊娠を望めないことになり，年齢の高い女性の場合にはジレンマとなる．

先天性子宮形態異常の1つである中隔子宮，あるいは子宮内癒着の患者では，子宮鏡下手術が推奨される．

4 子宮内膜症に対する治療

子宮内膜症性不妊に対する薬物治療の多くは，排卵を抑制するものであり，妊娠成立の促進にはつながらない．腹腔鏡検査を行い，臨床進行期を決定し，軽症例では腹腔鏡下に内膜症病巣焼灼や癒着剥離を行うことにより，妊娠率が向上する．

チョコレート嚢腫を有する患者に対しては，腹腔鏡下嚢腫摘出術が妊娠成立につながるとされていたが，嚢腫摘出と同時に卵巣予備能が低下することにより，妊娠成立に不利になることを考慮しなければならない．

手術療法は，嚢腫が片側に限局している例，月経痛などの症状が強い例，進行期の進んだ重症例などに限定して慎重に行われることが望ましい．不妊に対する治療であるので，妊娠成立が目的であることを，常に念頭におく必要がある．

5 黄体機能不全に対する治療

排卵とそれに続く受精が起こっても，黄体からのエストロゲンとプロゲステロンの分泌が十分でないと，子宮内膜の分泌期への変化が十分に起こらず，着床環境が整わないことにより，

妊娠不成立となる．黄体機能不全は，基礎体温の高温期の日数不足や，黄体期に検査した血中プロゲステロン値の低値により診断される．

治療は，排卵後の黄体期でのhCG（ヒト絨毛性ゴナドトロピン）投与による黄体賦活，またはプロゲステロン製剤投与による黄体補充である．

6 人工授精（図3-1）

人工授精は，性交を行う代わりに，器具などを用いて精子を子宮内などに送り込む操作である．このときに，夫の精子を用いる手技を配偶者間人工授精（AIH）といい，夫以外から精子の提供を受けて行われる手技を精子提供人工授精（AID）という．AIDは日本において，認可を受けた少数の施設においてのみ，施行可能である．

精子を送り込む場は，一般には子宮内であり，これを子宮内人工授精（IUI）というが，子宮頸管内人工授精（ICI），卵管内人工授精（FSP），腹腔内人工授精（DIPI）も可能である．膣内人工授精（IVI）も性交に代わる受精への手段であるが，他の手技と異なり，医師以外でも行うことが可能であることから，不妊治療とみなされていない．

人工授精は，排卵誘発後の性交により妊娠に至らない原因不明不妊に対して，その次の手段として行われることが多い．それ以外にも，頸管粘液の少ない例，ヒューナー試験不良例や，明らかな乏精子症などの精子側に異常がある例，性交障害や勃起障害などの性交不能例，心身症などによる性交不能例に対しても行われる．女性側に性感染症があり，性交による男性への感染を回避する目的で行われることもあるが，これは厳密には不妊治療ではない．

超音波検査により排卵を予測して行ったり，排卵誘発と併用して行ったりすることもある．精液採取は数日の禁欲期間の後に行い，採取後に良好な精子を選別する精子調整を行うことが多い．精子調整の方法には，密度勾配法，スイムアップ法がある．いずれの場合も，妊娠率は10%内外と高くはない．

7 体外受精（図3-2）

1978年，世界初の体外受精児が英国で誕生した．5年後の1983年には，日本で初の体外受精児が誕生している．

当初，体外受精は，卵子と精子を体外で受精させることから，卵管閉塞など，卵管に原因を有する不妊症に対して，腹腔鏡下に採卵する高度な技術を要する治療として行われた．1980年代後半には，超音波診断装置の付属品として経腟プローブが開発され，経腟プローブはすぐに体外受精の採卵手段として使用されるようになった．同じ頃に，体外での卵子，受精卵の培養に用いる培養液が量産されるようになり，体外受精は一気に日常的な不妊治療へと普及した．

草創期の体外受精では，採卵した卵子を調整した精子とともに培養液に入れ（媒精），2～3日培養し，受精の確認および4細胞から8細胞の受精卵（胚）となった段階で子宮に胚移植するだけの手技であった．やがて，卵細胞質内に刺入したマイクロピペットを用いて，精子を直接卵細胞内に注入する顕微授精が行われるようになる．これにより，さらに長い期間の体外培養が可能となり，胚盤胞期まで培養した後の胚移植によって，着床率が上昇した．

また，受精卵や胚盤胞を凍結して保存する技術が確立し，多くの受精卵が得られた時に，移植する胚を1～2個にして，他の胚を凍結保存するこ

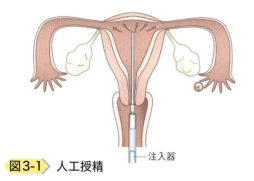

図3-1　人工授精

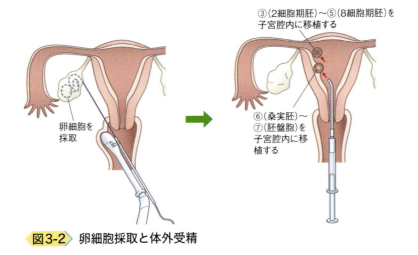

図3-2 卵細胞採取と体外受精

とにより，後の周期に解凍して使用することも可能となった．胚の凍結保存により，不妊治療につきまとう問題点であった多胎の発生や，卵巣過剰刺激症候群を回避することが可能となった．

また，顕微授精と，男性に対して行われる精巣内精子抽出法(図3-3)を用いることにより，男性側に起因する不妊症の大部分は，克服された．

このように，卵管性不妊に対する治療として始まった体外受精は，現在では，男性不妊をはじめ，他の方法で妊娠成立をみなかった多くの不妊症の治療法として広く行われている．しかしながら，体外受精によっても妊娠率が決して高くはないことは，現在の体外受精対象となる女性が高年齢化していることに起因している．加齢による妊娠率の下降は，体外受精によっても免れることはない．

8 拡大する不妊治療

現在，体外受精を応用して，さまざまな手技が行われるようになった．なかには治療とはいえないものもある．例えば，卵子提供，胚提供，代理懐胎などは，自分自身の卵子や子宮での妊娠が難しいと考えられる場合に行われるが，これらの治療はさまざまな倫理的問題を含んでおり，行ってよいか否かは，国により，また同一国でも州により異なる(表3-1)．日本では現在，胚提供と代理懐胎は禁止，卵子提供は容認とも禁止とも定められておらず，国民による議論を待つ状況である(表3-2)．

卵子を凍結保存して後の妊娠に備える方法もある．乳がんや白血病など，直ちに抗がん薬治療を行う必要があり，抗がん薬のために卵巣機能が損なわれる可能性がある場合に，妊孕能を保つために行うのは，悪性腫瘍の治療の一環と考えられる．しかし，単に後年になって妊娠するために卵子を凍結保存することは，治療とはいえない．

受精卵の染色体診断を行い，異常のない胚のみを胚移植することは，現在の日本では重篤な遺伝病のある家系についてのみ実施が認められているが，広く普及させるには，倫理上の議論が必要である．

このように体外受精応用の技術は拡大しているが，ゲノム編集の技術などと結びつくと，「当事者が希望する体質や能力をもつ子どもを希望するときに作る」ということにつながりかねず，十分な注意を要する．

9 不妊治療の進め方と当事者への配慮

不妊治療を進める際の基本は，不妊原因に基

表3-1 国・地域による対応の違い

国名	規制方法	精子提供	卵子提供	代理懐胎
アメリカ	州法・統一法	○	○～規定なし 州による	○～× 州による
イギリス	法律	○	○	○(非営利のみ)
フランス	法律	○	○	×(契約無効)
ドイツ	法律	○	×	×
スイス	憲法・法律	○	×	×
オーストリア	法律	○(AIDのみ)	×	×
イタリア	法律	×	×	×
オランダ	法律	○	○	○(非営利のみ)
ベルギー	法律	○	○	規定なし(容認)
デンマーク	法律	○	○	×(契約無効)
スウェーデン	法律	○	○	×(分娩者=母)
ノルウェー	法律	○	×	×
フィンランド	法律	○	○	×
アイスランド	法律	○	○	×
ハンガリー	法律	○	○	×
ギリシア	法律	○	○	○(非営利のみ)
トルコ	法律	×	×	×
スペイン	法律	○	○	×(契約無効)
ポルトガル	法律	○	○	×(契約無効)
ロシア	法律	○	○	○
カナダ	法律	○	○	○(非営利のみ)
オーストラリア	州法など	○	○	○～× 州による
ニュージーランド	法律	○	○	○(非営利のみ)
韓国	学会指針等	○	○	規定なし
中国	法律	○	○	×
香港	法律	○	○	○(非営利のみ)
台湾	法律	○	○	規定なし
日本	学会指針等	○(AIDのみ)	規定なし	×

(2011年現在)

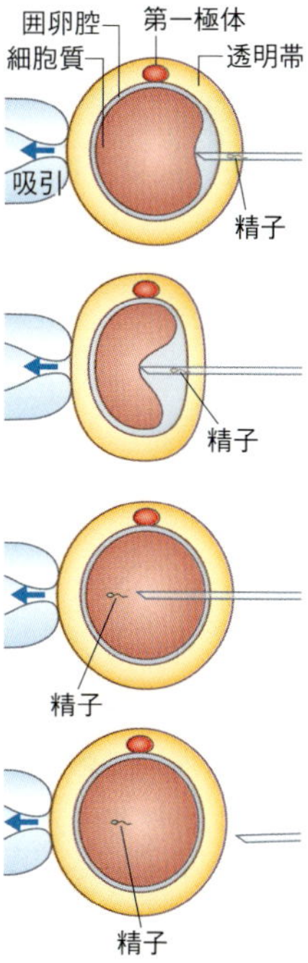

図3-3 細胞質内精子注入法(顕微授精)

づいた治療手段により，身体的・経済的に負担の小さなものから開始して，必要に応じてステップアップするということである．その反面，晩婚化・晩産化の進んだ現代において，加齢に伴う卵巣予備能の加速度的な下降を考慮することも，重要な視点である．さらに，妊娠を希望する熱意は個々のカップルにより一様ではなく，どのような治療手段までを受け入れて治療するかは，当事者カップルとよく話し合わなければならないが，決めるのは当事者カップルであるということが基本である．

　不妊治療は，ゴールが設定されていないマラソンのようなもの，とよくいわれる．ある一定期間治療を続ければ決まった成果が得られる，というわけではない．また，多くの疾患のように，治療によってその効果が検査データに現れたり，体調や生活が改善する徴候が現われることもなく，その効果は妊娠の成立，そしてその先の生児獲得，という一点に絞られる．さらに，時間が経てば経つほど加齢は進み，卵巣は確実に加齢の影響を受けることになるため十分に留意する必要がある．

10 ケアの注意点

　基本的には，自然に妊娠した妊婦と同じよう

表3-2　さまざまな態様の生殖補助医療

精子	卵子	子宮	人工授精		体外受精		養親との遺伝的相同性	
			名称	日本での許容性	名称	日本での許容性	父と	母と
夫	妻	妻	AIH	○	IVF・ICSI	○	○	○
提供者	妻	妻	AID	○	IVF・ICSI	×（規定なし）	×	○
夫	提供者	妻	—		卵子提供	×（規定なし）	○	×
提供者	提供者	妻	—		胚提供	×	×	×
夫	妻	第三者	—		代理懐胎A（ホストマザー, IVFサロガシー, Fullサロガシー）	×	○	○
提供者	妻	第三者	—			×	×	○
夫	提供者	第三者	—			×	○	×
提供者	提供者	第三者	—			×	×	×
夫	同一の第三者		代理懐胎B（サロゲートマザー, Partialサロガシー）	×	代理懐胎B		○	×
提供者	同一の第三者			×	—		×	×

（日本での許容性は，2017年現在）

に接することでよいが，妊婦の思いを理解するためには，実際の不妊治療の内容・リスクを知ることは大切である．大変な治療の結果，得られた妊娠に対して，普通の妊婦と同じように扱われたと不満を感じる人もある．逆に治療をしたことで特別扱いされたくないと思う人もいる．

不妊治療の経験の受け止め方は人さまざまである．保健指導の際に，その経験の受け止め方を聞き出し，個別に合った対応を行うことが望ましい．

不妊治療後の妊婦には，素直に妊娠が喜べなかったり，子宮の中に赤ちゃんがいる実感が持てないことがある．子宮の中に赤ちゃんがいることを想像して生活することを伝え，母と赤ちゃんとの相互作用を促すことが重要である．不安に関しては，丁寧に対応し，妊娠・分娩・産後，育児に現実的なイメージが持てるように関わっていく．

引用・参考文献

1) 坂上明子：不妊治療後妊娠に於ける妊娠期・分娩期・産褥期のケア．ペリネイタルケア36 (11)：40-45, 2017

略語

◆FSH
卵胞刺激ホルモン：follicle stimulating hormone

◆hMG
ヒト閉経期尿性腺刺激ホルモン：human menopausal gonadotropin

◆OHSS
卵巣過剰刺激症候群：ovarian hyperstimulation syndrome

◆GnRH
性腺刺激ホルモン放出ホルモン：gonadotropin releasing hormone

◆hCG
ヒト絨毛性ゴナドトロピン：human chorionic gonadotropin

◆AIH
配偶者間人工授精：artificial insemination with husband's semen

◆AID
精子提供人工授精：artificial insemination with donor's semen

◆IUI
子宮内人工授精：intrauterine insemination

◆ICI
子宮頸管内人工授精：intracervical insemination

◆FSP
卵管内人工授精：fallopian tube sperm perfusion

◆DIPI
腹腔内人工授精：direct intraperitoneal insemination

◆IVI
腟内人工授精：intravaginal insemination

◆IVF
体外受精：in vitro fertilization

◆ICSI
顕微授精：intracytoplasmic sperm injection

INDEX 索引

数字＆英文

1か月健診　267
ABO型不適合妊娠　125
ABO式血液型　125
AFI　214
AFP　115
AID　387
AIH　387
Apgarスコア　330, 345
APS　146
APS合併妊娠　146
BPD　24
BPS　39, 219
　—の判定項目　40
　—の評価基準　40
B群溶血性連鎖球菌　163
CPD　207
CRL　24
CST　173
CTG　173, 219
Cunningham法　231
DIC　242
DIC診断基準　243
DIPI　387
DVT　282
ELBW　351
FSH　379
FSP　387
GBS　163
GCU　329
GDM　304
GFR　30
Growingレビュー　93
Guthmann法　208
HBV母子感染予防　161
hCG　21, 32
HCV母子感染予防　161
HELLP症候群　109
HIE　344
HIV感染症　162
HSG　383
HTLV-1　162
ICI　387
ITP　146, 151
IUFD　122
IUGR　120
IUI　387
IVH　359
IVI　387
JCS　241
Kielland鉗子　197
LBW　351
LHサージ　15
Martius法　208
MG　146
morning sickness　48
MSW　166, 275
MVP　115, 214
Naegele鉗子　197
NCPR　329
NICU　329, 362
NIPT　370
not doing well　337

NST　35, 173
　—の判断基準　39
NST判読　38
NT　43
NYHA心疾患分類　130
OHSS　383
Page分類　111
PCOS　380
Potter症候群　115
Rh型不適合妊娠　124
RPF　30
Sarnatの重症度分類　345
Seitz法　208
SI　238
SLE　146
SLE活動性判定基準　146
SLE合併妊娠　146
Tocolysis index　92
TTTS　119
VLBW　351
well-being　35

あ 行

アイスブレイク　376
アイゼンメンジャー症候群　129
愛着形成促進　354
アイマスク　357
アクションカード　318
アクティブバース　176
悪露　249
アシャーマン症候群　380
圧迫止血　68
アプガースコア　190, 330
アロマセラピー法　176
安静の保持　346
息切れ　70
育児・介護休業法　322
育児環境の指導　340
育児環境の調整　340
育児休業　322
育児チェックシート　276
育児用ミルク　270
意識レベル　238
異常呼吸　352
異所性妊娠　11
異常の早期発見　264
胃食道逆流症　139
異所性妊娠　94
遺残胎盤　235
一部前置胎盤　113
一卵性双胎　118
一過性徐脈　174
一過性頻脈　174
一般周産期医療施設　201
遺伝カウンセリング　375
胃部の挙上　50
胃部の圧迫　50
胃もたれ　50
医療安全対策　311
医療ソーシャルワーカー　166, 275
医療的ケア児　362
陰性的中率　374

インファントウォーマー　329
インフォームドコンセント　375
会陰保護　188
会陰裂傷　224
エコノミークラス症候群　282
エジンバラ産後うつ病自己評価票　286
エストロゲン　31
エングロスメント　252
炎症性腸疾患　141
横位　210
黄色悪露　249
黄体期　15
黄体機能不全　382
悪阻　298
おむつの交換　343
親役割行動獲得　354
温罨法　176, 180

か 行

外陰　14
外陰部裂傷　224
外回転術　211
開口期　171
回旋　185
回旋異常　212
解放期　251
潰瘍性大腸炎　141
画縁胎盤　215
化学的流産　89
過期妊娠　96
　—での胎児評価法　96
過強陣痛　206
核黄疸　356
家系図　377
下肢の運動　283
下肢マッサージ　62
過食　301
下垂体後葉ホルモン　31
下垂体前葉ホルモン　31
仮性メレナ　360
活動期　171
カニンガム法　231
下腹壁横切開　198
下腹壁縦切開　198
カリウムの多い食品　63
カンガルーケア　312
間欠的空気圧迫法　284
肝酵素上昇　109
看護者の倫理綱領　307
カンジダ腟症　59
鉗子分娩　197
感染　265
感染対策　312
感染流産　89
完全流産　89
間代性けいれん期　108
漢方　49
顔面神経麻痺　349
キーゼルバッハ部位　68
キーラン鉗子　197
気管支喘息合併妊娠　136
危機管理体制の整備　317

391

偽結節　217
基靭帯　11
基礎体温　27, 383
基礎代謝　31
気道浄化　354
キャリアラダー　324
吸引分娩　196
急性腎炎症候群　134
急性腎疾患　134
急速遂娩　195
吸着　260, 340
仰臥位　354
共感的理解　375
胸膝位　211
きょうだいの心理的変化　253
グースマン法　208
屈位　212
苦痛　176
クライアント　375
クラミジア　160
クリーゼ　148
クローン病　141
クワトロテスト　43
頸管因子　380
頸管損傷　223
頸管粘液検査　384
経口哺乳　353
形態異常　372
経胎盤感染　157
経膣法　22
経皮的ビリルビン濃度測定器　339
経腹法　22
頸部透明帯　43
稽留流産　89
血液型不適合妊娠　124
血液疾患　150
血縁者の情報　377
月経周期　15
血小板減少　109
原発性不妊　378
顕微授精　387
交換輸血　357
後交連　14
交差横抱き　259
後産期　171
後産娩出　190
甲状腺　32
甲状腺機能亢進症　143
甲状腺機能低下症　145
甲状腺疾患　143
甲状腺ホルモン分泌　144
光線療法　356
梗塞　215
強直性けいれん期　108
高ビリルビン血症　355
後方後頭位　213
肛門圧迫　181
肛門保護　188
抗リン脂質抗体症候群　146
呼吸管理　346
呼吸器疾患　136
呼吸窮迫症候群　352
呼吸法　182

極低出生体重児　351
個人情報　265
個人防護具　313
骨産道　170
骨盤内臓器　8
骨盤位　210
骨盤矯正ベルト　226
骨盤の構造　57
骨盤ベルト　58
骨盤漏斗靭帯　12
子ども家庭支援センター　166
子の看護休暇　322
こむら返り　67
ゴム嚢　96
固有卵巣索　12
昏睡期　108
コントラクションストレステスト　173

さ 行

災害医療　317
災害時の医療機関の機能　317
災害対策　317
災害対応マニュアル　318
災害ネットワークの形成　317
細菌性膣症　60
臍帯下垂　217
臍帯血管の異常　216
臍帯結節　217
臍帯巻絡　188, 216
臍帯切断　190
臍帯脱出　217
臍帯の異常　216
臍帯付着部位の異常　216
最大垂直羊水ポケット　115, 214
在宅支援　362
ザイツ法　208
サイトメガロウイルス感染症　159
サイナソイダルパターン　221
鎖骨骨折　349
左心室肥大傾向　29
擦式手指消毒剤　315
三陰交　97, 182
産科DIC　242
産科DICスコア　243
産科医療補償制度　309, 311
産科ショック　236
産科医療補償制度加入機関　309
産後うつ病　285
産後シミュレーション　276
産後の家事　263
産褥骨盤腹膜炎　279
産褥子宮内膜炎　279
産褥子宮付属器炎　279
産褥子宮傍結合織炎　279
産褥精神障害　285
産褥体操　272
産褥敗血症　279
産褥期　248
　―の栄養管理　305
　―の進行性変化　249
　―の退行性変化　248
　―の注意　267

産前・産後休暇　321
二胎　118
産痛　176180
産道　169
　―の異常　207
産道感染　157
産婦の社会的変化　183
産婦の心理的変化　183
産瘤　348
至陰　211
痔核　75
子癇　107
　―の期別症状　108
弛緩出血　230
色素沈着　72
子宮　8, 9
　―の形態異常　153
　―の増大　52
子宮因子　380
子宮円索　11
子宮円靭帯　11
子宮外妊娠　11
子宮鏡検査　384
子宮峡部　28
子宮筋腫　154
子宮筋層　10
子宮筋層切開　198
子宮頸がん　154
子宮頸管拡張器　96
子宮頸管内人工授精　387
子宮頸管熟化不良　208
子宮広間膜　11
子宮広靭帯　11
子宮収縮薬　194
子宮漿膜　10
子宮双手圧迫法　230
子宮底長測定　79
子宮動脈塞栓術　233
子宮内感染　279
子宮内子宮用バルーン　232
子宮内人工授精　387
子宮内胎児死亡　122
　―の原因　122
子宮内胎児発育遅延　120
　―の分類　120
子宮内反症　228
子宮内膜　10
子宮破裂　222
子宮復古　248
子宮復古不全　278
子宮卵管造影法　383
糸球体濾過率　30
自己免疫疾患　146
死産児への対応　123
死産証明書　123
児頭骨盤不均衡　207
児童相談所　166
児頭の娩出　188
シムス位　71
斜位　210
社会的支援　253
社会的ハイリスク妊娠　165
社会的ハイリスク産褥婦　275

社会保険出産育児一時金　268
ジャパン・コーマスケール　241
周郭胎盤　215
習慣性流産　89
周産期医療システム　201
周産期医療情報センター　201
周産期コーディネーター　156
周産期支援スクリーニングシート　290, 365
周産期退院支援　363
周産期退院支援コーディネーター　363
重症筋無力症合併妊娠　146
絨毛検査　371
重症筋無力症　146
就労女性の母性健康管理　320
就労女性の労務管理　320
手指衛生　313
手術室　328
受精卵の分化　15
出血　68
　歯肉からの―　68
　鼻からの―　68
出血性ショック　236
出産準備教室　83
出生後から退院時までのケア　335
出生証明書　323
出生直後のケア　329
出生通知書　268
出生届　268, 323
出生前診断　42, 366
　―の適応　369
出生前の情報収集　329
授乳期の栄養管理　305
授乳サイン　340
授乳姿勢　259
授乳のタイミング　258
受容期　251
受容的態度　375
循環管理　346
循環血液量　28
循環血液量減少性ショック　236
常位胎盤　113
常位胎盤早期剝離　111, 215
　―の重症度分類　111
常位癒着胎盤　235
消化器疾患　139
消化性潰瘍　139
症候性メレナ　360
情報開示　309
情報提供　307
静脈瘤　32, 64
上腕骨骨折　349
初期胎児超音波ソフトマーカー　372
初期母体血清マーカー　373
食塩制限　301
褥婦
　―のアセスメント　255
　―の回復状態　255
　―の退行性変化　255
助産師　306
　―のクリニカルラダー　324
　―の役割　290

助産師外来　86
助産録　306
女性生殖器の位置　10
女性不妊症　379
ショック5徴　237
ショック指数　238
シルバーマン・アンダーソンスコア　337
腎・泌尿器疾患　134
腎移植　135
腎盂腎炎　281
神経症状の観察　346
神経症状様病態　287
真結節　217
腎血流量　30
人工授精　387
人工破膜　188
進行流産　89
心疾患　129
心疾患の危険度分類　130
新生児
　―の黄疸のスクリーニング法　339
　―の嘔吐　339
　―の体重　339
　―の排泄　339
　―のバイタルサインの測定　335
　―の哺乳行動　258
新生児仮死　344
新生児集中治療室　362
新生児出血性疾患　359
新生児消化管出血　360
新生児蘇生法　329
新生児チェックリスト　335
新生児メレナ　360
新生児用プローブ　329
腎性糖尿　30
真性メレナ　360
陣痛　170
陣痛異常　204
陣痛室　176
陣痛周期　205
陣痛誘発　192
　―の機械的方法　195
深部静脈血栓症　282
心理的マイナス因子　183
診療情報の提供　307
推奨体重増加量　294
水平感染　352
水溶性食物繊維　54
頭蓋骨骨折　349
精子提供人工授精　387
性周期　15, 16
正常妊娠　94
生殖補助医療　390
精神科母児ユニット　287
精神疾患　155
精神疾患合併妊産褥婦　289
　―の周産期の支援　289
　―の分娩期の支援　289
精巣内精子抽出法　388
生理的黄疸　355
精路通過障害　381
赤色悪露　249
脊柱起立筋　57

石灰沈着　215
切迫子宮破裂　222
切迫早産　91
切迫流産　90
セミファーラー位　36
前交連　14
仙骨子宮靭帯　11
全子宮弛緩症　230
染色体異常　370
全身状態の観察　335
全身性エリテマトーデス　146
喘息症状・発作強度の分類　137
前置胎盤　113
前置癒着胎盤　235
仙腸関節　57
先天異常心室中隔欠損　367
先天奇形　332
先天性風疹症候群　157
潜伏期　171
早期授乳　258
臓器不全　345
早期母児接触　258, 332
造血　300
総合周産期母子医療センター　201
双合診　24
早産　91
早産児　359
早産指数　92
早産の危険因子　91
造精機能障害　381
双胎　118
　―間輸血症候群　118
　―の分類　118
瘙痒感　74
添え乳　260
ソーシャルサポート　253
側臥位　354
続発性不妊　378
足浴　181
祖父母　253
祖父母手帳　254

た 行

胎位　170
胎位矯正　211
第一前方後頭位　185
退院支援カンファレンス　364
退院指導　263
体温管理　346
体外受精　387
帯下　59
　―の異常　59
　―の変化　59
胎向　170
胎向の異常　212
胎脂　245
胎児
　―の発育　33
　―の皮膚細胞　245
胎児well-beingの評価法　147
胎児仮死　173
胎児機能不全　218

胎児血流ドップラー検査　219
胎児心拍モニタリングテスト　35
胎児心拍数　174
胎児心拍数一過性変動　174
胎児心拍数陣痛図　173,205,219
胎児心拍数波形　220
胎児心拍数モニタリング　173,219
胎勢　170
　―の異常　212
大腿骨骨折　349
耐糖能異常合併妊娠　126
胎内感染　157
胎盤機能異常　215
胎盤の異常　215
胎便　245
胎胞　172
タイミング指導　385
代理懐胎　388
ダウン症候群児　369
ダグラス窩　10
ダグラス窩穿刺　10,13
多胎妊娠　118
縦抱き　259
タナー分類　14
多嚢胞性卵巣症候群　380
男性側因子　378
弾性ストッキング　65,284
男性不妊症　381
地域周産期母子医療センター　201
地域包括ケアシステム　362
恥骨結合離開　225
父親の心理的変化　252
腟　13
腟トリコモナス症　60
腟内人工授精　387
腟裂傷　224
チック期　108
窒息防止　312
遅発性一過性徐脈　221
着床因子　380
中期中絶　122
虫垂炎　140
超音波検査　21
超低出生体重児　351
調乳器具　270
直接授乳　258，353
直接誘導胎児心電信号　174
チョコレート嚢腫　386
つぼ押し　97
つぼ刺激　54
連れ去り　264,311
つわり　47,98,298
　―の時期　47
手洗い　314
帝王切開　197
　―の合併症　199
低在横定位　213
低酸素性虚血性脳症　344
低出生体重児　351,359
低体温療法　346
低置胎盤　113
転落　264,312
糖・たんぱく・脂質代謝　31

動悸の原因・誘因　133
頭血腫　348
透析患者　135
糖代謝異常　301
糖尿病合併妊娠　304
動脈留置カテーテル　240
トキソプラズマ感染症　159
特定妊婦　275
努責　178
特発性血小板減少性紫斑病　146,151
ドップラー心拍数計　174
トランスデューサーの固定法　37
トリアージ訓練　317
取り違え防止　311
トリプルマーカー検査　42
取り間違い　265
トレンデレンブルグ体位　218
　分娩台での―　239

な 行

内分泌環境　32
軟産道　170
軟産道強靭　208
なんとなく元気がない　337
乳汁分泌　249
乳腺炎　280
乳頭の分類　256
母乳育児支援　258
乳房の分類　256
尿路感染症　134,280
尿路結石　134
二卵性双胎　118
妊産褥婦のメンタルヘルス　155
妊産婦のための食生活指針　293
妊娠
　―の成立　15
　―の確定診断法　19
　―による心臓への影響　129
妊娠悪阻　98
　―の治療　99
妊娠カレンダー　81
妊娠期
　―に必要な栄養量　294
　―の栄養管理　292
　―の解剖学的　27
　―の生理学的変化　27
　―の心理的特徴　43
　―の献立作り　296
妊娠性貧血　299
妊娠経過の診断　27
妊娠経過週数　79
妊娠経過の評価　86
妊娠後期の心理　44
妊娠高血圧症候群　103
　―の病型分類　104
　―の症候発症時期による病型分類　104
　―の症候による病型分類　104
妊娠高血圧症候群　301
妊娠時
　―のインスリン抵抗性　127
　―のインスリン分泌　127
　―の消化器　30

　―の泌尿器系の変化　30
妊娠時期の診断　24
妊娠時呼吸器の変化　30
妊娠週数　24
妊娠初期　44
　―の心理　44
妊娠性色素沈着　72
妊娠線　33,74
妊婦体験キット　85
妊娠中期　44
　―の心理　44
妊娠中
　―の食事　293
　―の体重管理　293
　―の乳頭ケア　83
　―の便秘　300
妊娠糖尿病　304
妊娠尿糖　30
妊娠反応　21
　免疫学的―　21
妊娠貧血　101
妊娠母体偶発合併疾患としての貧血　299
妊娠性色素沈着　33
妊婦
　―の体型変化　27
　―の姿勢　33
　―の情緒的変化　45
妊婦血糖　101
妊婦健診　86
妊孕能　380
ネーゲル鉗子　197
ネガティブフィードバック機構　144
ネフローゼ症候群　135
脳室内出血　359
ノンストレステスト　35,173

は 行

バースプラン　81,82
バースレビュー　156
バイオフィジカル・プロファイル・ス
コアリング　39,219
配偶者間人工授精　387
肺血栓塞栓症　282
胚提供　388
梅毒　160
排卵障害　378
排卵の仕組み　12
ハイリスク児　173
ハイリスク新生児　330
橋本病　145
バセドウ病合併妊娠　144
白血病　150
母親の心理的変化　251
母親の役割　251
パルスオキシメータ　329
反屈位　212
播種性血管内凝固症候群　242
搬送コーディネーター　201
バンドル収縮輪　206
非観血的子宮整復　229
非指示的対応　375
微弱陣痛　204

非出血性ショック　236
非常時持ち出し物品　319
ビショップスコア　192
ピスカチェック徴候　28
非生理的黄疸　355
ビタミンK欠乏性出血症　361
非定型精神病様状態　287
ヒト絨毛性ゴナドトロピン　21, 32
腓腹筋けいれん　67
皮膚バリア　352
非ヘム鉄　300
肥満　298
ヒューナーテスト　384
表在性血栓静脈症　282
標準予防策　313
ビリルビン脳症　356
品胎　118
頻尿　55
　―の原因　55
ファミリーセンタードケア　362
ファンネリング　92
風疹　157
腹圧　170
腹囲測定　79
腹臥位　354
腹腔内人工授精　387
副胎盤　215
副乳　29
父子手帳　252
浮腫　33, 61, 79
婦人科疾患　153
婦人保護施設　165
不整脈　132
不全流産　89
フットボール抱き　259
不妊原因　378
不妊検査　382
不妊治療　385
部分子宮弛緩症　230
不溶性食物繊維　54
ブリッジ法　211
プロゲステロン　31
　―の分泌増加　50
プロラクチン　32
分娩　129
　―による心臓への影響
　―第Ⅰ期　171
　―第Ⅱ期　172
　―第Ⅲ期　172
　―第Ⅳ期　172
　―の3要素　169
　―予定日　24
　―予定日の算出法　24
分娩介助　185
分娩介助時の清拭　187
分娩介助物品　186
分娩期のパートナー　184
分娩室　178, 329
分葉胎盤　215
ヘム鉄　300
ヘモグロビン褐色悪露　249
辺縁前置胎盤　113

娩出期　171
娩出物　169
娩出力　169
変動一過性徐脈　221
便秘　52
　―のつぼ　54
膀胱炎　280
　―の症状　56
膀胱子宮靱帯　11
防災訓練　319
防災マニュアル　317
帽状腱膜下出血　349
訪問看護　166
ポートフォリオ　325
保健師助産師看護師法　306
保健相談　80
母子感染症　157
保持期　251
母子ショートステイ　165
ポジショニング　354
母児同室指導　263
母児の栄養指導　268
母児の救急搬送　200
母児標識　311
母子保健法　320
補償対象基準　309
母体血清マーカー　372
母体搬送グッズ　201
母乳ケアチェックリスト　261
母乳の出がよくなる工夫　268
母乳の利点　270
哺乳パターン　353
ホルモン測定　382

ま 行

マタニティブルーズ　252, 257, 285
マルチウス法　208
慢性甲状腺炎　145
慢性糸球体疾患　134
慢性腎疾患　134
慢性腎不全　135
ミラー・クルツロック試験　384
ミルクライン　29
無侵襲的出生前遺伝学的検査　370
胸やけ　50
メトロイリンテル　96
メルゼブルグの3大症状　143
免疫因子　380
免疫グロブリン　351
毛髪トラブル　73
沐浴　341
問診票　20
モントゴメリー腺　28

や 行

やせ　299
遊離テストステロン　383
癒着胎盤　234
ゆりかご抱き　259
腰・背部痛　57
溶血　109

羊水　245
羊水異常　115
　―の原因・症状　115
羊水過少症　115, 117, 214
羊水過多症　115, 116, 214
羊水検査　40, 371
羊水指数　115
羊水指数値　214
羊水塞栓症　245
羊水ポケット　115
羊水量の評価　115
羊水量の測定法　116
陽性的中率　374
横抱き　259

ら 行

ラッチ・オン　340
ラミナリア　96
卵管　9, 11, 12
卵管采　11
卵管障害　378
卵管内人工授精　387
卵子提供　388
卵巣　9, 12
卵巣過剰刺激症候群　383
卵巣固有靱帯　12
卵巣提索　12
卵巣腫瘍　154
卵胞期　15
卵胞刺激ホルモン分泌　379
リビド着色　28
流産　88
　―の分類シェーマ　89
　―の臨床的分類　88
リラキシン　57
リラクセーション　181
淋菌症　160
レオポルド触診法　78
労働基準法　320

わ 行

脇抱き　259
腕神経叢麻痺　349

見てできる臨床ケア図鑑
周産期ビジュアルナーシング

2017年12月5日　　初版　第1刷発行

監　修	久具　宏司
編　集	畑田　みゆき
発行人	影山　博之
編集人	向井　直人
発行所	株式会社 学研メディカル秀潤社 〒141-8414　東京都品川区西五反田2-11-8
発売元	学研プラス 〒141-8415　東京都品川区西五反田2-11-8
印刷製本	凸版印刷株式会社

この本に関する各種お問い合わせ先
【電話の場合】
● 編集内容については Tel 03-6431-1237(編集部)
● 在庫については Tel 03-6431-1234(営業部)
● 不良品(落丁，乱丁)については Tel 0570-000577
　学研業務センター
　〒354-0045　埼玉県入間郡三芳町上富279-1
● 上記以外のお問い合わせは Tel 03-6431-1002(学研お客様センター)
【文書の場合】
● 〒141-8418　東京都品川区西五反田2-11-8
　　　　　　　学研お客様センター
　　　　　　　『見てできる臨床ケア図鑑 周産期ビジュアルナーシング』係

©K. Kugu 2017.　Printed in Japan
● ショメイ：ミテデキルリンショウケアズカン シュウサンキビジュアルナーシング
本書の無断転載，複製，複写(コピー)，翻訳を禁じます．
本書を代行業者等の第三者に依頼してスキャンやデジタル化することは，たとえ個人や家
庭内の利用であっても，著作権法上，認められておりません．
本書に掲載する著作物の複製権・翻訳権・上映権・譲渡権・公衆送信権(送信可能化権を含む)
は株式会社学研メディカル秀潤社が保有します．

JCOPY 〈(社)出版者著作権管理機構委託出版物〉
本書の無断複写は著作権法上での例外を除き禁じられています．複写される場合は，その
つど事前に，(社)出版者著作権管理機構(電話 03-3513-6969，FAX 03-3513-6979，e-mail：
info@jcopy.or.jp)の許可を得てください．

　　本書に記載されている内容は，出版時の最新情報に基づくとともに，臨床例をもとに正確
かつ普遍化すべく，著者，編者，監修者，編集委員ならびに出版社それぞれが最善の努力を
しております．しかし，本書の記載内容によりトラブルや損害，不測の事故等が生じた場合，
著者，編者，監修者，編集委員ならびに出版社は，その責を負いかねます．
　　また，本書に記載されている医薬品や機器等の使用にあたっては，常に最新の各々の添付
文書や取り扱い説明書を参照のうえ，適応や使用方法等をご確認ください．
　　　　　　　　　　　　　　　　　　　　　　　　　　　　株式会社 学研メディカル秀潤社